W0236374

FIT und GESUND
IM ALTER

FIT UND GESUND IM ALTER

DEN KÖRPER KRÄFTIGEN, DEN GEIST ANREGEN – UND DAS LEBEN GENIESSEN

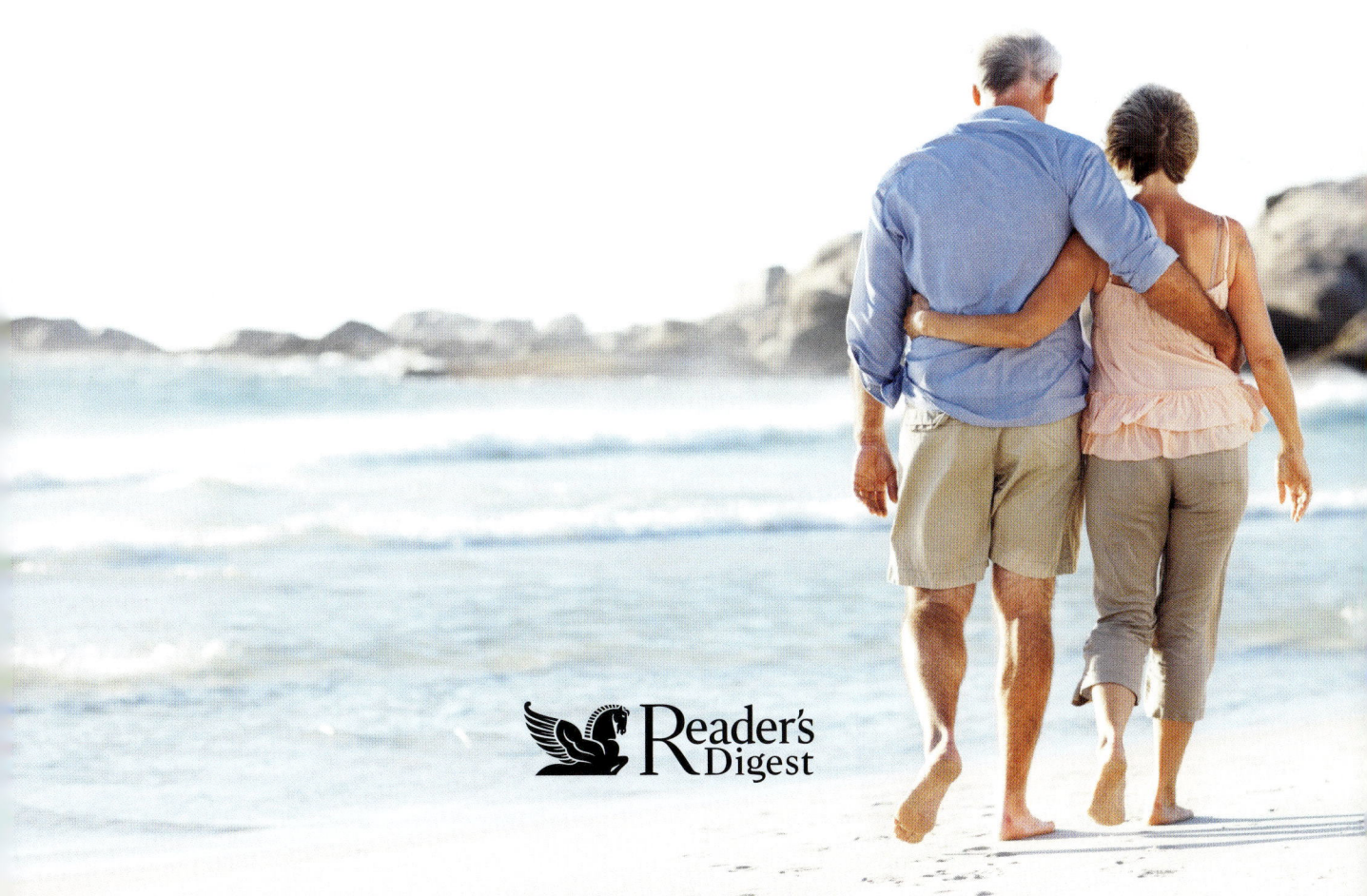

Reader's Digest

Inhaltsverzeichnis

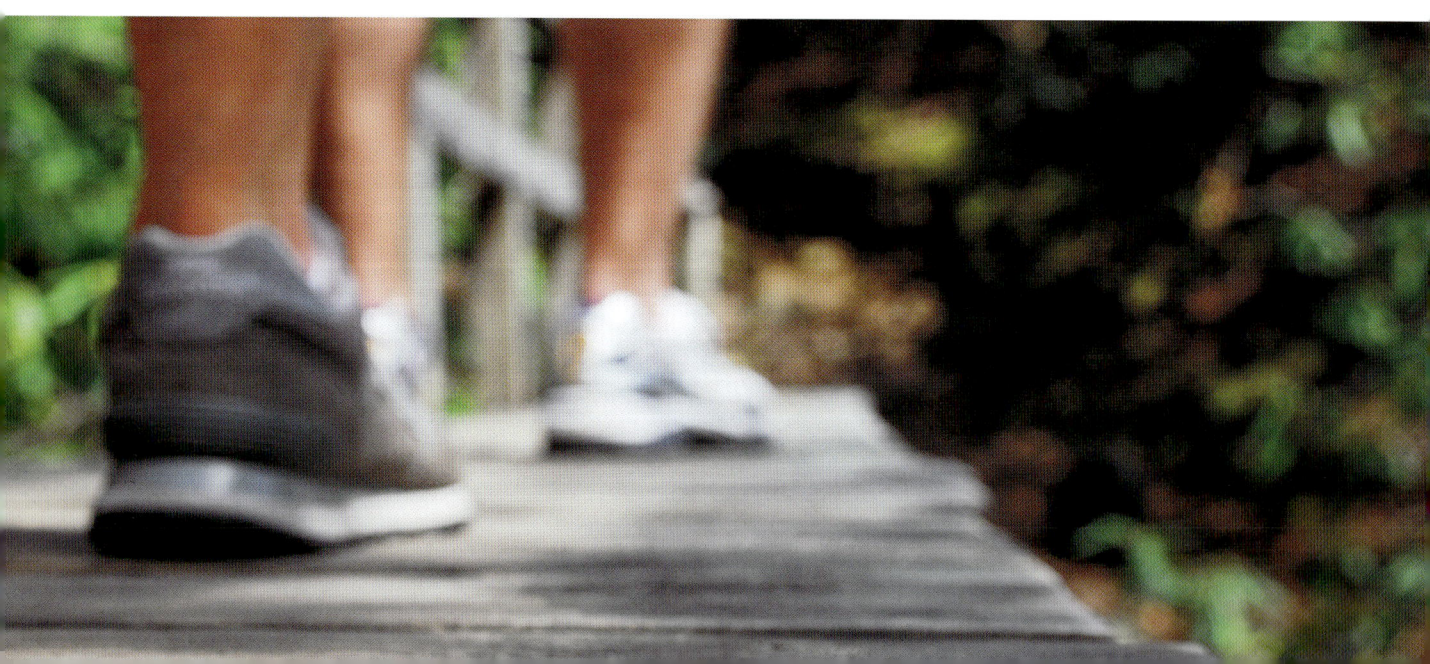

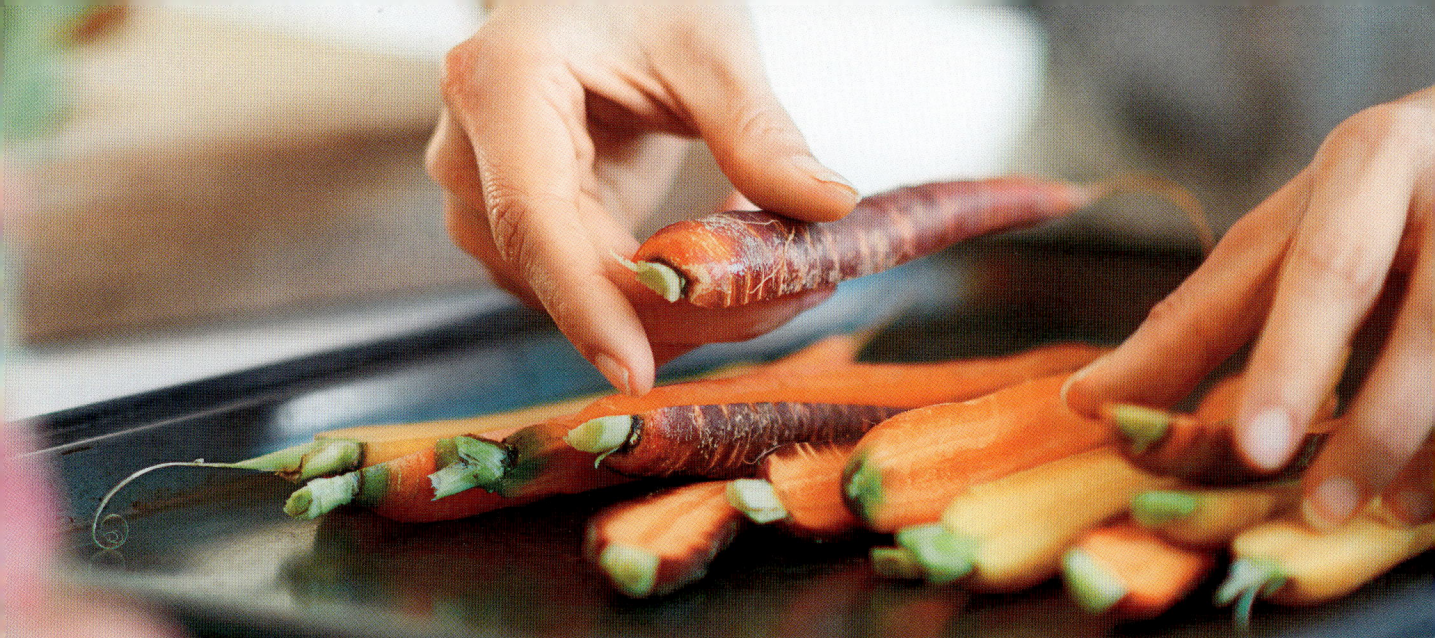

DIE BALANCE FINDEN –
SICH FORDERN UND ENTSPANNEN 204–297

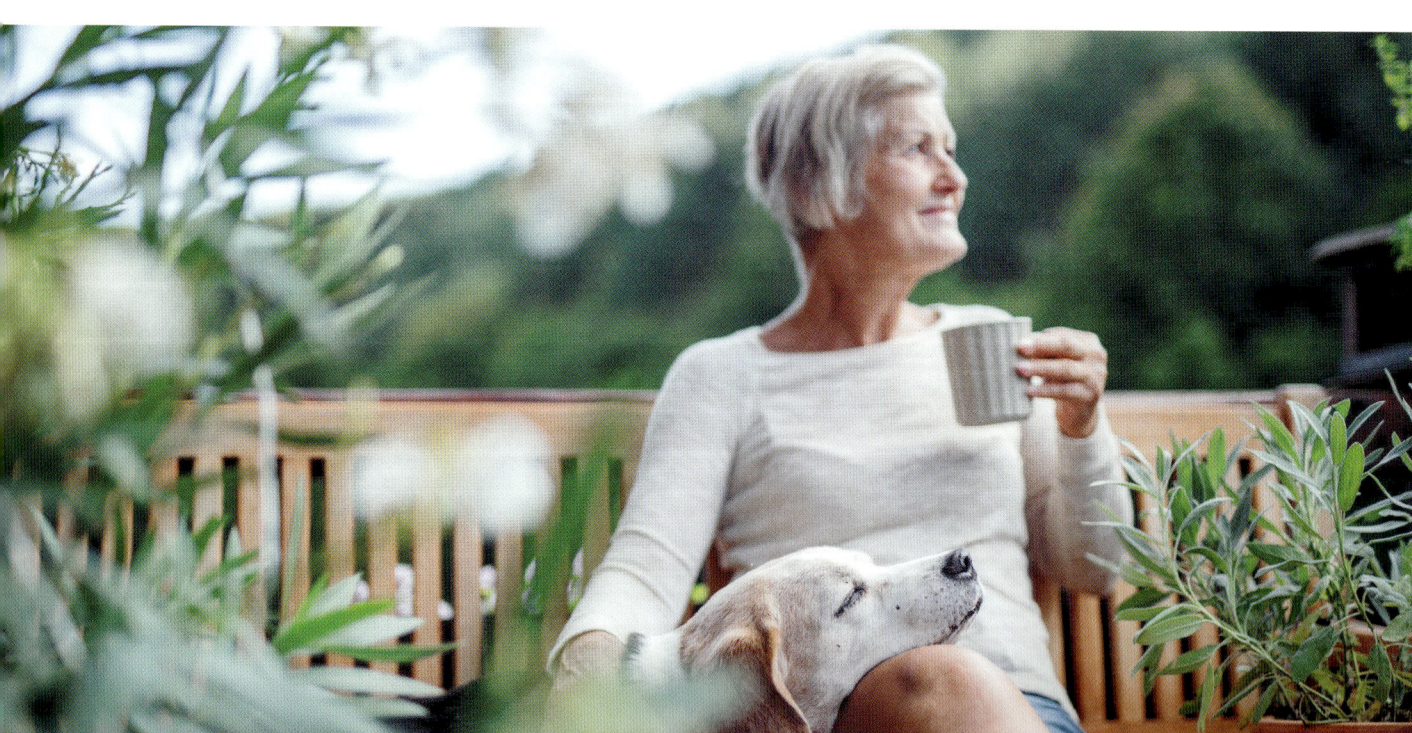

Fit bleiben und gesund alt werden

„Mit fünfzig geht es bergab!" „Jetzt gehörst du zum alten Eisen!" Solche Sätze bekommt man ab einem gewissen Alter häufiger zu hören. Doch die Realität sieht zum Glück anders aus.

Es gibt zahlreiche Fünfzig-, Sechzig- und Siebzigjährige, die viel jünger aussehen, als man bei ihrem Alter erwartet, die fit sind und Lebensfreude und Tatkraft ausstrahlen.

Nehmen Sie diese Menschen als positives Vorbild, wenn Sie über Ihr eigenes Altern nachdenken. Lassen Sie sich davon inspirieren und motivieren, um selbst aktiv zu werden und etwas für Ihre Gesundheit zu tun – vor allem für Ihre Fitness.

Denn viel Bewegung – egal in welchem Lebensalter – zahlt sich später mit guter Gesundheit aus. Aber auch der Umkehrschluss gilt: „Wer nicht jeden Tag etwas Zeit für seine Gesundheit aufbringt, muss eines Tages sehr viel Zeit für die Krankheit opfern." (Sebastian Kneipp)

Bewegung und gute Ernährung sind enorm wichtig, doch genauso zentral ist Ihr geistiges und seelisches Wohlbefinden. Geistig aktiv zu bleiben, gelassener zu werden und eine entspannte Lebenseinstellung, aber auch soziale Kontakte kommen Ihnen in vielerlei Hinsicht zugute: Sie verhelfen Ihnen zum persönlichen Glück und zu mehr Lebensqualität, zudem fördern geistige Herausforderungen nachweislich auch Ihre Gehirnfitness und Ihre allgemeine Gesundheit.

Finden Sie heraus, wie Sie Ihren Alltag und Ihre Freizeit abwechslungsreich gestalten können, und probieren Sie aus, was Ihnen guttut.

Viel Freude beim Start in ein aktives, gesundes Leben!

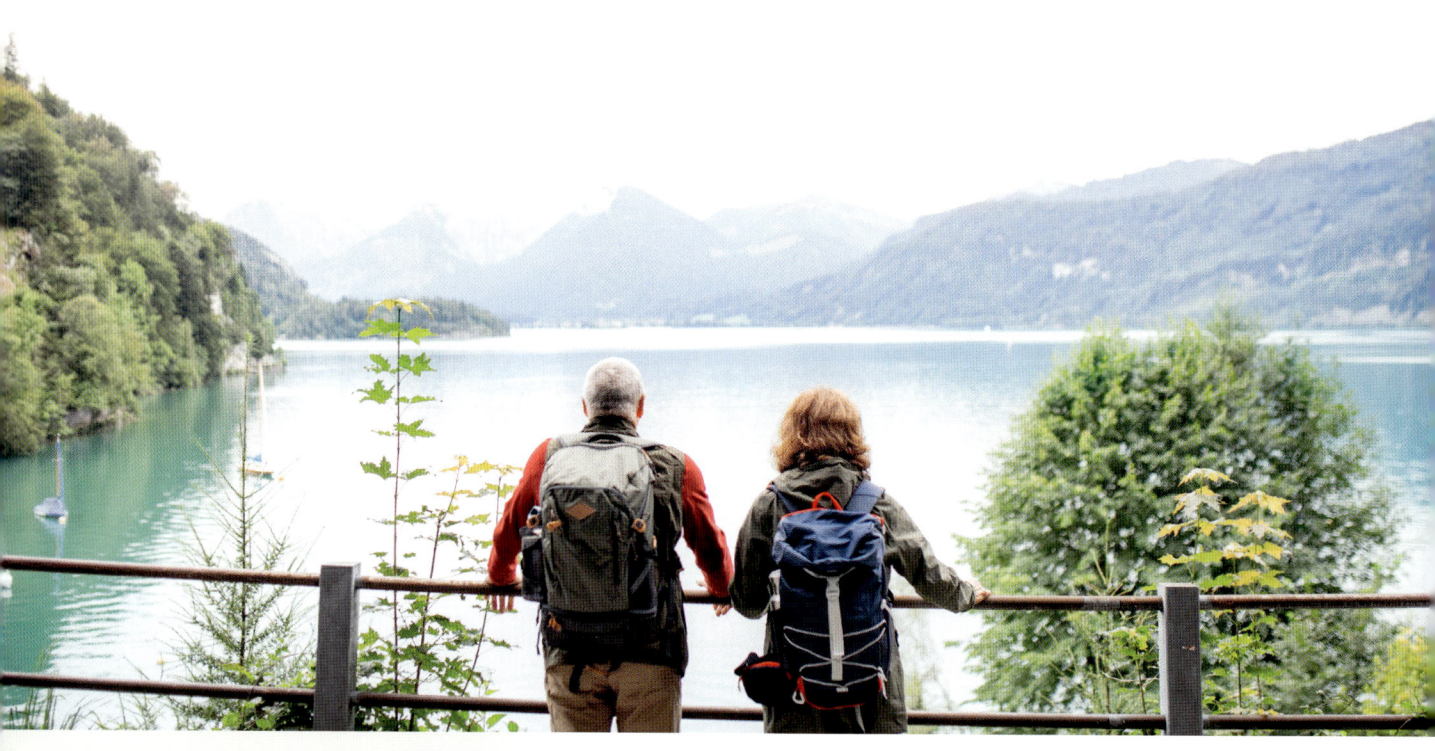

Senioren können
heute so optimistisch
in die Zukunft
blicken wie noch nie.

Gute Aussichten!

In den vergangenen 50 Jahren hat sich die Wahrscheinlichkeit, ein Lebensalter von mehr als 70 Jahren zu erreichen, fast verdoppelt.

Im Jahr 2040, so schätzt das Statistische Bundesamt, werden 27 Prozent der Deutschen über 67 Jahre alt sein und dann noch einige Lebensjahre vor sich haben. Sie haben sicher selbst schon festgestellt, dass sich der Begriff „alt" geändert hat. Menschen im 6. oder 7. Lebensjahrzehnt sind nicht länger gewillt, sich als „alt" abstempeln zu lassen. Nach einer britischen Studie sagen nur 14 Prozent der über 60-Jährigen, dass sie sich alt fühlen, während die meisten meinen, Alter sei eine reine Frage der Einstellung.

Senioren sind mittlerweile eine mächtige Kraft. Ältere Menschen sind eine immer größer werdende und einflussreiche demografische Gruppe, auf die sich Werbung, Politik und Medien einstellen müssen. Sie haben die Zeit, das Geld und die Erfahrung, um in der Gesellschaft wichtige Rollen zu übernehmen. Ihre Stimme wird gehört und sie können bestimmte Themen zur Debatte bringen.

Zudem bringen ältere Menschen der Gesellschaft Vorteile. Ältere Menschen halten sich generell mehr an Gesetze und Regeln. Weil sie mehr als die Durchschnittsbevölkerung lesen und auch häufiger in Theateraufführungen, Konzerte und Kunstausstellungen gehen, wird das kulturelle Leben unterstützt. Sie sind häufiger ehrenamtlich tätig, engagieren sich in sozialen Bereichen und geben der nächsten Generation beträchtliche praktische und finanzielle Unterstützung.

WIE WIRD MAN GESUND ÄLTER?

Der größte Wunsch eines jeden ist sicherlich, gesund und selbstbestimmt älter zu werden. Und auch für dieses Anliegen stehen die Vorzeichen äußerst gut. Denn dank der vielen Erkenntnisse, die die Wissenschaft über den Alterungsprozess gewonnen hat, und dank der besseren Versorgung in medizinischer und ernährungstechnischer Hinsicht sind die Chancen, ein langes, gesundes und angenehmes Leben zu führen, größer denn je. Zu keiner Zeit war es besser, 60 Jahre und älter zu werden als heute! Zahlreiche Umfragen deuten darauf hin, dass die Menschen dieser Altersgruppe heute glücklicher und gesünder sind als alle ihre Vorgängergenerationen.

Natürlich sind gewisse Anzeichen des Alterns unvermeidlich. Aber gegen Gebrechlichkeit und Krankheit kann man doch sehr häufig etwas tun. Wenn Sie die Veränderungen im Altern verstehen und wissen, auf welche Faktoren Sie im Alltag besonders achten müssen, können Sie lange gesund bleiben. Studien zeigen, dass viele der sogenannten Alterserscheinungen nicht eine Frage der fortschreitenden Jahre, sondern der Lebensführung sind – was bedeutet, dass wir diese Erscheinungen beeinflussen können. Aber wie?

Bewegung ist das beste Mittel, um gesund zu bleiben.

MACHEN SIE DAS BESTE AUS DEM ÄLTERWERDEN!

Der Ruhestand ist eine Zeit der neuen Chancen. Auf diese Jahre können Sie sich gut vorbereiten. Dies sind die wichtigsten Dinge, auf die es für eine glückliche Zukunft ankommt – ob Sie nun schon im Ruhestand sind oder noch nicht:

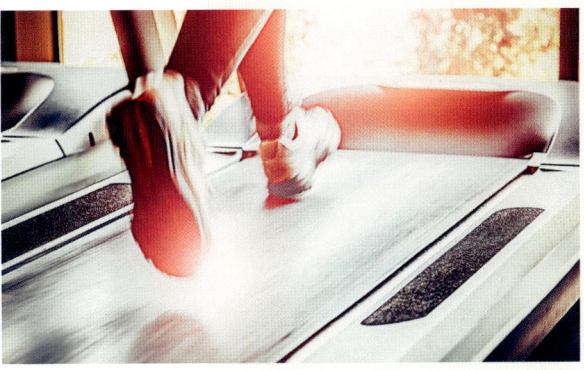

- Denken Sie darüber nach, wie Sie leben möchten – würden Sie lieber weiterarbeiten, in Ihrem gesellschaftlichen Umfeld bleiben, in den Süden ziehen oder in die Nähe Ihrer Kinder, die Welt bereisen, sich weiterbilden?
- Erkundigen Sie sich über Möglichkeiten und denken Sie über die Folgen Ihrer Entscheidung nach: Wie wirkt sie sich auf Ihre Familie und Ihre Finanzen aus?
- Überlegen Sie, ob Sie sofort aufhören wollen zu arbeiten oder einen sanften Übergang mit flexibler Arbeitszeit bevorzugen.
- Sorgen Sie dafür, dass Ihre Pläne eine aktive Komponente, erfüllende Hobbys und die Teilnahme am gesellschaftlichen Leben beinhalten. Sie sollten bestimmte Ziele für die Zukunft haben.
- Unerlässlich ist ein Vergleich Ihrer derzeitigen finanziellen Lage mit dem Budget, über das Sie im Ruhestand erwartungsgemäß verfügen werden. Schätzen Sie ab, ob und wie Sie mit Ihrem Geld auskommen werden.
- Halten Sie Ihr Normalgewicht. Übergewicht geht vermehrt mit chronischen Krankheiten und erhöhtem Sturzrisiko einher.
- Bringen Sie Ihr Haus in Ordnung. Ob Sie bleiben, wo Sie sind, oder ob Sie umziehen – Ihr Zuhause sollte nicht zu einer Belastung werden. Denken Sie an Umbauten, die den Alltag erleichtern, und trennen Sie sich von unnötigem Besitz, den Sie nicht länger brauchen.
- Achten Sie darauf, dass zu Ihren Vorbereitungen auch die Vorsorge für den Fall der Krankheit und Pflegebedürftigkeit sowie ein Plan für Hilfe in einem Notfall gehören.

Einige prominente Frauen und Männer machten es vor, was im Alter alles möglich ist:

- Marion Gräfin Dönhoff war 89, als sie unter dem Titel „Deutschland, deine Kanzler" eine Geschichte der Bundesrepublik veröffentlichte.
- Johannes Heesters trat mit 105 Jahren am Alten Schauspielhaus Stuttgart in der Rolle von Gott in Hugo von Hofmannsthals „Jedermann" auf.
- Mit 81 reiste Jane Goodall noch durch die ganze Welt, um für den Schutz der Menschenaffen, vor allem der Schimpansen und der Natur zu werben.
- Im Alter von 85 war Coco Chanel immer noch Chefin eines Modehauses.
- Michelangelo war 88, als er die Pläne für die Kirche Santa Maria degli Angeli entwarf.

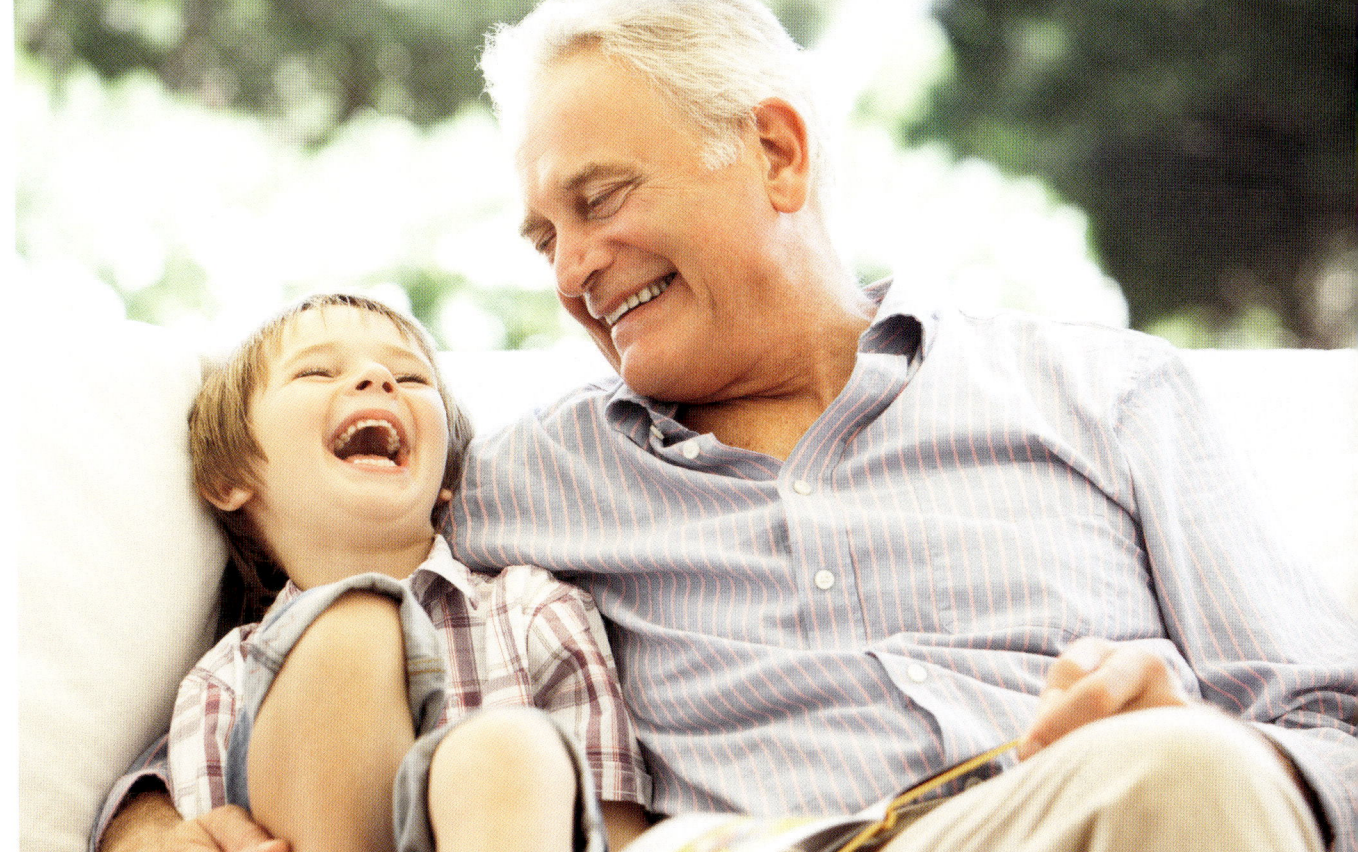

- Konrad Adenauer wurde im Alter von 73 Jahren zum ersten Mal Bundeskanzler und blieb danach noch weitere 14 Jahre in diesem Amt.
- Mit 89 arbeitete Albert Schweitzer nach wie vor in seiner Klinik in Gabun.
- Mit 90 schuf Pablo Picasso immer noch Zeichnungen und Radierungen.
- Nelson Mandela ging „vom Ruhestand in den Ruhestand" und stellte noch im Alter von 90 Jahren sein Ansehen in den Dienst des Kampfes gegen Aids in Afrika.
- Mit 80 Jahren leitete der Politiker Heiner Geißler die Schlichtungsgespräche im Konflikt um den Bau des umstrittenen Bahnhofs „Stuttgart 21".

Sich Ziele zu setzen, nutzt der Gesundheit! Eine US-amerikanische Studie ergab, dass zielgerichtete Senioren allgemein länger lebten als solche ohne Ziele. Planen Sie also Ihre Zukunft und freuen Sie sich über neue Erfahrungen.

Der Sänger Leonard Cohen beispielsweise startete im Alter von 70 Jahren eine Konzerttour und charakterisierte sich und seine Situation rückblickend: „Als ich diese Tournee vor drei Jahren begonnen habe, war ich ein über 70 Jahre altes Kind mit einem verrückten Traum."

Man hört nicht auf zu lachen, weil man alt ist. Man wird alt, weil man aufhört zu lachen.
(Jean Nohain, Autor)

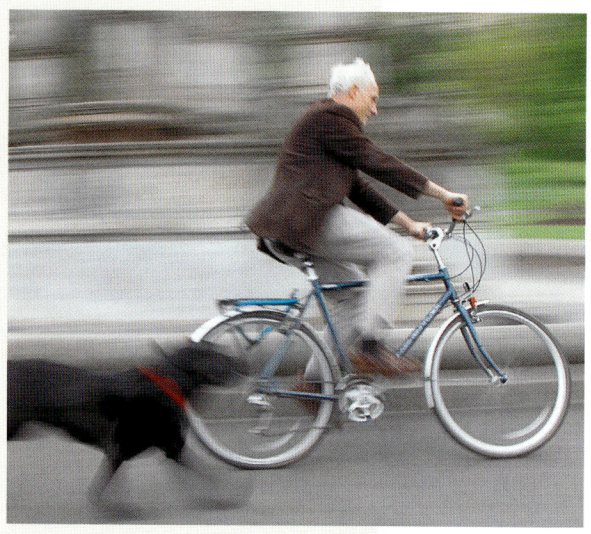

Ein Haustier bringt im Alter Bewegung in den Alltag und fördert die Kontaktfreudigkeit.

Vergessen Sie alle Sorgen …

Eine längere Lebenserwartung bedeutet, dass wir in unseren späteren Jahren mehr Möglichkeiten denn je haben. Wir leben nicht nur länger, wir bleiben auch länger jünger, geistig wie körperlich. Es liegt ganz an Ihnen, wie Sie Ihre Tage verbringen möchten: Die „Goldenen Jahre" sind das, was Sie aus ihnen machen. Die heutige Generation der über 60-Jährigen ist die aktivste und unternehmungslustigste, die es je gab. Wir arbeiten noch oder betätigen uns ehrenamtlich, reisen, schreiben Blogs, laufen Marathon, lernen Fallschirmspringen oder eine Fremdsprache. Besonders Wagemutige setzen eine originelle Geschäftsidee um oder machen eine Weltreise. Laut einer britischen Studie sagen 62 Prozent der über 60-Jährigen, dass sie mehr am Leben teilnehmen als ihre Eltern, und 73 Prozent geben an, mehr Hobbys und Interessen zu haben.

Setzt man die Glückskurve eines Menschen in ein Diagramm um, verläuft sie ähnlich wie ein U. Von Kindheit an bis etwa 30 sind wir zufrieden, im mittleren Alter weniger, im letzten Drittel wieder verstärkt. Eine britische Studie mit 80 000 Personen kam zu dem Ergebnis, dass die Gruppe der 65- bis 80-Jährigen das Leben am meisten genoss.

Nutzen Sie Ihre positive Energie und lassen Sie sich nicht davon abbringen, neue Dinge anzugehen. Es müssen nicht immer die ganz großen Ziele sein, auch kleine Schritte können vieles bewirken. Gedanken wie „Dafür bin ich zu alt" oder „Das schaffe ich doch gar nicht mehr" sollten für Sie nicht im Vordergrund stehen.

… und machen Sie, was Sie wollen

Jetzt haben Sie die Freiheit zu tun, was Sie möchten, und zwar mit den Menschen, die Sie schätzen und die Ihr Leben am meisten bereichern. Sie wissen, was Sie wollen, aber Sie sind auch offen für neue Erfahrungen und Herausforderungen.

Ab einem gewissen Alter besitzt man etwas mehr Gelassenheit und denkt beispielsweise bei der Kleidung, die man trägt, und bei den Dingen, die man so tut, weniger daran, was andere davon halten. Viele Senioren im Rampenlicht, von Senta Berger bis zu Mick Jagger, beweisen, dass ältere Menschen attraktiv und anmutig sein können. Sie machen alles richtig, wenn Sie individuell und vielleicht sogar ein wenig extravagant sind. Hauptsache Sie fühlen sich wohl in Ihrer Haut. Das strahlt auch nach außen.

Und sind Sie zufrieden, so wie Sie sind – umso besser! Nicht jeder möchte und muss sich im Alter komplett verändern. Das gilt auch für Freizeitbeschäftigungen. Einer schwedischen Studie zufolge übten die Testpersonen im Alter die gleichen Hobbys aus wie 20 bis 30 Jahre zuvor. Das ist völlig in Ordnung. Doch den Geist sollte man ab und zu mit etwas Unbekanntem herausfordern. Vielleicht können Sie als passionierte Schwimmerin einen neuen Schwimmstil oder ein neues Schwimmbad ausprobieren? Auch Kleinigkeiten zeigen eine deutliche Wirkung.

Allein schon das Planen von ungewohnten Aktivitäten stimuliert die Freisetzung von Neurotransmittern, die im Alter abnehmen können. Und entwickelt man neue Interessen, lernt man neue Menschen kennen.

Kontaktfreudigkeit zahlt sich aus

Gute Beziehungen sind der Schlüssel zu einem zufriedenen Leben. Zu dem Schluss kam eine britische Befragung von 10 000 Personen über 50. Die Wahrscheinlichkeit, länger zu leben, wird umso größer, je stärker unsere Beziehungen sind.

Bei der Auswertung einer australischen Studie mit etwa 70-Jährigen hingen die Chancen, gesund ins nächste Jahrzehnt zu gehen, direkt vom Umfang des sozialen Netzwerks ab. Deshalb sollten Sie Ihre Kontakte pflegen. Durch ein Haustier, Hobbys oder über die Suche nach neuen Interessen können Sie andere Menschen kennenlernen und Ihren Horizont erweitern.

Die Gesundheit pflegen

Bei älteren Menschen nimmt das Thema körperliche Gesundheit einen noch höheren Stellenwert ein als bei jüngeren. Und dass sie tatsächlich gesund sind wie nie, hat auch mit den medizinischen Vorsorgeuntersuchungen zu tun, mithilfe derer viele Krankheiten frühzeitig erkannt und behandelt werden können. Das sind die sieben wichtigsten und unter Umständen sogar lebensrettenden Gesundheitschecks:

- **Cholesterinwerte** Mit einem Blutbild lassen sich Ihre Cholesterinwerte bestimmen.
- **Blutdruck** Ein hoher Blutdruck kann das Herz schädigen und das Herzinfarktrisiko erhöhen. Gehen Sie regelmäßig zur Vorsorgeuntersuchung.

- **Brustscreening** Frauen über 50 sollten die Brust auf Anzeichen von Brustkrebs untersuchen und eine Mammografie machen lassen.
- **Hautscreening** Achten Sie auf Muttermale, informieren Sie Ihren Arzt über auffällige Veränderungen.
- **Augenuntersuchungen** Ein Augenarzt kann Anzeichen von Diabetes und einem Glaukom sowie Veränderungen des Sehvermögens feststellen.
- **Darmspiegelung** Lassen Sie nach dem 60. Lebensjahr alle 10 Jahre eine Darmspiegelung vornehmen. Mehr als 80 Prozent der Erkrankungen entfallen auf über 60-Jährige.
- **Scheidenabstrich** Mit dieser Untersuchung lassen sich anormale Zellen am Gebärmutterhals frühzeitig erkennen.

Selbst aktiv werden!

Sie können selbst sehr viel tun, um im Alter gesund und fit zu bleiben. Dazu gibt Ihnen dieses Buch zahlreiche Anregungen und praktische Tipps.

Erfahren Sie, welche körperlichen, geistigen und emotionalen Veränderungen diese Lebensphase mit sich bringt, und lassen Sie sich von der Erkenntnis überraschen: Wie auch immer Sie sich fühlen und wie viele Jahre Sie auch zählen mögen – viele vermeintliche Einschränkungen können verhindert, aufgehalten oder sogar rückgängig gemacht werden.

Die einzelnen Kapitel liefern Ihnen praktische Ratschläge und Anleitungen: Wie man sich im Alltag mehr bewegen kann, wie Sie auch im Alter noch sportlich aktiv bleiben, worauf Sie bei Ihrer Ernährung achten sollten und welche Entspannungstechniken Ihnen mehr Ausgeglichenheit verschaffen. So können Sie die schönen Seiten des höheren Alters genießen. Denn das spätere Lebensalter bietet viele Vorteile: Man ist gelassener, hat weniger Verantwortung und muss anderen nichts mehr beweisen.

Zweifellos haben die moderne Medizin und die Verbesserung der allgemeinen Lebensumstände einen nicht unerheblichen Anteil daran, dass die heutige Generation der über 60-Jährigen so fit, gesund und optimistisch ist wie keine vor ihr. Aber um das zu erreichen, muss jeder und jede auch selbst aktiv werden und etwas für sich und seine Gesundheit tun. Und dabei kann Ihnen dieses Buch helfen, die ersten Schritte zu machen. Denn Altern muss nicht heißen, gebrechlich zu werden.

Sie werden sehen: Gesund älter werden ist kein Glücksspiel, Sie haben es selber in der Hand, wohin die Kugel rollt!

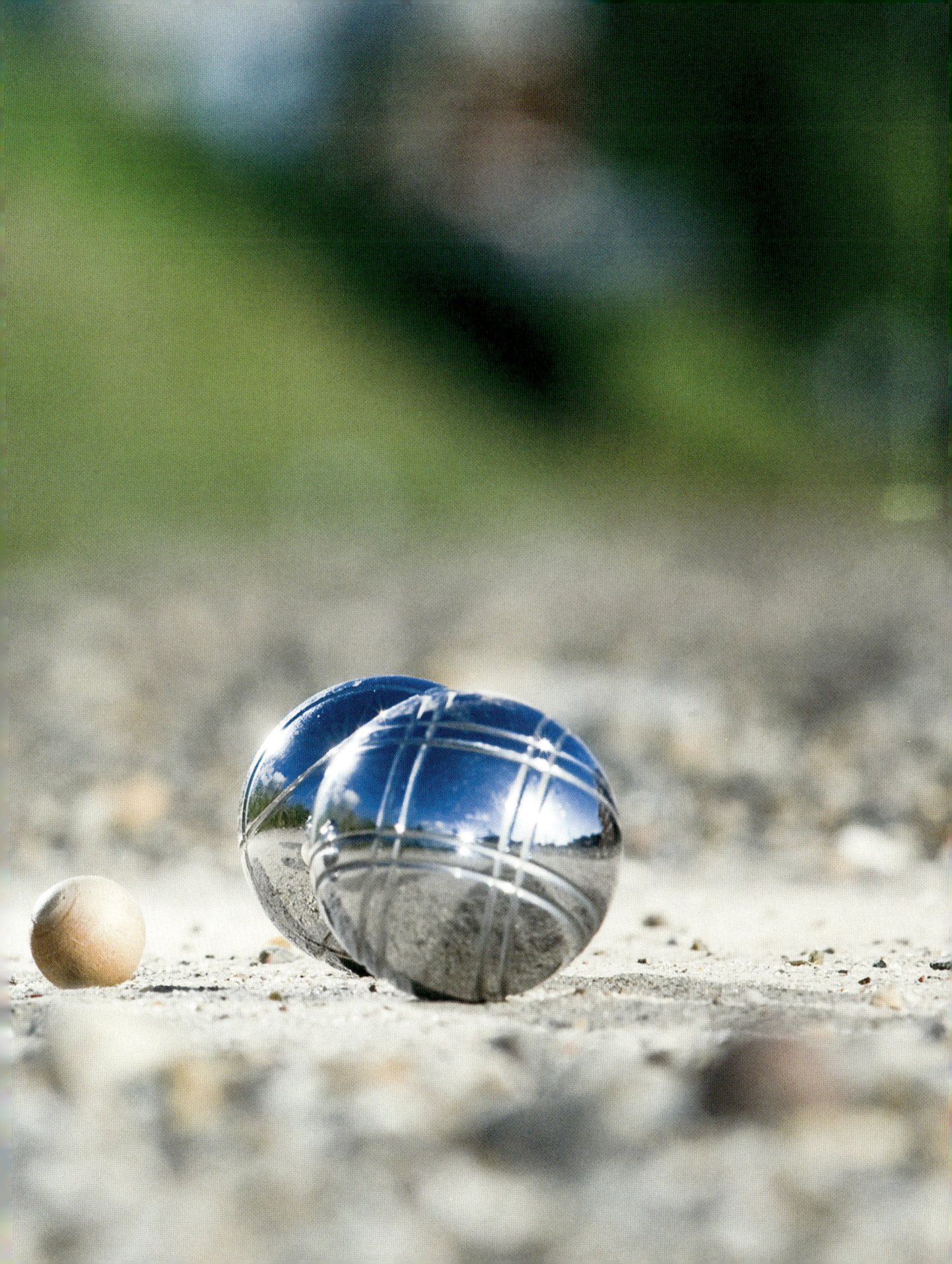

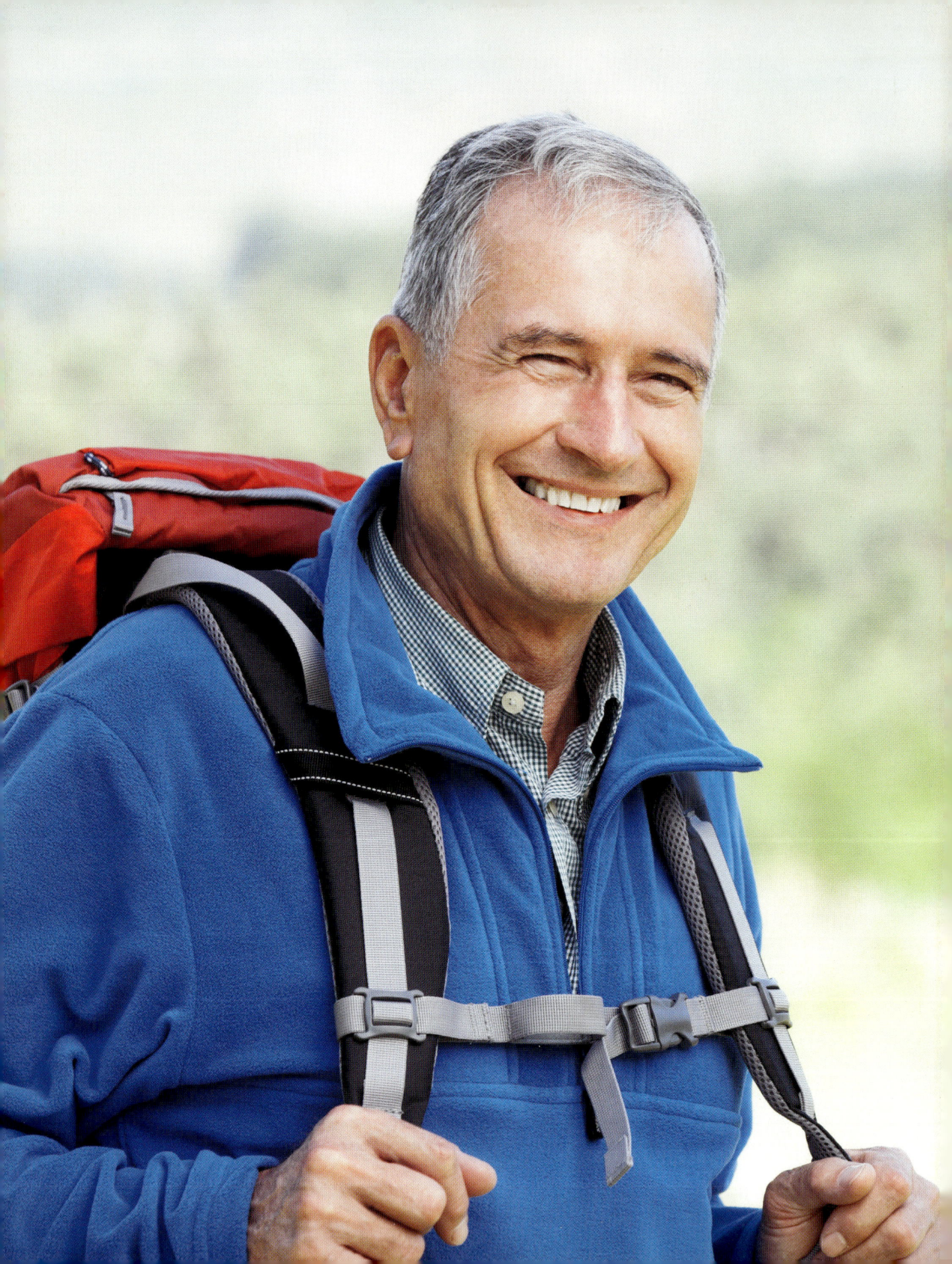

Mit Bewegung in ein langes Leben

Der menschliche Körper ist nicht für ein bequemes Leben auf dem Sofa gemacht. Zu viel Sitzen und wenig Bewegung schaden nicht nur unseren Knochen, der gesamte Stoffwechsel kann in Mitleidenschaft gezogen werden. Deshalb sollten wir auch im Alter auf den Beinen bleiben. Die einen schwingen das Tanzbein, die anderen erklimmen lieber Berggipfel. Mit jedem flotten Schritt bleiben Sie gesund und fit für ein aktives, selbstbestimmtes Leben – auch im Alter.

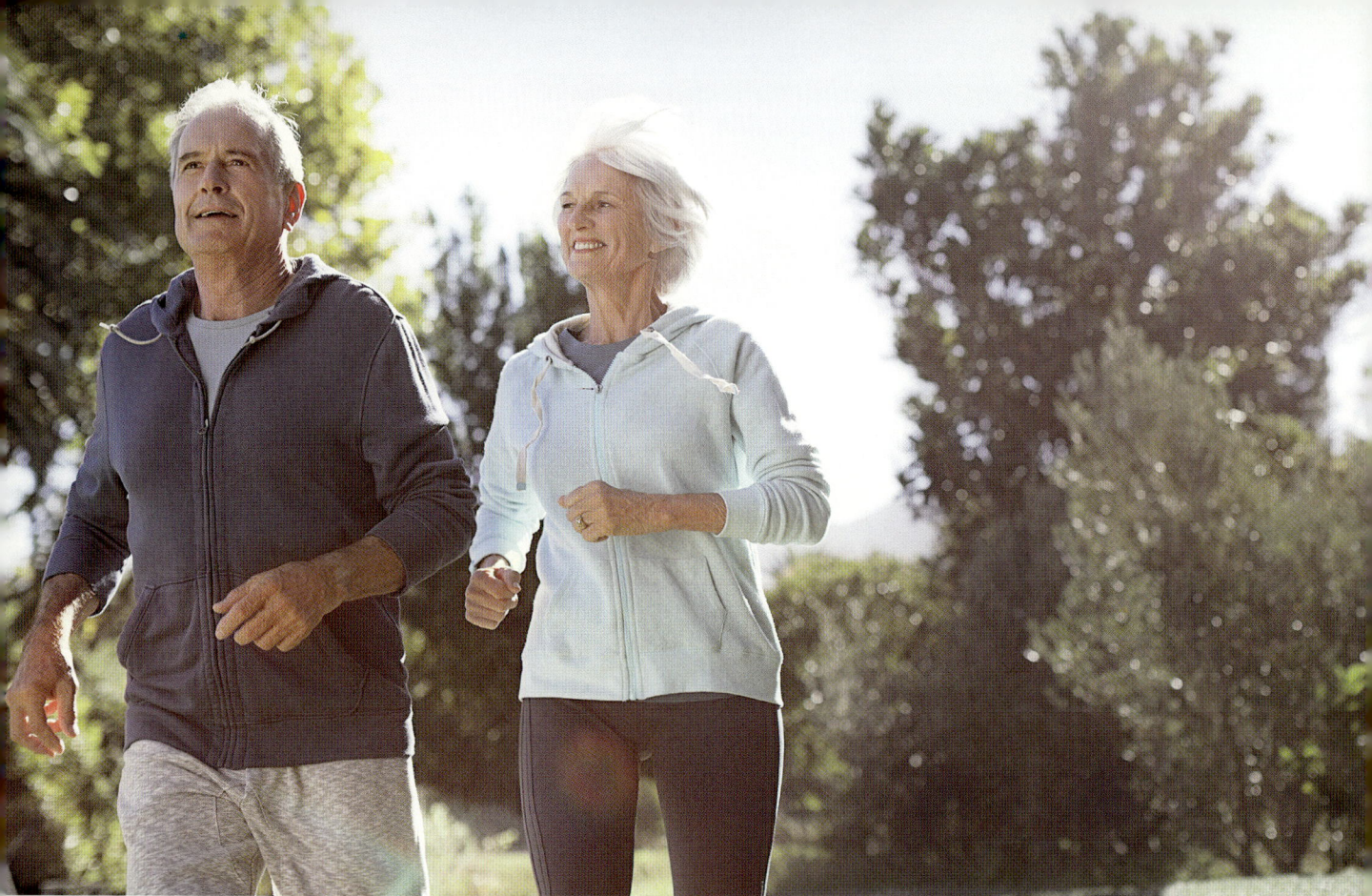

Bewegung und Natur sind eine ideale Kombination. Und gute Gesellschaft motiviert zum Weitermachen.

Was Sie mit Bewegung alles erreichen

Bewegung ist tatsächlich ein Tausendsassa, wenn es um Gesundheit und Wohlbefinden geht. Nichts hält uns besser fit und gesund.

Das liegt daran, dass sie ein fester Bestandteil unseres Organismus ist, ein Teil der „Urmenschen-Software", die bis heute in uns arbeitet: Unsere Biochemie funktioniert noch genauso wie beim Neandertaler und kümmert sich nicht darum, dass wir Autos und Flugzeuge benutzen, um von A nach B zu kommen, und viele schlaue Maschinen, die uns schwere Arbeiten abnehmen.

Wir sind immer noch als Hetzjäger gebaut und können – nehmen Sie beispielsweise die Naturvölker Afrikas – ein Tier ausdauernd verfolgen. Doch in unserer industrialisierten Gesellschaft sitzen wir stattdessen bei jeder Gelegenheit, insbesondere in der Arbeitswelt gibt es immer mehr „Sitzjobs". Maschinen nehmen uns körperliche Arbeit ab. So kommen wir nicht in den

Genuss der Vorteile von Bewegung. Auf den folgenden Seiten sehen Sie, was im Körper bei Bewegung passiert und wie körperliche Aktivität dazu beiträgt, dass wir fit bleiben.

VERSORGUNG MIT NÄHRSTOFFEN UND SAUERSTOFF VERBESSERN

Das System aus Herz, Kreislauf und Lunge versorgt alle Organe und Gewebe – auch das Gehirn – mit Sauerstoff, Nährstoffen und anderen Substanzen, die wir zum Leben benötigen. Die roten Blutkörperchen dienen dabei als Transportmittel und erreichen über feinste Äderchen auch die letzten Winkel im Körper. Die Endprodukte des Stoffwechsels werden ebenfalls mit ihrer Hilfe wieder aus den Zellen geschwemmt und anschließend über andere Organe entsorgt.

Wenn wir uns bewegen, wird das gesamte System aktiviert: Das Herz pumpt das Blut schneller durch den Körper, sodass Vitalstoffe die Zellen schneller erreichen und Schadstoffe zügiger abtransportiert werden. Wir atmen tiefer und nehmen dadurch mehr Sauerstoff auf. Sauerstoff ist unverzichtbar für fast alle Zellen und ist an den meisten Vorgängen in unserem Körper zentral beteiligt.

REGELMÄSSIGE BEWEGUNG HÄLT GESUND

Das amerikanische Gesundheitsministerium hat 2015 eine Studie zu den Auswirkungen von körperlicher Aktivität veröffentlicht. Dabei haben die Wissenschaftler herausgefunden, dass regelmäßige Bewegung …

- das Risiko für vorzeitigen Tod, für Herzkrankheiten, Schlaganfall, Bluthochdruck und das metabolische Syndrom mindert.
- sich günstig auf die Blutfette auswirkt.
- das Risiko für Diabetes mellitus Typ 2 verringert.
- Übergewicht vorbeugt.
- Gewicht zu reduzieren hilft, besonders bei gleichzeitiger Kalorienreduktion.
- das gefährliche Bauchfett verringert.
- nach einer Reduktion des Körpergewichts hilft, das Gewicht zu halten.
- die Fitness des Herz-Kreislauf-Systems und der Muskeln verbessert.
- die Gefahr zu stürzen reduziert.
- das Risiko, an Darm- oder Brustkrebs zu erkranken, mindert.
- das Risiko, eine Depression zu erleiden, mindert.
- bei älteren Menschen die kognitive Funktion und die Aktivitäten des täglichen Lebens verbessert.
- das Risiko für Hüftgelenksbrüche sowie für die Erkrankung an Lungen- und Gebärmutterkrebs mindert.
- die Knochendichte erhöht.
- die Schlafqualität verbessert.

Wie wichtig eine gute Sauerstoffversorgung für die Konzentration und das Denken ist, wissen Sie sicherlich. Stellen Sie sich nur einen Aufenthalt in schlecht gelüfteten Räumen vor: Müdigkeit und Trägheit lassen nicht lange auf sich warten.

Beides zusammen – ausreichend Vitalstoffe und genügend Sauerstoff – ermöglicht jeder Zelle, ihre Aufgaben optimal zu erledigen. Das wiederum ist die Grundlage für Gesundheit.

BLUTDRUCK SENKEN

In den Industrienationen leidet die Hälfte der Bevölkerung über 50 Jahren an Bluthochdruck. Ein Wert von 120 / 80 mm Hg (das bedeutet 120 zu 80 Millimeter Quecksilbersäule) ist ideal. Niedrigere Werte sind ebenfalls optimal. Von Bluthochdruck (Hypertonie) spricht man ab einem Blutdruck über 140 / 90 mm Hg. Bei Werten zwischen 140 / 90 mm Hg und 159 / 99 mm Hg handelt es sich um leichte Hypertonie.

Anzeichen können Kopfschmerzen, Schwindel, Herzklopfen und Atemnot sein. Bluthochdruck gilt als Risikofaktor für Herzinfarkt und Schlaganfall. Häufig sind zusätzlich der Fett- und Zuckerstoffwechsel gestört, was zu Übergewicht führen kann.

Die meisten Menschen greifen zu Medikamenten, um ihren Blutdruck in den Griff zu bekommen. Damit nehmen sie aber auch Nebenwirkungen in Kauf. Ganz ohne unerwünschte Folgen geht es jedoch mit Bewegung, und zwar am effektivsten mit moderatem Ausdauersport, also beispielsweise (Nordic) Walking, Joggen, Radfahren, Inlineskaten, Schwimmen, Wandern, Skilanglaufen. Dadurch steigt der Blutdruck gerade bei Einsteigern zwar zunächst noch an, aber der Körper lernt, mit solchen Belastungen umzugehen: Die Wände der Blutgefäße bleiben oder werden wieder elastisch, der Blutdruck sinkt. Viele können dann die Dosis ihrer Medikamente verringern oder sie sogar absetzen.

Wichtig: 1. Bevor Sie mit Bluthochdruck Ausdauersport betreiben, sprechen Sie mit Ihrem Arzt – und natürlich auch, wenn Sie Ihre Medikation verändern wollen.

2. Gerade zu Beginn darf die sportliche Belastung nur gering sein. Für manchen Anfänger reicht ein ungewohnter Spaziergang.

NEBENWIRKUNGEN VON BLUTDRUCKSENKERN

ACE-Hemmer wirken über das Hormonsystem und können Reizhusten, Hautausschläge und Geschmacksstörungen nach sich ziehen.
Betablocker verlangsamen den Herzschlag und können zu Atemproblemen führen.
Diuretika wirken über die Nieren auf den Blutdruck. Gerade bei älteren Menschen, die zu wenig trinken, tritt oft Mundtrockenheit, Muskelschwäche oder Verwirrtheit aufgrund von Flüssigkeitsmangel auf.
Kalzium-Antagonisten weiten die Gefäße. Hautausschläge, Herzklopfen und geschwollene Knöchel können als Nebenwirkung vorkommen.

CHOLESTERIN REGULIEREN

Besonders Ausdauersport hat auch eine hervorragende Wirkung auf den Cholesterinspiegel, denn er regt die fettspaltenden Enzyme an. Das bringt gleich zwei positive Ergebnisse mit sich:

- Die Menge des „schlechten Cholesterins" LDL (*Low Density Lipoprotein*), das sich an Gefäßwänden absetzt und zu Arteriosklerose führen kann, sinkt um bis zu 5 Prozent.
- Die Menge des „guten Cholesterins" HDL (*High Density Lipoprotein*), das LDL zur Ausscheidung aus dem Körper zur Leber transportiert, steigt um 10 Prozent.

Auch in diesem Bereich können Sie durch Joggen und andere Ausdauersportarten eine Verminderung der cholesterinsenkenden Medikamente erreichen, manchmal sogar bis auf null. Nur erblich bedingte hohe Cholesterinwerte können leider nicht durch Sport beeinflusst werden.

ARTERIOSKLEROSE VORBEUGEN

Wenn sich Fett (Cholesterin), Kalk und Blutgerinnsel an den Innenwänden der Blutgefäße ablagern, werden die Adern immer enger und das Blut fließt zunehmend schlechter hindurch. Durch diesen Arteriosklerose genannten Prozess wird zum einen die Versorgung der Zellen immer schlechter, und zum anderen steigt das Risiko eines Gefäßverschlusses. Die schlimmen, manchmal tödlichen Folgen können Thrombose, Herzinfarkt, Schlaganfall und Nierenversagen sein.

Durch regelmäßige Bewegung bleiben die Blutgefäße elastisch und das Blut fließt besser: Die schädlichen Stoffe können sich dadurch viel schlechter festsetzen.

VOR DIABETES TYP 2 SCHÜTZEN

Die angeborene Form der „Zuckerkrankheit" heißt Diabetes Typ 1. Viel häufiger tritt heutzutage aber Diabetes Typ 2 auf.

Diese Variante der Erkrankung ist ausschließlich Folge eines Lebensstils, der unsere Gesellschaft zunehmend kennzeichnet: Sie entsteht durch zu viel ungesundes, zuckerhaltiges Essen und damit einhergehendem Übergewicht bei gleichzeitigem Bewegungsmangel. Diese Kombination stört die Verarbeitung von

STÄRKEN SIE IHR HDL AKTIV

Es ist wissenschaftlich nachgewiesen: Mit nur 30 Minuten Ausdauersport an drei Tagen pro Woche erreichen Sie bereits einen positiven Effekt auf den Cholesterinspiegel. Noch nachhaltiger können Sie für einen idealen Spiegel des „guten Cholesterins" HDL sorgen, wenn Sie sich entsprechend ernähren, mit wenig Fleisch, Wurst und Alkohol (siehe Seite 94–133).

Zuckermolekülen und den Insulinstoffwechsel so nachhaltig, dass ein Herzinfarkt oder ein Schlaganfall die direkte Folge daraus sein können.

Neben der richtigen Ernährung (siehe Seite 95–133) kommt regelmäßiger Bewegung eine wichtige Rolle bei der Vorbeugung, aber auch bei der Behandlung von Diabetes Typ 2 zu: Ausreichende körperliche Bewegung macht die Zellen wieder sensibel für Insulin, sodass sie nach und nach den Zucker (Glukose) aus der Nahrung wieder aufnehmen und anschließend in Energie umwandeln können.

Als beste Bewegungsform eignet sich regelmäßiger Ausdauersport. So konnte für langsames Joggen nachgewiesen werden, dass sich das Diabetesrisiko dadurch um 69 Prozent senken lässt. Viele Typ-2-Diabetiker können durch regelmäßigen Ausdauersport die Menge ihrer Insulingaben und Blutzuckersenker mit der Zeit immer stärker verringern, und manche können irgendwann sogar ganz darauf verzichten.

OSTEOPOROSE VORBEUGEN

Unsere Knochen, die das innere Gerüst unseres Körpers bilden, haben einen eigenen Stoffwechsel und können sich dadurch unterschiedlichen Belastungen anpassen: Sie bauen Knochenmasse auf, wenn sie beansprucht werden, aber auch ab, wenn sie nicht belastet werden. Osteoporose, der gefürchtete Knochenschwund, ist deswegen eine typische „Mangelerkrankung", und zwar eines Mangels an Bewegung!

Damit bei der Erneuerung der Knochenzellen nicht mehr abgebaut als aufgebaut wird, brauchen die Knochen die Belastung und den Druck durch das Körpergewicht. Nur dieser Druck veranlasst den Knochenstoffwechsel, Kalzium einzubauen und die Knochen hart und stark zu halten. Die Muskeln müssen an ihnen ziehen und gegen sie drücken.

Das passiert zum Beispiel beim Gehen, Wandern, Joggen, Tanzen, Muskeltraining, Tennis, Fußball und Seilspringen. Radfahren und Schwimmen helfen, entgegen anderslautender Aussagen, nicht gegen Osteoporose, haben aber andere positive Auswirkungen (siehe Seite 44–47). Bei diesen Sportarten wird das Körpergewicht zum Großteil vom Rad oder Wasser getragen. Das schont zwar die Gelenke, doch wird die Schwerkraft ausgeschaltet oder minimiert und damit der Knochenstoffwechsel nicht angeregt und gefördert. Doch Radfahren oder Schwimmen bringen Sie natürlich trotzdem in Bewegung.

Es muss nicht unbedingt Sport sein – Hauptsache aktiv

Ihrem Körper ist es im Prinzip ganz egal, wie Sie ihn bewegen. Für ihn ist es wichtig, dass Sie ihn abwechslungsreich einsetzen. Einseitige, immer gleiche Bewegungen und verharrende Positionen oder langes Stehen sind dagegen Gift.

BEWEGUNG IM ALLTAG

Manche Menschen haben mit Sport einfach nichts am Hut. Falls Sie dazugehören: Vergessen Sie den Sport! Sport soll Spaß machen und kein Zwang sein. Für Sie ist es umso wichtiger, auf genügend Bewegung im Alltag zu achten. Hier ein paar Vorschläge, wie Sie auf einfache Weise mehr Aktivität in Ihren Alltag bringen:

IMMER DIE TREPPE NEHMEN

Sie wohnen im vierten Stock? Ignorieren Sie ab heute den Aufzug und nehmen Sie die Treppe! Überhaupt: Benutzen Sie so oft es geht „Schusters Rappen", also Ihre Beine.

FAHRRAD STATT AUTO

Fahren Sie auf Kurzstrecken ab sofort nur noch Fahrrad. Das bringt zusätzlich Bewegung und erhöht Ihren Kalorienverbrauch. So tun Sie ganz nebenbei etwas für Ihre Gesundheit.

SO OFT ES GEHT AUFSTEHEN

Unterbrechen Sie sitzende Tätigkeiten, indem Sie öfter aufstehen und umhergehen, etwa beim Telefonieren. Machen Sie tagsüber oder in der Mittagspause öfter einen Spaziergang. Recken, strecken und bücken Sie sich beim Sitzen zwischendurch immer wieder und wechseln Sie häufig Ihre Sitzposition. Stehen Sie kurz auf, dann stehen Sie mal wieder eine Zeit lang, dann gehen Sie eine Runde, kurz: Bauen Sie möglichst viele kleine Bewegungseinheiten in Ihren Alltag ein.

Wenn Sie möglichst oft das Fahrrad nehmen, haben Sie schon viel für Ihre Fitness getan.

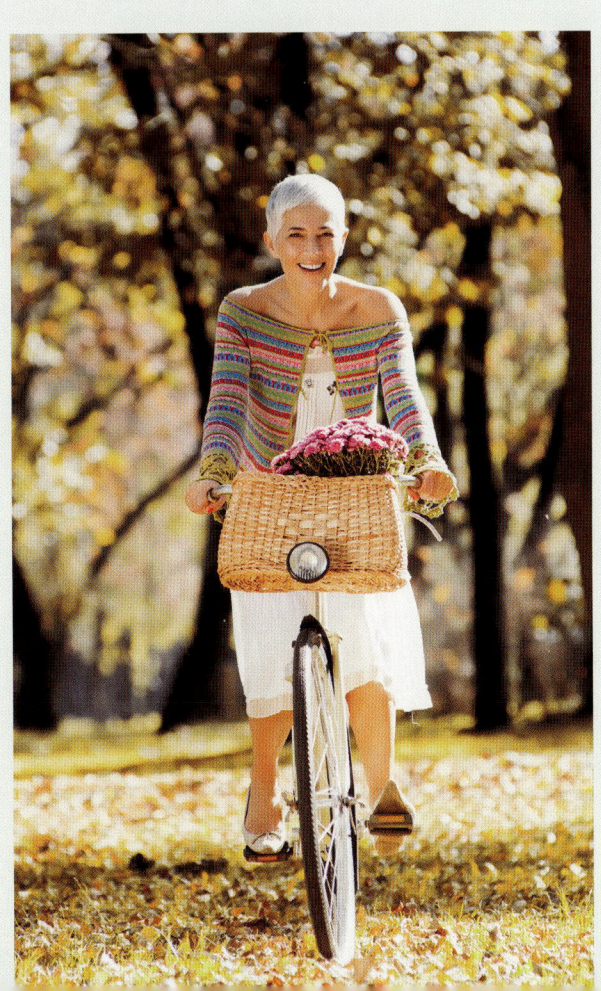

MÄSSIG, ABER REGELMÄSSIG

Geben Sie Ihren Knochen und Gelenken immer genügend Zeit, sich an die neue Belastung zu gewöhnen: Während sich das Herz-Kreislauf-System recht schnell umstellt, benötigt die Muskulatur schon deutlich länger, um sich an die neue Beanspruchung anzupassen. Die meiste Zeit brauchen Knorpel und Knochen – etwa bis zu einem halben Jahr. Steigern Sie Ihr Pensum deshalb langsam und bewegen Sie sich anfangs eher mäßig, dafür aber regelmäßig mindestens dreimal, besser fünfmal pro Woche.

GELENKE GESUND ERHALTEN

Die Knorpel, die unsere Gelenksknochen vor Abrieb schützen, werden nicht wie die Muskeln durch Blutgefäße direkt versorgt, sondern indirekt: Die Nährstoffe werden in diesem Fall aus der Gelenkflüssigkeit bei jeder Bewegung in den Knorpel gedrückt. Dadurch bleibt die Knorpelschicht elastisch und kann ihre zentrale Funktion als Stoßdämpfer zwischen zwei Knochen erfüllen.

Ohne oder mit zu wenig Bewegung jedoch trocknet der Knorpel nach und nach aus. Er wird hart und spröde und nutzt sich nun stark ab, wenn die beiden Gelenkteile aufeinander reiben. Das Gelenk wird steifer, die Bewegungen werden zunehmend schmerzhafter. Um Schmerz zu vermeiden, bewegen sich die Betroffenen in der Folge noch weniger.

Den Teufelskreis durchbrechen

So beginnt jedoch ein Teufelskreis: Seltene Bewegung führt zu noch mehr Schmerzen in den betroffenen Gelenken und noch weniger Bewegung – so lange, bis die Knochen direkt aufeinanderreiben: Die Arthrose ist da und sie kann nicht rückgängig gemacht werden. Mit gezielter Physiotherapie kann man den Fortschritt lediglich verlangsamen.

Vorbeugung mit Bewegung ist deswegen das Beste, das ist wissenschaftlich nachgewiesen: Eine Studie der Stanford University von 2015 zeigte, dass nur halb so viele Läufer an Arthrose leiden wie Nicht-Läufer.

DEN RÜCKEN UNTERSTÜTZEN

Rückenschmerzen kennt fast jeder Mensch, egal wie alt er ist. In 90 Prozent der Fälle findet der Arzt keine eindeutige Ursache, die Bandscheiben sind nur zu etwa 5 Prozent die Schuldigen.

Tatsächlich sind es fast immer die Muskeln und ihre Hüllen, die sogenannten Faszien, die verspannen oder verkleben und dadurch Schmerzen auslösen. Faszien sind Strukturen aus Bindegewebe, sie sind die Stütze unseres Körpers und halten ihn zusammen. Sie werden über die Lymphflüssigkeit mit Nährstoffen versorgt.

Die Faszien vertragen es einfach nicht, wenn wir stundenlang sitzen. Damit sie locker und elastisch bleiben, brauchen sie abwechslungsreiche Bewegung, denn nur dann wird die Lymphflüssigkeit ausreichend im Gewebe bewegt und der Austausch von Nährstoffen und der Abtransport von Stoffwechselprodukten funktioniert reibungslos. Andernfalls entstehen Ablagerungen im Gewebe, und die Faszien verkleben.

DAS IMMUNSYSTEM STÄRKEN

Unsere körpereigene Abwehr ist ein komplexes System aus sehr spezialisierten Zellen, Botenstoffen und Organen. Sie ist nicht nur in der Lage, eingedrungene Krankheitserreger wie Bakterien, Viren und Pilze zu erkennen und abzutöten, sondern auch Krebszellen, die im Körper selbst entstanden sind.

Regelmäßige Bewegung regt vor allem durch das Plus an Sauerstoff das Immunsystem an und macht es auf Dauer um bis zu 50 Prozent leistungsfähiger. Das bedeutet konkret, dass sich Antikörper rascher bilden und dass mehr weiße Blutkörperchen und Killerzellen aktiviert werden. Gleichzeitig sind diese Zellen leistungsstärker. Dadurch kann sich der Organismus viel schneller und effektiver gegen Krankheitserreger wehren.

Besonders wirksam für die Abwehr ist Bewegung an der frischen Luft, weil auch das Wetter und das gute Gefühl, draußen zu sein, förderlich wirken. Außerdem profitiert das Immunsystem vom Stressabbau, denn Stress hemmt das Immunsystem.

BEWEGUNG UND KREBS

Ärzte und Wissenschaftler sind sich einig: Wer regelmäßig körperlich aktiv ist, beugt sehr wirksam einigen Krebserkrankungen vor. Studien wiesen nach, dass das Risiko für Darmkrebs um etwa 40 Prozent sinkt. Auch die Gefahr, nach der Menopause an Brustkrebs zu erkranken, verringert sich deutlich bei viel Bewegung. Man vermutet, dass Ähnliches für Prostata-, Lungen- und Eierstockkrebs gilt. Über alle anderen Krebsarten liegen noch keine aussagekräftigen Studien vor, sind aber in den nächsten Jahren zu erwarten.

Bewegung unterstützt aber auch Menschen, die bereits an Krebs erkrankt sind. Riet man früher während der Krebstherapie zur Schonung, ist heute das Gegenteil der Fall: Bewegung hilft, die Folgen der Krankheit selbst und ihrer Behandlung abzuschwächen. Sie wirkt gegen Erschöpfungszustände, Bewegungseinschränkungen sowie Ängste und Depressionen. Sie bringt Krebspatienten ein positives Gefühl für ihren Körper zurück – ein wichtiger Aspekt für die Genesung. Welche Aktivitäten in welcher Häufigkeit und Intensität geeignet sind, hängt von der individuellen Situation ab. Fragen Sie dazu Ihren Arzt.

ÜBERFORDERN SIE SICH NICHT!

Anderenfalls erreichen Sie das Gegenteil: Ihr Körper gerät in Stress, schüttet Kortisol aus, und das schwächt Ihr Immunsystem. Krankheitserreger nutzen dieses „offene Fenster", und eine Infektion breitet sich aus. Dieses Phänomen nennt man Open-Window-Effekt.

MEHR SCHWUNG FÜR DEN DARM

Regelmäßige Bewegung wirkt sich auch positiv auf die Verdauung aus: Wenn man körperlich aktiv ist, sich bückt und streckt und sich die Muskeln zusammenziehen und wieder entspannen, werden die inneren Organe sanft massiert und regt sie zur Arbeit an. Das tut Magen und Darm wohl und regt sie zur Arbeit an. Verstopfung ist deshalb für bewegungsfreudige Menschen meist ein Fremdwort.

MEHR ENTSPANNUNG, WENIGER STRESS

Das gute Gefühl nach körperlichen Aktivitäten kennt jeder. Egal, ob Sie gegärtnert haben oder wandern waren: Anschließend fühlen Sie sich auf angenehme Weise erschöpft. Sie haben etwas geleistet, und dabei sind so manche Sorgen in den Hintergrund gerückt. Körperliche und psychische Abläufe stehen gerade bei Stress in einem ganz engen Zusammenhang.

Bewegung baut Stress ab

Zu Beginn der Stressreaktion werden die Hormone Kortisol und Adrenalin ausgeschüttet. Sie wirken anregend, spannen uns innerlich an und können nur durch Bewegung vollständig abgebaut werden. Anderenfalls bleiben sie im Körper und sorgen dort über längere Zeit für Anspannung, auch wenn die akute Stresssituation schon vorüber ist.

Ein weiterer Vorteil: Bei Aktivität schüttet der Organismus zusätzlich stressvermindernde Hormone aus, wie Serotonin, Dopamin und Melatonin. Die lassen den Körper zur Ruhe kommen und wirken entspannend. Deswegen ist ein Abendspaziergang so wirkungsvoll für einen gesunden Schlaf.

Bewegung macht glücklich

Etwas körperlich geleistet zu haben tut auch der Psyche gut: Sie erleben, dass Sie schaffen, was Sie sich vorgenommen haben – zum Beispiel die Radstrecke um den See. Das macht zufrieden und stolz. Wenn Sie gemeinsam mit anderen aktiv waren, kommt allen Beteiligten auch das Gemeinschaftsgefühl zugute. Auch die Motivation ist dabei höher. Fragen Sie also ruhig Freunde und Bekannte, ob sie mit Ihnen spazieren gehen oder Sport machen. Gemeinsam macht Bewegung noch glücklicher.

DER DEPRESSION DAVONLAUFEN

Bewegung hat viele positive Effekte auf Geist und Seele. Genau untersucht ist die Wirkung von Ausdauersport auf depressive Menschen: Die Antriebsarmut lässt deutlich nach, das Gefühl, wieder Energie zu haben, der Glaube an die eigene Leistungsfähigkeit sowie das Interesse an der Umwelt steigen. So kann man wortwörtlich der gedrückten Stimmung „davonlaufen".

DIE LEISTUNGSFÄHIGKEIT DES GEHIRNS ERHALTEN UND FÖRDERN

Bei körperlicher Aktivität – und dafür reicht bereits ein 20-minütiger Spaziergang – steigt die Durchblutung des Gehirns um bis zu 30 Prozent an. Das Gehirn profitiert von dieser verstärkten Durchblutung sogar auf dreifache Weise:

- Es erhält mehr Sauerstoff. Das ist immens wichtig, denn das Gehirn verbraucht ein Fünftel des gesamten Sauerstoffs.
- Es bekommt mehr Nährstoffe. Auch die kann es gut brauchen, denn es verarbeitet ein Viertel des gesamten Blutzuckers.
- Die Neurotransmitter, die alle Signale des Gehirns ans Nervensystem weiterleiten, werden über den Blutkreislauf transportiert und erreichen schneller ihren Bestimmungsort. Daher ist man bei ausreichender Sauerstoffversorgung aufmerksamer, kann sich besser konzentrieren und schneller reagieren.

Bewegung wirkt aber nicht nur über die Durchblutung positiv auf unsere Gehirnleistung. Sie verstärkt die Ausschüttung des Kreativitätshormons ACTH – wir werden also einfallsreicher. Und vor allem: Sie bewirkt im Gehirn die Bildung neuer Nervenzellen und Synapsen (das sind die Kontakte zwischen den Nervenzellen) und festigt diese neuen Strukturen.

Wachstum für die grauen Zellen

Forscher der Universität Bochum konnten nachweisen, dass durch körperliche Bewegung sogar die graue Substanz des Gehirns (Kortex) wächst. Sie besteht aus eng vernetzten Zellkörpern, die für unsere Entscheidungen und unser Gedächtnis zuständig sind.

Ein fittes Gehirn ist für ein selbstbestimmtes Leben unverzichtbar. Geistiger Abbau mit zunehmenden Jahren muss nicht sein, und Sie können selbst viel dagegen tun.

DEMENZ VORBEUGEN

Eine US-amerikanische Studie konnte nachweisen, dass vor allem Ausdauersport hervorragend gegen Demenz wirkt. Studienteilnehmer, die dreimal wöchentlich Sport trieben, erkrankten um 38 Prozent seltener an Demenz oder Alzheimer als notorische Bewegungsmuffel.

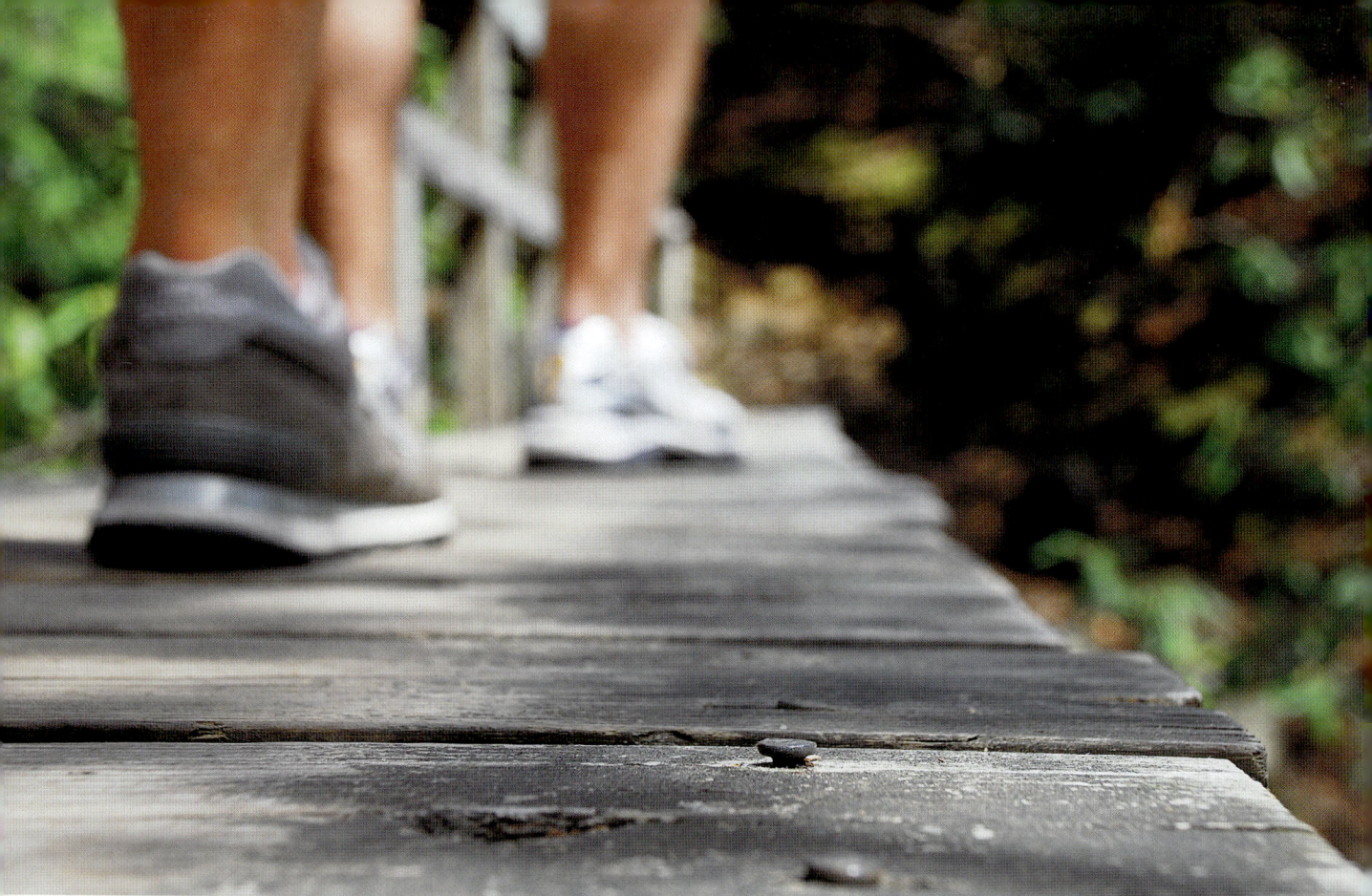

Bewegung an der frischen Luft ist eine der besten und einfachsten Möglichkeiten, sich fit zu halten.

Werden Sie aktiv – es ist ganz einfach!

Aller Anfang ist schwer, lautet ein bekanntes Sprichwort. Aber das muss nicht sein! Finden Sie zuerst heraus, wie fit Sie im Moment sind, dann können Sie mit geeigneten Übungen loslegen.

Sie haben auf den vorangegangenen Seiten erfahren, wie wichtig Bewegung für ein fittes Alter und damit für gesundes Altern ist. Es wird also Zeit, sich mit diesem theoretischen Hintergrundwissen der Praxis zuzuwenden. Deshalb runter vom Sofa und rein in die Turnschuhe! Sie werden sofort spüren, dass Ihnen körperliche Anstrengung guttut.

Mithilfe verschiedener Tests zu Ausdauer, Beweglichkeit, Kraft und Koordination (siehe Seite 34–39) werden Sie herausfinden, wie fit Sie augenblicklich sind. Auf dieser Grundlage wählen Sie dann ein passendes Bewegungsprogramm aus, wie wäre es mit Yoga- und/oder Pilates-Übungen in diesem Buch (ab Seite 54)?

Oder Sie beginnen mit einer Sportart (siehe Seite 40 ff.), die zu Ihrer aktuellen Form passt. Sie haben reichlich Auswahl.

DAS RICHTIGE FINDEN UND DABEIBLEIBEN

Damit Ihr Entschluss, sich mehr zu bewegen, auch wirklich von Dauer ist, muss es Ihnen Spaß machen. Die Chance, dass Sport zu einem selbstverständlichen Teil des Alltags wird, steigt, wenn Sie eine Sportart auswählen, die Sie gern treiben.

Fragen Sie sich: Was passt gut zu meiner gegenwärtigen körperlichen Verfassung und meiner Lebensweise? Zu welcher Tageszeit kann ich am besten trainieren? Kenne ich jemanden, mit dem ich gern gemeinsam trainieren würde? Mag ich Geräte? Vielleicht ist der Kauf eines Übungsgeräts für Sie das Richtige.

Was für eine Übungsform Sie auch immer auswählen, beginnen Sie langsam und steigern Sie Ihre Übungszeit allmählich auf 20 Minuten pro Einheit, um fit zu werden, bzw. auf 45 Minuten, um abzunehmen. Sportexperten raten dazu, vor allem auf die folgenden fünf Aspekte zu achten.

DIE TOP 5 FÜR IHRE FITNESS – UND FÜR IHRE LEBENSQUALITÄT

Warum Bewegung so wichtig für ein selbstbestimmtes Alter ist, verstehen Sie, wenn Sie einen genaueren Blick auf die einzelnen „Zutaten" werfen: Ausdauer, Kraft, Beweglichkeit, Koordination und Schnelligkeit. Das sind die Top 5, die gemeinsam einen ganz wesentlichen Beitrag zu Ihrer Lebensqualität im Alter liefern.

Diese fünf motorischen Grundfähigkeiten spielen bei unseren Bewegungen und vor allem bei den einzelnen Sportarten eine unterschiedlich große Rolle, und sie sind auch keineswegs gleich auf uns Menschen verteilt. Sie hängen nämlich auch von der Verteilung der Muskelfasertypen im Körper ab: Der eine hat mehr rote Fasern (sogenannte Slow-Twitch-Fasern) und ist dadurch besonders gut bei ausdauernden Belastungen, der andere dagegen ist mit mehr weißen sogenannten Fast-Twitch-Fasern gesegnet und besser für schnellkräftige Sportarten geeignet.

Für eine gute Rundum-Kondition ist es nötig, auch seine körperlichen Schwächen zu fördern. Das hilft Ihnen enorm bei den Anforderungen des Alltags weiter.

BEVOR SIE LOSLEGEN

Wenn Sie sich bisher kaum bewegt haben, lassen Sie sich von Ihrem Arzt beraten. Besprechen Sie, ob es irgendetwas gibt, das gegen bestimmte Bewegungsformen oder Sportarten spricht.

IMMER LEICHT AUFWÄRMEN!

Vor jeder körperlichen Anstrengung macht man sich warm, um den ungeübten Organismus langsam an die kommende Belastung zu gewöhnen:

- Lockern Sie die Arme durch Schulterkreisen und einfaches Pendeln mit den Armen.
- Mobilisieren Sie Kopf und Rumpf, indem Sie den Rumpf zu jeder Seite neigen, die Hüften nach links sowie nach rechts schieben und sie kreisen lassen.
- Aktivieren Sie Ihre Beine durch einfaches Kreisen der Fußgelenke, Marschieren auf der Stelle und lockeres Ausschütteln.

Ausdauer

Wie lange halten Sie bei einem Spaziergang durch, ohne zu ermüden? Oder bei der Hausarbeit? Oder beim Spielen mit den Enkelkindern? Wer eine gute körperliche Ausdauer hat, schafft das lange, wird nicht so schnell müde und ist insgesamt aktiver. Deswegen lohnt es sich, die Ausdauer, genauer die Grundlagenausdauer, gezielt zu trainieren.

Beim Ausdauertraining wird Ihr Organismus belastbarer, weil das Herz-Kreislauf-System und der Stoffwechsel effektiver arbeiten. Die Mitochondrien, die Minikraftwerke der Zellen, lernen dabei nicht nur, die Nahrung besser zu verarbeiten, sondern sie vermehren sich auch mit der Zeit. In der Folge werden mehr Kalorien verbraucht, die Ihr Körper sonst in Form von Fettpolstern an Hüften und Bauch gespeichert hätte.

Körperliche Ausdauer ohne große Anstrengung wird durch Übungen „im aeroben Bereich" trainiert. Dazu müssen große Muskelgruppen längere Zeit gleichmäßig bewegt werden.

Ein einfacher 20-minütiger Spaziergang in zügigem Tempo zählt als aerobe Übung. Beim Gehen, Tanzen, Treppensteigen oder Seilspringen wird das eigene Körpergewicht getragen, und so werden auch noch die Knochen gestärkt.

Zu den nicht gewichtstragenden aeroben Aktivitäten gehören Radfahren, Schwimmen und Rudern. Ausdauertraining 3 bis 4 Tage pro Woche tut der Gesundheit gut. Wer abnehmen will, sollte häufiger trainieren, aber einen Ruhetag pro Woche planen.

Kraft

Krafttraining hat nichts mit Bodybuilding zu tun und schon gar nicht, wenn wir die Kraft bei zunehmendem Alter betrachten. Tatsächlich geht es darum, alle Bewegungen im Alltag und in der Freizeit weiterhin oder (wieder) problemlos durchführen zu können. Das reicht vom längeren Stehen an der Bushaltestelle über das Tragen von vollen Einkaufstüten bis zum Hin-und-Herräumen von Dingen im Haushalt.

Wenn Sie mit solchen alltäglichen Anforderungen Schwierigkeiten haben, sollten Sie sich um die Kräftigung Ihrer Muskulatur kümmern. Zum Glück lässt sich Muskelkraft auch im hohen Alter gut trainieren und wieder steigern.

Muskeltraining verbessert allgemein die Haltung, vermindert die Gefahr von Rückenverletzungen und trägt zum Erhalt der Beweglichkeit bei. Funktionierende Muskeln schützen auch vor Stürzen und den Folgen eines Sturzes: Sie puffern die Folgen für die Knochen und Organe ab.

Kräftige Muskeln enthalten zudem mehr Enzyme, die die schädlichen sogenannten freien Radikale bekämpfen können. Eine Studie ergab, dass ältere Menschen, die ein halbes Jahr dreimal täglich leichtes Muskeltraining machten, im Vergleich weniger Zellschäden aufwiesen als andere.

Achten Sie beim Training darauf, jede der großen Muskelgruppen zu trainieren, u. a. die Muskeln der Arme, der Brust, des Rückens, des Bauchs, der Hüften und Beine. Beginnen Sie mit einer bequem zu handhabenden Hantel und heben Sie sie achtmal. Steigern Sie sich langsam, bis Sie die Hantel zwölfmal heben können. Wird die Übung zu leicht und wollen Sie Ihre Kraft steigern, nehmen Sie schwerere Hanteln oder machen Sie mehrere Übungseinheiten mit je 8–12 Wiederholungen und einer Pause dazwischen.

WIE MUSKELN WACHSEN

Toning, Bodyforming, Bodybuilding, Muskeltraining, Krafttraining – das alles sind Namen für Übungen, die Ihre Muskeln vergrößern, indem sie die Anzahl der Myofibrillen, der fadenförmigen Stränge, aus denen jede Muskelfaser aufgebaut ist, erhöhen. Diese Art Training baut nicht nur Ihre Muskelmasse auf, sondern erleichtert auch das Abnehmen: Da ein Muskel mehr Kalorien verbrennt als Fett, sogar wenn Sie nicht trainieren, können Sie leichter abnehmen oder mehr essen, ohne Figurprobleme zu befürchten.

Beweglichkeit

Können Sie eine heruntergefallene Euromünze problemlos vom Boden aufheben? Klappt beim Autofahren der Schulterblick nach den Radfahrern noch einwandfrei? Können Sie sich zu hoch im Regal stehenden Büchern weit nach oben strecken? Für all das ist Beweglichkeit in Muskeln und Gelenken nötig. Unsere Gelenke haben einen bestimmten, von der Natur vorgegebenen Bewegungsspielraum. Wir können ihn aber oft – unabhängig vom Alter – nicht oder nur unter Schmerzen ausschöpfen, weil durch mangelnde Bewegung die Muskeln verkümmert, verspannt, die Faszien verklebt oder die Sehnen spröde sind.

Durch Übungen, die die Beweglichkeit fördern, kommt diese Flexibilität aber nach und nach zurück, und Sie erhalten sich Ihre Mobilität im Alter, denn Sie müssen keine Angst mehr haben, dass jede plötzliche Bewegung extrem schmerzt. Das macht auch innerlich frei.

Für lockere und leicht bewegliche Gelenke sind Aktivitäten wie Stretching, Yoga, Gymnastik oder Schwimmen ideal. Um die Beweglichkeit zu wahren und sich vor Verletzungen zu schützen, müssen Sie vor jedem Training alle großen Muskelgruppen, u. a. an Armen, Brust, Rücken, Bauch, Hüfte und Beinen, aufwärmen bzw. nach dem Training durch Übungen entspannen. Experten schlagen vor, eine leichte Muskeldehnung 30 Sekunden zu halten und das bei normaler Atmung dreimal zu wiederholen.

Koordination

Stolpern Sie öfters, können sich jedoch noch abfangen und einen Sturz verhindern? Beim Stolpern hat die Koordination ganz unterschiedlicher Fähigkeiten versagt: Gleichgewicht, Reaktion, Orientierung, Einschätzung und Bewertung der Situation sind nur einige davon. Sie sorgen für ein mehr oder weniger gutes Zusammenspiel von Nerven und Muskeln.

Bei guter Koordination sind Ihre Bewegungen fließend und der Situation angemessen: Sie setzen Ihre Schritte kürzer oder länger und kommen gar nicht erst ins Stolpern. Falls Sie doch straucheln, können Sie sich noch irgendwo festhalten und einen Sturz verhindern.

Durch die korrekte und bewusste Ausführung von Bewegungen – nicht nur bei sportlichen Übungen – können Sie Ihre Koordination schulen. Ideal sind Sport und entsprechendes Training, das Gehirn und Körper immer wieder neue Anreize liefert, ungewohnte Bewegungsabläufe zu üben.

Schnelligkeit

Schaffen Sie es, ein fallendes Glas noch im letzten Augenblick aufzufangen? Greifen Sie schnell genug nach dem Treppengeländer, wenn Sie ins Rutschen kommen? Können Sie blitzschnell auf die Bremse treten, wenn unverhofft ein Kind auf die Straße läuft? Auch in solchen Situationen ist die gerade beschriebene Koordination von Muskeln und Nerven unverzichtbar, sie bringt aber nur etwas, wenn sie blitzschnell vonstattengeht. Mit Sportarten wie Fußball oder Tennis trainieren Sie das ganz nebenbei.

MUSKELN KENNEN KEIN ALTER

Ausdauer, Kraft, Beweglichkeit, Koordination und Schnelligkeit – diese für ein vitales Leben so wichtigen Eigenschaften betreffen allesamt unsere Muskulatur. Ging man früher davon aus, dass Muskelabbau zwangsläufig mit dem Altern einhergeht, wissen wir es heute besser: Es ist inzwischen vielfach wissenschaftlich nachgewiesen, dass sich Muskeln bis ins extrem hohe Alter trainieren lassen.

Auch müssen ältere Sportler ihre Muskeln beim Training keineswegs schonen, sondern sollten sie sogar voll belasten – genau wie junge Menschen! In mehreren wissenschaftlichen Studien wurde nachgewiesen, dass über 90-Jährige nach einigen Monaten regelmäßigen Krafttrainings ihr Leben wieder ohne tägliche Betreuung führen konnten: Sie konnten wieder ihre Wohnungen verlassen, einkaufen und am sozialen Leben teilnehmen.

Da Muskelzellen ständig repariert und erneuert werden, sind selbst die ältesten Zellen, die wir in den Muskeln haben, nur etwa 15 Jahre alt. Muskeln sind also ständig in der Pubertät und können und müssen daher sogar täglich gefordert werden. Bewegung ist das einzige und beste Pflegeprogramm für unsere Muskeln. Muskeln bleiben ein Leben lang leistungsfähig und stoffwechselaktiv, wenn sie genutzt werden.

SICHERES TRAINING

Achten Sie bei Ihrem sportlichen Training auf diese vier Punkte, um Verletzungen und Überbeanspruchung zu vermeiden:

- Konzentrieren Sie sich auf die Bewegung. Kontrollieren Sie stets den Bewegungsablauf. Halten Sie bei gestreckten Muskeln mindestens 10 Sekunden aus, das Ziel sind 30 Sekunden. Führen Sie die Bewegungen nie stoß- oder ruckweise durch.
- Atmen Sie richtig. Wenn Sie die Übungen durchführen, sollten Sie Ihre Atmung beobachten und Ihren Atem nicht anhalten. Dies ist bei Kreislaufproblemen oder Bluthochdruck besonders wichtig, da der Blutdruck kurzfristig ansteigt, wenn Sie den Atem anhalten. Atmen Sie bei der Anstrengung, etwa beim Heben des Gewichts, tief ein und atmen Sie bei leichteren Bewegungen, wie beim Absenken des Gewichts, aus.
- Sorgen Sie für bessere Kondition. Versuchen Sie, Ihren Puls zwei- oder dreimal pro Woche zu beschleunigen, indem Sie kraftvoll laufen, schwimmen oder andere Übungen ausführen. Dies stärkt Herz und Lunge und erhöht die Fettverbrennung.
- Üben Sie mit Freunden. Es ist leichter, sicherer und macht mehr Spaß, mit anderen Sport zu treiben. Außerdem führen Übungsgruppen oft Menschen zusammen, die etwa auf dem gleichen Fitnessstand sind. So wird auch Leistungsdruck vermieden.

GUTE SPORTSCHUHE

Die Auswahl an hochtechnischen Sportschuhen ist heutzutage enorm. Achten Sie beim Kauf darauf, Schuhe auszuwählen, die speziell für Ihre Sportart entwickelt wurden, um unnötige Schmerzen zu vermeiden – mit genügend Abfederung und Dämpfung, mit einer Schaumstoff-Fußeinlage (es sei denn, Sie leiden unter Plattfüßen) und einer Daumenbreite Platz zwischen dem großen Zeh und der Schuhspitze.

Testen Sie Ihre Fitness: Wie fit sind Sie?

Ausdauer, Beweglichkeit, Kraft und Koordination sind die vier Schlüsselelemente für körperliche Vitalität. Mit diesem Test können Sie eine Bestandsaufnahme dieser Fitnessfaktoren machen und Ihren Fitnessstand einschätzen.

Als ersten Schitt sollten Sie herausfinden, wie Ihr momentaner Fitnesszustand ist. Der folgende Test ist ganz einfach durchzuführen. Bestimmt macht es Ihnen auch ein bisschen Spaß, Ihre Fitness einmal genau unter die Lupe zu nehmen und Ihre Beweglichkeit zu testen. Sie werden vermutlich feststellen, dass Sie in manchen Bereichen ganz gut sind und in anderen schlechter abschneiden als erwartet.

Das ist ganz normal, denn jeder Mensch hat in puncto Bewegung seine Stärken und Schwächen. Meist tendiert man dann dazu, das, was man gut kann, häufiger oder intensiver zu betreiben, denn Erfolgserlebnisse machen einfach mehr Spaß und motivieren stärker.

NICHT NUR DIE SCHOKOLADEN-SEITEN FÖRDERN

Nach dem Test werden Sie Ihre Stärken und Schwächen besser kennen. Nun können Sie die Bereiche, in denen Sie weniger gut abgeschnitten haben, gezielt trainieren – immer angepasst an Ihre persönliche Kondition und Ihre derzeitige Lebenssituation.

Am Anfang wird Ihnen die Förderung Ihrer Schwachpunkte schwerfallen. Sie müssen sich die entsprechenden Muskeln und die Ausdauer erst aufbauen. Aber es ist eine Mühe, die sich lohnt! Außerdem werden Sie schnell Fortschritte bemerken, und die werden Sie weiter anspornen. Schließlich geht es nicht um Bewegung und Sport als Selbstzweck: Es geht um Ihr aktives und selbstbestimmtes Leben. Denn Sie nehmen die ganze Anstrengung auf sich, um Ihr Leben so weit wie möglich ohne fremde Hilfe zu führen, vital zu bleiben und mit Freude älter zu werden.

WIEDERHOLEN SIE DEN TEST IN REGELMÄSSIGEN ABSTÄNDEN

Der umfassende Test für Ausdauer, Beweglichkeit, Kraft und Koordination eignet sich auch wunderbar, um Ihre Fortschritte zu dokumentieren, nachdem Sie sich für mehr Bewegung entschieden haben. Führen Sie ihn alle zwei Monate durch, um sich selbst zu überprüfen. Vergleichen Sie die Ergebnisse und passen Sie Ihr Bewegungsprogramm entsprechend an. Im Laufe der Zeit können Sie sich davon überzeugen, dass Ihr Fitnesslevel ansteigt, und vielleicht auch mal etwas Neues ausprobieren.

BEQUEME KLEIDUNG

Ziehen Sie für den Test bequeme, idealerweise elastische Kleidung an, die Sie nicht einengt. Absolvieren Sie ihn barfuß oder in Sportschuhen.

Testen Sie Ihre Fitness:
1. Ausdauer

DAS BRAUCHEN SIE

Ermitteln Sie zuerst Ihren Ruhepuls: Tasten Sie ihn mit den drei mittleren Fingern am inneren Handgelenk unterhalb des Daumens, zählen Sie ihn 15 Sekunden lang und nehmen Sie den Wert mal vier. (Messen Sie am besten morgens vor dem Aufstehen oder tagsüber nach einer längeren Ruhepause.)

SO FÜHREN SIE DEN TEST DURCH

Stellen Sie sich vor eine Stufe. Steigen Sie mit einem Bein 3 Minuten lang die Stufe auf und ab. Dabei sind Auf- und Abstieg jeweils ein Schritt. Nach 90 Sekunden wechseln Sie das aufsteigende Bein.

Messen Sie unmittelbar nach dieser Belastung 15 Sekunden lang Ihren Puls – das ist Ihr sogenannter Belastungspuls – und nehmen Sie diesen Wert mal vier.

Berechnen Sie nun Ihren Wert, indem Sie von diesem Belastungspuls den Ruhepuls abziehen: Das ist Ihr Ergebnis.

Belastungspuls – Ruhepuls = Ihr Wert

_____ – _____ = _____

Wer Treppe steigt, statt die Rolltreppen oder den Lift zu nehmen, tut bereits im Alltag viel für seine Ausdauer.

AUSWERTUNG

Männer	Frauen	Bewertung
> 55	> 60	schwach trainiert
45–55	55–60	durchschnittlich
< 45	< 55	gut trainiert

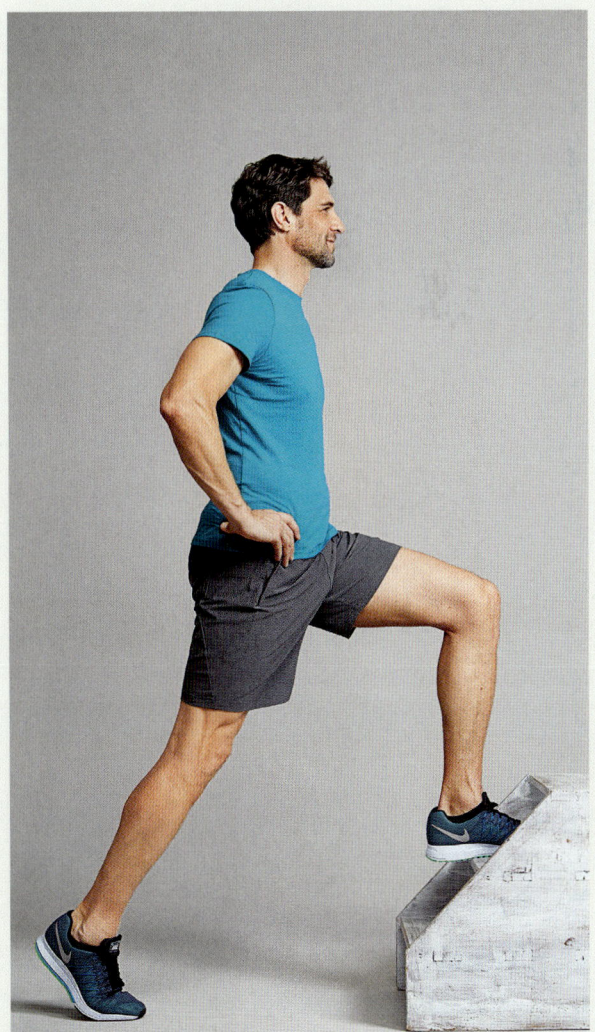

Testen Sie Ihre Fitness:
2. Beweglichkeit der Körperrückseite

DAS BRAUCHEN SIE

Sie brauchen einen Zollstock.

SO FÜHREN SIE DEN TEST DURCH

Stehen Sie aufrecht, die Beine geschlossen und die Knie gestreckt. Stellen Sie den Zollstock mit dem Null-Ende senkrecht auf den Boden, halten Sie den Stock mit einer Hand fest. Beugen Sie sich so weit wie möglich nach vorne, schauen Sie nach unten und versuchen Sie, den Boden mit den Fingerspitzen zu berühren. Gleiten Sie dabei mit der Hand, die den Zollstock hält, in Richtung Boden. Nun können Sie den Abstand zwischen Boden und Fingerspitzen leicht am Zollstock ablesen.

Atmen Sie gleichmäßig und rollen Sie sich abschließend langsam wieder hoch.

WIE WEIT KOMMEN SIE?

- Stufe A: Sie berühren mit der Hand oder mit den Fingern den Boden.
- Stufe B: Der Abstand zum Boden beträgt 5 bis 10 Zentimeter.
- Stufe C: Der Abstand zum Boden beträgt 10 bis 20 Zentimeter.
- Stufe D: Der Abstand zum Boden beträgt 20 bis 30 Zentimeter.
- Stufe E: Der Abstand zum Boden beträgt mehr als 30 Zentimeter.

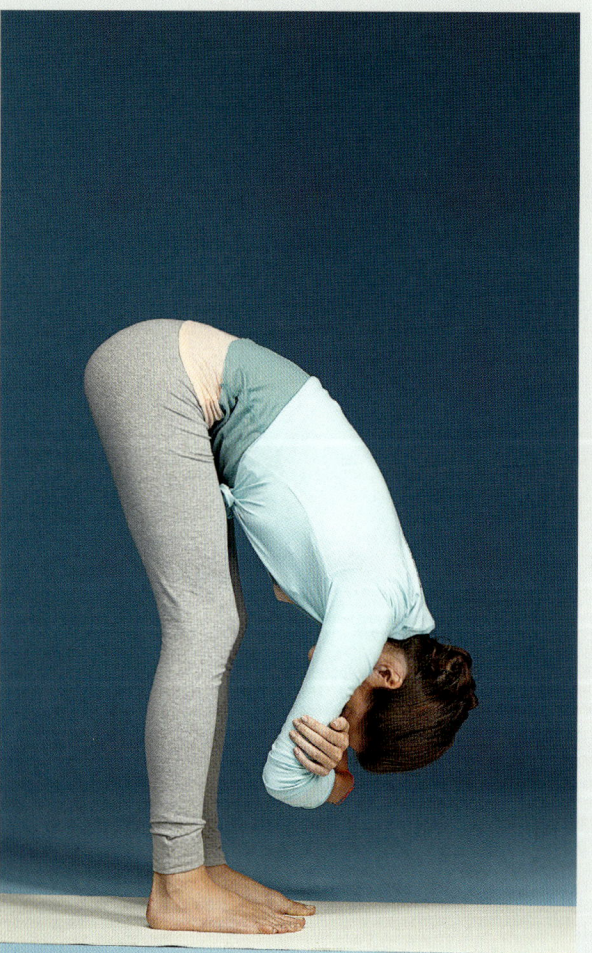

AUSWERTUNG

Männer	Frauen	Bewertung
D, E	D, E	schwach trainiert
D, C	D, C	durchschnittlich
A, B	A, B	gut trainiert

Die gute Beweglichkeit der Wirbelsäule ist das A und O für eine gute Lebensqualität bis ins hohe Alter.

Testen Sie Ihre Fitness: 3. Bauchmuskeln / 4. Beinmuskeln

DAS BRAUCHEN SIE

Einen 50 Zentimeter hohen Bücherstapel oder einen anderen Gegenstand mit dieser Höhe, zum Beispiel einen Hocker.

SO FÜHREN SIE DEN TEST DURCH

Legen Sie sich mit aufgestellten Füßen vor den Bücherstapel oder beispielsweise den Hocker. Legen Sie die Hände locker auf die Knie und rollen Sie den Oberkörper so weit nach oben, dass Sie den obersten Buchtitel lesen oder die Sitzfläche des Hockers sehen können.

Wichtig: Stützen Sie sich während der gesamten Übung zu keiner Zeit mit Ihren Armen auf. Ihre Lendenwirbelsäule bleibt auf dem Boden liegen.

Zählen Sie die Sekunden: Wie lange schaffen Sie es, diese Position bei gleichmäßiger Atmung zu halten?

DAS BRAUCHEN SIE

Einen stabilen Stuhl mit vier Beinen.

SO FÜHREN SIE DEN TEST DURCH

Setzen Sie sich auf die vordere Stuhlkante. Ihre Füße sind schulterbreit geöffnet und stehen parallel zueinander. Der Winkel zwischen Ober- und Unterschenkeln beträgt jeweils etwa 90 Grad. Halten Sie den Rücken ganz gerade und stehen Sie nun ohne Schwung auf.

Wichtig: Falls Sie Probleme mit dem Gleichgewicht haben sollten, können Sie sich mit einer Hand an einem Tisch festhalten. Stützen Sie sich aber beim Hochkommen keinesfalls ab.

Zählen Sie mit: Wie oft schaffen Sie es innerhalb von 30 Sekunden, ohne Schwung aufzustehen?

AUSWERTUNG

Männer	Frauen	Bewertung
< 12 Sek.	< 10 Sek.	schwach trainiert
12–15 Sek.	10–13 Sek.	durchschnittlich
> 15 Sek.	> 13 Sek.	gut trainiert

AUSWERTUNG

Männer	Frauen	Bewertung
< 10 mal	< 10 mal	schwach trainiert
10–15 mal	10–15 mal	durchschnittlich
> 16 mal	> 16 mal	gut trainiert

Testen Sie Ihre Fitness: 5. Koordination

DAS BRAUCHEN SIE

Einen rutschfesten Untergrund und einen Tisch, einen Stuhl oder eine Wand, die Sie eventuell als Stütze nutzen können.

SO FÜHREN SIE DEN TEST DURCH

- Stellen Sie sich nun auf ein Bein: zuerst auf das Bein, auf dem Sie sich sicherer fühlen. Der Körper soll dabei aufgerichtet sein. Der Fuß des anderen Beins ist leicht nach vorne angehoben. Mit den Armen können Sie sich ausbalancieren.
- Lassen Sie zunächst die Augen geöffnet und schauen Sie geradeaus (nicht auf den Boden).

Wenn Sie es sich zutrauen, können Sie die Übung auch mit geschlossenen Augen probieren. Wenn auch das klappt, versuchen Sie es auf den Zehen.

- Stufe A: beidbeiniger Stand mit geschlossenen Augen über 10 Sekunden.
- Stufe B: einbeiniger Stand mit offenen Augen über 10 Sekunden.
- Stufe C: einbeiniger Stand mit geschlossenen Augen über 10 Sekunden.
- Stufe D: einbeiniger Zehenstand mit offenen Augen über 10 Sekunden.
- Stufe E: einbeiniger Zehenstand mit geschlossenen Augen über 10 Sekunden.

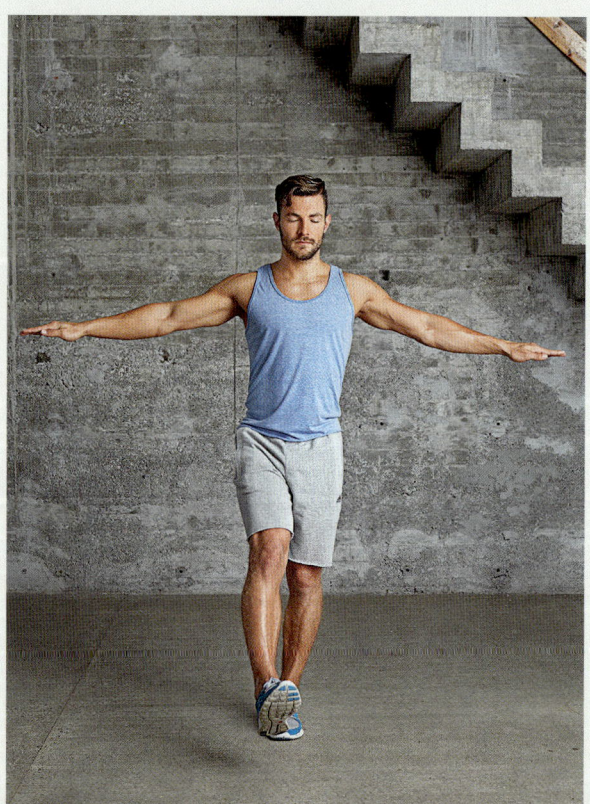

AUSWERTUNG

Männer	Frauen	Bewertung
A	A	schwach trainiert
B	B	durchschnittlich
C, D, E	C, D, E	gut trainiert

Schaffen Sie es, auf einem Bein zu stehen und mit geschlossenen Augen nicht ins Schwanken zu kommen, verfügen Sie über eine sehr gute Koordination.

Testen Sie Ihre Fitness: Gesamtauswertung

Tragen Sie Ihre Ergebnisse aus den Tests in die Tabelle ein (für jedes „schwach trainiert" gibt es 1 Punkt, für jedes „durchschnittlich" 2 Punkte und für jedes „gut trainiert" 3 Punkte). Addieren Sie die Punkte, um Ihr Fitnessniveau zu ermitteln.

AUSWERTUNG

Test	schwach	durchschnittlich	gut
1			
2			
3			
4			
5			

BIS 9 PUNKTE: BEWEGUNGSMUFFEL

Sie sind leider nicht besonders fit und sollten dringend etwas tun, um Ihre Fitness zu verbessern. Die Zeit ist reif, dass Sie aktiv werden und gezielt etwas für Ihre Vitalität und Ihre Gesundheit unternehmen. Übrigens: Schon nach sehr kurzer Zeit werden Sie eine erste positive Wirkung spüren, denn gerade wenn Sie auf einem niedrigen Fitnessniveau starten, sind die Fortschritte enorm!

9 BIS 11 PUNKTE: FREIZEITSPORTLER

Ihre Fitness liegt im Normalbereich. Das ist eine gute Basis, um schon bald auf ein Niveau mit optimaler Vitalität zu gelangen. Achten Sie auf eine harmonische Entwicklung von Aus-dauer, Kraft und Beweglichkeit. Suchen Sie Aktivitäten, die Ihnen Spaß machen, dann fällt es Ihnen leichter, sich mehr zu fordern.

ÜBER 12 PUNKTE: ATHLET

Ihre Fitness ist überdurchschnittlich. Sie sind ein Athlet und lieben es, aktiv zu sein. Erhalten Sie sich Ihre Leistungsfähigkeit und bauen Sie diese gegebenenfalls sogar weiter aus. Wichtig ist dabei, dass Sie sich vielseitig fordern und auch mal neue Dinge ausprobieren. Pausen sollten Sie dabei nicht vergessen.

UNTERSCHIEDLICHE WERTUNGEN FÜR MÄNNER UND FRAUEN?

Vielleicht wundern Sie sich, dass Männer bei allen Tests immer ein bisschen mehr leisten müssen als Frauen. Das ist der gerechte Ausgleich dafür, dass Frauen von Natur aus weniger Muskeln haben als Männer.

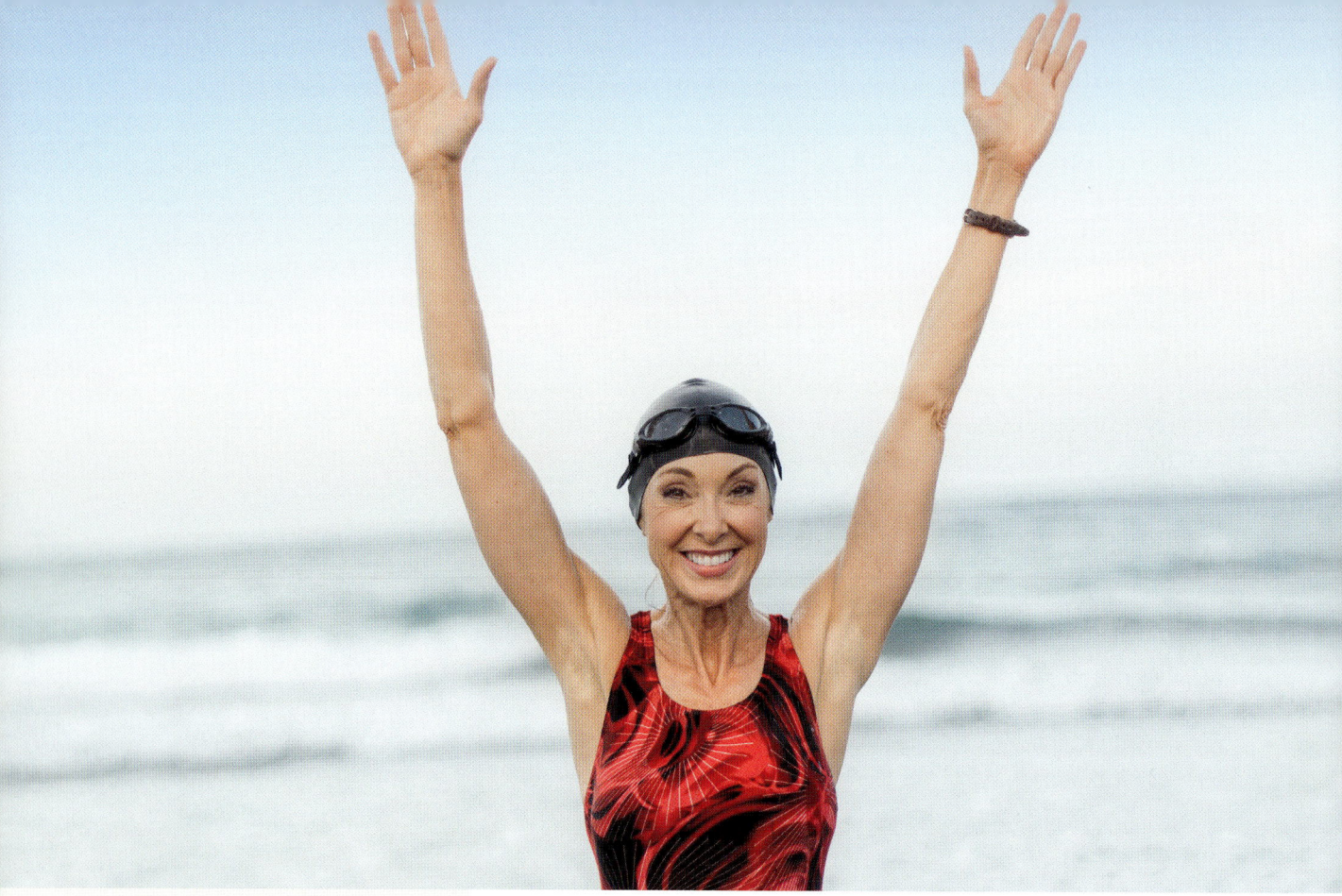

Schwimmen oder Aquafitness ist gelenkschonend und trainiert den ganzen Körper sehr wirkungsvoll.

Finden Sie Ihren Sport

Der eine liebt es, alleine im Schwimmbad seine Bahnen zu ziehen, andere wiederum spielen lieber Tennis zu zweit oder machen Yoga in der Gruppe.

Es gibt unglaublich viele Sportarten, die im Sommer, im Winter oder das ganze Jahr über ausgeübt werden, die mehr oder weniger Ausrüstung erfordern und die sich überall oder nur unter bestimmten Bedingungen ausüben lassen. Aber welcher Sport ist der richtige für Sie? Auf den folgenden Seiten werden einige sehr beliebte Sportarten vorgestellt, die sich bestens dafür eignen, Ihre Vitalität zu verbessern.

Mit Aquafitness, Gymnastik, Walking, Radfahren und Tanzen können Sie auch als untrainierter Mensch sofort anfangen. Schwimmen, Skilanglauf, Wandern und Yoga setzen bereits etwas mehr Kondition und Koordination voraus. Trotzdem ist es bei Ihrer Auswahl am Ende am wichtigsten, dass Ihnen der Sport gefällt und Sie Spaß dabei haben. Denn ohne Spaß werden Sie ihn wahrscheinlich nicht lange ausüben.

AQUAFITNESS

Die Wassergymnastik von früher trägt heutzutage nicht nur einen modernen Namen: Sie ist, mit Blick auf Fitness und Gesundheit, auch weiterentwickelt worden. Bei dieser Sportart nutzt man den Widerstand des Wassers zur Kräftigung. Je intensiver Sie sich bewegen, desto stärker der Widerstand. Der Auftrieb im Wasser entlastet dabei Knochen und Gelenke. Durch Geräte und Gewichte kann abwechslungsreich trainiert und die Belastung an den jeweiligen Fitnesszustand angepasst werden. Aquafitness ist ein effektives Ganzkörpertraining, das Ausdauer, Kraft, Koordination und Beweglichkeit fördert.

Wer profitiert, wer nicht?

Der Auftrieb des Wassers entlastet das Skelettsystem, sodass sich Aquafitness besonders gut für Menschen mit Übergewicht oder Gelenkproblemen sowie bei Gewebsschwäche und Venenleiden eignet. Sanft betrieben ist Aquafitness außerdem ideal für Menschen, die bisher kaum Sport getrieben haben, und insgesamt ein hervorragendes Herz-Kreislauf-Training!

Aber Vorsicht bei Herzproblemen oder hohem Blutdruck! Fragen Sie Ihren Arzt, denn der Wasserdruck verstärkt den Rückstrom des Bluts zum Herzen und senkt so den Blutdruck. Bei Hautkrankheiten und offenen Wunden ist ein Aufenthalt im Wasser nicht erlaubt. Allergiker sollten vorsichtig bei Chlor im Schwimmbad sein.

So werden Sie fit

Als Anfänger lassen Sie Ihrem Organismus Zeit, sich an das Medium Wasser zu gewöhnen. Neben dem Widerstand des Wassers sind auch der Druck und die Kälte Reize, auf die der Körper reagiert. Gleichzeitig verführen das Gefühl der Schwerelosigkeit und das kühle Wasser dazu, sich zu überfordern.

Für eine bessere Ausdauer sollte die Belastung im aeroben Bereich liegen. Das ist der Fall, wenn Sie sich noch problemlos unterhalten können. Die Herzfrequenz unter Belastung muss niedriger sein als an Land, sonst droht Überforderung (siehe Kasten rechts).

Für die Muskelkräftigung wiederholen Sie die Übungen als Einsteiger 15- bis 20-mal, als Fortgeschrittener machen Sie erst 2, später 3 Sätze mit 15 bis 20 Wiederholungen.

PULS BEI AQUAFITNESS

Die Herzfrequenz sollte beim Training im Wasser wegen des Wasserdrucks etwa 10 bis 15 Schläge niedriger sein als an Land. Andernfalls würden Sie sich ständig überlasten, und das schadet mehr als zu nutzen.

41

Nebenwirkungen vermeiden

Hautprobleme lassen sich im Vorfeld durch Eincremen und vorbeugende Hautpflege vermeiden. Falls Sie zu Harnwegsinfekten neigen, sollten Sie sich nach dem Verlassen des Schwimmbeckens rasch umziehen.

GYMNASTIK

Mit Gymnastik dehnen und kräftigen Sie Ihre Muskulatur und halten Faszien sowie Gelenke geschmeidig. Außerdem trainieren Sie Gleichgewicht und Koordination. Das bringt Ihnen zusätzliche Bewegungssicherheit. Gymnastikübungen sind somit ein effektives Fitnessprogramm und immer eine sinnvolle Ergänzung zu anderen Sportarten. Der einzige Bereich, der nicht über Gymnastik abgedeckt wird, ist Ihre Ausdauer.

Wer profitiert, wer nicht?

Gymnastik ist ein Sport für jeden in jedem Alter, denn die Übungen können an jedes Bewegungsniveau angepasst werden. Sie können individuelle Schwächen gezielt trainieren und auch zu Hause zu jeder Tages- und Nachtzeit Gymnastik machen, denn in der Regel benötigen Sie keine spezielle Ausrüstung.

Aber Vorsicht bei akuten Gelenkproblemen, schlimmer Arthrose oder anderen Bewegungsbeschwerden: In diesen Fällen ist Gymnastik im Wasser (Aquafitness siehe Seite 41) meist angenehmer und mit weniger Verletzungsrisiko verbunden.

So werden Sie fit

Für absolute Einsteiger oder wenn Sie sich unsicher sind, ist ein Kurs empfehlenswert, um die unterschiedlichen Übungen und die korrekten Bewegungsabläufe zu erlernen. Denn eine falsche Ausführung bestimmter Übungen kann im schlimmsten Fall Verletzungen verursachen. Wenn Sie die Übungen vorschriftsmäßig ausführen können, reicht es schon, dreimal pro Woche etwa 15 Minuten zu trainieren. Dazu wiederholen Sie jede Übung 10- bis 15-mal.

Sie werden schon nach kurzer Zeit merken, dass Ihnen die Übungen leichter und irgendwann sehr leichtfallen. Dann sollten Sie auf schwierigere Übungsvariationen umsteigen und möglichst auch öfter trainieren. Optimal sind 10 bis 15 Minuten täglich.

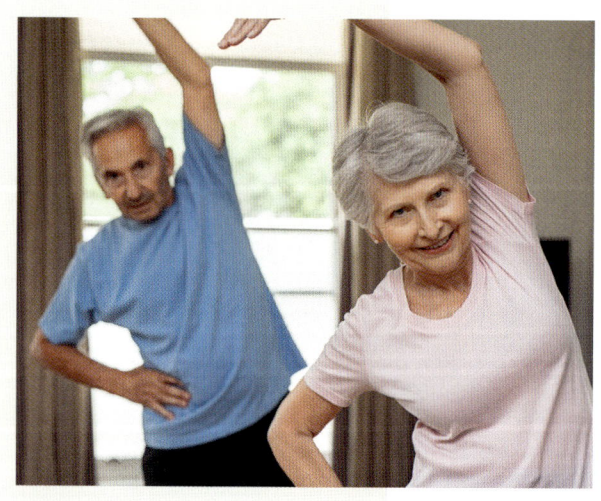

Gymnastische Übungen kann man gut zu Hause und gemeinsam machen.

Nebenwirkungen vermeiden

Gehen Sie bei der Gymnastik sanft mit Ihrem
Körper um und machen Sie keine ruckartigen
Bewegungen, dann sind die Nebenwirkungen
ausschließlich positiv.

WALKING

Walking, das schnelle Gehen mit angewinkelten Armen, kam als Vorstufe zum Joggen aus
den USA, während Nordic Walking aus Finnland stammt und im Sommer auf den Skilanglauf vorbereiten sollte. Beide Sportarten sind
ein ideales sanftes Ausdauertraining, bei dem
90 Prozent der Muskeln zum Einsatz kommen. Nordic Walking
trainiert durch den Stockeinsatz Arme und Schultergürtel etwas
intensiver. Die Stöcke können gleichzeitig Knie- und Hüftgelenke
spürbar entlasten.

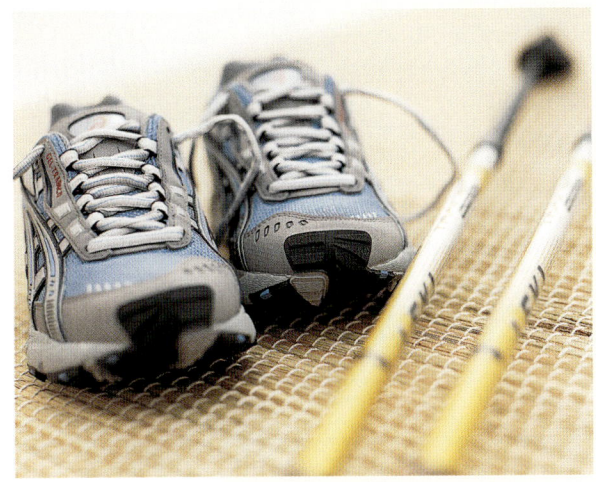

*Mit Walking und
Nordic Walking fördern
Sie auf sanfte Art Ihre
Ausdauer.*

Wer profitiert, wer nicht?

Walking ist ideal für alle, die nicht joggen möchten oder können.
Wer Übergewicht oder Probleme mit den Knie- oder Hüftgelenken hat, wählt Nordic Walking und lässt sich von den Stöcken
unterstützen.

Aber Vorsicht bei Erkrankungen der Finger- und Handgelenke sowie der Schultern. In diesen Fällen belasten die Stöcke
diese Bereiche zusätzlich. Sie sollten sich dann besser für das
reine Walken entscheiden.

So werden Sie fit

Egal, ob Sie mit oder ohne Stöcke walken wollen, beginnen Sie
ruhig drei- bis viermal wöchentlich mit 30 bis
45 Minuten. Damit Sie sich nicht überfordern,
sollten Sie sich immer unterhalten können.

Nebenwirkungen vermeiden

Mit guten Schuhen und atmungsaktiver, elas-
tischer Kleidung verhindern Sie Druck- und
Scheuerstellen an Füßen und Körper sowie
eine Erkältung durch nass geschwitzte Kleidung. Achten Sie bei den Nordic-Walking-
Stöcken auf die richtige Größe, um Verspannungen zu vermeiden.

NORDIC WALKING

Vor allem beim Nordic Walking spielt der
richtige Stockeinsatz eine große Rolle, wenn
es mehr als Spazierengehen mit Stöcken sein
soll. Lassen Sie sich die richtige Technik am
besten in einem Kurs zeigen. Gemeinsam mit
Gleichgesinnten macht die Bewegung noch
mehr Freude, und Sie bleiben eher am Ball.

RADFAHREN

Das Radfahren gehört zu den Ausdauersportarten und ist
für jedes Alter geeignet – und mit dem E-Bike auch für jedes
Gelände (siehe Kasten Seite 45).

Wer wegen Gelenkproblemen oder Übergewicht auf andere
Formen des Ausdauersports verzichten muss, ist auf dem Rad
richtig, denn durch das Sitzen auf dem Sattel wirkt das Gewicht
deutlich weniger auf das Skelettsystem. Auch im Alltag leistet
ein Fahrrad gute Dienste, um kurze Strecken zurückzulegen oder
beim Einkaufen schwere Lasten zu transportieren. Quasi nebenbei tut man noch etwas für die Gesundheit.

Wer profitiert, wer nicht?

Wenn Sie sich bisher nur sehr wenig bewegt haben, aber gerne
draußen sind, ist Radfahren ideal, weil Sie sich langsam an mehr
Bewegung gewöhnen können, ohne sich zu überlasten. Das gilt
besonders bei Übergewicht und Gelenkbeschwerden.

Aber Vorsicht bei Gleichgewichtsproblemen! Fühlen Sie sich
unsicher auf dem Rad, kann es im Straßenverkehr gefährlich
werden. Wenn Sie trotzdem nicht aufs Radfahren verzichten
wollen, können Sie es mit Stützrädern oder einem Dreirad für
Erwachsene probieren.

So werden Sie fit

Als Einsteiger gewöhnen Sie sich ans Radeln, indem Sie ab
sofort möglichst viele Alltagswege mit dem Fahrrad zurücklegen.
So lernen Sie Ihr Rad kennen, bekommen Übung damit im Straßenverkehr und werden ganz nebenbei insgesamt aktiver.

Für ein gutes Ausdauertraining gehen Sie dann längere
Strecken von 30 bis 45 und später 60 Minuten an. Radeln Sie
anfangs in einem niedrigen Gang, sodass Sie sich immer noch
gut unterhalten können. Nach und nach steigern Sie Ihr Pensum,
indem Sie den Widerstand erhöhen – also höhere Gänge fahren.

Lassen Sie sich ruhig vier Monate Zeit, bis Sie 120 Minuten
am Stück fahren. Wenn Sie schon früher eine größere Radtour
unternehmen wollen, planen Sie ein langsames Fahrtempo und
reichlich Pausen ein – auch Ihr Gesäß wird es Ihnen danken.

Nebenwirkungen vermeiden

Mit einem schlecht eingestellten Fahrrad können Sie sicherlich
kurze Strecken zurücklegen. Wenn Sie aber regelmäßig fahren,
sollten Sie sich ein eigenes, auf Ihre Maße und Bedürfnisse zuge-

schnittenes Fahrrad anschaffen. Wenn Sie richtig darauf sitzen, vermeiden Sie Rückenbeschwerden: Leicht nach vorn gebeugt und mit einer Neigung von etwa 15 Grad zum Lenker wird Ihr Gewicht ideal verteilt, und Ihre Rückenmuskeln sind etwas vorgespannt. So kann Ihre Muskulatur die Erschütterungen durch Bodenunebenheiten optimal abfangen, und es kommt zu keinen Verspannungsschmerzen.

Viele Radfahrer sitzen zu gerade oder aber mit einem Rundrücken auf dem Fahrrad. Beides tut dem Rücken nicht gut: Sitzen Sie zu gerade, ist die Rückenmuskulatur zu entspannt, um Stöße ausreichend abfedern zu können. Fahren Sie mit sehr rundem Rücken, verteilt sich das Gewicht ungünstig, und Schmerzen in Rücken, Nacken und Schultern sind die Folge.

Wer häufig lange Strecken fährt, sollte Überlastungserscheinungen vorbeugen und zusätzliche Dehn- und Kräftigungsübungen vor bzw. nach der Tour einplanen. Damit beugen Sie nicht nur Schmerzen vor, sondern legen zusätzlich noch eine Trainingsrunde für Ihre Beweglichkeit ein.

MIT E-POWER UNTERWEGS AUF DEN STRASSEN

In Europa werden fast ausschließlich sogenannte Pedelecs verkauft. Das sind Fahrräder, bei denen man selbst treten muss, damit sich der Elektromotor bei Bedarf zuschaltet, beim Anfahren an Ampeln oder am Berg zum Beispiel. E-Bikes sind ursprünglich Elektroräder, bei denen der Fahrer mit einem Drehgriff den Elektromotor ohne Treten steuern kann, ähnlich wie bei einem Moped. Allerdings werden Pedelecs oft auch als E-Bikes bezeichnet. Für Menschen in bergigen Regionen, für Senioren, die nicht mehr ganz so fit sind, oder bei gesundheitlichen Einschränkungen ist ein Pedelec bzw. E-Bike eine fantastische Möglichkeit, wieder aktiv zu werden. Sie können sich mithilfe des Motors wieder an sanfte Bewegung gewöhnen und Ihre Fitness nach und nach steigern, indem Sie mit der Zeit die elektrische Unterstützung etwas drosseln.

Da es bei Pedelecs unterschiedliche Motortypen gibt und sie nicht gerade preiswert sind, sollten Sie sich vor einem Kauf ausreichend Zeit für die Entscheidung nehmen und viele Räder ausprobieren. Suchen Sie sich eine gute Beratung und lassen Sie sich nichts aufschwatzen. Das sollten Sie vor dem Kauf beachten:

- Lassen Sie sich in einem Fachgeschäft beraten und probieren Sie unterschiedliche Modelle aus.
- Machen Sie eine gründliche Probefahrt. Eine Steigung sollte dabei sein, weil sich da die Unterschiede der Pedelecs am deutlichsten zeigen.
- Prüfen Sie, ob Sie das Rad auch eine Treppe hinauf- oder hinuntertragen können, zum Beispiel, wenn Sie es im Keller verstauen oder damit Bahn fahren wollen.
- Probieren Sie, wie leicht sich der Akku abnehmen und wieder einsetzen lässt, denn das werden Sie bei einem E-Bike oder Pedelec oft tun müssen.

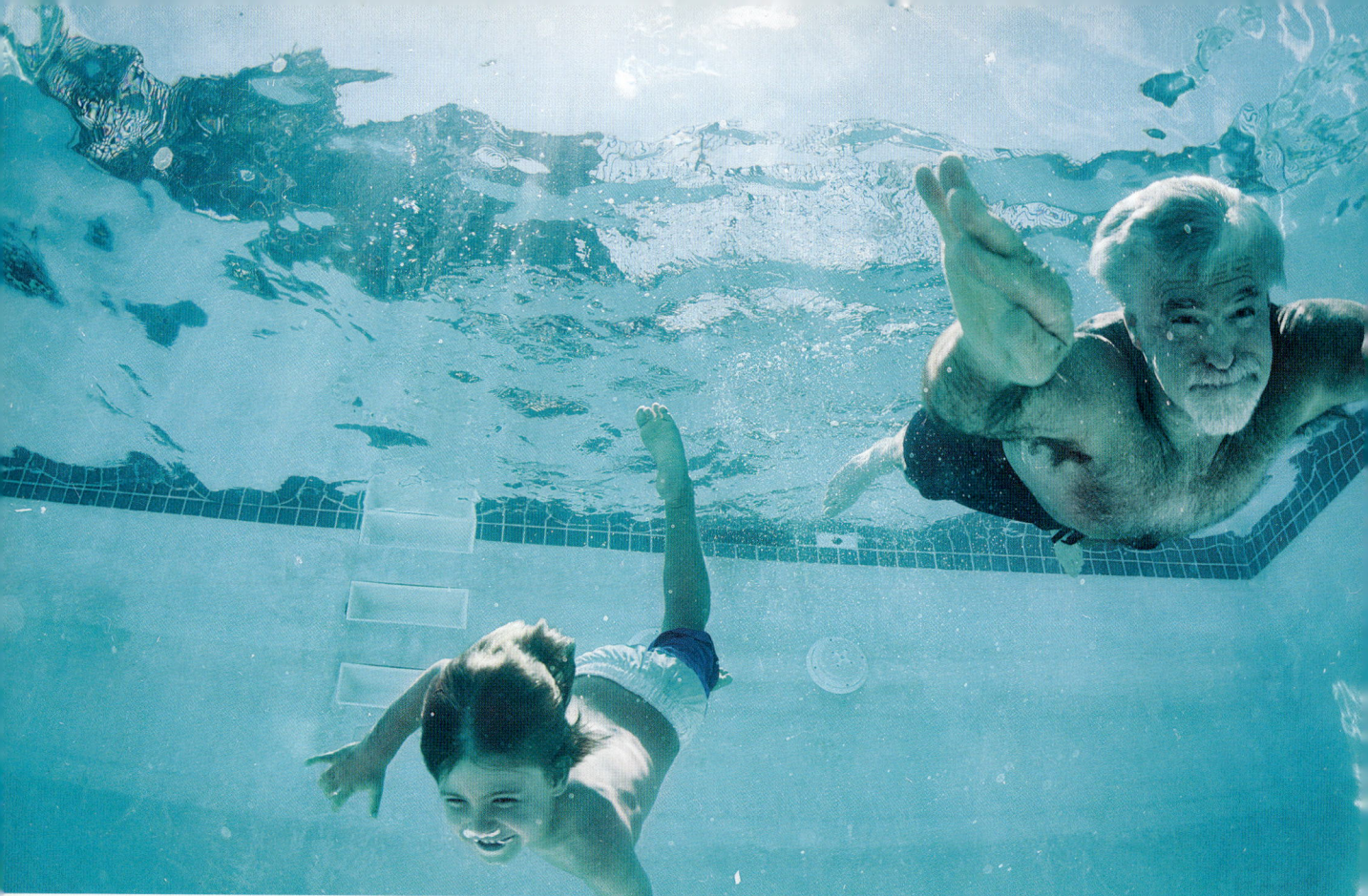

Schwimmen ist ein ausgezeichnetes Konditionstraining. Nebenbei kräftigt es die gesamte Körpermuskulatur.

SCHWIMMEN

Schwimmen ist ein hervorragendes Ausdauertraining und kräftigt durch den Wasserwiderstand die Muskulatur des gesamten Körpers – und das alles, ohne Gelenke und Bänder zu überlasten. Außerdem verbraucht es dabei noch viele Kalorien.

Wer das Glück hat, draußen in einem Pool oder gar in einem See oder im Meer schwimmen zu können, hat zusätzlich noch die positiven Einflüsse der Natur auf die Psyche. Übrigens: Schwimmen beugt wegen des Auftriebs, der den Druck von den Knochen nimmt, nicht gegen Osteoporose vor, wie häufig fälschlich behauptet wird.

Wer profitiert, wer nicht?

Durch den Auftrieb des Wassers eignet sich Schwimmen wunderbar für Sporteinsteiger und Menschen mit Übergewicht oder Gelenkproblemen. Bei vielen Erkrankungen des Bewegungssystems wird Schwimmen auch zur Rehabilitation und zur Wiederherstellung von Bewegungsabläufen eingesetzt. Wenn Sie eine „Wasserratte" sind, fragen Sie Ihren Arzt danach, ob für Sie eine Therapie im Wasser in Frage käme.

Aber Vorsicht bei Herzrhythmusstörungen oder hohem Blutdruck! Eine Rücksprache mit dem Arzt ist unbedingt nötig, denn der Wasserdruck verstärkt den Rückstrom des Bluts zum Herzen und senkt so den Blutdruck. Deswegen muss auch der Trainingspuls niedriger sein als bei Sportarten an Land. Mit Hautkrankheiten und offenen Wunden sollten Sie nicht schwimmen. Wer überempfindlich auf Chlor reagiert, weicht besser auf natürliche Gewässer aus. Bei Knieproblemen verzichten Sie idealerweise auf den angewinkelten Brustbeinschlag.

So werden Sie fit

Wenn Sie zwar irgendwann in Ihrer Jugend mal schwimmen gelernt haben, aber eigentlich darin ungeübt sind, sollten Sie zunächst die korrekten Schwimmtechniken erlernen. Erst dann können Sie durch den Wechsel der Techniken Ihren Körper im Ganzen trainieren.

Nur mit einer guten Technik wird es Ihnen möglich sein, ohne Probleme 30 bis 40 Minuten am Stück durchzuschwimmen. So viel Zeit sollten Sie auf jeden Fall investieren, wenn Sie Ausdauer und Kraft wirkungsvoll verbessern oder nach und nach aufbauen wollen.

Erfahrene Schwimmer ziehen drei- bis viermal wöchentlich ihre Bahnen, und zwar wie bei allen anderen Ausdauersportarten in einem moderaten Tempo, bei dem Sie noch gut ohne Schnappatmung sprechen können.

Schwimmen Sie sich zu Beginn Ihrer Einheit immer locker warm, damit Ihr Organismus langsam auf „Betriebstemperatur" kommt.

Nebenwirkungen vermeiden

Wenn Sie brustschwimmen, achten Sie auf die korrekte Technik und vermeiden Sie es, Kopf und Hals wie ein Schwan aus dem Wasser zu strecken. Dadurch verhindern Sie Probleme im Schulter-Nacken-Bereich, die mit der „Schwanentechnik" sozusagen vorprogrammiert sind.

Halten Sie sich nicht zu lange in kaltem Wasser auf, um ein Auskühlen zu verhindern. Für lange Aufenthalte im Wasser sind Temperaturen von 24 bis 26 Grad Celsius optimal, Rheumatiker sollten auf eine Wassertemperatur von etwa 30 Grad achten, damit sich ihre Beschwerden nicht verschlimmern.

DER RICHTIGE PULS BEIM SCHWIMMEN

So errechnen Sie Ihren Schwimmpuls:
Ruhepuls + (220 – Lebensalter – Ruhepuls) x Fitnessfaktor
Fitnessfaktor:
0,5 = untrainiert
0,6 = mäßig trainiert
0,7 = ausdauertrainiert
0,75 = Leistungssportler
Beispiel:
60 Jahre, untrainiert, Ruhepuls 68:
$68 + ([220 - 60 - 68] \times 0{,}5) = X$
$68 + (92 \times 0{,}5) = 114$

SKILANGLAUF

Gerade wenn es im Winter kalt ist und man am liebsten drinnen bleiben würde, ist Skilanglauf ideal: Neben dem wunderbaren Naturerlebnis im Schnee trainiert dieser effektive Ausdauersport Herz und Kreislauf ebenso wie Muskulatur und Atmung. Durch das Gleiten auf dem Schnee ist diese Form sanfter als Walken und Joggen. Die Skatingtechnik, die dem Eislaufen ähnelt, fördert außerdem Kraft und Koordination. Da sie schwieriger zu erlernen ist, bleibt sie Fortgeschrittenen vorbehalten. Anfänger beginnen mit der Diagonaltechnik.

Wer profitiert, wer nicht?

Wer gerne draußen ist und in einer schneereichen Gegend wohnt, für den ist Langlaufen ideal. Das Gleiten wirkt sanft auf die Wirbelsäule und hilft bei Rückenschmerzen.

Aber Vorsicht bei Erkältung. Dann warten Sie mit dem Skilanglauf besser, bis sie vorbei ist, sonst könnte sich die Infektion noch verschlimmern. Zudem ist die Atmung bei einem Infekt sowieso zu eingeschränkt.

Finger- und Handgelenkprobleme sind ein Ausschlusskriterium bei Skilanglauf ebenso wie ausgeprägte Störungen der Temperaturregulierung des Körpers.

So werden Sie fit

Für Anfänger ist ein Kurs unbedingt zu empfehlen, damit sie die richtige Technik lernen und auch, um verletzungsfrei einen Berg hinabzukommen, wenn es einmal steiler werden sollte.

Überfordern Sie sich nicht und starten Sie mit 45 bis 60 Minuten drei- bis viermal pro Woche. Das Tempo sollten Sie wie bei den anderen Ausdauersportarten anfangs moderat wählen: Sie sollten sich also immer noch unterhalten können, während Sie laufen. Fortgeschrittene fordern sich mit Anstiegen und Abfahrten und bringen dadurch Abwechslung in ihr Training.

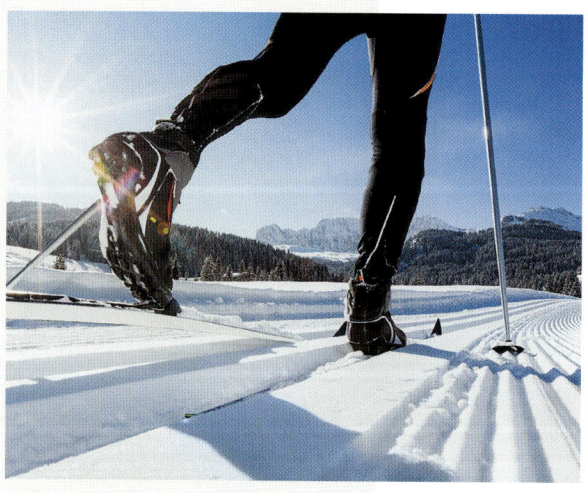

Beim Skilanglauf kommt zur sportlichen Betätigung noch das Naturerlebnis dazu.

Nebenwirkungen vermeiden

Schlecht angepasste Ski können zu Stürzen führen. Für längere Skitouren nehmen Sie ausreichend Wasser mit, denn der Körper verliert bei Kälte genauso viel Flüssigkeit wie bei Hitze.

TANZEN

Tanz ist Lebensfreude und an kein Alter gebunden! Musik und Kommunaktion machen diese Bewegungsform zu etwas Besonderem.

Egal, welchen Tanzstil Sie wählen: Es werden Ausdauer, Beweglichkeit und die Koordination von Bewegungen verbessert, außerdem die Balance und, je nach Intensität, auch Herz und Kreislauf. Vor allem Formations- und Gesellschaftstanz – wo neue Bewegungen zum Takt der Musik kombiniert werden – schulen das Gehirn stark. Hinzu kommen Spaß, Entspannung und das Gemeinschaftsgefühl – sehr wichtige Aspekte für unser Wohlbefinden.

Wer profitiert, wer nicht?

Da sich Tanzen durch die Vielfalt der Rhythmen und Tanzstile sehr gut an den individuellen Gesundheitszustand anpassen lässt, ist es für fast jeden geeignet. Voraussetzungen sind der Spaß an der Bewegung zur Musik und an Geselligkeit und sozialen Kontakten.

Aber Vorsicht bei Gleichgewichtsstörungen: Drehungen und schnelleres Hin- und Herwiegen könnten Probleme bereiten. Fragen Sie deshalb vorher Ihren Arzt.

So werden Sie fit

Als Einsteiger gönnen Sie sich entsprechende Kurse, die von Tanzschulen oder oft von Sportvereinen angeboten werden. Gerade am Anfang sollten Sie zwei bis drei Tage Pause zwischen den Einheiten machen. So lange benötigt der Organismus, um die neuen Impulse zur Bewegungskoordination zu verarbeiten, denn Nerven und Muskeln werden beim Tanzen besonders gefordert. Darum wird Tanzen auch als Gehirntraining empfohlen.

Wenn sie „eingetanzt" sind, können Sie mit drei bis vier Trainings pro Woche auch einen guten Effekt auf das Herz-Kreislauf-System erzielen.

Nebenwirkungen vermeiden

Das glatte Tanzparkett kann zu Stürzen führen. Achten Sie deshalb darauf, dass Ihre Schuhsohlen ein wenig bremsen, ohne die Tanzqualität zu mindern. Unkontrollierte Bewegungen zur Musik können Zerrungen und Ähnliches zur Folge haben.

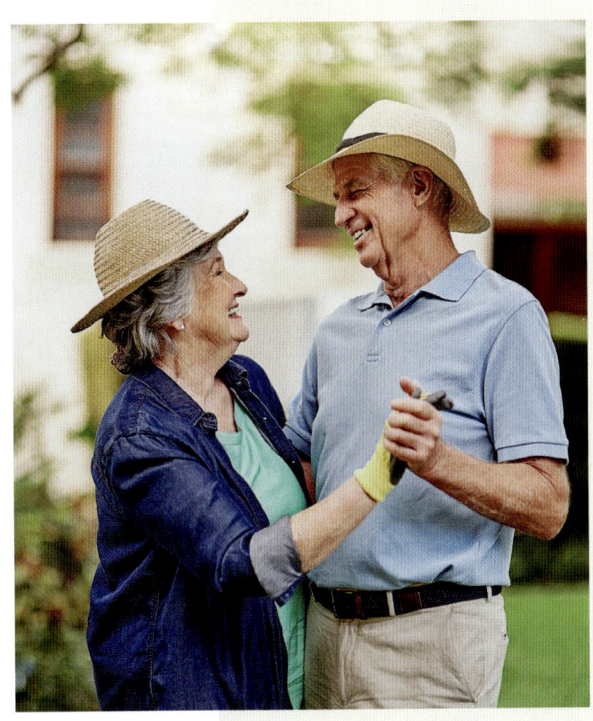

Tanzen trainiert Körper und Geist gleichermaßen – das hält jung und fit.

49

WANDERN

Die Bewegung an der frischen Luft und durch die freie Natur
wirkt gleich doppelt positiv auf Körper und Geist. Gleichzeitig
gilt Wandern als sehr effektives, moderates Ausdauertraining,
das die Sauerstoffversorgung und die Durchblutung des gesamten Organismus nachweislich verbessert. Allerdings klappt das
nur, wenn Sie regelmäßig wandern gehen, also mindestens einmal pro Woche.

Wer profitiert, wer nicht?

Wer gerne draußen ist, hat beim Wandern in flachen Regionen
ein sanftes Herz-Kreislauf-Training und kann seine Strecken
ideal an sein Zeitbudget und seine Fitness anpassen. Man kann
sich alleine auf den Weg machen oder sich einer Wandergruppe
anschließen, wenn man es lieber gesellig mag. Wer auch Berge
nicht scheut, trainiert zusätzlich seine Beinmuskulatur. Mit Wandern beugen Sie übrigens auch Osteoporose vor.

Aber Vorsicht bei Arthrose und rheumatischen Erkrankungen: Zwar brauchen die Gelenke Bewegung, aber längere Strecken können überfordern. Gehen Sie lieber öfter pro Woche kürzere Wege und nutzen Sie Wanderstöcke in unebenem Gelände.

So werden Sie fit

Als Anfänger beginnen Sie mit längeren und langen Spaziergängen. Die können Sie auch unter der Woche gut einschieben.

Längere Wanderungen sind perfekt für einen Wochenendausflug. Dehnen Sie die Streckenlänge nach und nach aus, denn
nichts ist demotivierender als ein zu großes Wanderpensum, bei
dem irgendwann jeder Schritt zur Qual wird.

Wenn Sie das erste Mal im Gebirge wandern, ist es ähnlich:
Beginnen Sie mit kurzen Strecken, Sie sollten die Anstrengung
des Bergauf- und Bergabgehens nicht unterschätzen. Auch die
Beschaffenheit der Wege und die Witterung müssen berücksichtigt werden. Gehen Sie nicht zu spät am Tag los. Bergtouren
sollten gut geplant und nicht alleine unternommen werden.

Nebenwirkungen vermeiden

Mit guten Wanderschuhen können Sie länger laufen und vermeiden Blasen und Überlastungen der Füße. Funktionsbekleidung
ist sinnvoll, weil sie den Schweiß von der Haut wegleitet und
dadurch Auskühlen und Erkältungen verhindert. Durch einen
gut sitzenden Rucksack vermeiden Sie Druckstellen. Ihr Körper

verliert beim Wandern viel Flüssigkeit durch Schwitzen, deshalb sollten Sie immer reichlich Wasser mitnehmen. Auch Sonnen- und Insektenschutzmittel sind sinnvoll.

YOGA

Yoga ist viel mehr als Gymnastik: Die über 2000 Jahre alte Lehre zielt auf den ganzen Menschen und will Körper, Geist und Seele ins Gleichgewicht bringen. Man kann Yoga aber auch völlig losgelöst von der Yogaphilosophie betreiben und sich auf die körperlichen Aspekte konzentrieren. Es gibt zahlreiche Strömungen und für jedes Alter und für jeden Fitnessgrad geeignete Übungen. Die Körperübungen – die sogenannten „Asanas" – kräftigen und dehnen die Muskeln und halten Gelenke sowie die Wirbelsäule beweglich. Regelmäßiges Üben steigert die Vitalität.

Wer profitiert, wer nicht?

Yoga baut Stress ab und ist ideal für Menschen, die im Alltag stark gefordert werden oder sich selbst stark unter Druck setzen. Auch innere Unruhe bekommen Sie damit in den Griff. Wer länger Yoga praktiziert, profitiert von besserer Konzentration und Belastbarkeit.

Auf der körperlichen Ebene setzt Yoga vor allem an fünf Hauptaspekten an: Stärkung des Beckenbodens, Aufrichtung und Beweglichkeit der Wirbelsäule, dem Gleichgewicht, der Koordinationsfähigkeit und einer tiefen Atmung (gut für Asthmatiker). Die Übungen können dazu beitragen, die negativen Symptome des Alterns zu mindern und die Lebensqualität zu erhöhen.

Auf geistiger Ebene hilft uns Yoga, unser Leben neu auszurichten, entsprechend den neuen Anforderungen der zweiten Lebenshälfte. Yoga kann unterstützen, den Alterungsprozess nicht als Verlust wahrzunehmen, sondern als Reifung. Lebenszufriedenheit kann man lernen. Meditation und Atemtechnik helfen dabei.

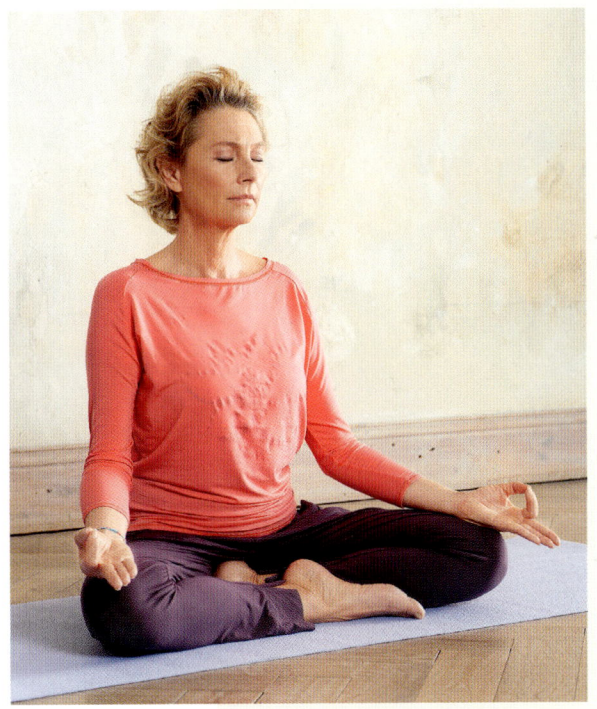

Yoga stärkt nicht nur den Körper, sondern auch den Geist, indem es zum Beispiel die Konzentrationsfähigkeit fördert.

So werden Sie fit

Alter und Fitnesslevel spielen beim Yoga keine Rolle, wichtiger sind das Achten auf das eigene Körpergefühl und den Atem. Wenn Sie länger keinen Sport gemacht haben, beginnen Sie erst mal vorsichtig. Haben Sie Geduld und messen Sie sich nicht mit anderen. Yoga können Sie sehr gut zu Hause ausüben. Alles, was Sie brauchen, ist ein ruhiger Ort und bequeme Sportkleidung.

Nehmen Sie sich Zeit, die Übungen in Ruhe zu erlernen. Planen Sie zweimal pro Woche 30 bis 45 Minuten ein, verweilen Sie jedoch zu Beginn nicht länger als 20 bis 30 Sekunden in einer Position. Später, wenn sich der Körper an die Übungspraxis gewöhnt hat, darf es natürlich länger sein. Sie können dann auch die Schwierigkeit der Übungen steigern und neue ausprobieren.

Die Übungen im folgenden Kapitel sind auf die Lebenssituation von älteren Menschen zugeschnitten, wenn das Altern langsam spürbar wird, die körperliche Leistungsfähigkeit nicht mehr die gleiche ist wie früher und die Beweglichkeit nachlässt.

Yoga findet normalerweise auf dem Boden statt, im nächsten Kapitel (Seite 56–75) finden Sie jedoch Übungen, die auf einem Stuhl ausgeführt werden. Diese Form ist ein idealer Einstieg für ältere Menschen (vor allem mit Knie- und Hüftproblemen), denen das Üben auf dem Boden sehr schwerfällt, vor allem das Aufstehen und Hinlegen.

Nebenwirkungen vermeiden

Im Yoga gibt es viele Übungen, die toll aussehen, aber viel Erfahrung erfordern. Verzichten Sie deshalb am Anfang auf Experimente, solange Sie noch nicht so weit fortgeschritten sind. Sind Sie unsicher, können Sie, wenn Sie mögen, Yoga auch in einem Studio lernen, mit qualifizierten Lehrern, die Ihnen die Übungen und die Grundlagen genau erklären können.

PILATES

Eine unvermeidliche Begleiterscheinung des Alterns ist die abnehmende Beweglichkeit. Besonders morgens fühlen sich die Gelenke steifer an, und man braucht etwas mehr Zeit, um wieder in Gang zu kommen. Diese typischen Anlaufbeschwerden sind auch nach langem Sitzen häufig.

Pilates bringt wieder Schwung in Ihre Gelenke und verbessert Ihre Körperhaltung. Grundprinzip jeder Trainingseinheit ist das Durchbewegen aller Gelenke – von den Sprunggelenken in den Füßen bis zu den obersten Gelenken in der Halswirbelsäule.

Ein Schwerpunkt ist dabei auch die Stabilisierung des Rumpfes. Eine stabile Körpermitte ist der Ausgangspunkt vieler Übungen. Werden dabei gleichzeitig Arme und Beine bewegt, verbessert das die Beweglichkeit in Schulter- und Hüftgelenken.

Wer profitiert, wer nicht?

Pilates ist ein kontrolliertes, sehr effektives Training, das sich positiv auf Körper, Geist und Seele auswirkt. Die Übungen konzentrieren sich auf die präzise Ausrichtung Ihres Körpers. Sie werden schnell merken, wie sich dieser Effekt im Alltag widerspiegelt: Plötzlich fällt Ihnen auf, wenn Ihre Körperhaltung nicht optimal ist, und Sie korrigieren sich selbst.

Zum anderen sind Pilatesübungen optimal dazu geeignet, die typischen muskulären Dysbalancen auszugleichen. Ihre Wirbelsäule wird beweglicher und die Rumpfmuskulatur so gekräftigt, dass der Rücken in guter Position aufrecht gehalten werden kann. Dem altersbedingten Rundrücken wird auf diese Weise erfolgreich entgegengewirkt.

Aber Vorsicht: Leiden Sie an Osteoporose oder haben Sie Bandscheibenprobleme, bei denen es eher schadet, wenn Sie den Oberkörper aus der Rückenlage aufrollen, sollten Sie Pilates nicht auf der Matte ausführen. In diesem Fall sind Übungen im Sitzen ideal.

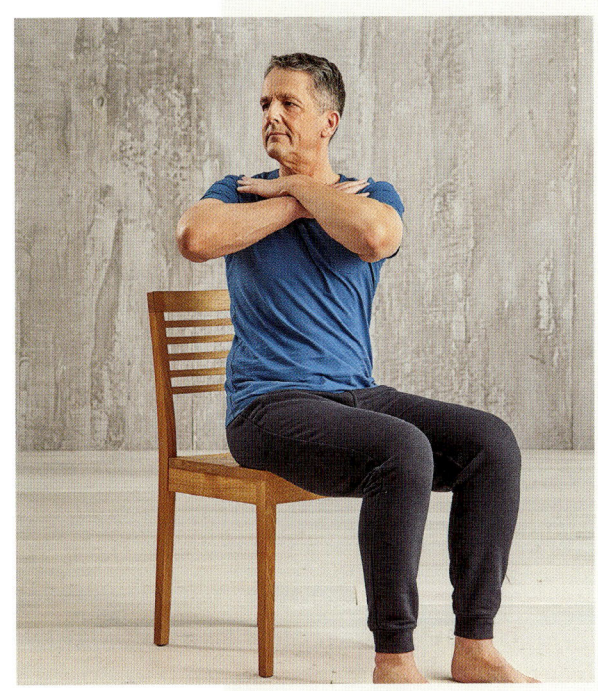

Pilates im Sitzen ermöglicht auch Menschen mit Hüft- und Knieprothesen ein effektives Training.

So werden Sie fit

Wie bei Yoga gilt auch hier: Nehmen Sie sich Zeit für jede Übung und konzentrieren Sie sich auf die korrekte Ausführung. Je länger Sie üben, desto beweglicher werden Sie und umso leichter fällt Ihnen die Ausführung. Zweimal pro Woche 30 bis 40 Minuten sind ideal. Suchen Sie sich Übungen für möglichst viele Körperbereiche aus. Achten Sie dabei auf Ihre persönlichen Schwachstellen, aber überfordern Sie sich nicht und bauen Sie die Beweglichkeit nach und nach auf.

Die Übungen im folgenden Kapitel (Seite 76–93) sind speziell für ältere Menschen konzipiert und werden zum Teil im Sitzen ausgeführt. Die Sitzposition entlastet den Unterkörper und ermöglicht eine höhere Konzentration auf das Rumpftraining.

Nebenwirkungen vermeiden

Sitzend oder, wenn es schwieriger sein darf, stehend zu trainieren ist besonders bei Hüft- oder Knieprothesen zu empfehlen. Beginnen Sie beim Pilates wie beim Yoga zuerst mit einfachen Übungen und konzentrieren Sie sich auf die genaue Ausführung, um Verletzungen zu vermeiden.

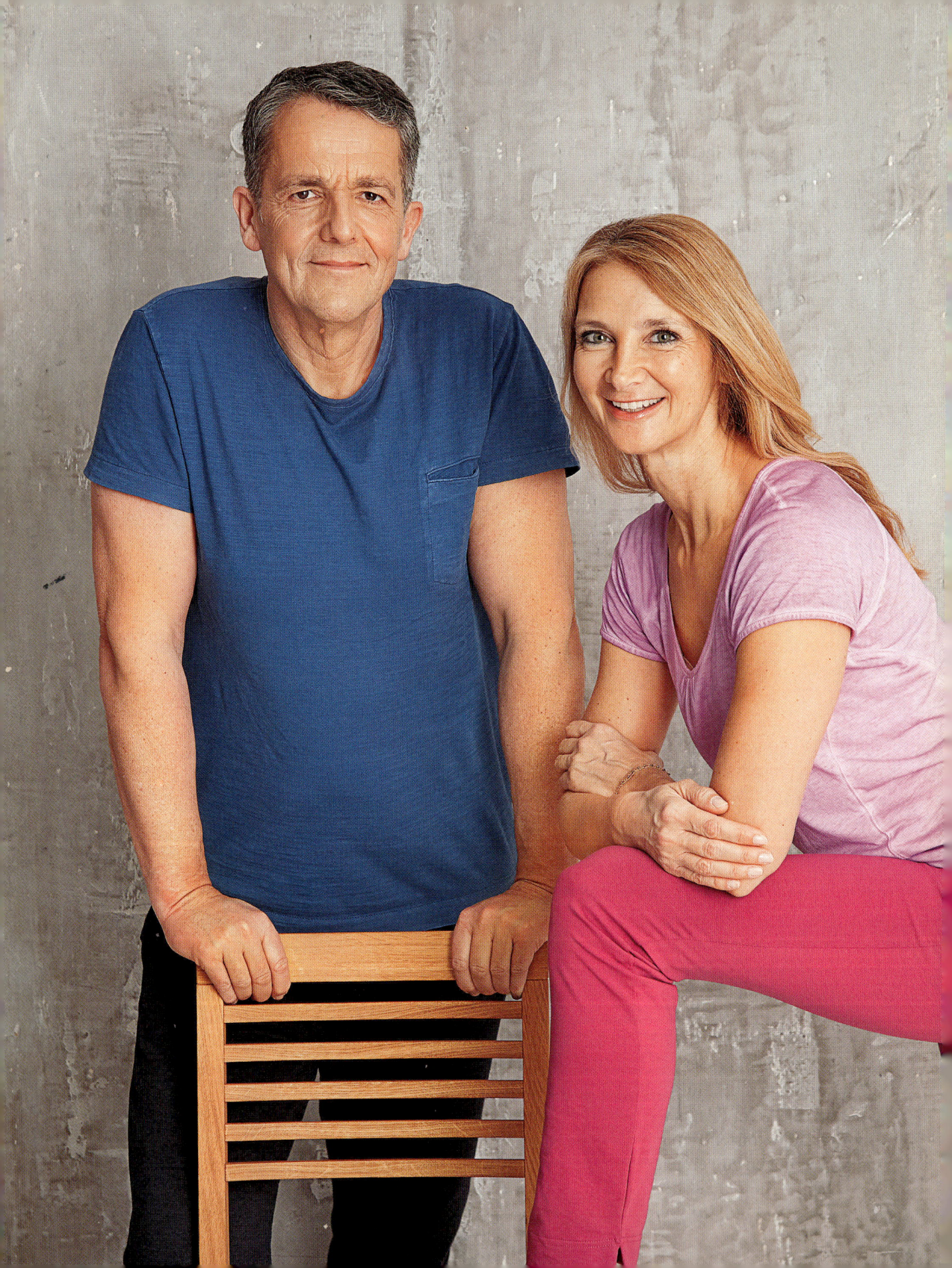

Yoga und Pilates in der Praxis

Bei ausgewogener Lebensweise ist es durchaus möglich, bis ins hohe Alter fit zu bleiben. Die auf den folgenden Seiten vorgestellten gelenkschonenden Yoga- und Pilates-Übungen helfen zusätzlich, den typischen Alterserscheinungen entgegenzuwirken oder diese zu lindern. Sie bringen Lebenslust und Vitalität in die zweite Lebenshälfte und sorgen dafür, dass beides lange erhalten bleibt. Das Beste dabei: Die Übungen lassen sich jederzeit an Ihre individuelle Konstitution anpassen – so geht maßgeschneidertes Anti-Aging!

Yoga-Übungen für Späteinsteiger

Die folgenden Yoga-Übungen sind auch für Menschen geeignet, die sich schon länger nicht mehr sportlich betätigt haben. Sie fordern auf sanfte Art alle Muskeln und bewegen alle Gelenke. Machen Sie sie am besten täglich, dann werden Sie beweglicher und kräftiger.

SONNENGRUSS

- Setzen Sie sich aufrecht auf einen Stuhl und gehen Sie die Haltungen und Übergänge zunächst in Gedanken durch. Sie werden erkennen, dass es der harmonische Fluss der aufeinanderfolgenden Bewegungen einfach macht, dem Ablauf zu folgen. Mit dem Einatmen gehen Sie jeweils in die Dehnung, mit dem Ausatmen entspannen Sie sich und bewegen sich zur nächsten Position.

- Bringen Sie die Handflächen vor der Brust zusammen, atmen Sie tief ein und wieder aus. [1]

- Einatmend strecken Sie die Handgelenke nach oben, die Handflächen zeigen nach vorn. Beugen Sie sich dabei ganz leicht zurück. [2]

WIRKUNG

- trainiert Arme, Beine und Gelenke
- bewegt alle großen Muskelgruppen des Körpers
- dehnt Muskeln und Bänder
- regt Herz und Kreislauf an
- massiert die inneren Organe
- regt die Drüsentätigkeit und die Verdauung an
- wirkt harmonisierend auf alle Systeme des Körpers

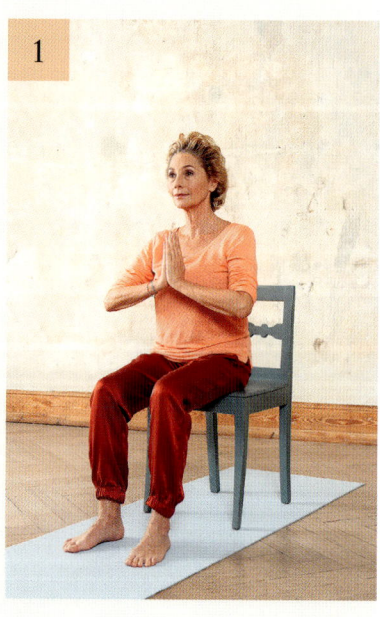
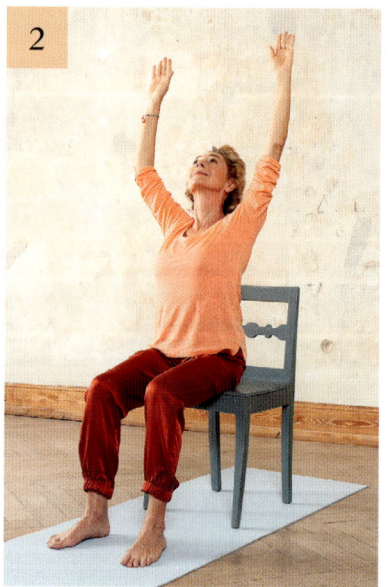
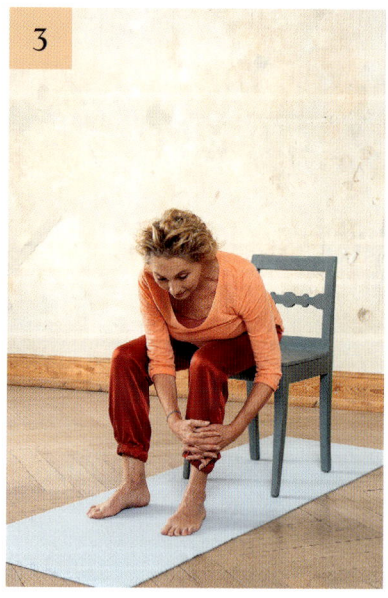

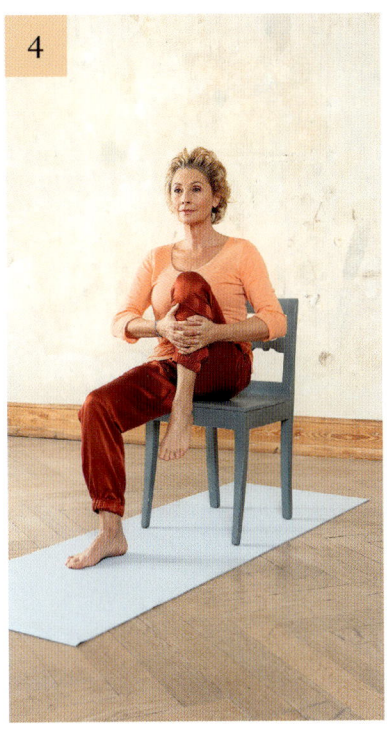

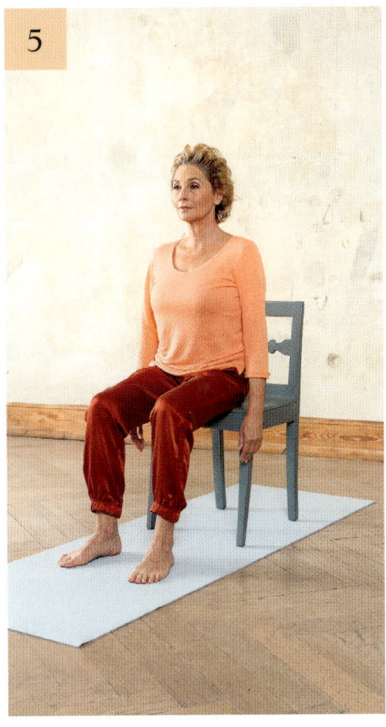

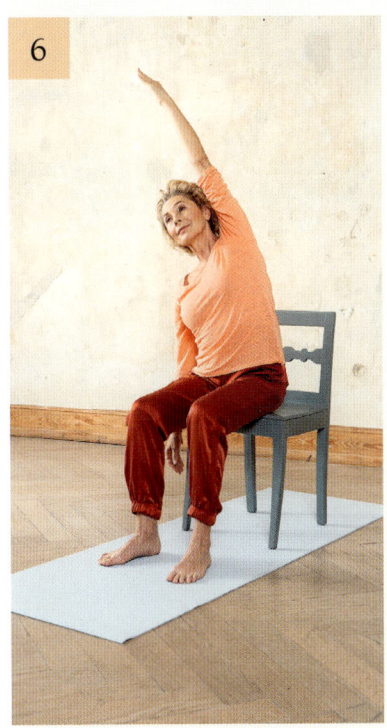

- Ausatmend beugen Sie Ihren Oberkörper zum linken Knie nach unten und umfassen das linke Schienbein. [3] Wenn Sie nicht so weit hinuntergreifen können, umfassen Sie Ihren Oberschenkel oberhalb der Kniekehle.

- Einatmend richten Sie sich auf, ziehen das linke Knie an die Brust und strecken die Wirbelsäule [4]. Ausatmend lassen Sie das linke Bein sinken und beugen den Oberkörper zum rechten Knie. Wiederholen Sie dies mit dem rechten Bein.

- Ausatmend lösen Sie die Hände, stellen das Bein wieder ab und richten sich auf. Lassen Sie Ihre Arme seitlich hängen. [5]

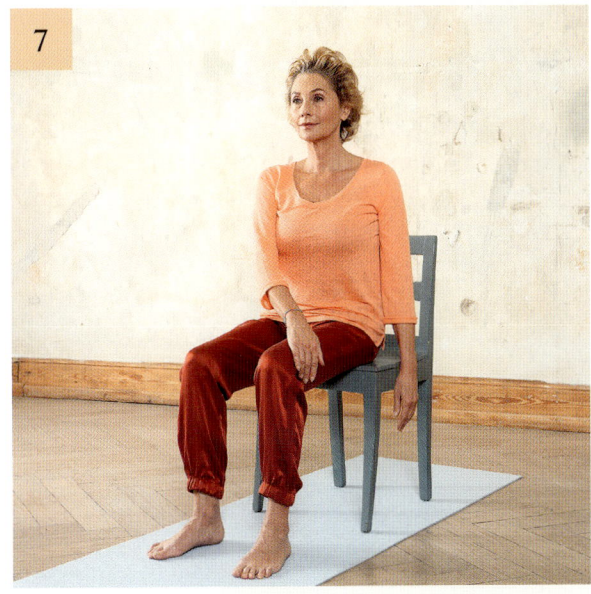

- Einatmend ziehen Sie den linken Arm seitlich hoch. Folgen Sie der Hand mit den Augen. Strecken Sie sich zur rechten Seite. [6] Ausatmend lassen Sie die linke Hand sinken.

- Wiederholen Sie das Ganze rechts. Ausatmend legen Sie die Handflächen der rechten Hand von außen an das linke Knie. [7]

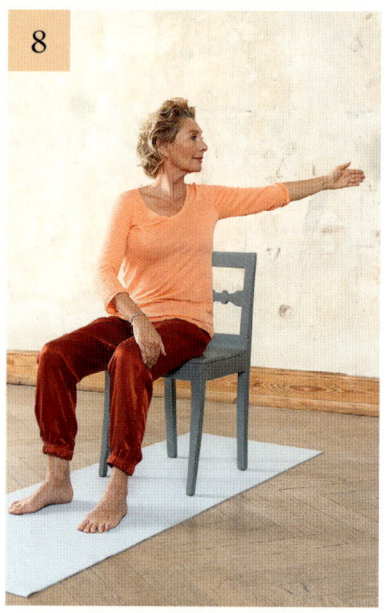

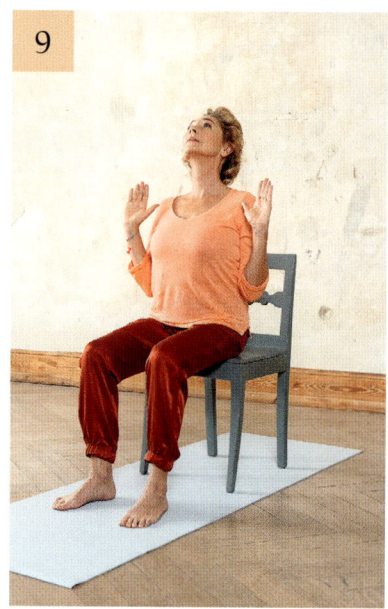

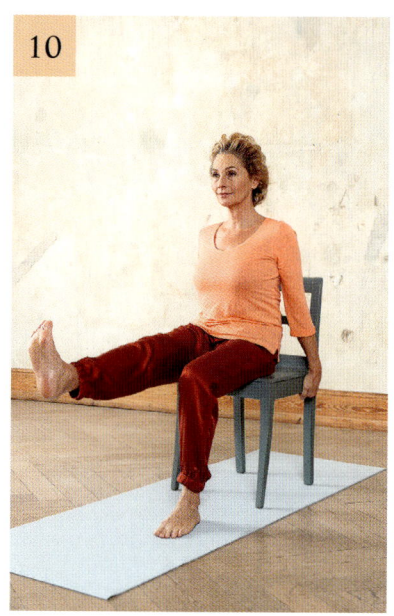

WORAUF SIE ACHTEN SOLLTEN

Setzen Sie sich auf einen Stuhl und kontrollieren Sie Ihre Haltung im Spiegel. Gehen Sie die wichtigsten Punkte durch: Stehen Ihre Füße parallel und spüren Sie großen und kleinen Zeh sowie die Ferse auf dem Boden? Spüren Sie die Sitzbeinhöcker auf dem Sitz? Ist Ihr Becken neutral? Ist Ihre Wirbelsäule lang aufgerichtet? Haben Sie den Abstand zwischen Hüften und Rippen aktiv verlängert? Ist Ihr Rumpf ganz vertikal ausgerichtet?

- Einatmend schwingen Sie den linken Arm auf Schulterhöhe seitlich nach hinten und drehen den Oberkörper nach links. Die Wirbelsäule bleibt aufrecht. [8] Ausatmend kommen Sie zurück in die Mitte. Wiederholen Sie dies rechts.

- Einatmend kommen Sie in die Kobra: Die Handflächen zeigen nach vorn. Schieben Sie nun den Steiß nach unten, öffnen Sie den Brustkorb nach oben, schieben Sie die Schulterblätter zusammen, strecken Sie die Stirn hoch und halten. [9]

- Ausatmend entspannen Sie kurz, umgreifen dann die Stuhlbeine oder die Stuhllehne und richten sich auf. Einatmend strecken Sie das linke Bein vor. Ausatmend lassen Sie es wieder sinken. Wiederholen Sie das Ganze rechts. [10]

- Einatmend heben Sie beide Beine hoch, strecken die Fersen weit vor und machen den Rücken lang. [11]

- Ausatmend lassen Sie die Beine durchgestreckt absinken, beugen sich vor, rutschen mit den Händen an der Lehne hoch und höher, lösen die Hände von der Lehne wie Flügel. Halten Sie die Position und strecken Sie den Rücken. [12]

- Einatmend kreisen Sie mit den Armen nach unten, an den Knöcheln vorbei im möglichst weiten Kreis nach vorn und wieder nach oben. [13]

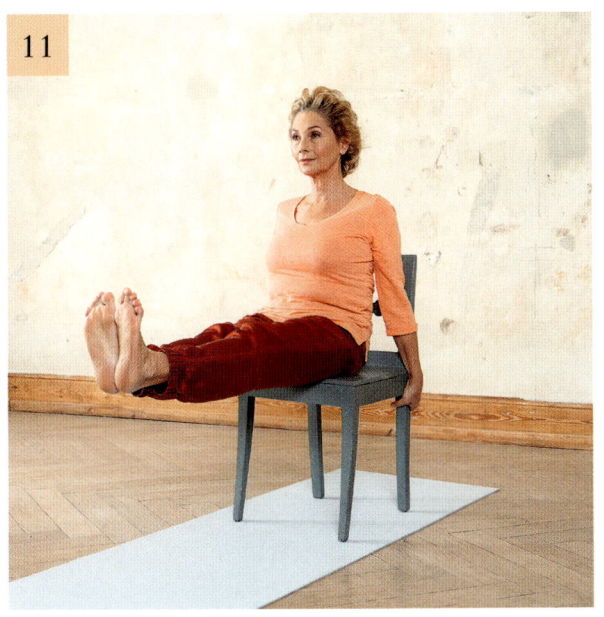

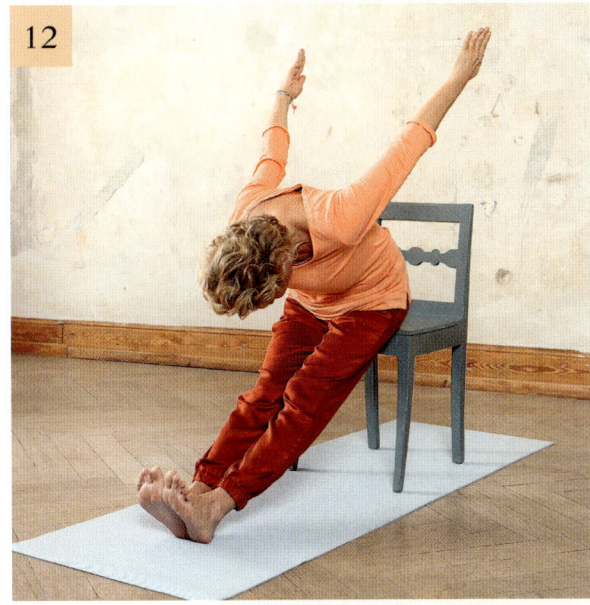

- Oben angekommen, bringen Sie die Handflächen über dem Kopf zusammen. Strecken Sie sich. [14]

- Ausatmend stellen Sie die Sohlen auf die Matte und bringen Ihre Hände vor die Brust. [15]

- Wenn Sie möchten, beginnen Sie anschließend eine neue Runde und absolvieren den Sonnengruß noch einmal.

Der Sonnengruß eignet sich perfekt zum Aufwärmen vor den darauf folgenden Übungen.

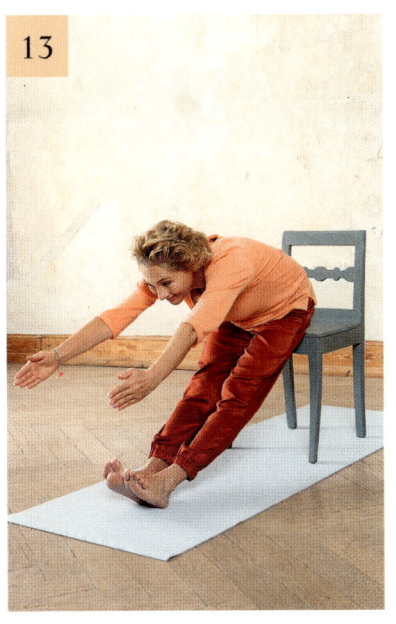

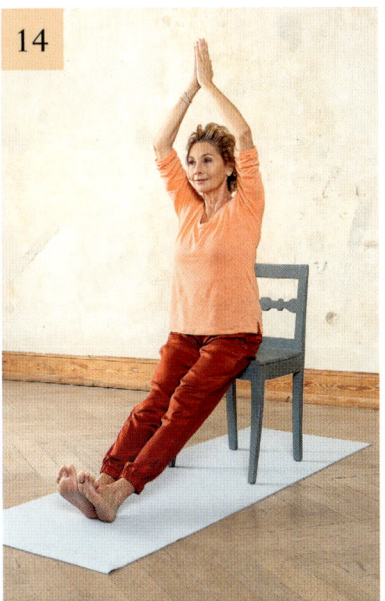

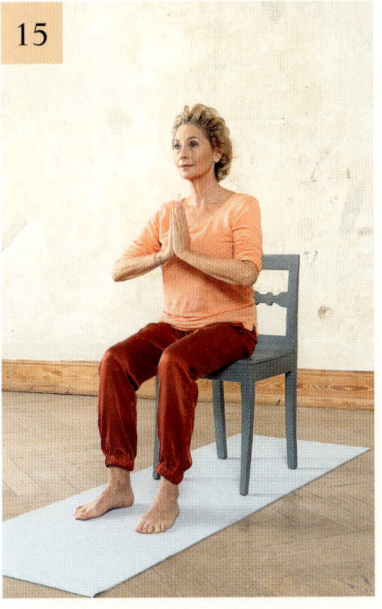

WIRKUNG

- trainiert die untere Wirbelsäule, den Beckenboden und die Oberschenkelmuskulatur
- regt die Organe im Bauch und das Verdauungssystem an
- stärkt das Nervensystem

GRÄTSCHBEUGE

Mit dieser Übung lockern Sie Ihre Rücken- und Bauchmuskulatur, lösen Spannungen im Lendenwirbelbereich und koordinieren Ihre Atmung und Bewegung. Außerdem sensibilisiert Sie die Übung dafür, Ihre Grenzen achtsam auszuloten.

- Setzen Sie sich auf die Stuhlkante, grätschen Sie die Beine für einen Moment so weit Sie können. Drücken Sie mit den Händen die Knie auseinander. Danach entspannen Sie etwas.

- Legen Sie nun Ihre Handflächen auf den Knien ab. Achten Sie darauf, dass die Fersen unter den Kniescheiben sind und die Füße in die gleiche Richtung zeigen wie die Oberschenkel.

- Einatmend richten Sie sich zur Mitte hin auf, wenden sich mit dem Oberkörper nach links, ausatmend beugen Sie den Oberkörper vor, strecken das Brustbein zum linken Knie. [1]

- Einatmend richten Sie sich zur Mitte hin auf, wenden sich mit dem Oberkörper nach rechts, ausatmend beugen Sie den Oberkörper zum rechten Knie.

- Die Übung besteht aus zwei klar voneinander getrennten Bewegungen. In der Mitte strecken Sie sich jeweils hoch und verharren kurz in dieser Haltung.

- Wichtig ist, dass die Bewegung aus der Tiefe Ihrer Wirbelsäule erfolgt. Hals und Kopf bleiben in Verlängerung der durchgestreckten Wirbelsäule. Achten Sie darauf, dass Sie beide Sitzbeinhöcker durchgehend unten halten.

- Drücken Sie sich im Verlauf der Übung nicht mit den Armen hoch. Die Kraft, die Sie aufrichtet, kommt aus dem Bauch.

- Im zweiten Teil der Übung schieben Sie die Fußsohlen so weit hinaus, wie Ihre Zehen den

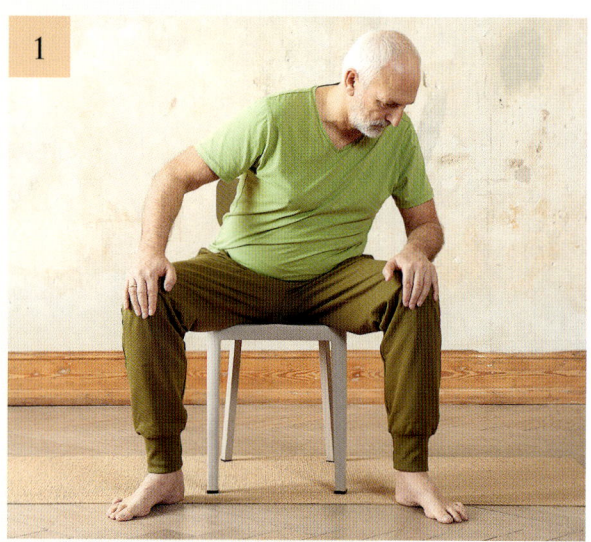

1

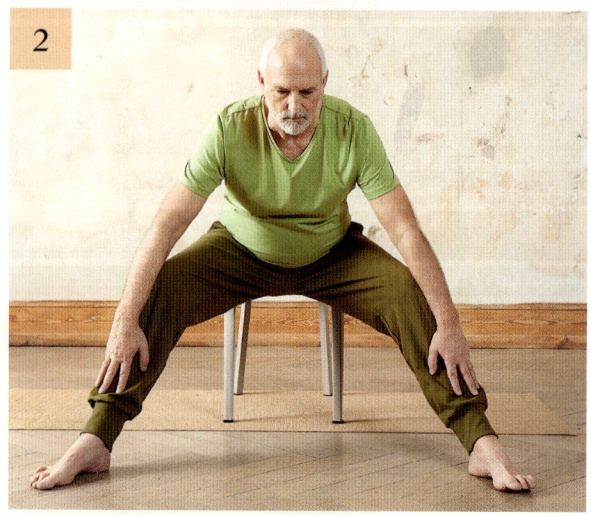

2

Boden berühren. Richten Sie sich einatmend auf und strecken Sie ausatmend den Oberkörper mittig weit vor. [2] Bleiben Sie dabei möglichst auf den Sitzbeinhöckern und strecken Sie sich. Schauen Sie, ob Sie Ihre Hände ausatmend noch etwas tiefer an den Schienbeinen entlang nach unten rutschen können.

- Einatmend richten Sie sich auf. Wiederholen Sie dies mehrmals.

BOOT

- Stellen Sie sich vor den Stuhl und legen Sie die linke Hand auf die Sitzfläche. Strecken Sie den rechten Arm nach vorn und das linke Bein nach hinten aus. Halten Sie die Position für zwei Atemzüge und stabilisieren Sie sich über das durchgestreckte Standbein.

- Schwingen Sie dann mit der Einatmung den Arm noch etwas höher und das Bein etwas nach unten. Ausatmend senken Sie den Arm wieder und ziehen das Bein hoch. [1]

- Arm, Oberkörper und Bein bilden also etwa eine Linie und schwingen hin und her wie ein Boot auf den Wellen.

- Zum Abschluss ziehen Sie Ihre ausgestreckten Gliedmaßen richtig genüsslich lang nach außen. Lösen Sie daraufhin die Spannung und stützen Sie sich dazu mit der zweiten Hand auf dem Stuhl ab. Setzen Sie Ihr Bein ab und richten Sie sich wieder auf.

- Atmen Sie durch, schütteln Sie die Handgelenke aus und wiederholen Sie alles mit dem anderen Arm und dem anderen Bein.

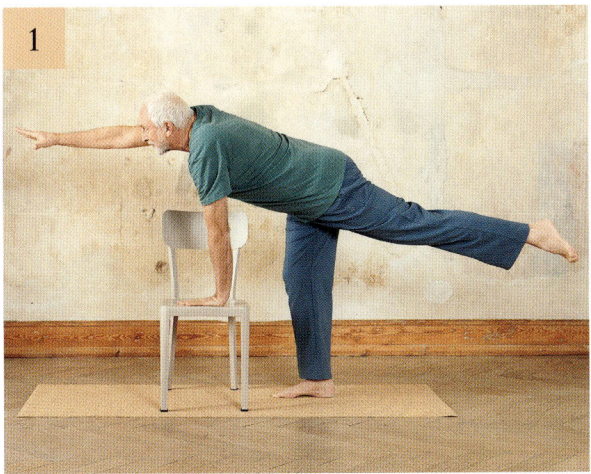

WORAUF SIE ACHTEN SOLLTEN

Strecken Sie bei der seitlichen Grätschbeuge nicht die Beine, sonst besteht die Gefahr, bei der Übung vom Stuhl zu rutschen.

WIRKUNG

- weitet den Brustkorb
- streckt die Wirbelsäule
- öffnet die Vorderseite des Körpers
- kräftigt und dehnt die vordere Körperhälfte vom Becken bis zum Hals
- stärkt Bauch und Beckenmuskulatur

WORAUF SIE ACHTEN SOLLTEN

Das Boot ist sehr anstrengend. Pausieren Sie ruhig zwischendurch. Spannen Sie stets die Rumpfmuskulatur leicht an. Verteilen Sie die Bewegung auf Ihre ganze Länge. Der Hals bleibt in Verlängerung der Wirbelsäule. Bei Schulter- oder Rückenproblemen den Arm nur seitlich ausstrecken.

WIRKUNG

- kräftigt die Oberschenkel- und die diagonale Bauchmuskulatur
- verbessert die Haltung im unteren Rücken
- dehnt die Halsmuskeln
- kräftigt das Bindegewebe
- verdauungsfördernd

WORAUF SIE ACHTEN SOLLTEN

Diese Übung heißt nicht von ungefähr Streckposition. Machen Sie sich lang, vom Scheitel bis zu den Zehen. So vermeiden Sie es, ins Hohlkreuz zu fallen.

HALBE STRECKPOSITION

- Setzen Sie sich auf die Stuhlkante, strecken Sie die Fersen vor und die Knie durch. Die Ellbogen sind angewinkelt und nach hinten geschoben. Die Unterarme zeigen nach vorn, die Handflächen zueinander. Der Blick geht nach vorn. Ziehen Sie Schambein und Brustbein hoch und lehnen Sie sich so weit zurück, wie Sie die Streckung der Wirbelsäule halten können. Heben Sie ein Bein an und grätschen Sie es weit über das andere. [1]

- Strecken Sie sich von den Fersen bis zum Scheitel durch, die Schultern bleiben entspannt. Atmen Sie nur mit dem Bauch. Ziehen Sie beim Ausatmen den Bauchraum vom Nabel ausgehend hinein und leicht hoch. Einatmend entspannen Sie die Bauchdecke. Wechseln Sie mehrmals die Seiten. [2]

- Sie können sich anfangs auch nur jeweils einige Sekunden in die Haltung strecken und dazwischen Pausen machen. Legen Sie dann die angehobene Ferse galant auf dem Großzeh ab.

- Ziehen Sie zum Abschluss nochmals kräftig den Steiß nach unten, atmen Sie ein, strecken Sie sich, atmen Sie aus und halten Sie den Atem für einige Sekunden an. Heben Sie das Brustbein leicht an, ziehen Sie die Schultern nach unten und halten Sie die Position.

- Wiederholen Sie dies 2-mal. Danach richten Sie sich auf und kommen in den aufrechten Sitz. Atmen Sie lang und tief.

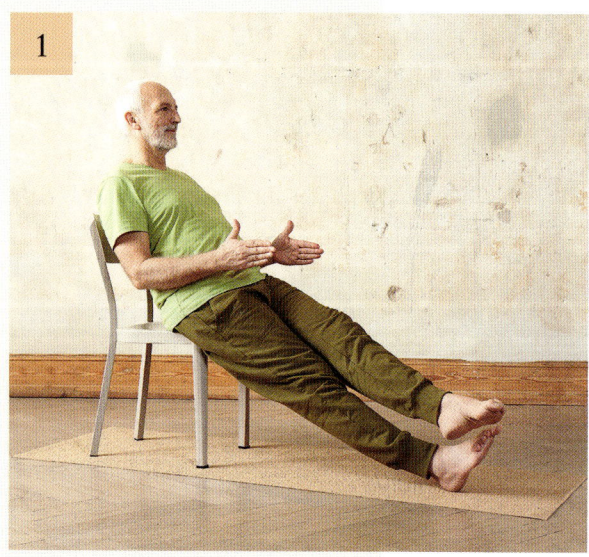
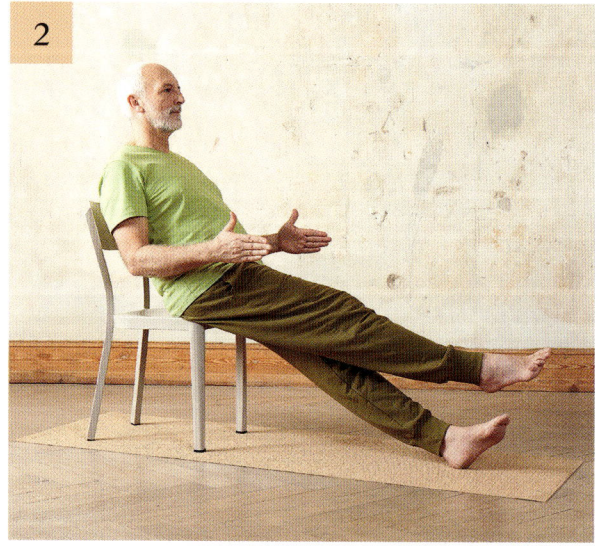

RUMPFDREHEN

- Bringen Sie im stabilen Sitz die Hände in Gebetshaltung und strecken Sie einatmend die Arme hoch. Ausatmend legen Sie die Finger an die Schultern, die Daumen zeigen nach hinten. Entspannen Sie die Schultern. [1] Falls sich Hals- und Nackenmuskulatur verspannen, lassen Sie die Hände vor dem Schlüsselbein baumeln und machen lockere Fäuste.

- Einatmend drehen Sie den Oberkörper nach links, ausatmend nach rechts. Beginnen Sie mit kleinen Bewegungen, steigern Sie sich Zentimeter für Zentimeter im Verlauf der Übung. [2]

- Wenn Sie die Übung besonders langsam und vorsichtig ausführen möchten, atmen Sie zu den Seiten ein und zur Mitte hin aus. Ziehen Sie durchgehend das Brustbein leicht nach oben, während die Ellbogen möglichst horizontal bleiben.

- Mit der Zeit und zunehmender Beweglichkeit geben Sie mit dem jeweils führenden Ellbogen etwas mehr Drall nach hinten. Im letzten Drittel der Übung schrauben Sie sich mit dem Oberkörper immer höher und halten die Schultern entspannt unten.

- Kommen Sie in der Mitte zur Ruhe. Atmen Sie ein, drücken Sie die Ellbogen nach außen und oben. Nehmen Sie drei tiefe Atemzüge und legen Sie bei aufrechtem Oberkörper die Hände entspannt in den Schoß. Atmen Sie lang und tief.

WIRKUNG

- fördert die Beweglichkeit von Brustkorb und Wirbelsäule
- vertieft die Atmung
- reinigt die Organe im Bauch
- regt die Verdauung und den Kreislauf an
- stärkt das sympathische Nervensystem
- wirkt belebend

WORAUF SIE ACHTEN SOLLTEN

Die Torsion kommt aus der Tiefe der Wirbelsäule. Die Schultern bleiben während der gesamten Übung unten und entspannt.

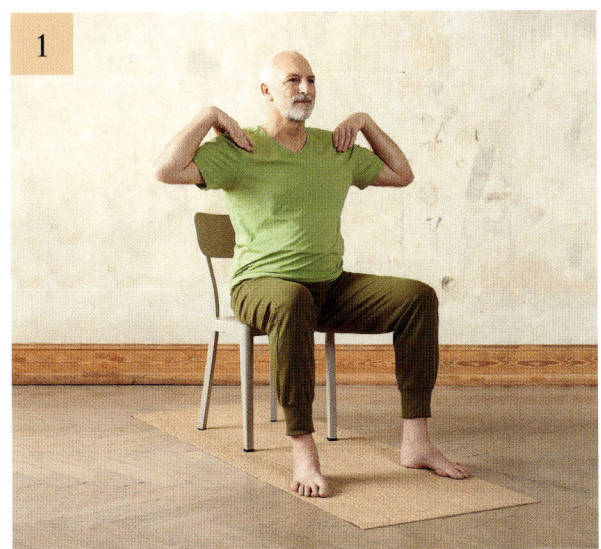

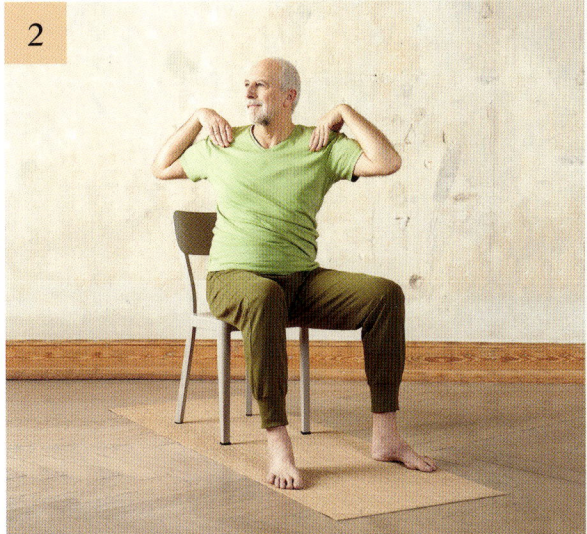

WIRKUNG

- dehnt die vordere Seite des Oberkörpers
- massiert und reinigt die Organe im Bauch
- regt die Verdauung an

WORAUF SIE ACHTEN SOLLTEN

Entscheiden Sie selbst, wie weit Sie sich in die Rückbeuge strecken möchten. Ziehen Sie die Stirn durchgehend hoch, um den Nacken zu entlasten.

LEICHTE RÜCKBEUGE

- Setzen Sie sich auf die vordere Stuhlkante. Legen Sie die Handflächen so über dem seitlichen Becken ab, dass die Daumen zwischen Nieren und Wirbelsäule liegen. So bieten sie Ihnen in der Rückbeuge sanften Halt. Die Beine sind hüftbreit geöffnet. [1]

- Einatmend richten Sie sich aus dem Becken heraus auf. Ziehen Sie die Schulterblätter zusammen und nach unten, heben Sie die Stirn. Lassen Sie Ihre Augen an der Zimmerdecke nach hinten wandern und beugen Sie sich sanft zurück. [2]

- Lassen Sie aus der Aufrichtung der unteren Wirbelsäule den Bogen in die obere Wirbelsäule wachsen. Halten Sie diese Position. Atmen Sie lang und tief in die Dehnung.

- Die Füße stehen parallel und flach auf dem Boden, die Beine und Knie bleiben hüftbreit geöffnet. Platzieren Sie eventuell einen Yogablock oder einen kleinen Ball zwischen den Knien.

- Abschließend atmen Sie aus und halten dann den Atem für ein paar Sekunden an. Mit nach unten gezogenen Schultern machen Sie sich lang bis zum Scheitel.

- Wiederholen Sie diesen Bewegungsablauf 2-mal. Dann richten Sie sich auf, spüren mit entspannten Schultern in die Öffnung nach vorn und entspannen im stabilen Sitz.

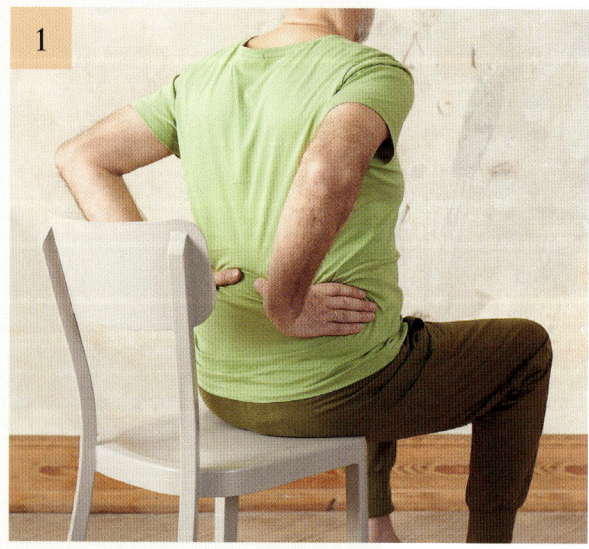

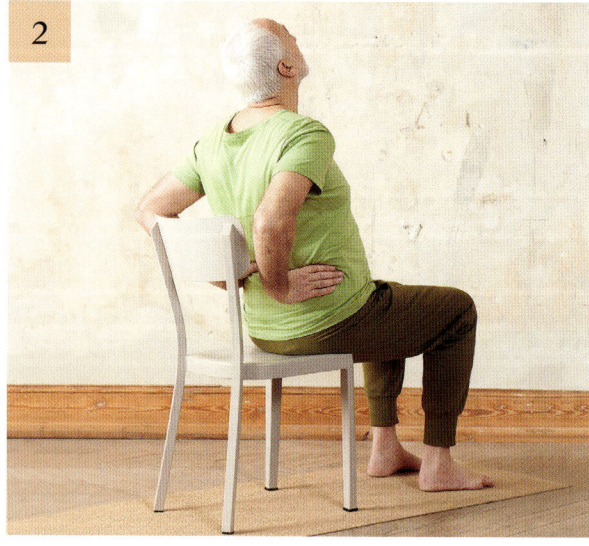

ZANGE

- Setzen Sie sich an die vordere Stuhlkante, sodass Ihr Becken noch aufliegt. Strecken Sie die Sohlen weit vor, ohne mit dem Becken vor die Sitzbeinhöcker zu rutschen. Strecken Sie die Arme vor, halten Sie die Hände schulterbreit auseinander und bilden Sie lockere Fäuste. Die Daumen zeigen nach oben.

- Einatmend beugen Sie sich leicht zurück und drücken die untersten Wirbel in die Sitzfläche. Ausatmend strecken Sie sich weit vor. Atmen Sie tief in die Bewegungen hinein. Ziehen Sie Ihre Daumen beim Ausatmen und Vorbeugen etwas hoch. Das dehnt die Wirbelsäule angenehm. [1]

- Lassen Sie die Bewegung aus der Tiefe der Wirbelsäule kommen. Rücken, Nacken und Kopf bleiben gestreckt in einer Linie. Halten Sie den Kontakt der Sitzbeinhöcker mit dem Stuhl – auch wenn Sie dann nicht so weit hinunterkommen.

- Beugen Sie sich weit vor, legen Sie die Hände unterhalb der Knie ab und halten Sie. [2] Ziehen Sie beim Einatmen das Brustbein sanft vor und hoch, beim Ausatmen versuchen Sie im unteren Rücken loszulassen. Rutschen Sie mit den Händen etwas tiefer und ziehen Sie den Steiß weiterhin nach unten.

- Legen Sie die Hände auf die Knie, drücken Sie sich mit der Kraft der Arme langsam hoch. Spüren Sie die Aufrichtung!

WIRKUNG

- lockert den unteren Rücken
- dehnt die Muskeln und Bänder der Körperrückseite
- stärkt den Ischias
- regt die Verdauung an
- stärkt das Immunsystem

WORAUF SIE ACHTEN SOLLTEN

Wenn Sie die Knie stärker anwinkeln, können Sie Spannung aus den Beinen nehmen.

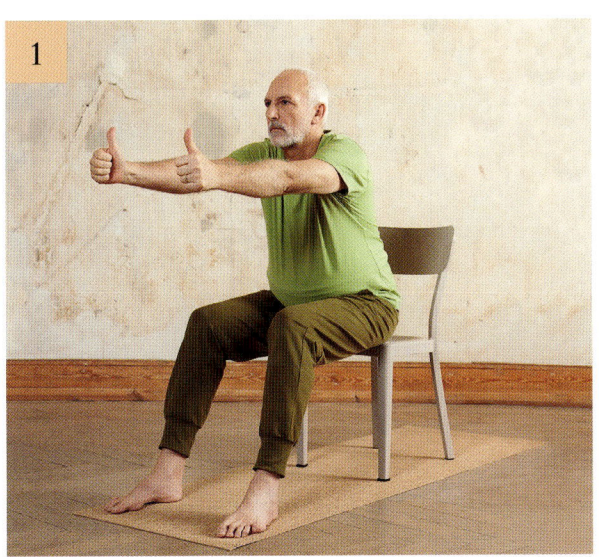

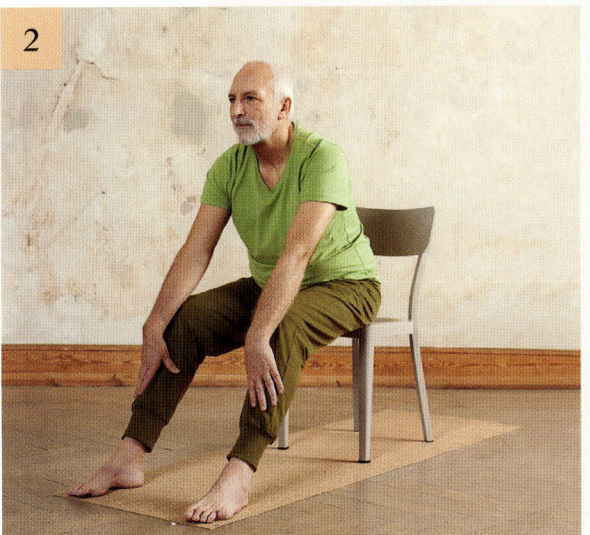

WIRKUNG

- kräftigt die untere Wirbelsäule und die Beckenmuskulatur
- trainiert die selektive Muskelspannung
- regt die Verdauung an
- harmonisiert die Funktion der Organe im Unterleib

WORAUF SIE ACHTEN SOLLTEN

Rutschen Sie auf dem Stuhl nicht vor und zurück, sondern schaukeln Sie mit Schambein und Steiß hin und her.

KAMELRITT – UNTERE WIRBELSÄULE

- Setzen Sie sich an die vordere Stuhlkante und legen Sie den Spann zwischen Daumen und Zeigefinger oberhalb der Hüften an. [1]

- Einatmend kippen Sie nun Ihr Becken vor wie eine Schüssel, die Sie zwischen den Oberschenkeln ausschütten möchten. [2]

- Ausatmend ziehen Sie Ihr Schambein vorn hoch. Bewegen Sie nur Ihr Becken, indem Sie über die Sitzbeinhöcker schaukeln. Spüren Sie die Bewegung des Beckens mit den Händen. Dann können Sie die Hände auch auf den Oberschenkeln ablegen.

- Kinn, Nacken und Schultern bleiben auf einer Höhe und vollkommen passiv. Der Kopf bleibt über dem Herzen. Fahren Sie mit der Bewegung fort und atmen Sie dabei kraftvoll.

- Versuchen Sie genau zu spüren, welche Muskeln Sie gerade an- bzw. entspannen. Auf diese Weise üben Sie sich in selektiver Muskelspannung, die für viele Yogaübungen wichtig ist.

- Abschließend atmen Sie ein und richten sich auf. Atmen Sie aus, spannen Sie die Beckenbodenmuskulatur an und halten Sie die Spannung für mehrere Sekunden, bevor Sie sie wieder lösen. Wiederholen Sie dies 2-mal, atmen Sie dabei lang und tief.

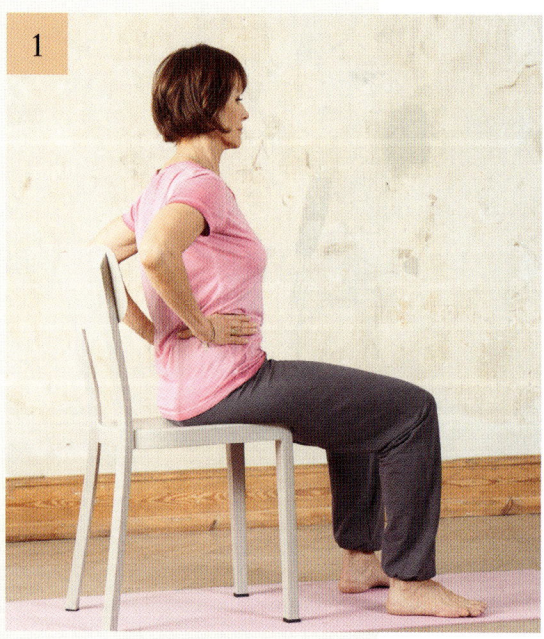

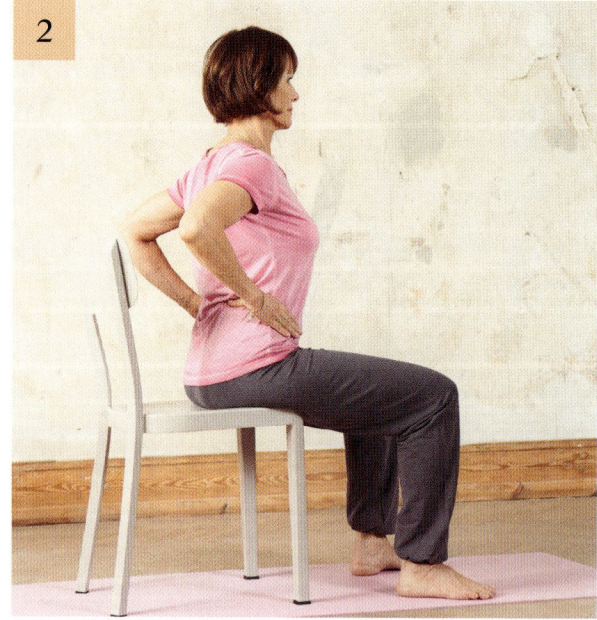

STRECKPOSITION

- Setzen Sie sich auf die Stuhlkante, strecken Sie die Beine vor und die Knie durch, die Fersen berühren den Boden. Ziehen Sie den Steiß nach unten und das Brustbein nach oben. Die Unterarme zeigen nach vorn, die Handflächen zueinander. Ihr Blick geht nach vorn. Spannen Sie Ihre Beckenbodenmuskulatur an und lehnen Sie sich so weit zurück, wie Sie die Spannung halten können. [1]

- Heben Sie beide Beine etwa 15 Zentimeter an. Halten Sie die Position ein paar Sekunden. [2] Sie finden Ihr Gleichgewicht, indem Sie die Ellbogen vor- oder zurückschieben.

- Atmen Sie nur mit dem Bauch. Ziehen Sie beim Ausatmen den Bauch vom Nabel her ein und leicht nach oben. Einatmend entspannen Sie die Bauchdecke.

- Strecken Sie sich durchgehend vom Scheitelpunkt bis zu den Fersen, ziehen Sie Ihr Brustbein etwas hoch. Lassen Sie die Schultern entspannt hängen und machen Sie den Hals lang. Holen Sie die Kraft aus Ihrer Mitte.

- Spannen Sie abschließend nochmals kräftig Ihre Beckenbodenmuskulatur an, atmen Sie ein, strecken Sie sich und atmen Sie aus. Dann lehnen Sie sich ausatmend an die Rückenlehne des Stuhles an und ziehen die Knie an die Brust. Einatmend bringen Sie die Sohlen auf die Matte. Richten Sie sich auf und entspannen Sie sich im aufrechten Sitz.

WIRKUNG

- kräftigt die Bauchmuskulatur und das Bindegewebe
- trainiert die selektive Muskelspannung
- dehnt die Halsmuskeln
- regt die Verdauung und die Bauchdrüsen an

WORAUF SIE ACHTEN SOLLTEN

Wenn Sie bei dieser Übung ins Hohlkreuz fallen sollten, bleiben Sie besser bei der halben Streckposition (siehe Seite 62). Mit der Zeit werden Sie die Kraft entwickeln, um die Bauchdecke beim Atmen entspannt zu bewegen.

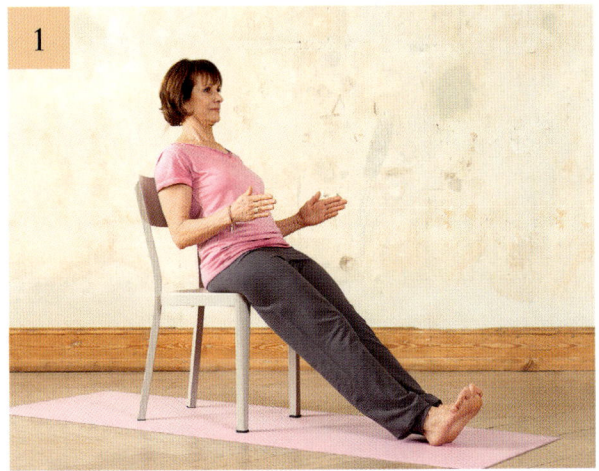

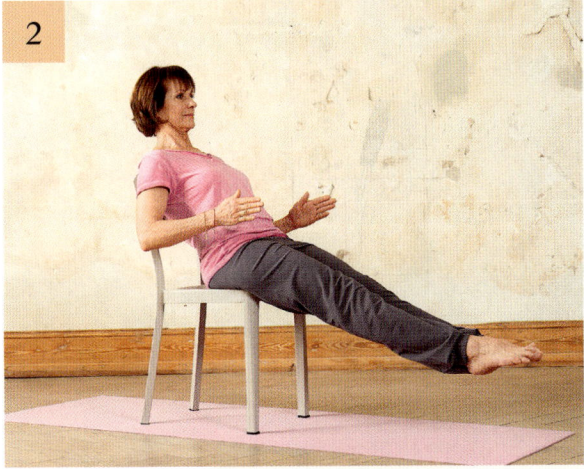

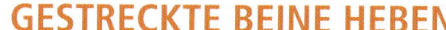

WIRKUNG

- kräftigt Lendenwirbel-säule, Becken- und Beinmuskulatur
- löst Verspannungen

WORAUF SIE ACHTEN SOLLTEN

Halten Sie Ihr Brustbein oben, machen Sie keinen Buckel. Bei Rückenproblemen lehnen Sie sich am Stuhl an und legen die Hände unter die Oberschenkel.

GESTRECKTE BEINE HEBEN

- Setzen Sie sich auf einen Stuhl und lassen Sie die Arme seitlich hängen. Kreisen Sie dann die Arme nach vorn und nach oben, richten Sie sich dabei auf. Halten Sie den Oberkörper in der Aufrichtung und kreisen Sie mit den Armen zurück. Ergreifen Sie mit den Händen den Stuhl entweder unten am Sitz oder etwas weiter oben an der Lehne. Ihre Arme sollten bei aufgerichtetem Rücken durchgestreckt sein.

- Heben Sie einatmend abwechselnd die durchgestreckten Beine nach oben [1] und senken Sie sie ausatmend wieder ab. Achten Sie darauf, bei dieser Bewegung nicht ins Hohlkreuz zu fallen. Halten Sie die Knie konstant durchgedrückt und ziehen Sie die Zehen an, um die Wirkung in der Lendenwirbelsäule noch zusätzlich zu verstärken.

- Schauen Sie, ob Sie einatmend beide Beine gleichzeitig heben können, ohne dabei ins Hohlkreuz zu fallen. Lehnen Sie sich dafür etwas weiter zurück. [2]

- Ausatmend senken Sie beide Beine wieder ab. Achten Sie dabei auf einen aufrechten Sitz und holen Sie die Kraft für die Bewegung aus dem Atem. Seien Sie ruhig energisch! Spannen Sie dabei Ihre Beckenbodenmuskulatur an.

- Fortgeschrittene können diese Übung mit im Nacken verschränkten Händen durchführen.

- Halten Sie zum Abschluss beide Beine für einige Sekunden oben. Strecken Sie die Knie und Fersen durch und ziehen Sie die Zehen in Richtung Ihrer Nasenspitze. Strecken Sie dabei auch die Wirbelsäule durch.

- Ausatmend lehnen Sie sich zurück, ziehen die Knie zur Brust und umfassen die Schienbeine mit den Händen.

- Halten Sie diese Position zwei Atemzüge lang und lassen Sie anschließend einatmend die Beine sinken.

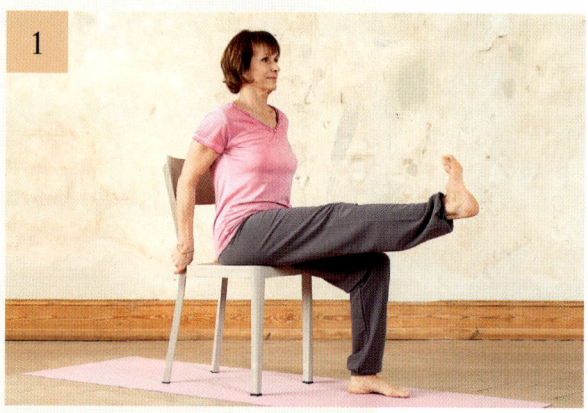

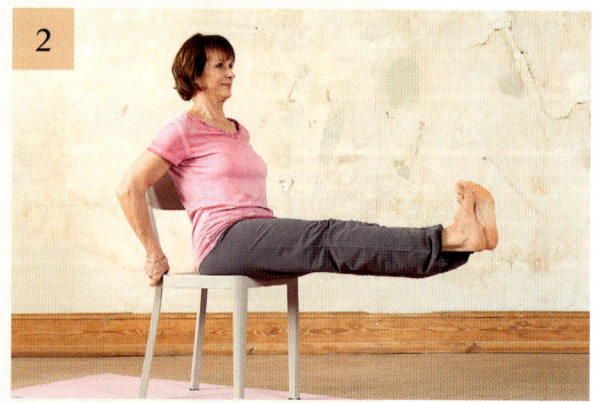

KAMELRITT – MITTLERE WIRBELSÄULE

- Setzen Sie sich auf die vordere Stuhlkante und legen Sie Ihre Handflächen auf den Oberschenkeln nahe der Hüften ab. Die Fingerspitzen zeigen nach vorn.

- Einatmend kippen Sie nun Ihr Becken nach vorn, wie eine Schüssel, die Sie zwischen den Oberschenkeln ausschütten möchten. Ziehen Sie dabei Ihr Brustbein nach vorn und nach oben. [1]

- Ausatmend entspannen Sie den Brustkorb, ziehen die unteren Rückenwirbel nach unten und Ihr Schambein vorn nach oben. Kinn, Nacken und Schultern bleiben durchgehend entspannt. [2]

- Fahren Sie mit der Bewegungsabfolge fort und atmen Sie dabei kraftvoll ein und aus.

- Spüren Sie während dieser Übung die Flexibilität Ihrer Wirbelsäule und genießen Sie Ihre Beweglichkeit. Der Kamelritt verleiht Ihnen Kraft, Flexibilität und Ausdauer.

- Abschließend atmen Sie tief ein und spannen Ihre Beckenbodenmuskulatur an. Atmen Sie aus – und entspannen Sie. Wenn Sie möchten, wiederholen Sie dies 2-mal. Spüren Sie ganz bewusst den Energiefluss entlang der Wirbelsäule.

WIRKUNG

- kräftigt die Rücken- und die Bauchmuskulatur
- fördert die Beweglichkeit der Wirbelsäule
- vertieft den Atem
- regt die inneren Organe an
- hellt die Stimmung auf

WORAUF SIE ACHTEN SOLLTEN

Rutschen Sie auf dem Stuhl nicht vor und zurück, sondern schaukeln Sie mit Schambein und Steiß hin und her.

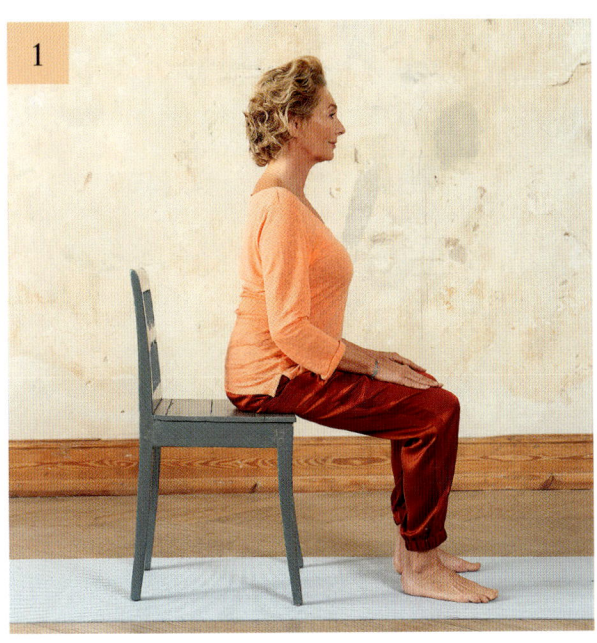

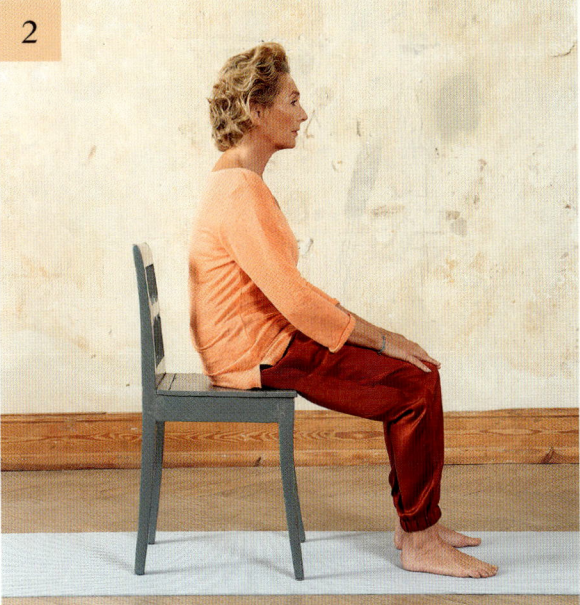

WIRKUNG

- richtet den Oberkörper auf
- öffnet den Brustkorb
- regt den Energiefluss an
- stärkt die mentale Ausdauer

WORAUF SIE ACHTEN SOLLTEN

Fallen Sie nicht ins Hohlkreuz. Halten Sie Ihr Brustbein oben, die Schultern unten. Halten Sie die Arme im 60-Grad-Winkel – damit stärken Sie Ihr Herz.

Der Aufrichter bekämpft den hässlichen Rundrücken und sorgt für eine stolze Haltung.

AUFRICHTER

- Setzen Sie sich aufrecht auf einen Stuhl und halten Sie die Hände vor Ihrer Brust in Gebetshaltung.

- Strecken Sie einatmend die Arme hoch und bringen Sie sie ausatmend in den 60-Grad-Winkel.

- Die Handflächen zeigen nach vorn, die Finger nach außen, die Daumen nach oben. Halten Sie die Arme gestreckt. Die Schultern bleiben unten. Sind Ihre Schultern nicht entspannt, strecken Sie die Arme etwas vor. [1]

- Atmen Sie nur mit dem Bauch. Ziehen Sie beim Ausatmen den Nabel ein und leicht hoch. Einatmend entspannen Sie die Bauchdecke. Folgen Sie dabei Ihrem eigenen Tempo.

- Atmen Sie zum Abschluss tief ein und bringen Sie die Daumenspitzen über dem Kopf zusammen. Die Handflächen zeigen weiterhin nach vorn.

- Spreizen Sie nun die Finger [2] und lösen Sie die Daumen voneinander. Beschreiben Sie ausatmend einen großen seitlichen Kreis mit den Armen. Legen Sie Ihre Handrücken auf Ihren Oberschenkeln ab und entspannen Sie.

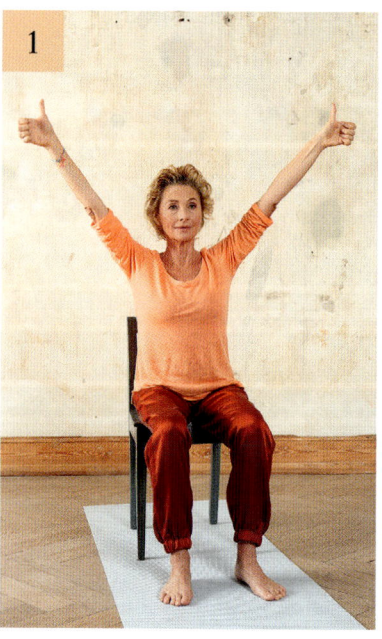
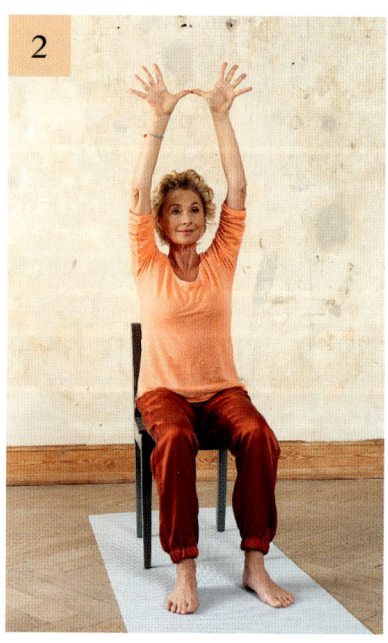

DREHSITZ

- Setzen Sie sich seitlich auf den Stuhl. Greifen Sie die Lehne mit beiden Händen und richten Sie Ihre Wirbelsäule auf. [1]

- Einatmend ziehen Sie den Oberkörper hoch, ausatmend drehen Sie sich in Richtung der Lehne. Halten Sie die Position für einen kurzen Moment.

- Einatmend ziehen Sie den Oberkörper erneut hoch und drehen sich ausatmend etwas weiter zur Lehne. Halten Sie kurz inne.

- Einatmend ziehen Sie den Oberkörper ein drittes Mal hoch, ausatmend drehen Sie ihn noch ein Stück weiter in Richtung Lehne. Atmen Sie tief in die Dehnung der Rippen ein. [2]

- Verstärken Sie zum Abschluss die Drehung noch einmal, indem Sie mit den rechten Fingern an der Lehne ziehen und mit der linken Handfläche gegen die Lehne drücken. Atmen Sie tief ein, halten Sie den Atem, schauen Sie über die linke Schulter und verharren Sie kurz in dieser Position.

- Dann lösen Sie die Hände von der Lehne, legen sie in den Schoß und entspannen Sie. Wiederholen Sie die Übung zur anderen Seite.

WIRKUNG

- fördert die Beweglichkeit des Brustkorbs
- vertieft die Atmung
- löst Spannung

WORAUF SIE ACHTEN SOLLTEN

Halten Sie Schultern, Nacken und Hals entspannt. Lehnen Sie sich nicht seitlich hinaus.

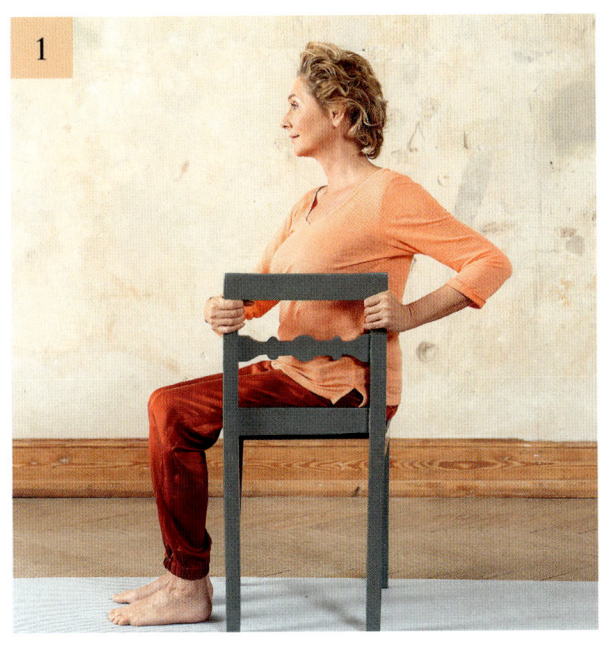

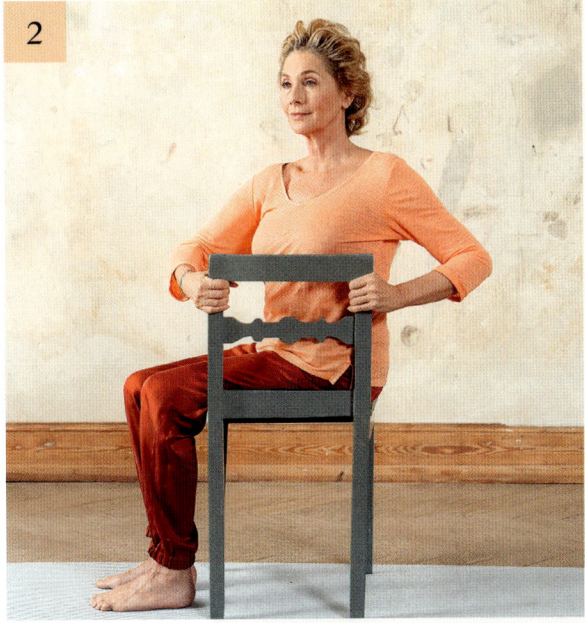

WIRKUNG

- lockert die Wirbelsäule
- trainiert sanft die Brustwirbel
- gut bei Rundrücken
- vertieft die Atmung
- wirkt auf Leber und Nieren

WORAUF SIE ACHTEN SOLLTEN

Beginnen Sie die Bewegung an den untersten Wirbeln und arbeiten Sie sich langsam nach oben vor.

KATZE – KUH

- Stellen Sie sich vor den Stuhl, legen Sie Ihre Handflächen auf die Sitzfläche und spreizen Sie dabei Ihre Finger. Die Füße stehen hüftbreit auseinander und sind parallel.

- Einatmend strecken Sie Ihre Wirbelsäule durch. [1]

- Ausatmend strecken Sie jeden einzelnen Wirbel hoch und machen einen Katzenbuckel vom Steiß bis zum Nacken. Arme und Beine bleiben senkrecht und durchgedrückt, die Fußsohlen stehen fest auf dem Boden. Durch die Bewegung der Nackenwirbel wandert der Kopf sanft mit.

- Versuchen Sie, das Hochstrecken im Steiß anfangen zu lassen, und arbeiten Sie sich langsam und in einer fließenden Bewegung Wirbel für Wirbel von unten nach oben hoch. Atmen Sie kraftvoll in die Bewegung hinein. [2]

- Lassen Sie die Bewegungen abschließend kleiner werden und entspannen Sie dann die Wirbelsäule in einer sanften Streckung vom Steiß bis zum Scheitel. Atmen Sie tief ein und aus.

- Einatmend richten Sie sich auf und spüren stehend dem Energiefluss nach.

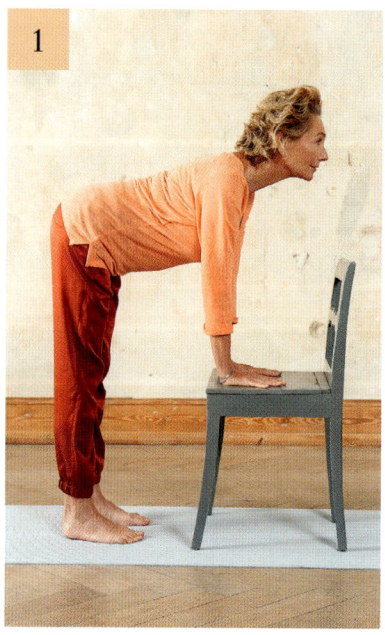 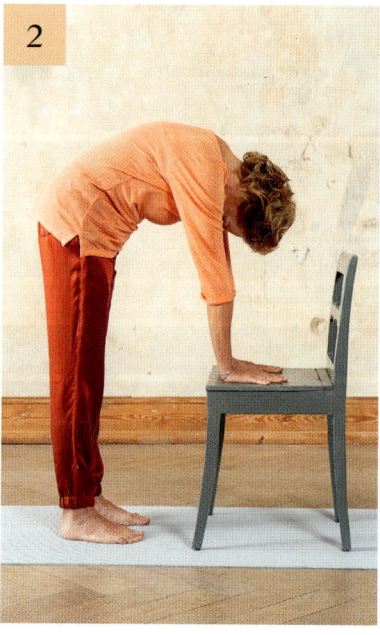

Die sanften Bewegungen der Katze-Kuh-Übung mobilisieren die Wirbelsäule in ihrer gesamten Länge.

KOBRA

- Setzen Sie sich aufrecht auf den Stuhl. Die Beine sind hüftbreit geöffnet, die Fersen stehen fest auf dem Boden. Die Ellbogen liegen locker am Brustkorb an. Die Unterarme zeigen nach oben, die Handflächen nach vorn.

- Drücken Sie die Sohlen nun fest in die Matte und ziehen Sie den Steiß nach unten. Ziehen Sie den Nabel ein, um die Wirbelsäule zu stabilisieren. Lassen Sie Kinn und Schultern sinken und ziehen Sie die Schulterblätter zusammen.

- Heben Sie erst das Brustbein und dann die Stirn an. Die untere Wirbelsäule ist gestreckt, die Schultern sind noch immer unten. Beugen Sie den Brustkorb leicht nach hinten und öffnen Sie den Herzraum. [1]

- Einatmend drehen Sie mit bewusst nach unten gezogenen Schultern den Kopf sanft nach links. Verharren Sie dort einen kurzen Moment, dann drehen Sie den Kopf ausatmend sanft nach rechts. [2]

- Wiederholen Sie diese Bewegung mehrmals, doch stets ohne zu großen Zug. Danach entspannen Sie im aufrechten Sitz und konzentrieren sich dabei auf die Aufrichtung.

WIRKUNG

- massiert und kräftigt die Rücken- und Bauchmuskeln
- vertieft die Atmung
- beugt Rundrücken vor
- gut für Diabetiker

WORAUF SIE ACHTEN SOLLTEN

Die untere Wirbelsäule bleibt lang. Die Kraft, die den Herzraum öffnet, kommt aus dem Beckenboden.

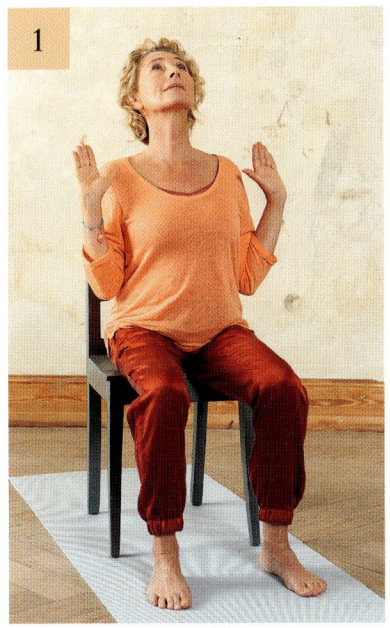

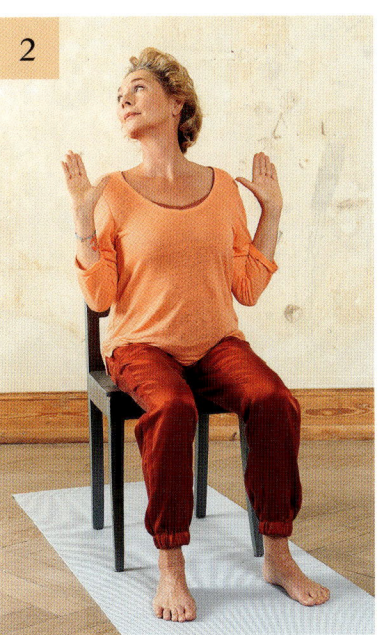

WIRKUNG

- erhöht das Lungenvolumen
- reinigt das Blut
- regt den Kreislauf an

WORAUF SIE ACHTEN SOLLTEN

Die Arme sind bei der Übung möglichst gestreckt. Halten Sie Ihr Brustbein oben und fallen Sie nicht ins Hohlkreuz. Der untere Rücken bleibt entspannt, Sie sitzen auf Ihren Sitzbeinhöckern.

Mit den Übungen auf diesen beiden Seiten lassen sich hartnäckige Verspannungen in Hals, Schultern und Nacken lösen.

HOLZHACKERIN

- Setzen Sie sich auf den Stuhl und strecken Sie die Arme auf Schulterhöhe nach vorn. Verschränken Sie die Finger. [1]

- Heben Sie einatmend die gestreckten Arme vorn hoch. Ausatmend senken Sie sie. Fahren Sie fort. Beginnen Sie mit einem kleinen Winkel und lassen Sie ihn mit jedem Atemzug größer werden. Heben Sie Ihre Arme aber nur so weit an, dass Sie dabei nicht Ihr Kinn senken, den Nacken verspannen oder den Rücken krümmen.

- Wenn Sie Ihren persönlichen Endpunkt ausgelotet haben, können Sie das Tempo und die Tiefe Ihres Atems erhöhen.

- Atmen Sie nun ganz tief ein, strecken Sie Ihre Arme hoch und drehen Sie die Handflächen nach oben. [2]

- Ausatmend lösen Sie die Hände, bringen die Handflächen nach vorn, spreizen die Finger und kreisen die Arme weit zu den Seiten hinaus und nach unten.

- Legen Sie dann Ihre Handrücken auf die Oberschenkel, entspannen Sie und konzentrieren Sie sich dabei auf die Atemhilfsmuskulatur unter den Schultern.

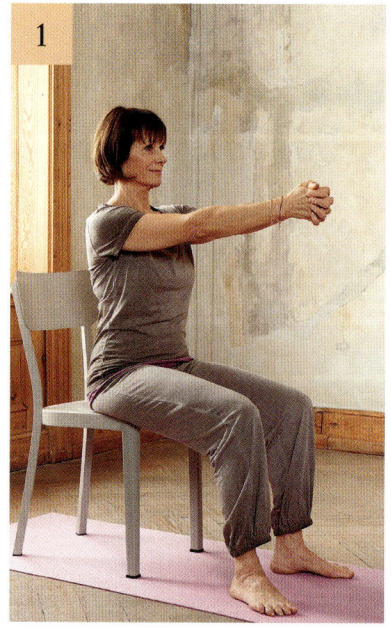
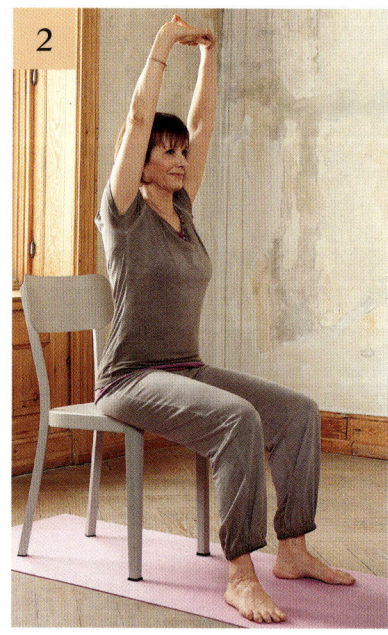

SCHULTERWIPPE

- Setzen Sie sich aufrecht auf den Stuhl und lassen Sie Ihre Arme seitlich am Körper herunterhängen.

- Einatmend ziehen Sie die linke Schulter kraftvoll hoch, gleichzeitig fällt die rechte Schulter entspannt herab. [1]

- Ausatmend ziehen Sie die rechte Schulter kraftvoll hoch und lassen die linke Schulter sanft heruntergleiten. [2] Ziehen Sie die Schultern jeweils so hoch, wie Sie können.

- Ideal ist es, wenn Sie eine wippende Bewegung der Schultern hinbekommen. Finden Sie dabei Ihr eigenes Tempo. Die Wirbelsäule bleibt die ganze Zeit über unbeteiligt in der Mitte.

- Lassen Sie im Verlauf der Übung die Bewegung der Schultern so hoch gehen, dass Sie den Zug bis zu den Nieren spüren.

- Atmen Sie abschließend tief ein, ziehen Sie beide Schultern und Ihre Mundwinkel so hoch, wie Sie können können. [3] Halten Sie diese Position und spannen Sie dabei Ihre Rumpfmuskeln an.

- Ausatmend lassen Sie los und wiederholen die Übung 2-mal. Entspannen Sie anschließend im aufrechten Sitz.

WIRKUNG

- fördert die Aufrichtung der Wirbelsäule
- lockert die Rücken- und Nackenmuskulatur
- fördert das allgemeine Wohlbefinden

WORAUF SIE ACHTEN SOLLTEN

Kopf, Hals, Nacken und Wirbelsäule bleiben unbeteiligt in der Mitte. Die Bewegung erfolgt nur in den Schultern.

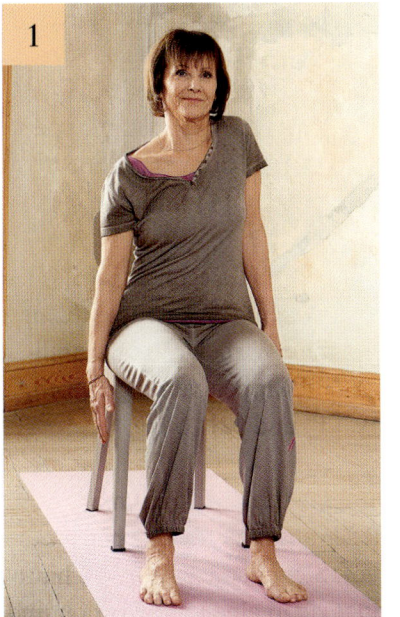
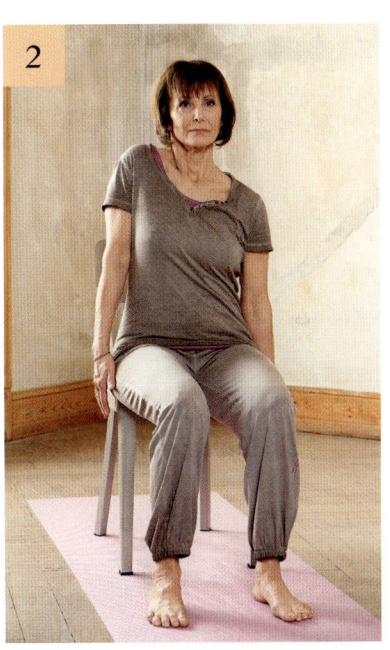
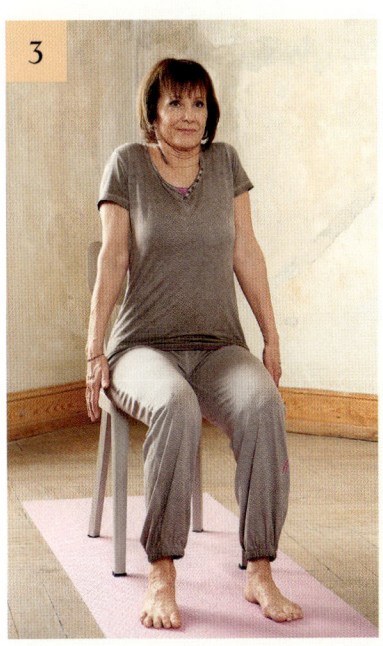

Pilates-Übungen für Späteinsteiger

Unabhängig von Alter und Gesundheit kann jeder mit Pilates beginnen. Da die Übungen Wert auf Bewegungsqualität legen, eignen sie sich perfekt für Menschen mit den typischen altersbedingten Zipperlein wie Rücken-, Schulter-, Knie- und Hüftproblemen.

HALTUNGSCHECK IM SITZEN

- Setzen Sie sich aufrecht auf die vordere Stuhlkante. Die Füße haben Kontakt zum Boden. Der Hüftwinkel zwischen Rumpf und Oberschenkeln bildet mindestens einen 90-Grad-Winkel. [1]

- Stellen Sie die Füße hüftbreit auf, sodass sich bei jedem Bein jeweils eine imaginäre Linie vom Hüftgelenk durch das Knie und den zweiten beziehungsweise dritten Zeh ziehen ließe. Spüren Sie den großen und den kleinen Zeh sowie die Ferse auf dem Boden. Der Kniewinkel beträgt 90 Grad. [1]

- Halten Sie das Becken in neutraler Stellung, beide Sitzbeinhöcker sind auf der Sitzfläche zu spüren. Kippen Sie Ihr Becken zu stark nach vorn, entsteht ein Hohlkreuz, kippen Sie es jedoch nach hinten, runden sich der untere und vermutlich auch der obere Rücken. Für die korrekte aufrechte Haltung ist es daher wichtig, immer genau auf den Sitzbeinhöckern zu bleiben. Passen Sie insbesondere bei Übungen auf, die große Arm- oder Beinbewegungen beinhalten, da diese Ihren Rumpf und Ihr Becken schnell ins Ungleichgewicht bringen. [1] und [2]

- Ziehen Sie Ihren Scheitel zur Zimmerdecke. So schaffen Sie Länge in der Wirbelsäule, indem Sie die tiefe Rückenmuskulatur (Musculus multifidus) aktivieren, die Ihre Wirbelgelenke stabilisiert. Der Abstand zwischen Hüften und Rippen verlängert sich, und Sie fühlen sich wunderbar lang. [1] und [2]

- Heben Sie Ihre Schulterblätter ganz leicht an und kreisen Sie sie nach hinten. Dort lassen Sie sie wieder absinken und ziehen sie leicht zueinander. Stellen Sie sich vor, Sie möchten sie in die hinteren Hosentaschen stecken. Das bringt sie in eine gute Position und

WIRKUNG

- fördert eine gute Haltung beim Sitzen, ob am Schreibtisch, beim Essen oder Autofahren
- die aufrechte Haltung kann auf alle sitzenden Tätigkeiten übertragen werden

WORAUF SIE ACHTEN SOLLTEN

Setzen Sie sich auf einen Stuhl und kontrollieren Sie Ihre Haltung im Spiegel. Gehen Sie die wichtigsten Punkte durch: Stehen Ihre Füße parallel und spüren Sie großen und kleinen Zeh sowie die Ferse auf dem Boden? Spüren Sie die Sitzbeinhöcker auf dem Sitz? Ist Ihr Becken neutral? Ist Ihre Wirbelsäule lang aufgerichtet? Haben Sie den Abstand zwischen Hüften und Rippen aktiv verlängert? Ist Ihr Rumpf ganz vertikal ausgerichtet?

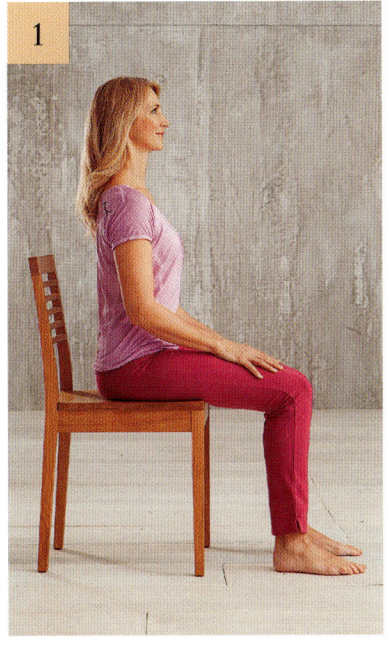 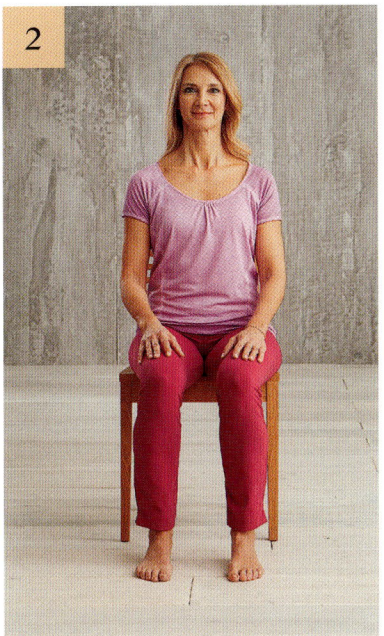

Pilates verbessert die Rumpfstabilität, lindert Rückenbeschwerden und sorgt für eine gute Haltung.

aktiviert die schulterblattstabilisierende Muskulatur. Von vorn betrachtet zieht sich Ihr Schlüsselbein groß, die oft verkürzte tiefe Brustmuskulatur wird gedehnt und der Brustkorb öffnet sich. [2]

HALTUNGSCHECK IM STAND

- Stellen Sie sich gerade hin. Ihre Beine sind hüftbreit geöffnet. Bei jedem Bein können Sie jeweils eine imaginäre Linie vom Hüftgelenk, durch das Knie und den zweiten und dritten Zeh ziehen. Ihre Zehen zeigen in natürlicher Weise leicht nach außen.

- Erden Sie Ihre Füße so, dass Sie Ihren großen Zeh, Ihren kleinen Zeh und Ihre Ferse auf dem Boden spüren. In der Fußmitte befinden sich das Längs- und Quergewölbe – hier sollte etwas Abstand zum Boden zu spüren sein. Falls nicht, lassen Sie Ihre Zehen lang werden und bringen Sie etwas mehr Druck auf Ihre Ferse – dadurch bauen Sie die kleine Kuppel unter Ihrem Fuß wieder auf.

- Gleichzeitig spüren Sie mehr Länge durch den Körper. Verteilen Sie Ihr Körpergewicht gleichmäßig auf beide Füße. Dadurch vermeiden Sie das oft gewohnheitsmäßige hauptsächliche Stehen auf einem Bein. Achten Sie einmal ganz bewusst darauf.

- Die Knie sind gerade und möglichst parallel, aber nicht ganz durchgedrückt. [1, nächste Seite]

WIRKUNG

- bewahrt Ihre Haltung nicht nur im Training, sondern auch im Alltag, wenn Sie beispielsweise in einer Warteschlange stehen oder bügeln
- Sie machen einen viel besseren, selbstbewussteren und wacheren Eindruck, wenn Sie eine bewusst aktive Haltung einnehmen

WORAUF SIE ACHTEN SOLLTEN

Kontrollieren Sie Ihre Haltung im Spiegel. Gehen Sie die wichtigsten Punkte durch: Stehen Ihre Beine hüftbreit und parallel zueinander? Spüren Sie großen und kleinen Zeh und die Ferse auf dem Boden? Gelingt es Ihnen, unter dem Mittelfuß etwas Abstand zum Boden aufzubauen? Ist Ihr Körpergewicht gleichmäßig auf beide Füße verteilt? Sind Becken und Wirbelsäule neutral? Stehen Sie aufrecht? Haben Sie Ihre Schulterblätter leicht zueinander und zur Hüfte gezogen?

● Beide Hüftknochen befinden sich möglichst auf einer Linie, und die Beckenstellung ist neutral. Das bedeutet, dass das Becken weder nach vorn noch nach hinten gekippt wird. Stellen Sie sich vor, Ihr Becken sei ein Wassereimer. Wenn Sie alles richtig machen, wird das Wasser weder nach vorn noch nach hinten aus diesem imaginären Eimer herausschwappen.

● Die Wirbelsäule wird so gut wie möglich neutral gehalten, das heißt, die befindet sich in ihrem natürlichen S-Kurvenverlauf. Ziehen Sie Ihren Scheitel zur Zimmerdecke nach oben. So schaffen Sie Länge in der Wirbelsäule – durch die Aktivierung der tiefen Rückenmuskulatur (Musculus multifidus), die so wichtig ist für die Stabilisierung Ihrer Wirbelgelenke. Sie machen es richtig, wenn sich infolgedessen der Abstand zwischen Hüfte und Rippen vergrößert hat und Sie gefühlt um einige Zentimeter gewachsen sind.

● Heben Sie Ihre Schulterblätter ganz leicht an und kreisen Sie sie nach hinten. Dort lassen Sie sie wieder absinken und ziehen sie leicht zueinander. Stellen Sie sich vor, Sie möchten Ihre Schulterblätter in die hinteren Hosentaschen stecken. Das bringt sie in eine gute Position und aktiviert die schulterblattstabilisierende Muskulatur, die bei fast allen Menschen eher schwach ausgeprägt ist. Von vorn betrachtet zieht sich Ihr Schlüsselbein groß, die oft verkürzte tiefe Brustmuskulatur wird gedehnt und der Brustkorb öffnet sich. [2]

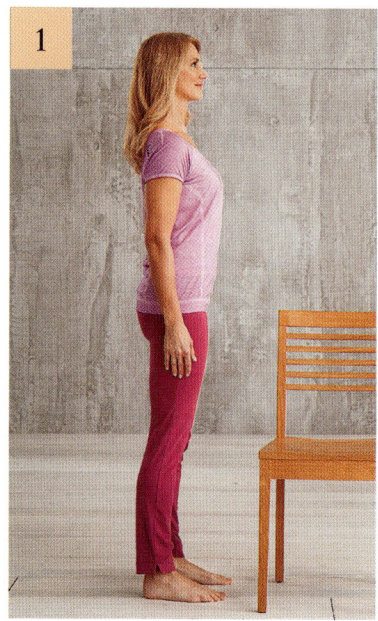
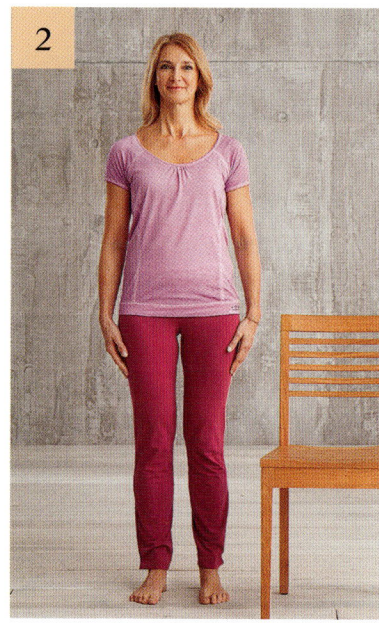

BECKEN KIPPEN (IMPRINT AND RELEASE)

- Setzen Sie sich aufrecht auf die vordere Stuhlkante. Die Beine sind hüftbreit geöffnet. Wenn Sie möchten, klemmen Sie sich zusätzlich einen Ball zwischen die Knie. Legen Sie die Hände auf den Bereich zwischen Hüften und Rippen, sodass Sie spüren können, was sich verändert.

- Einatmend machen Sie sich ganz lang, indem Sie Ihren Scheitel in Richtung Zimmerdecke ziehen. Spüren Sie beide Sitzbein-höcker auf der Sitzfläche Ihres Stuhls.

- Ausatmend aktivieren Sie Ihren Beckenboden und die Bauch-muskeln, um das Becken sanft nach hinten zu kippen. Der Abstand zwischen Ihren Händen hat sich jetzt verkleinert. Dies ist die sogenannte Imprint-Stellung des Beckens. [1]

- Einatmend bewegen Sie Ihr Becken wieder in die neutrale Ausgangsstellung zurück.

- Schaukeln Sie Ihr Becken 5-mal vor und zurück.

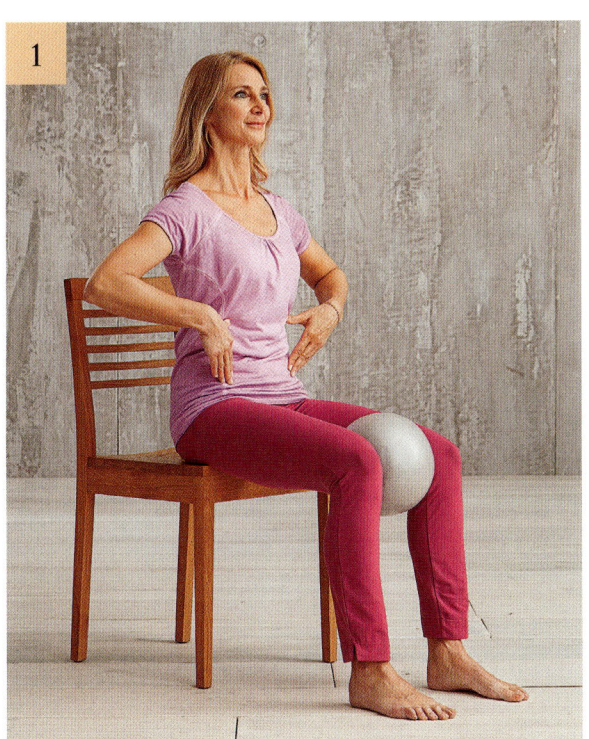

WIRKUNG

- trainiert die neutrale Beckenstellung und die Imprint-Stellung
- mobilisiert den unteren Rücken

WORAUF SIE ACHTEN SOLLTEN

Halten Sie Schultern, Na-cken und Hals entspannt. Lehnen Sie sich nicht seit-lich hinaus.

Die Imprint-Stellung soll verhindern, dass Sie bei schwierigeren Übungen ins Hohl-kreuz kommen und den unteren Rücken überlasten.

WIRKUNG

- mobilisiert die Schulter-gelenke
- Sie lernen, Ihren Rumpf in neutraler Haltung zu stabilisieren, obwohl Sie gleichzeitig große Arm-bewegungen machen
- aktiviert die tiefe stabilisierende Rumpf-muskulatur
- fördert die Rücken-gesundheit

WORAUF SIE ACHTEN SOLLTEN

Machen Sie die Armkreise möglichst groß, wobei Ihr Rumpf stabil bleibt und sich der Brustkorb nicht vorwölbt. Prüfen Sie im Spiegel, ob die Arme im Schultergelenk geschmei-dig gleiten und die Kreise auf beiden Seiten gleich groß sind.
Vorsicht: Falls Sie Probleme im Schultergelenk haben, kreisen Sie nur im schmerz-freien Bereich. Liegt keine Entzündung vor, jedoch eine Schonhaltung, dann versuchen Sie mit jeder Wiederholung, die Bewe-gung größer werden zu lassen.

ARME KREISEN (ARM CIRCLES)

- Sie sitzen aufrecht auf der vorderen Stuhlkante. Die Wirbel-säule ist lang aufgerichtet. Die Beine sind hüftbreit geöffnet. Die Arme befinden sich seitlich am Körper.

- Stabilisieren Sie Ihre Schulterblätter: Ziehen Sie sie zueinander und nach unten.

- Einatmend führen Sie beide Arme gestreckt nach vorn und über den Kopf.

- Ausatmend kreisen Sie die Arme zur Seite und zurück in die Ausgangsposition. [1]

- Kreisen Sie Ihre Arme zunächst 5-mal in die eine, dann 5-mal in die andere Richtung – erst zur Seite und über den Kopf, dann in gerader Linie vor den Körper und schließlich zurück in die Ausgangsposition.

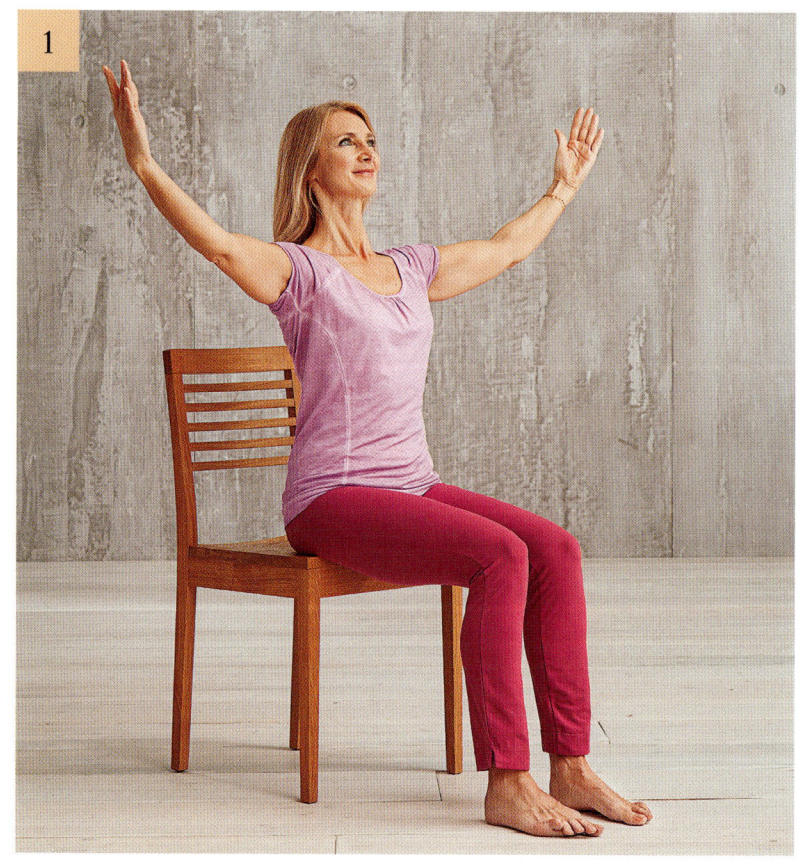

1

SCHULTERN HEBEN (ELEVATION AND DEPRESSION)

- Sie sitzen aufrecht auf der vorderen Stuhlkante. Die Wirbelsäule ist lang aufgerichtet. Die Beine sind hüftbreit geöffnet. Die Arme befinden sich seitlich am Körper. Ziehen Sie Ihre Schulterblätter zueinander.

- Einatmend ziehen Sie die Schultern in Richtung Ihrer Ohren – der Abstand zwischen Schultern und Ohren wird kleiner. [1]

- Ausatmend schieben Sie die Schultern wieder weg von den Ohren – der Abstand wird wieder größer.

- Lassen Sie Ihre Schulterblätter 5-mal auf und ab gleiten. Beginnen Sie mit einer kleinen Bewegung und machen Sie diese mit jeder Wiederholung etwas größer.

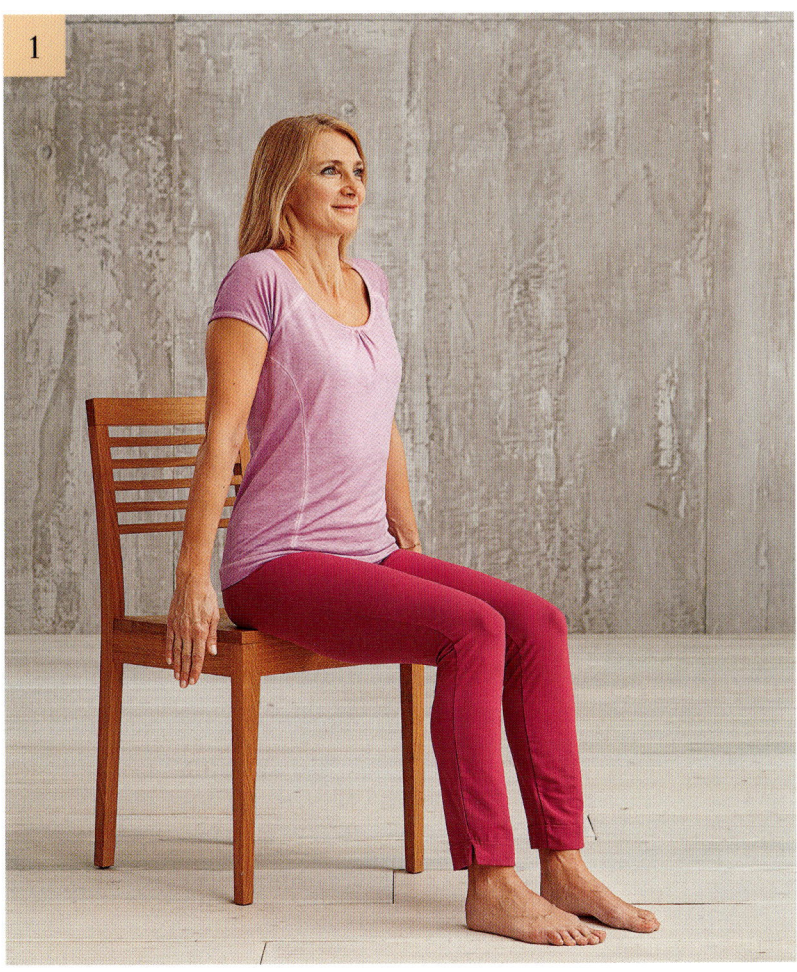

1

WIRKUNG

- mobilisiert die Schultergelenke durch bewusstes Schulterhochziehen und Schulterabsenken
- löst typische Verspannungen im oberen Bereich der Schultern

WORAUF SIE ACHTEN SOLLTEN

Bleiben Sie aufgerichtet und lassen Sie Ihr Schlüsselbein groß und weit.
Gut zu wissen: Die Übung lockert typische Verspannungen des oberen Schulterbereichs und schult das Körperbewusstsein dafür, öfters während der Pilatesübungen immer mal wieder die Schultern tief zu ziehen. Unbewusst neigen wir fast alle dazu, die Schultern hochzuziehen, egal ob im Alltag oder während des Trainings. Dies begünstigt eine schlechte Haltung im Schultergürtel und fördert Nackenprobleme.

WIRKUNG

- artikuliert Ihre Wirbelsäule
- dehnt die Rückenmuskulatur
- aktiviert die tiefe und die oberflächliche Rückenmuskulatur

WORAUF SIE ACHTEN SOLLTEN

Vorsicht: Wenn Sie an Osteoporose leiden, lassen Sie die Übung aus oder machen Sie die Übung sehr vorsichtig, indem Sie sich mit den Händen auf den Oberschenkeln abstützen und so den Rücken entlasten. Außerdem schützen Sie Ihren Rücken, indem Sie aktiv Ihren Bauch anspannen, wenn Sie sich runden.

Mit dieser Dehnübung rücken Sie verkürzten Muskeln zu Leibe. Häufig sind sie die Ursache akuter Rückenschmerzen.

RÜCKEN DEHNEN (SPINE STRETCH FORWARD)

- Sie sitzen aufrecht auf der vorderen Stuhlkante. Die Beckenstellung ist neutral. Die Beine sind hüftbreit geöffnet. Die Hände liegen auf den Oberschenkeln.

- Stabilisieren Sie Ihre Schulterblätter und lassen Sie Ihre Sitzbeinhöcker fest auf dem Sitz verankert. So bleibt das Becken während der Übung in neutraler Stellung. Je stabiler das Becken, desto wohltuender wird die Rückendehnung.

- Einatmend öffnen Sie den Brustkorb und ziehen Ihre Wirbelsäule in die Länge.

- Ausatmend rollen Sie sich vom Kopf beginnend Wirbel für Wirbel hinunter, um Ihren Rücken aktiv zu runden – so als würden Sie sich über einen großen Ball legen. Ihre Hände gleiten dabei zu den Knien. [1]

- Einatmend richten Sie sich – am Steißbein beginnend über die Mitte bis zum Kopf – Wirbel für Wirbel wieder auf und kommen in die Ausgangsposition zurück.

- Wiederholen Sie die Übung insgesamt 5-mal.

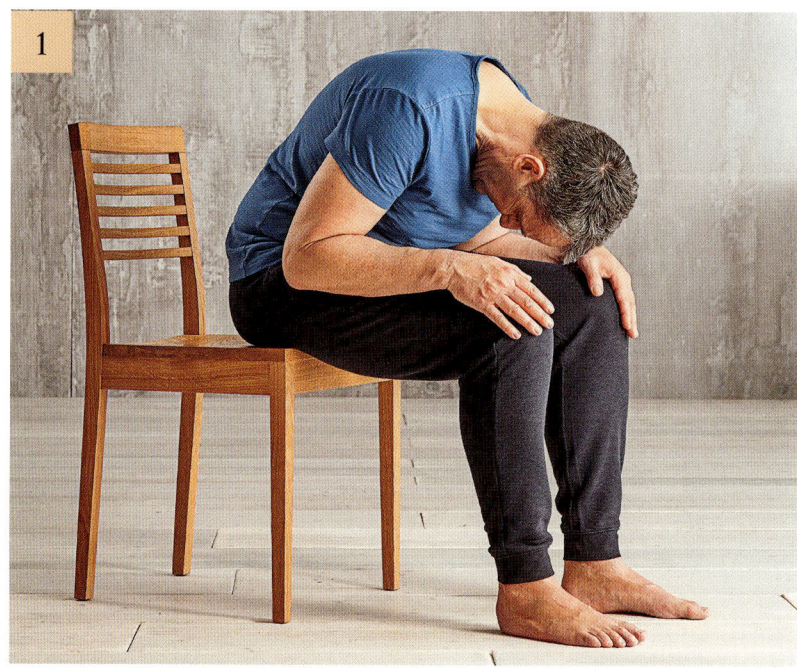

SEITBEUGE (SIDE BEND)

- Sie sitzen aufrecht auf der vorderen Stuhlkante. Die Wirbelsäule ist lang aufgerichtet. Die Beine sind breit geöffnet. Die Arme befinden sich seitlich an Ihrem Körper.

- Einatmend ziehen Sie Ihre Wirbelsäule in die Länge und heben den rechten Arm erst seitlich und dann über den Kopf. [1]

- Ausatmend beugen Sie sich in voller Länge nach links. Spüren Sie die Dehnung zwischen dem rechten Becken und den rechten Fingerspitzen – und genießen Sie sie.

- Atmen Sie nun tief in die rechte Brustkorbseite ein. Mit dem Ausatmen führen Sie den Arm und die Wirbelsäule wieder in die Ausgangsposition zurück.

- Wiederholen Sie die Übung insgesamt 5-mal im Wechsel zu beiden Seiten. Federn Sie vorsichtig und kontrolliert in die Seitbeuge, ohne sich dabei zu verdrehen. Ziehen Sie sich mit jeder Wiederholung zehn Millimeter länger.

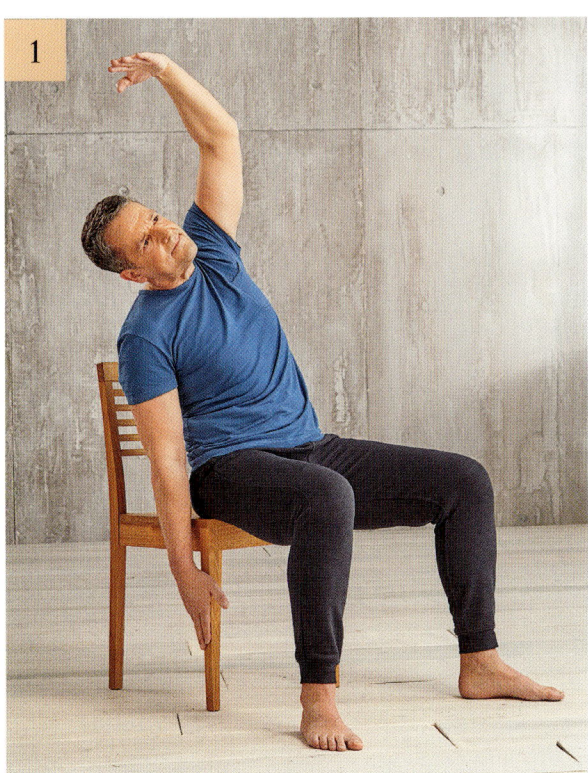

WIRKUNG

- mobilisiert die Wirbelsäule in seitlicher Richtung
- dehnt die gesamte Rumpfseite
- wirkt gegen fasziale Verklebungen

WORAUF SIE ACHTEN SOLLTEN

Verankern Sie Ihr Becken fest auf der Sitzfläche und ziehen Sie Ihre Fingerspitzen lang – so dehnen Sie die Rumpfseite maximal. **Vorsicht:** Bei Osteoporose ist es besonders wichtig, die Wirbelsäulenlänge beizubehalten. Vermeiden Sie es daher, die Rippen zusammenzupressen, und lassen Sie die faszialen Federungen weg.

WIRKUNG

- artikuliert die Wirbelsäule
- aktiviert die Tiefenmuskulatur
- massiert die Bandscheiben und versorgt sie mit Nährstoffen
- kräftigt die Gesäß- und rückwärtige Beinmuskulatur
- dehnt die Hüftbeuger

WORAUF SIE ACHTEN SOLLTEN

Bewegen Sie sich geschmeidig. Verlagern Sie beim Anheben des Pos Ihr Körpergewicht in Richtung Füße, sodass nicht so viel Last auf den Handgelenken liegt. Drücken Sie die Ellbogen nicht durch.
Vorsicht: Bei Osteoporose oder Karpaltunnelsyndrom lassen Sie die Übungen wegen des Drucks auf die Handgelenke aus.

HÜFTE ROLLEN (HIP ROLLS)

- Sie sitzen aufrecht auf der vorderen Stuhlkante. Die Beckenstellung ist neutral. Die Beine sind hüftbreit geöffnet, die Hände hinter Ihrem Körper auf der Sitzfläche aufgestützt, sodass Ihr Rumpf leicht nach hinten gelehnt ist.

- Ihre Fingerspitzen zeigen nach außen. Atmen Sie tief ein und öffnen Sie den Brustkorb.

- Ausatmend kippen Sie Ihr Becken durch Beckenboden- und Bauchmuskelspannung nach hinten und heben Sie das Gesäß vom Sitz, um dann Wirbel für Wirbel aufzurollen. Ihr Körper bildet jetzt von den Schultern bis zu den Knien eine Linie. Sie halten Ihr Gewicht zwischen den Füßen und den Händen in der Luft. [1]

- Einatmend halten Sie die Position.

- Ausatmend rollen Sie sich vom Brustbein zum Steißbein Wirbel für Wirbel wieder hinunter, bis sich Ihr Gesäß wieder auf der Sitzfläche und Sie sich in der Ausgangsposition befinden.

- Wiederholen Sie die Übung insgesamt 5-mal.

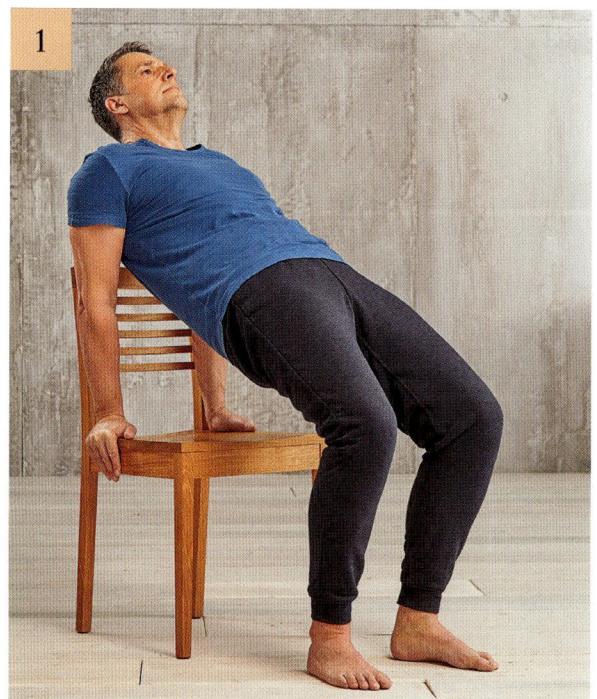

WIRBELSÄULE BEUGEN (ABDOMINAL PREPARATION)

- Sie sitzen aufrecht, die Wirbelsäule ist lang aufgerichtet. Die Beine sind hüftbreit geöffnet und die Hände hinter dem Kopf verschränkt. Die Ellbogen zeigen zur Seite.

- Ziehen Sie Ihre Schulterblätter zueinander und nach unten. Einatmend wachsen Sie Richtung Zimmerdecke, um die tiefe Rückenmuskulatur zu aktivieren.

- Mit dem Ausatmen beugen Sie sich Wirbel für Wirbel nach vorne und ziehen das rechte Knie in Richtung Kopf. [1]

- Einatmend richten Sie sich Wirbel für Wirbel wieder auf und stellen den rechten Fuß wieder auf den Boden.

- Ausatmend beugen Sie sich Wirbel für Wirbel vor und ziehen das linke Knie zum Kopf.

- Einatmend richten Sie sich Wirbel für Wirbel auf und stellen auch den Fuß auf.

- Wiederholen Sie dies 5-mal im Wechsel.

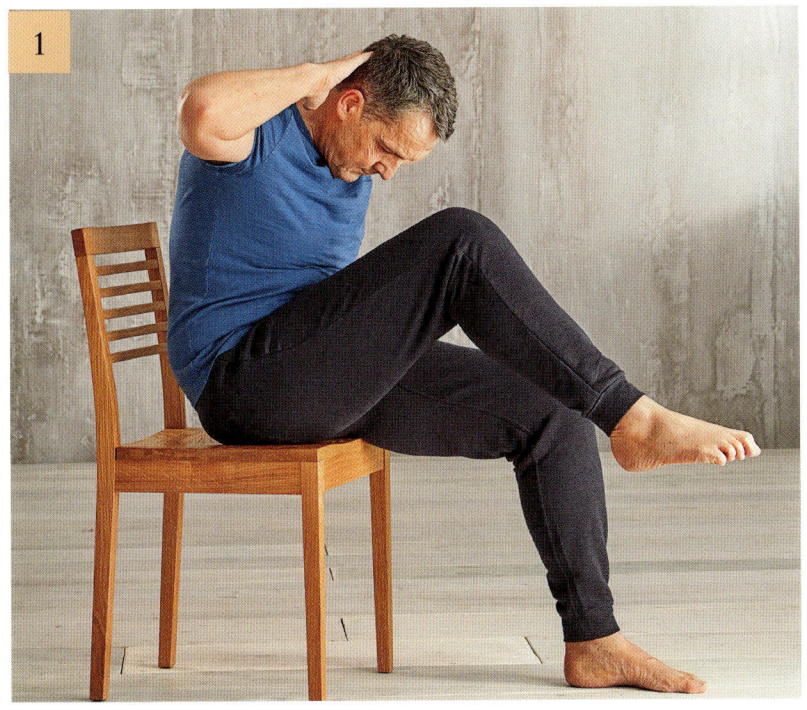

1

WIRKUNG

- spricht die Bauch- und Rückenmuskulatur sowie die Muskulatur der Hüftvorderseiten an
- mobilisiert die Wirbelsäule

WORAUF SIE ACHTEN SOLLTEN

Halten Sie Ihr Becken neutral und runden Sie sich aktiv nach vorn. Spannen Sie die tiefe Bauchmuskulatur bewusst an und ziehen Sie dazu den Bauchnabel nach innen oben. Wenn Sie sich wieder aufrichten, drücken Sie den Kopf leicht in die Hände. Das aktiviert die oberen Rückenstrecker. **Vorsicht:** Wer an Osteoporose leidet, lässt diese Übung aus.

Regelmäßiges Training ist die beste Prophylaxe vor Verspannungen und lästigen Rückenbeschwerden.

WIRKUNG

- lockert fasziale Verklebungen der Hüfte
- macht die Hüftgelenke beweglich und regt die Bildung der Gelenkschmiere an
- trainiert die Haltemuskulatur und die Sehnen des Knie- und Sprunggelenks

WORAUF SIE ACHTEN SOLLTEN

Lassen Sie Ihr Bein geschmeidig im Hüftgelenk kreisen. Achten Sie darauf, dass Sie den Kreis auch nach hinten führen, damit die Hüftstrecker (die Muskeln von Gesäß und Oberschenkelrückseiten) ebenso gefordert werden.
Vorsicht: Achten Sie auf die richtige Beckenstabilisierung. Betrachten Sie dazu Ihr Becken: Sie machen es richtig, wenn beide Hüftknochen auf einer gedachten horizontalen Linie sind. Dann arbeiten die seitlich gelegenen stabilisierenden Beckenmuskeln auf der Standbeinseite korrekt. Wenn Sie die Position zu sehr im seitlichen Hüftbereich spüren, neigen Sie den Oberkörper leicht zum Stuhl hin.

HÜFTGELENK MOBILISIEREN (HIP MOBILIZER)

- Stellen Sie sich aufrecht neben den Stuhl und halten Sie sich an der Lehne fest. Achten Sie auf Körperspannung und die Beinachse Ihres Standbeins. Das Spielbein ist neben dem Körper angehoben.

- Einatmend kreisen Sie Ihr Bein nach vorn und oben für den ersten Halbkreis. [1]

- Ausatmend kreisen Sie Ihr Bein weiter nach hinten und nach unten in die Ausgangsposition zurück. Der Kreis ist jetzt vollständig.

- Wiederholen Sie diesen Bewegungsablauf 5-mal in die eine Richtung und 5-mal in die andere Richtung. Wechseln Sie anschließend das Bein.

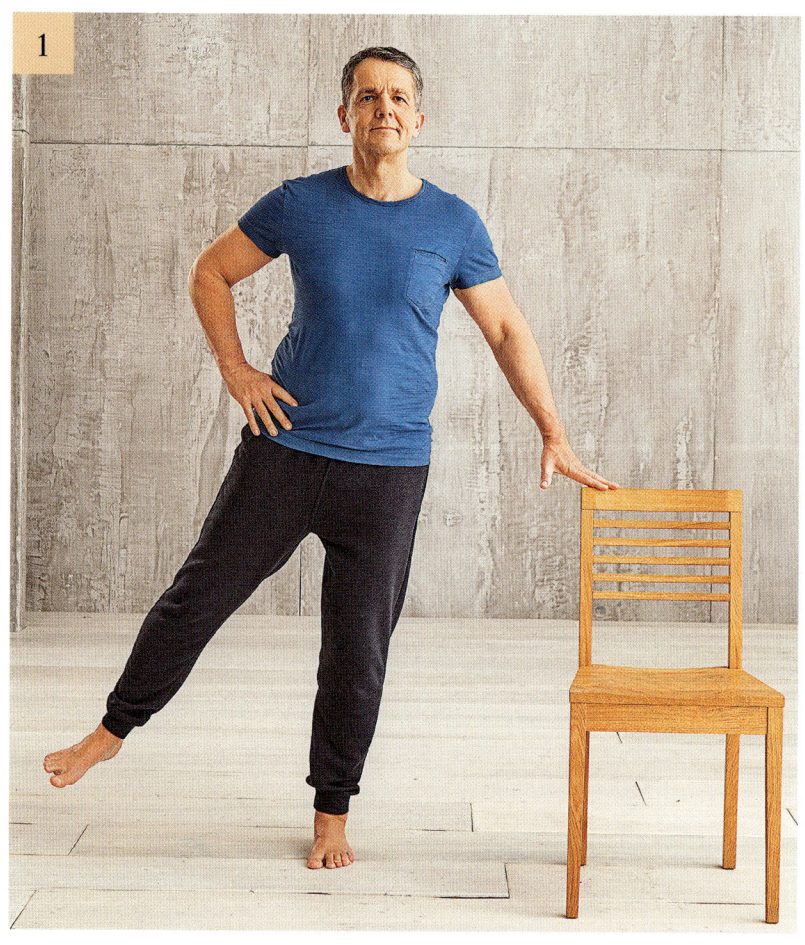

FUSSGELENK MOBILISIEREN (ANKLE MOBILIZER)

- Stellen Sie sich aufrecht neben den Stuhl und halten Sie sich an der Lehne fest. Achten Sie auf Körperspannung und die Beinachse Ihres Standbeins. Das Spielbein ist leicht vor dem Körper angehoben

- Einatmend beschreiben Sie mit Ihrer Fußspitze einen halben Kreis. [1]

- Ausatmend vollenden Sie den Kreis, bis Sie wieder in der Ausgangsstellung sind.

- Lassen Sie den Fuß nun geschmeidig kreisen, als würden Sie mit einem Löffel in einer Suppe rühren.

- Wiederholen Sie diesen Bewegungsablauf 5-mal in die eine Richtung und 5-mal in die andere Richtung. Wechseln Sie anschließend das Bein.

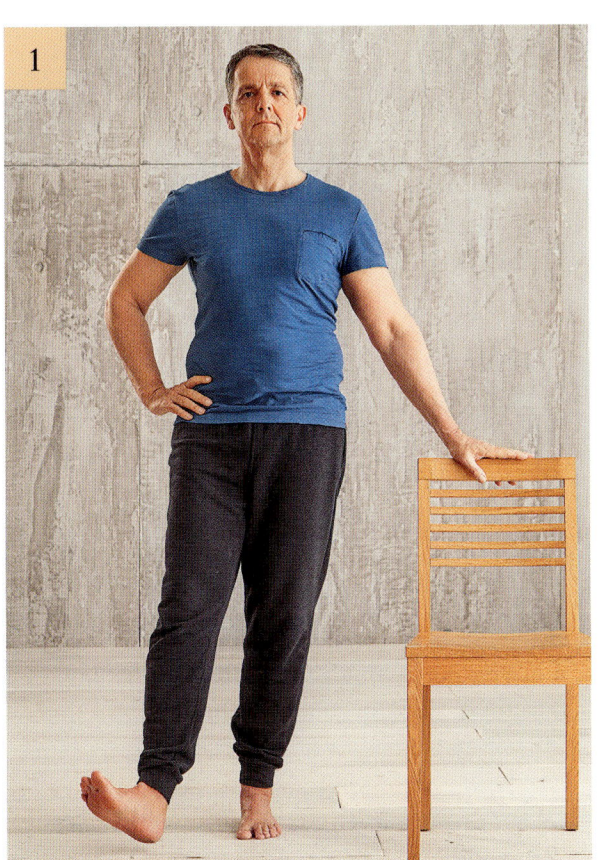

1

WIRKUNG

- lockert das Sprunggelenk
- fördert die Bildung von Gelenkschmiere
- sorgt für ein stabiles Becken
- aktiviert die tiefe Muskulatur rund um das Knie

WORAUF SIE ACHTEN SOLLTEN

Achten Sie auf die Stabilität Ihres Beckens. Kontrollieren Sie Ihren Beckenstand: Sie machen es richtig, wenn sich beide Hüftknochen auf einer gedachten horizontalen Linie befinden. Dann arbeiten die seitlich gelegenen stabilisierenden Beckenmuskeln auf der Standbeinseite korrekt.

Sanfte schwingende Bewegungen fördern die Durchblutung und regen die Bildung von Gelenkschmiere an.

WIRKUNG

- aktiviert zusätzlich die seitlichen Rückenmuskeln und die Muskulatur der Oberarmrückseite

WORAUF SIE ACHTEN SOLLTEN

Spüren Sie die Kraft über die gesamte Rumpf- und Armrückseite vom Scheitel bis in die Fingerspitzen. Halten Sie den Bauch immer etwas angespannt, um ein Hohlkreuz zu vermeiden. Überstrecken Sie Ihren Nacken nicht! Die Streckung sollte aus dem oberen Rücken entspringen, und der Hals macht die Bewegung nur mit. Wenn Sie es richtig machen, schauen Sie am Ende der Streckung nur schräg nach vorn oben.

WIRKUNG

- kräftigt Rumpfmuskulatur und Trizeps
- bringt den Kreislauf in Schwung
- verbessert die Atemtiefe

RÜCKEN KRÄFTIGEN (BACK PREPARATION)

- Sie sitzen aufrecht auf der vorderen Stuhlkante. Die Wirbelsäule ist aufgerichtet, die Beine sind hüftbreit geöffnet. Die Arme befinden sich an der Seite Ihres Körpers. Die Handflächen schauen nach hinten. Ziehen Sie Ihre Schulterblätter zueinander und nach unten.

- Einatmend öffnen Sie den Brustkorb und bringen Ihren oberen Rücken in einen gestreckten Bogen, indem Sie die Schulterblätter leicht zueinander und gleichzeitig nach unten ziehen.

- Drücken Sie dabei Ihre Arme nach hinten, so als wollten Sie eine gedachte Wand hinter sich wegdrücken. Ihren Blick richten Sie nach vorne und oben. [1]

- Ausatmend kommen Sie nun in die Ausgangsposition zurück. Ihr Blick geht jetzt wieder direkt nach vorn.

- Wiederholen Sie die Übung insgesamt 5-mal.

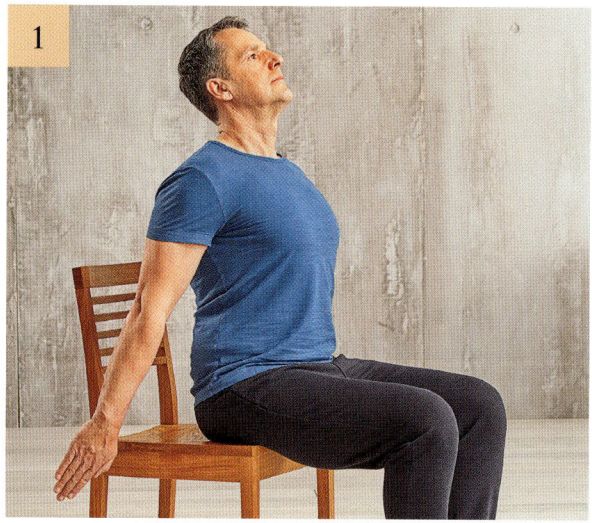

HUNDERT (HUNDRED)

- Sie sitzen aufrecht auf der vorderen Stuhlkante. Die Wirbelsäule ist lang aufgerichtet, die Beine sind hüftbreit geöffnet.

- Stabilisieren Sie Ihre Schulterblätter, indem Sie sie zueinander und nach unten ziehen. Positionieren Sie Ihre Arme etwas hinter dem Körper, die Handflächen zeigen nach hinten.

- Einatmend pumpen Sie die Arme 5-mal kurz und kräftig nach hinten, als wollten Sie eine Wand hinter sich wegdrücken. [1]

- Ausatmend pumpen Sie zackig weiter – ebenfalls für 5 Schläge. Führen Sie insgesamt 100 schnelle Armschläge durch.

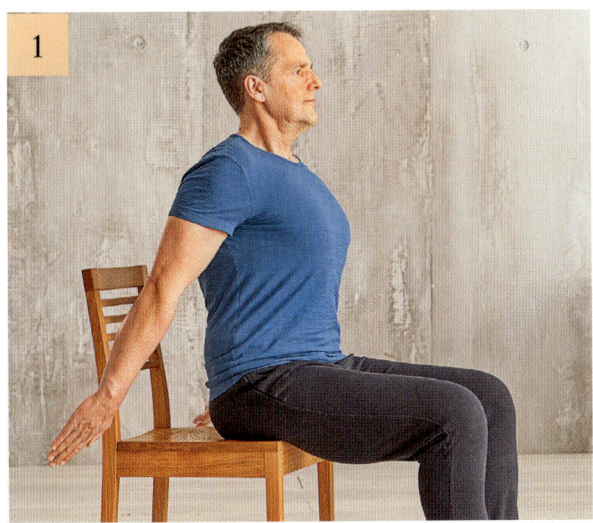

NACKEN STÄRKEN (NECK PULL)

- Sie sitzen aufrecht auf der vorderen Stuhlkante. Die Wirbelsäule ist lang aufgerichtet, die Beine sind hüftbreit geöffnet. Die Hände befinden sich hinter Ihrem Kopf. Die Ellbogen zeigen zur Seite.

- Stabilisieren Sie Ihre Schulterblätter, indem Sie sie zueinander und nach unten ziehen.

- Mit dem Einatmen wachsen Sie noch ein Stück weiter zur Zimmerdecke. Ziehen Sie dazu sanft Ihren Nacken durch leichten Fingerzug am Kopf in die Länge.

- Ausatmend spannen Sie Ihre Bauchmuskeln an und runden Sie aktiv den unteren Rücken, während Sie sich etwas in Richtung Stuhllehne abrollen. [1, nächste Seite]

- Einatmend halten Sie die Position. Der Bauchnabel ist fest nach innen oben gezogen.

- Ausatmend runden Sie sich nach vorn, sodass sich Ihr Kopf in Richtung Knie bewegt.

WORAUF SIE ACHTEN SOLLTEN

Die einzige sichtbare Bewegung findet in Ihren Schultergelenken statt. Der Rumpf bleibt währenddessen völlig ruhig. Runden Sie nicht die Schultern nach vorn, sondern halten Sie sich aufrecht. **Vorsicht:** Nach Schulterverletzungen pumpen Sie zunächst etwas behutsamer und achten darauf, dass die Bewegung in beiden Schultergelenken möglichst gleich groß ist.

WIRKUNG

- mobilisiert den gesamten Rücken vom Steißbein bis zum Scheitel
- kräftigt sowohl die Bauch- als auch die Rückenmuskulatur

WORAUF SIE ACHTEN SOLLTEN

Halten Sie die Länge in der Wirbelsäule, auch wenn Sie sich runden. Jede Bewegung beginnt am unteren Rücken, sowohl das Rundmachen (Beugen) als auch das Strecken (Aufrichten). Wer zusätzlich den Unterbauch und den Beckenboden trainieren will, kann sich einen Ball zwischen die Knie klemmen, um ihn während der Aufrichtung mit den Knien zusammenzudrücken.
Vorsicht: Bei Osteoporose lassen Sie die Übung aus.

WIRKUNG

- fordert die rumpf- und beckenstabilisierende Muskulatur
- gut für einen gesunden Rücken

- Einatmend richten Sie sich Wirbel für Wirbel vom Steißbein zum Scheitel auf, bis Sie wieder stolz und aufrecht sitzen. Drücken Sie dabei den Kopf leicht in die Hände, um die Rückenmuskulatur noch stärker zu aktivieren.

- Wiederholen Sie die Übung 10-mal.

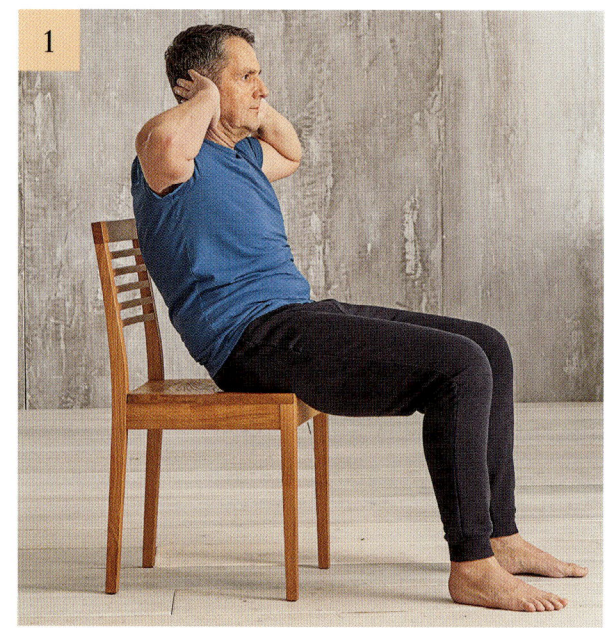

BEINE HEBEN IM WECHSEL (LEG LIFT)

- Sie sitzen aufrecht auf der vorderen Stuhlkante. Die Beckenstellung ist neutral. Die Beine sind hüftbreit geöffnet. Die Hände pressen leicht von der Seite in die Sitzfläche oder die Stuhlbeine.

- Einatmend ziehen Sie Ihren Scheitel zur Zimmerdecke und machen sich ganz lang. Spüren Sie beide Sitzbeinhöcker auf dem Sitz.

- Ausatmend heben Sie einen Fuß vom Boden ab, ohne dabei die Rumpf- und Beckenposition zu verändern. [1, nächste Seite]

- Einatmend setzen Sie den Fuß wieder auf den Boden zurück.

- Wiederholen Sie die Übung insgesamt 5-mal rechts und links im Wechsel.

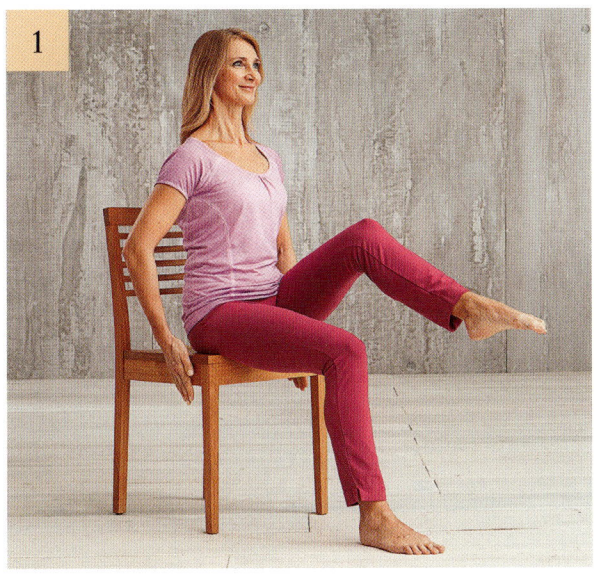

AM PLATZ LAUFEN (RUNNING)

- Sie sitzen aufrecht auf der vorderen Stuhlkante. Die Wirbelsäule ist lang aufgerichtet, die Beine sind hüftbreit geöffnet. Die Arme befinden sich an der Seite Ihres Körpers.

- Stabilisieren Sie Ihre Schulterblätter: Ziehen Sie sie zueinander und nach unten. Setzen Sie Ihre Füße relativ dicht zum Stuhl hin auf den Boden. Heben Sie beide Fersen an und halten Sie dabei die Knöchel parallel zueinander.

- Atmen Sie tief, aber fließend aus und ein und heben Sie eine Ferse an, während Sie die andere Ferse in den Boden drücken. [1]

- Wiederholen Sie die Übung 5-mal im Wechsel.

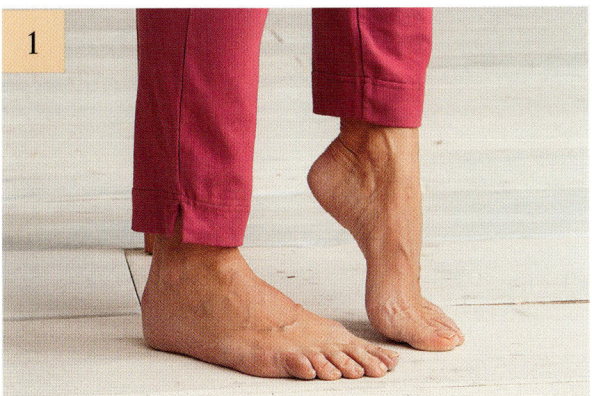

WORAUF SIE ACHTEN SOLLTEN

Vorsicht: Wenn die Übung Probleme im unteren Rücken macht, spannen Sie kräftig die Rumpfmuskeln an. Sollten Sie eine Hüftprothese haben, heben Sie den Fuß nur minimal vom Boden ab, sodass Sie einen 90-Grad-Winkel in der Hüfte nicht unterschreiten.

WIRKUNG

- mobilisiert die Sprung- und Zehengelenke
- wirkt der alterungsbedingten Abnahme der Fußbeweglichkeit entgegen
- stabilisiert das Fußgewölbe und sorgt für ein funktionelles Gangbild

WORAUF SIE ACHTEN SOLLTEN

Bewegen Sie die Knöchel parallel zueinander. Überprüfen Sie die Fußstellung im Spiegel. Die Knöchel drücken sich nicht nach außen, wenn die Ferse oben ist. Dies gibt zu viel Druck auf die Außenbänder, die ohnehin schon anfällig sind für Verletzungen, wenn Sie umknicken.

WIRKUNG

- stabilisiert Rumpf und Becken
- kräftigt die seitliche Gesäßmuskulatur
- trainiert die Balance auf einem Bein

WORAUF SIE ACHTEN SOLLTEN

Wirbelsäule und Becken verändern ihre Position nicht. Ziehen Sie Ihr Bein lang aus der Hüfte heraus, als würde es jemand am Knöchel packen. Das schafft Platz im Hüftgelenk und aktiviert zusätzlich die Kniemuskulatur.

Vorsicht: Achten Sie auf die wichtige Beckenstabilisierung. Schauen Sie dazu auf Ihr Becken: Sie machen es richtig, wenn beide Hüftknochen auf einer gedachten horizontalen Linie sind. Dann arbeiten die seitlich gelegenen stabilisierenden Beckenmuskeln auf der Standbeinseite richtig. Wenn Sie die Position zu sehr im seitlichen Hüftbereich spüren, neigen Sie den Oberkörper leicht zum Stuhl hin.

SEITLICHES BEINHEBEN IM STAND (SIDE LEG LIFT)

- Sie stehen seitlich neben dem Stuhl und halten sich an der Lehne fest. Achten Sie auf Körperspannung und die Beinachse Ihres Standbeins. Das Spielbein ist seitlich abgespreizt, die Zehenspitzen berühren den Boden.

- Heben Sie einatmend Ihr Spielbein aus der Kraft der Beckenseite an. [1]

- Ausatmend führen Sie Ihr Bein mit Kraft in die Ausgangsposition zurück. Drücken Sie dabei die Ferse nach vorn.

- Wiederholen Sie die Übung 5-mal mit dem rechten und anschließend 5-mal mit dem linken Bein.

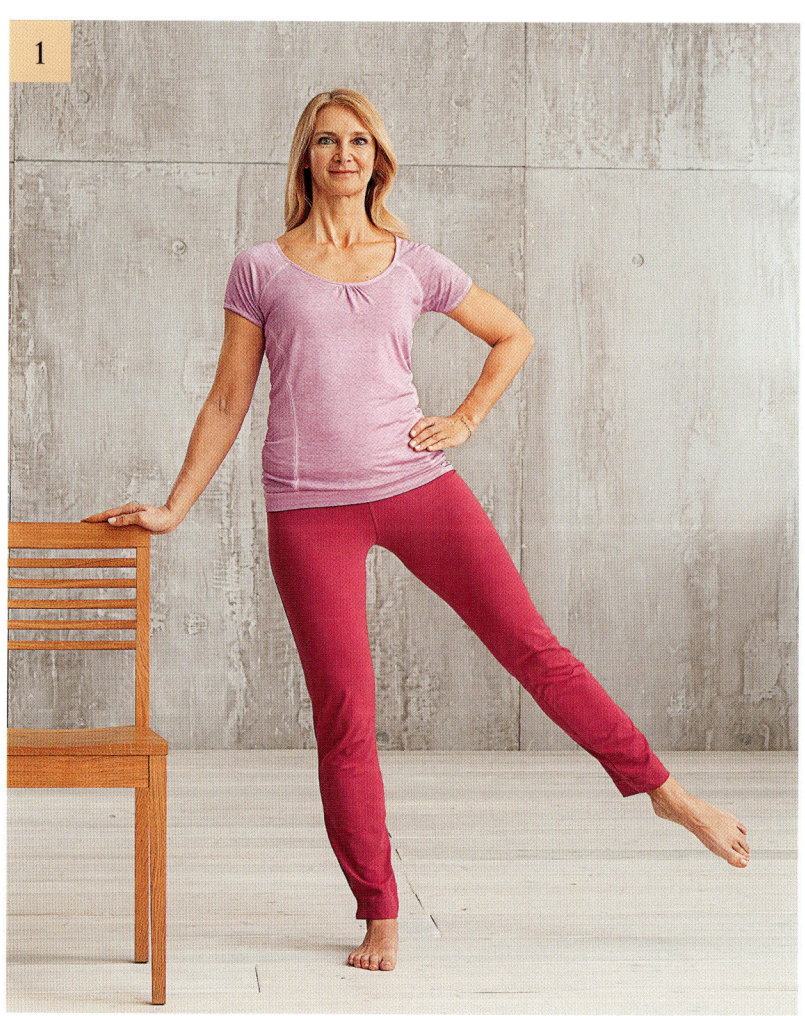

SCHULTERBRÜCKE (SHOULDER BRIDGE)

- Sie sitzen aufrecht auf der vorderen Stuhlkante. Die Beine sind hüftbreit geöffnet, die Hände hinter Ihrem Körper auf der Sitzfläche aufgestützt, sodass Ihr Rumpf leicht nach hinten geneigt ist. Ihre Fingerspitzen zeigen nach außen. Stabilisieren Sie Ihre Schulterblätter, indem Sie sie nach hinten und unten ziehen.

- Atmen Sie zunächst tief ein.

- Heben Sie dann ausatmend das Gesäß an, bis Ihr Körper von den Knien bis zu den Schultern eine Brücke bildet. [1]

- Einatmend setzen Sie sich wieder auf den Stuhl zurück.

- Wiederholen Sie die Übung insgesamt 5-mal.

- Wenn Sie bei der letzten Wiederholung in der Hochstellung bleiben und einige Male nachfedern, bearbeiten Sie Ihre Faszien. Spielen Sie mit der Position so, wie es Ihnen angenehm ist. Es gibt keine Regeln. Atmen Sie währenddessen fließend weiter.

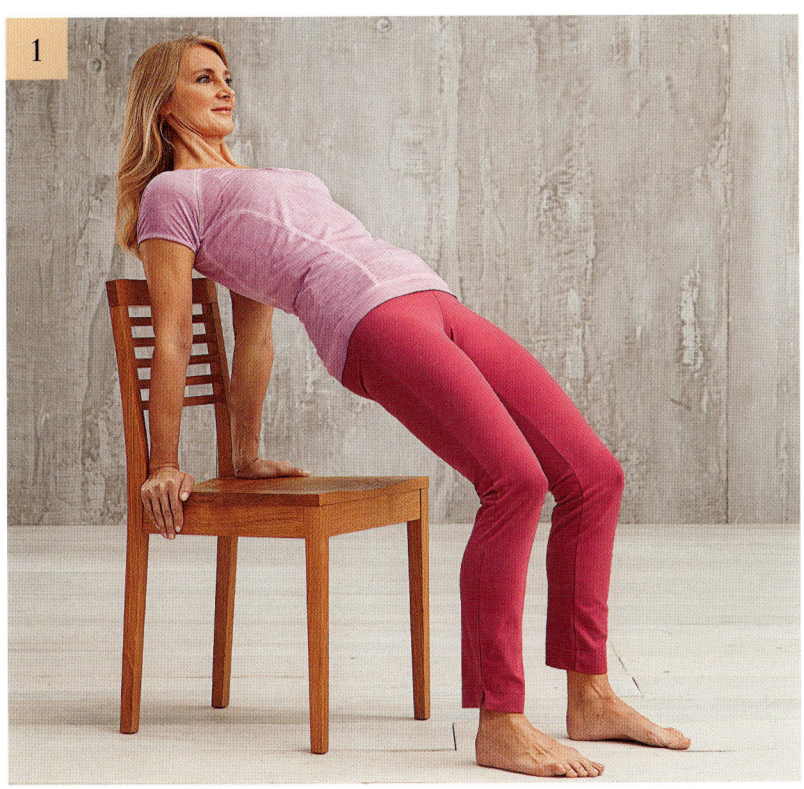

1

WIRKUNG

- kräftigt die gesamte Rückseite Ihres Körpers, also Rücken, Gesäß und Oberschenkel
- kräftigt die Armrückseite
- öffnet und dehnt die Körpervorderseite

WORAUF SIE ACHTEN SOLLTEN

Vermeiden Sie, dass Ihr Becken seitlich wegkippt. Halten Sie dazu beide Hüftknochen parallel auf einer gedachten Linie. So ist sichergestellt, dass Sie beide Rumpf- und Beckenseiten möglichst symmetrisch trainieren. Drücken Sie außerdem die Ellbogen nicht durch.

Vorsicht: Lassen Sie diese Übung aus, falls Sie an Osteoporose oder am Karpaltunnelsyndrom leiden, denn der Druck auf die Handgelenke ist sehr groß.

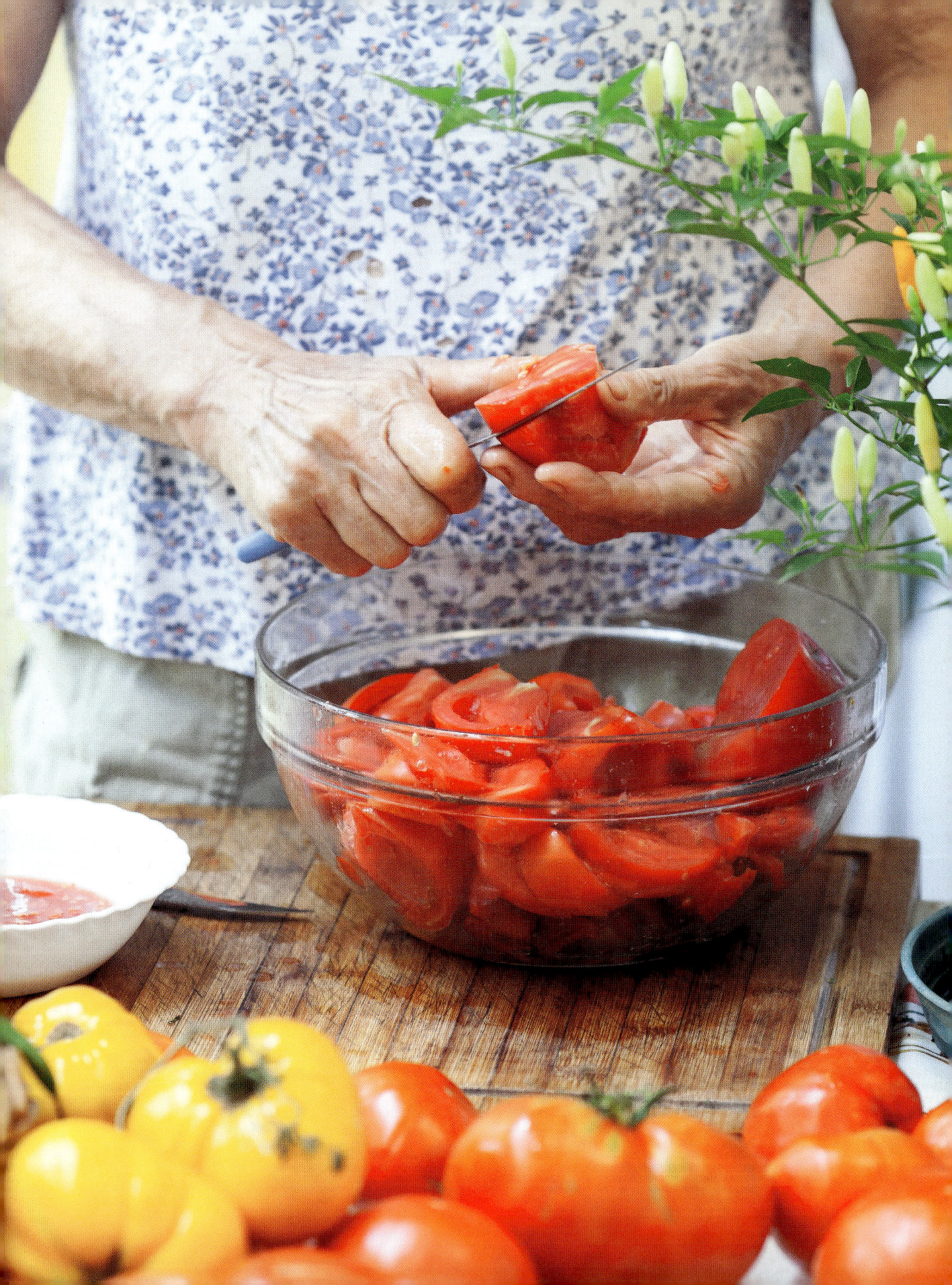

Körper und Abwehrkräfte stärken

Wie ernähre ich mich richtig? Was tut dem Körper gut, was braucht er und wie viel? Lernen Sie, wie Sie sich ausgewogen ernähren, die richtigen Nahrungsmittel zusammenstellen und Ihren Körper optimal versorgen. Das ein oder andere Zipperlein bleibt vielleicht nicht aus, aber eine gesunde Ernährung kann vielen ernsthaften Krankheiten vorbeugen und Beschwerden lindern. Wie sich unser Essverhalten, aber auch andere Aspekte unserer Lebensweise auf unseren Stoffwechsel und unsere Abwehrkräfte auswirken, erfahren Sie hier.

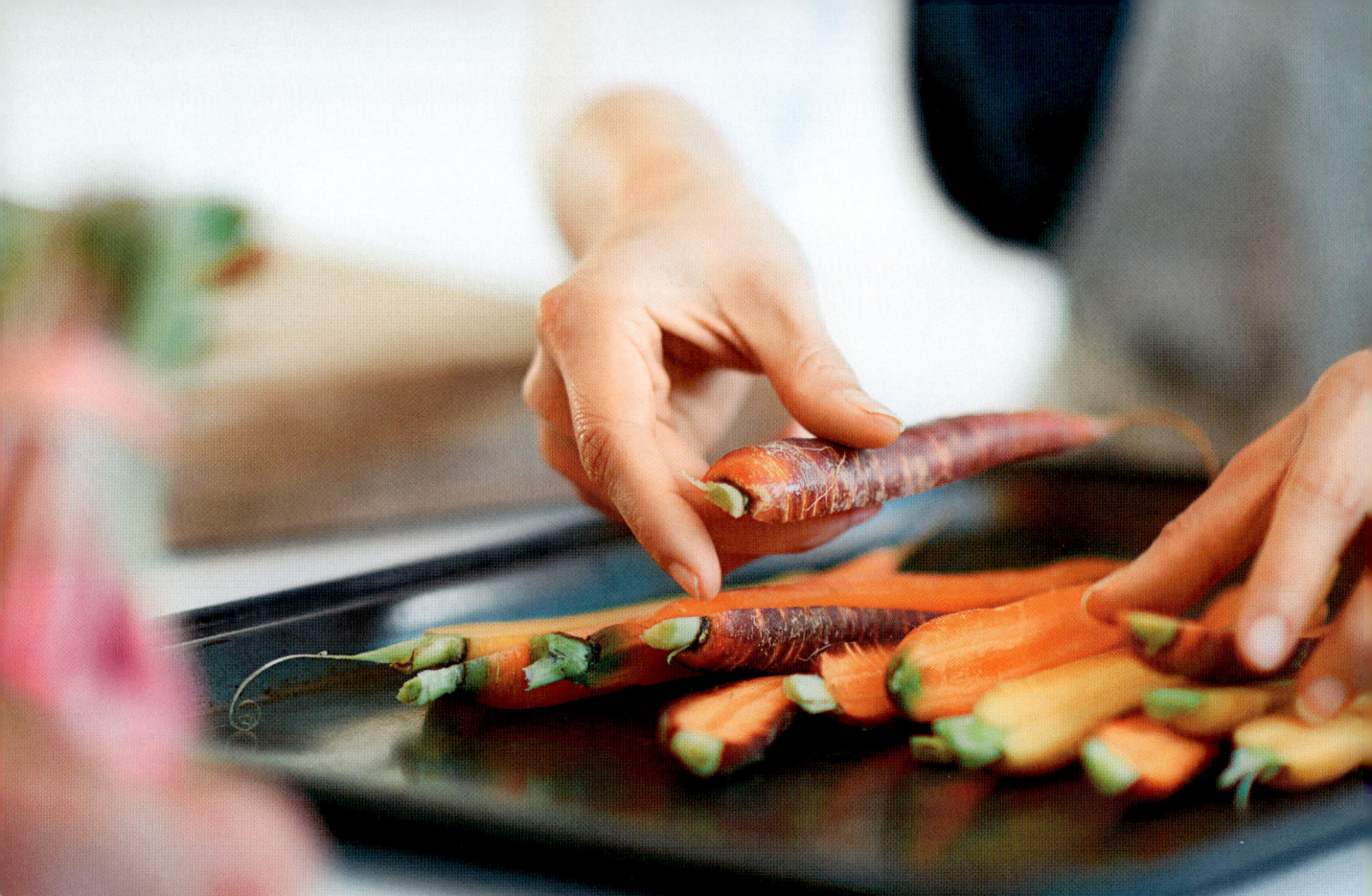

Gemüse liefert unserem Körper eine Vielzahl an gesunden Rohstoffen für den Stoffwechsel.

Die Ernährung zählt

Kaum ein Aspekt des täglichen Lebens ist von so tiefgreifender Wirkung auf die Gesundheit und den Alterungsprozess wie unsere Ernährung.

Aus diesem Grund gilt die Ernährungsmedizin heute als ein Schlüssel zu mehr Wohlbefinden und einer höheren Lebenserwartung – und das selbstverständlich bei guter Lebensqualität.

Mit einer bewussten Ernährungsweise lassen sich viele Alterungsprozesse auf ganz natürliche Weise verlangsamen und ernährungsbedingte Krankheiten vermeiden.

DER MENSCH IST, WAS ER ISST

Tatsächlich wirkt sich vieles, was wir essen und trinken, auf unsere Leistungsfähigkeit, unsere Vitalität, unser Aussehen und eben auch auf unseren Alterungsprozess aus. Insofern hat die althergebrachte Weisheit „Der Mensch ist, was er isst" bis heute nichts von ihrer Aktualität verloren. In der Auswahl und Zusammenstellung unserer Nahrungsmittel steckt ein Instrumentarium mit enormem Wirkungsspektrum. Dies sollten wir nicht ungenutzt lassen.

In diesem Kapitel lernen Sie, wie Sie mit geringem Aufwand Ihre Ernährung künftig ausgewogen zusammenstellen können – und so, dass sie zu Ihren Bedürfnissen passt. Wie wichtig dies gerade für Menschen in reiferem Alter ist, konnte in zahlreichen Studien nachgewiesen werden.

VERJÜNGUNG AUF ZELLEBENE

Ihr Organismus profitiert in jedem Alter von einer Ernährungsumstellung, die auf Ihren Stoffwechsel abgestimmt ist: Degenerative Prozesse werden verlangsamt, und das Risiko, an Herz-Kreislauf-Beschwerden oder Diabetes zu erkranken, sinkt. Dazu muss man auf der Zellebene eingreifen. Werfen wir also noch einen Blick darauf, welche Prozesse im Körper mit einer gesunden, individuell abgestimmten Ernährungsweise stattfinden.

Nicht ganz so schlimm wie ihr Ruf: freie Radikale

Wenn es um die Zellen geht, dann ist schnell die Rede von freien Radikalen, weil sie für deren Schädigung und damit für den Alterungsprozess verantwortlich sind. Ganz offensichtlich wird das, wenn sie unkontrolliert ihr Unwesen treiben können. Im Fachjargon heißt das „oxidativer Stress". Dazu kommt es beispielsweise

WIE SICH SENIOREN RICHTIG ERNÄHREN

Über einen Zeitraum von 20 Jahren wurden 600 Senioren im Rahmen der Gießener Senioren Langzeitstudie (GISELA) untersucht und nach ihrem Ernährungsverhalten befragt. Die Forscher wollten herausfinden, wie die Ernährung die Gesundheit im Alter beeinflusst. Die meisten Menschen verlieren mit zunehmendem Alter an Muskelmasse, die Leistungsfähigkeit sinkt, ebenso ihr Ruheumsatz (der Energieverbrauch im Ruhezustand). Das Gewicht hingegen steigt an. Diese Veränderungen wirken sich negativ auf die Gesundheit aus.

Ein hoher Fettanteil erhöht das Risiko für eine Reihe chronischer Erkrankungen, die laut Studienleiterin Prof. Monika Neuhäuser-Berthold im Alter stark zunehmen. Senioren sollten aber keinesfalls Diäten machen, das lässt im Zweifelsfall die Muskeln verschwinden. Stattdessen sollte man kalorienarm, aber nährstoffreich essen – am besten vitalstoffreiche Gemüse- und Obstsorten sowie ballaststoffreiche Vollkornprodukte. Milchprodukte, Fisch und mageres Fleisch sollten in Maßen verzehrt werden. Pflanzliches Eiweiß aus Hülsenfrüchten und Nüssen ist optimal, sie liefern zudem weitere Inhaltsstoffe. Gleiches gilt für bestimmte Fette wie Raps-, Oliven-, Hanf- oder Leinöl.

beim Rauchen, bei erhöhter Stressbelastung oder auch durch schädigende Umwelteinflüsse. Ist man solchen Dingen dauerhaft ausgesetzt, können sie zu Krankheiten führen. Oxidativer Stress ist übrigens sogar im Blut messbar.

Dabei wirken die freien Radikale ebenso schnell wie aggressiv. Das Elektron, das ihnen von ihrer chemischen Struktur her fehlt, suchen sie sich bei anderen, bis dahin intakten Molekülen. Aber sie greifen auch Eiweißstrukturen, den Stoffwechsel regulierende Enzyme sowie Fette (Lipide) an. Das schädliche Wirken freier Radikale wird etwa an der Haut langjähriger Raucher deutlich sichtbar.

Doch es wäre falsch beziehungsweise einseitig, die freien Radikale nur zu verteufeln, denn sie haben durchaus auch eine wichtige Funktion im Körper zu erfüllen: etwa wenn es darum geht, Bakterien und andere schädliche Eindringlinge abzuwehren. Hierzu werden sie gebraucht. Was nicht heißt, dass man ihr Entstehen fördern müsste – der Körper produziert auch so eine ausreichende Menge davon.

Bereit zur Abwehr: Antioxidantien

Gegenspieler der freien Radikale sind die Antioxidantien. Funktioniert das Immunsystem, können sie ihrer Arbeit nachgehen. Die Basis dafür ist eine gesunde Ernährung: Wir nehmen Antioxidantien beispielsweise mit naturbelassenen Ölen, aber auch mit Gemüse, Obst und Kräutern zu uns. Zu diesen Mikronährstoffen gehören etwa die Vitamine A und C (Ascorbinsäure). Vitamin C kommt in großen Mengen in Zitrusfrüchten und in der Acerola-kirsche vor. Eine Vorstufe für Vitamin A stellt das Lycopin in den Tomaten dar, das geradezu segensreiche Wirkungen bei der Senkung des Risikos bestimmter Krebsarten haben kann. Übrigens

WENIGER IST BESSER

Der Grund, weshalb so viele Menschen in der zweiten Lebenshälfte über Gewichtszunahme und weniger straffe Konturen klagen, liegt darin, dass der Körper jetzt zunehmend sowohl Muskelmasse als auch Wassergehalt reduziert, obendrein aber die Fettmasse erhöht. Sie können – und sollten – diesem Prozess einerseits mit ausreichend Bewegung entgegentreten (siehe Seite 17–53) und andererseits Ihre Ernährung entsprechend anpassen. Die Devise lautet schlicht: Sie brauchen mit den Jahren nicht mehr so viel zu essen, die Mahlzeiten sollten kleiner werden, die Kalorienaufnahme geringer. Dafür aber sollte das, was Sie essen, gehaltvoll und nährstoffreich sein. Einzige Ausnahme: Die Eiweißaufnahme darf nicht zu gering sein. Kurz: im Alter weniger, dafür bewusster essen.

unterstützen auch körpereigene antioxidativ wirkende Stoffe, zum Beispiel Eiweißstoffe und Enzyme, den Kampf gegen freie Radikale und damit die Abwehr.

Telomere und das Altern

An den Enden unserer Chromosomen befinden sich sogenannte Telomere, anhand derer sich wissenschaftlichen Erkenntnissen zufolge der Alterungsprozess bestimmen lässt. Mit jeder Zellteilung werden diese Enden ein kleines bisschen kürzer. Also können die Telomere etwas darüber aussagen, wie weit die Zellteilung fortgeschritten ist – und wann eine Zelle stirbt. Das geschieht nämlich dann, wenn die Telomere aufgebraucht sind. Der Alterungsprozess und der Telomerenabbau sind also untrennbar miteinander verbunden. Um auf den durch freie Radikale verursachten Stress zurückzukommen: Der trägt dazu bei, dass dieser Abbau schneller vonstattengeht.

Und jetzt die gute Nachricht: Sie können aktiv dafür sorgen, dass sich dieser Abbau verlangsamt. Besser noch: Er lässt sich sogar rückgängig machen – durch das Enzym Telomerase!

Und hier kommt neben Bewegung und stressreduzierenden Maßnahmen die gesunde Ernährung ins Spiel.

EIN HOCH AUF NATÜRLICHE ANTIOXIDANTIEN

Das Gute an Antioxidantien, die in der Nahrung vorkommen: Man kann sie kaum überdosieren. Nahrungsergänzungsmittel hingegen schon. Ein Zuviel an Vitaminen aus der Apotheke kann der Körper in vielen Fällen nicht abbauen, und dann kehrt sich die segensreiche Wirkung um.

Dennoch kann der Einsatz von künstlichen Nährstoffen in bestimmten Fällen geboten und sinnvoll sein. Halten Sie bitte im Zweifelsfall Rücksprache mit Ihrem Arzt und achten Sie auf die Dosierung sowie die Wechselwirkung mit anderen Medikamenten.

EIN GESUNDES GEWICHT

Das Idealgewicht liegt bei einem BMI zwischen 20 und 25 (Gewicht in kg : Größe in m zum Quadrat). Ab 70 Jahren darf es etwas mehr sein. Doch ist der Bauchumfang viel wichtiger. Wenn Sie ein Maßband auf Höhe des Nabels anlegen, sollten Sie als Frau unter 80, als Mann unter 94 Zentimetern bleiben. Zeigt die Waage Idealgewicht an, das Maßband aber 88 Zentimeter (bei Männern 102 Zentimeter), nennt man das bauchbetontes Übergewicht, und Sie sollten den Umfang reduzieren. Dabei gilt: Jeder Zentimeter weniger bringt mehr Gesundheit. Sie haben schon Ihr individuelles Idealgewicht (und Ihren Idealumfang)? Glückwunsch! Damit es auch so bleibt, machen Sie sich bitte mit den Grundlagen der gesunden Ernährung vertraut, die auf den folgenden Seiten vorgestellt werden. Genießen Sie dann die Wohlfühl- und Genussrezepte im nächsten Kapitel.

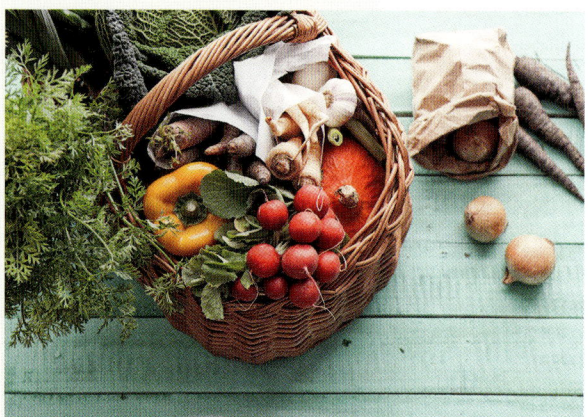

*Gesunde Ernährung
und ein gesundes
Gewicht gehen Hand in
Hand. Aber nicht jedem
schmeckt alles.*

Erfolglose Diäten gemacht?

Vermutlich haben Sie auch schon mal eine Diät
gemacht und konnten nur relativ kurzfristig
davon profitieren – ganz abgesehen davon, dass
Sie sich dafür Ihr Lieblingsessen versagt haben,
auf vertraute Gewohnheiten verzichten mussten und Ihnen obendrein die Freude am Essen
abhandengekommen ist. Gerade damit könnte
übrigens das Scheitern zusammenhängen: Die
Gewohnheiten und Vorlieben sind letztlich stärker und gewinnen wieder die Oberhand.

So funktioniert Abnehmen

Eine Ernährungsumstellung muss Ihnen guttun. Durch Intervallfasten (siehe Seite 105) können Sie schon einiges erreichen.
Darüber hinaus können Sie sich an folgende Faustregeln halten:

- Genügend Zeit für die Gewichtsreduktion. An Hauruck-Diä-
  ten sind trotz anfänglicher Erfolge schon viele gescheitert. Die
  meisten halten die Vorschriften nicht über längere Zeit durch.
- Realistische Ziele. Zum Idealgewicht in drei Wochen? Das
  klingt verlockend – funktionieren wird es in den meisten
  Fällen aber nicht – Stichwort Jo-Jo-Effekt.
- Zwei bis drei Mahlzeiten täglich genügen – aber die sollen
  auch gut schmecken.
- Nach jeder Mahlzeit gesättigt sein – es dürfen keinesfalls
  Hungergefühle aufkommen. Warum nicht hungern? Ganz
  einfach: Dann entwickeln wir leichter Heißhunger auf süße
  Kohlenhydrate, und die machen dick. Uralte Notprogramme
  in uns wollen um jeden Preis das Verhungern verhindern und
  Hungergefühle sofort abstellen. Vier Stunden mindestens
  sollte das Sättigungsgefühl anhalten.
- Eine ganz auf Ihren Typ zugeschnittene Ernährung. Was essen
  Sie gern? Wie haben Sie sich bisher ernährt?

EINE GESUNDE ERNÄHRUNG

Lange galt die Devise: Fünf kleine Mahlzeiten pro Tag sollst du
essen. Vergessen Sie's! Diese Empfehlung ist schlichtweg falsch.
Zwei Mahlzeiten täglich reichen völlig aus – drei sollten es bei
entsprechendem Bedarf maximal sein. Aber warum? Die Fasten-
pausen senken den Insulinspiegel. Außerdem ist der Verdauungsapparat nicht dazu gedacht, rund um die Uhr im Einsatz zu sein.
Die Pausen entlasten unseren Darm und unseren Stoffwechsel.

Für die Esslust zwischendurch

Wenn Sie sich auf die hier empfohlene Kost einlassen, gönnen Sie sich anfangs ruhig drei Mahlzeiten und gehen Sie dann nach und nach zu zwei täglichen Mahlzeiten über. Sollte die Versuchung zwischendurch doch zu groß sein, dann können folgende Tipps helfen:

- Wenn's gar nicht ohne Zwischenmahlzeit geht, dann probieren Sie Mandeln, Walnüsse oder Pistazien.
- Trinken Sie einen leckeren Tee oder Kaffee, wenn sich der kleine Hunger meldet.
- Machen Sie sich bewusst: Bei welchen Gelegenheiten neigen Sie dazu, sich eine kleine Zwischenmahlzeit zu gönnen? Einsamkeit? Überlegen Sie sich Alternativen zum Frustessen (einmal um den Block gehen und frische Luft schnappen), essen Sie ein paar Nüsse oder trinken Sie einen Schluck.

Ausreichend trinken!

Die Flüssigkeitsaufnahme sollte bei mindestens 1,5 Liter täglich liegen. Am besten sind Wasser oder Kräutertee zum Durststillen. Mit zunehmendem Alter vernachlässigen viele Menschen das ausreichende Trinken, ein Durstgefühl stellt sich kaum ein. Also Vorsicht! Sie können sich die tägliche Wassermenge zu Hause in einer schönen Karaffe bereitstellen, dann haben Sie immer im Blick, wie viel Sie noch trinken müssen.

Übrigens: Durst kann der Körper leicht mit Hunger verwechseln. Also erst mal einen Schluck Wasser trinken, bevor Sie zu etwas Essbarem greifen!

Eiweiß ist die Nummer eins

Natürlich braucht unser Körper auch Kohlenhydrate und Fett. Doch an erster Stelle sollte bei einer gesunden Ernährung Eiweiß stehen. Ein Gramm Eiweiß pro Kilogramm Körpergewicht brauchen wir am Tag. Mehr empfiehlt sich nur bei intensivem Krafttraining. Andernfalls macht Eiweiß dick. Eine Frau, die 60 Kilogramm wiegt, sollte daher 60 Gramm Eiweiß am Tag verzehren.

Eiweißhaltige Lebensmittel sind neben Eiern (ein Ei enthält 6 bis 8 Gramm Eiweiß) und Milch auch Fisch und Fleisch. Besonders hochwertig ist pflanzliches Eiweiß etwa aus Hülsenfrüchten (Bohnen, Erbsen, Linsen und

WASSER TO GO

Legen Sie sich eine Trinkflasche für den Dauergebrauch zu. Es gibt sie aus Glas, Edelstahl (zum Isolieren warmer und kalter Getränke) und BPA-freiem (wichtig!) Kunststoff. Um Ihr Leitungswasser zu optimieren, können Sie zu Hause einen Filter anbringen (zum Beispiel Aktivkohle) – damit sparen Sie gegenüber Mineralwasser nicht nur das Schleppen, sondern auch noch Geld!

Lupinen). Eiweiß sättigt übrigens ganz wunderbar! Seine Bausteine, die Aminosäuren, machen den Muskelaufbau überhaupt erst möglich.

Eiweißmangel ist absolut gefährlich: Die Muskulatur wird abgebaut, die Bewegungsfähigkeit lässt nach, und das ebnet den Weg in die Pflegebedürftigkeit.

Weniger ist mehr – aber Vorsicht!

Im Alter ist der Grundumsatz niedriger. Das heißt, der Körper verbraucht in Ruhe weniger Energie als in jungen Jahren. Wer sich mit 65 so ernährt wie mit 30, wird zunehmen. Man sollte also weniger essen. Allerdings besteht dadurch die Gefahr, dass man zu wenig Nährstoffe aufnimmt, denn deren Bedarf sinkt keineswegs. Gerade um Abbauprozessen vorzubeugen, braucht es jetzt all die Stoffe in der Ernährung, die für einen gesunden Körper sorgen. In jüngeren Jahren steckt man manches noch eher weg, ein Zuviel an Alkohol ist beispielsweise am nächsten Tag relativ schnell abgebaut. Später dehnen sich die Nachwirkungen noch lange in den nächsten Tag hinein aus – ein Zeichen dafür, dass man dem Körper im Alter immer weniger Belastendes zumuten, ihm aber viel Gutes tun sollte.

Mangelernährung bei Menschen über 65 ist nicht selten. Daher sollten Sie darauf achten, dass Sie genügend Eiweiß sowie Mikronährstoffe (also Vitamine, Mineralstoffe und Spurenelemente) zu sich nehmen und sich ausreichend mit Antioxidantien wie den Vitaminen C, E und Karotinoiden sowie antioxidativen Peptiden (Glutathion und Carnosin) und Enzymen (Superoxiddismutase, Glutathionperoxidase und Katalase) versorgen. Im Rezeptteil (siehe Seite 152–203) finden Sie viele Anregungen, um sich gut und ausgewogen zu ernähren.

Bioaktive Pflanzenstoffe

Obst und Gemüse sind wahre Alleskönner. Neben all den Vitaminen, Mineralstoffen und Spurenelementen, die sie uns zur Verfügung stellen, enthalten Gemüse und Obst auch bioaktive Pflanzenstoffe, die sogenannten sekundären Pflanzenstoffe. Sie stärken unter anderem die Immunfunktion, fangen freie Radikale ab und regen den Stoffwechsel an. Zu ihnen gehören die Karotinoide, die sich in gelb- und rotfarbigem Gemüse und Obst finden, und die Flavonoide, die der Roten Bete ihre Farbe verleihen – einer Wohltat fürs Herz-Kreislauf-System. Stellen Sie sich eine bunte Mischung nach Ihrem Geschmack zusammen, je bunter desto vielfältiger und nährstoffreicher.

Kohlenhydrate sind unverzichtbar

Kohlenhydrate versorgen unser Gehirn und die roten Blutkörperchen mit Energie. Wir brauchen sie also, um körperlich und geistig arbeiten zu können. Das ist der Grund, weshalb wir bei einem nachmittäglichen Tief gern mal zu Kuchen greifen – schnell fühlen wir uns wieder fit. Dass es dabei nicht allzu lange bleibt (es sei denn, wir gönnen uns das nächste Stück), liegt daran, dass Süßes aus raffinierten Kohlenhydraten, sogenannten Disacchariden, besteht, die zwar schnell in die Blutbahn gelangen – und so für den gewünschten Kick sorgen –, aber eben nur kurz. Also Hände weg von Süßigkeiten und Weißmehlprodukten.

Um Ihren Kohlenhydratbedarf zu decken, reichen üppiger Gemüseverzehr, einige Nüsse und Hülsenfrüchte. Nur bei viel Bewegung brauchen Sie mehr. Essen Sie dann Vollkornreis, Vollkornnudeln und Vollkornbrot oder Kartoffeln und Obst. Und das Gute ist: So bekommen Sie gleich noch Mikronährstoffe in Fülle mit, außerdem gesunde Fette sowie Ballaststoffe.

Mit Reis, Nudeln, Brot und Haferflocken sollten Sie trotzdem zurückhaltend umgehen, auch wenn sie aus Vollkorn bestehen. Die „Dosierung" erfolgt nach Verbrauch durch Bewegung.

SIE MÜSSEN NICHT LEIDEN

Es gibt keine Zwänge! Wenn Sie keine Bohnen mögen, dann ersetzen Sie diese durch andere eiweißhaltige Lebensmittel.

Und mit Leckereien, bei denen (weitgehender) Verzicht wirklich sinnvoll ist, geben Sie sich ein wenig Zeit zur Abgewöhnung.

Wenn Sie Süßigkeiten einschränken wollen, dann legen Sie sich eine kleine tägliche Ration bereit – und belassen Sie es dabei. Süße Hörnchen vom Discounter enthalten Unmengen an Zucker. Steigen Sie auf solche aus dem Bioladen um. Die sind auch gesüßt, aber weit weniger. Bereits nach ein bis zwei Wochen empfinden Sie die geringeren Zuckermengen als richtig. Das gilt genauso für den Verzicht auf Zucker im Kaffee. Erst schmeckt es ungewohnt, aber nach einiger Zeit brauchen Sie den Zucker nicht mehr.

Genauso verhält es sich mit Fruchtzucker. Im Übermaß führt er zu Leberverfettung, Diabetes und erhöhten Blutfetten. Die Nahrungsmittelindustrie mischt Unmengen davon in ihre Produkte – deklariert als Isoglucose, Fruktose oder Fruchtzucker.

Entwöhnen Sie sich nach und nach vom Zucker. Er ist einer der Dickmacher schlechthin und ungesund. Auch auf die gesünderen Alternativen wie Ahornsirup oder Stevia sollten Sie längerfristig verzichten, denn sie halten das Verlangen nach Süßem aufrecht und sind voller Fruchtzucker.

Beim Alkohol können Sie so verfahren: Statt zwei Gläsern trinken Sie ein Glas Wein. Und steigen Sie öfter mal auf alkoholfreies Bier um. Diese kleinen Schritte haben schon eine große Wirkung. Beobachten Sie sich selbst, wie Sie mit solchen Änderungen umgehen und ob sie Ihnen guttun.

FETT – WIE VIEL? WOVON?

Für einen Erwachsenen ist 1 Gramm Fett pro Kilogramm Körpergewicht die richtige Menge. Achten Sie bei den mehrfach ungesättigten Fettsäuren auf ein Verhältnis der Omega-6-Fettsäuren zu den Omega-3-Fettsäuren von 3 : 1. Meist ist der Anteil der Omega-6-Fettsäuren noch viel zu hoch. Das Verhältnis zwischen ungesättigten und gesättigten Fettsäuren sollte 2 : 1 betragen.

Warum Ballaststoffe?

Neben all den Makro- und Mikronährstoffen braucht unser Körper Ballaststoffe. Das sind unverdauliche Nahrungsbestandteile, die für eine gut funktionierende Verdauung sorgen, speziell wenn die Nahrungsmittel den Dickdarm passieren. Ballaststoffe sind von faseriger Struktur und regen die Peristaltik an – jenen Mechanismus des Dickdarms, der den Nahrungsbrei durch Kontraktionen voranschiebt. Das geschieht jedoch nur bei ausreichender Flüssigkeitszufuhr, andernfalls kommt es zu Verstopfung. Ein weiterer Grund, in reifen Jahren ausreichend zu trinken, denn die Darmbewegungen nehmen im Alter an Kraft ab. Ballaststoffe gibt es nur in pflanzlichen Lebensmitteln. Roggen etwa enthält besonders viele Ballaststoffe, Nüsse ebenfalls – und natürlich Gemüse und Obst.

Weitere segensreiche Wirkungen der Ballaststoffe sind darüber hinaus, dass sie die gesunde Darmflora unterstützen, also die guten Darmbakterien fördern. Sie sorgen auch für ein ausreichendes Sättigungsgefühl und senken den Cholesterinspiegel. Übrigens: Geht es den guten Darmbakterien schlecht, dann sind wir anfälliger für Krankheiten.

Gute Fette – schlechte Fette

Noch so ein Wort, das die falschen Assoziationen weckt – nämlich: Fett ist „schlecht". Aber auch hier lässt sich erklären, woher dieser Ruf kommt: nämlich von den sogenannten Transfettsäuren. Sie sind in bestimmten Margarinen und Backfetten sowie daraus gefertigten Produkten enthalten. Also verzichten Sie unbedingt auf alles, worauf steht: „pflanzliches Fett teilweise gehärtet". Diese Produkte erhöhen unter anderem das Risiko für Herz-Kreislauf-Erkrankungen. Und nun folgen die guten Fette, die unbedingt zu empfehlen sind:

- einfach ungesättigte Fettsäuren beispielsweise in Oliven- und Rapsöl,
- mehrfach ungesättigte Fettsäuren in pflanzlichen Ölen (etwa Raps-, Lein- oder Hanföl),
- tierisches Fett (etwa Fisch).

Keine Angst vor gesättigten Fettsäuren, die in Butter und Käse enthalten sind. Sie wurden durch neue Forschungsergebnisse rehabilitiert und sind nicht schädlich.

Intervallfasten –
Die Kunst der Essenspause

Zwei, maximal drei Mahlzeiten am Tag erlauben es dem Körper, von seinen Reserven zu zehren. Dazu muss zwischen zwei Mahlzeiten mindestens eine Essenspause von fünf Stunden sein.

Lange Essenspausen sind nachts natürlich kein Problem, da kommen wir locker auf über fünf Stunden. Tagsüber allerdings ist das schon ein bisschen schwieriger. Sie können als Alternative auch zweimal wöchentlich einen Fastentag einlegen, um von den Vorzügen des Intervallfastens zu profitieren. Am besten, Sie beschränken sich für die beiden Tage des Intervallfastens auf zwei Mahlzeiten.

Wenn Sie über einen längeren Zeitraum immer wieder Intervallfasten machen wollen, bleiben Sie bei Ihrem Rhythmus. Der Körper gewöhnt sich daran und stellt sich darauf ein. Und die anfänglichen Hungergefühle verschwinden mit der Zeit. Weitere Vorzüge des Intervallfastens sind unter anderem: Entzündungen können zurückgehen, und Sie erhalten einen Schutz vor Diabetes Typ 2.

BITTE VIEL TRINKEN!

Die Aufforderung, viel zu trinken, bezieht sich selbstverständlich nicht auf Getränke, die viel Zucker enthalten. Auf Gemüse- und Obstsäfte, so gesund sie sein mögen, sollten Sie in den Fastenphasen auch verzichten. Bleiben Sie bei Wasser oder ungesüßten Kräutertees.

Das Prinzip des Intervallfastens beruht auf langen Essenspausen von mindestens 5 Stunden beziehungsweise nur zwei Mahlzeiten am Tag.

(INTERVALL-)FASTEN BEDEUTET NICHT, ZU HUNGERN

Beim Intervallfasten darf zu keiner Zeit und schon gar nicht dauerhaft ein Hungergefühl aufkommen. Wenn Sie es mit dem Fasten ernst meinen, dürfen Sie sich allerdings, anders als beim „normalen" Essen, auch zwischendurch nicht den kleinsten Snack gönnen. Also achten Sie bei Ihren Mahlzeiten unbedingt auf satt machende Lebensmittel, damit Sie fünf Stunden lang oder mehr nicht von einem knurrenden Magen in Versuchung geführt werden und Ihre Prinzipien über Bord werfen.

Die Rezepte in diesem Buch geben Anregungen, wie Sie eine satt machende Mahlzeit zubereiten. Bei Gemüse dürfen Sie sowieso nach Herzenslust zugreifen. Irgendwann bekommen Sie ein Gefühl für die „richtigen" Lebensmittel.

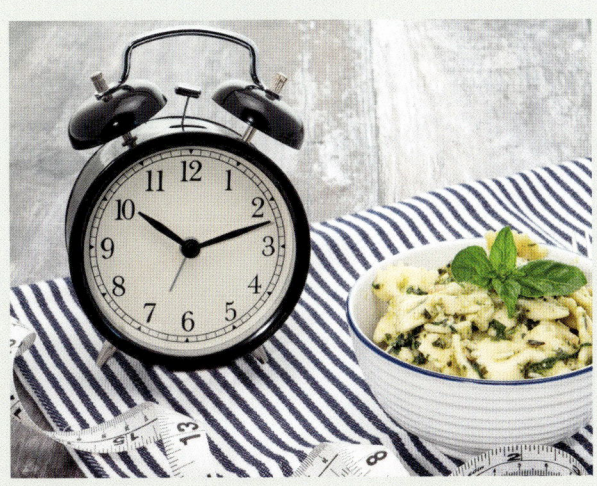

Für die Feinarbeit: Vitamine

Vitamine sind lebenswichtige Mikronährstoffe, fast alle sind essenziell. Das heißt, der Körper kann sie nicht selbst herstellen, wir müssen sie mit der Nahrung aufnehmen. Ältere Menschen brauchen zwar weniger Kalorien, aber die gleiche Menge an Vitaminen wie jüngere Erwachsene. Deshalb ist es für Ältere sehr empfehlenswert, sich ausgewogen zu ernähren und solche Nahrungsmittel zu essen, die genug Mikronährstoffe liefern.

Es gibt fettlösliche und wasserlösliche Vitamine, Erstere sind mit einer kleinen Fettbeigabe besser verwertbar. Einige nehmen wir als Vorstufen auf – sogenannte Provitamine, die der Körper in die wirksame Form umwandelt. Im Folgenden werden einige Vitamine vorgestellt, die besonders für Senioren wichtig sind:

Vitamin B_1 (Thiamin)

Thiamin wurde im Jahr 1912 als erstes Vitamin entdeckt. Wie alle B-Vitamine ist es wasserlöslich. In seiner wirksamen Form, als Coenzym, ist es an der Energiegewinnung aus Kohlenhydraten und der Synthese von Acetylcholin beteiligt, hat also eine wichtige Funktion für Muskeln, Herz und Nerven, insbesondere für die Reparatur und Regeneration des Nervensystems. Es stärkt Gedächtnis und Konzentrationsfähigkeit. In nennenswerten Mengen steckt es in Hülsenfrüchten, Vollkorngetreide, Ölsamen wie Sonnenblumenkernen, Hefe sowie in magerem Schweinefleisch und Innereien. Empfehlung: Frauen 1 Milligramm, Männer etwa 1,2 Milligramm täglich.

Vitamin B_{12} (Cobalamin)

Sehr wichtig ist Vitamin B_{12} für die Produktion der roten Blutkörperchen und viele Stoffwechselvorgänge wie für die Sauerstoffversorgung und Energiebereitstellung. Wir brauchen es für den Muskelaufbau, und es schützt die Nervenzellen.

Im Alter verringert sich die Magensäureproduktion, Magenbeschwerden werden häufiger. Das führt dazu, dass Vitamin B_{12} manchmal nicht mehr so gut aufgenommen werden kann, und es tritt häufiger ein Mangel auf. Eine Einnahme von Präparaten sollte jedoch nur auf ärztliche Empfehlung erfolgen.

Vitamin B_{12} steckt in Innereien, Fleisch, Fisch, Ei und Milchprodukten, in geringen Mengen auch in pflanzlichen Lebensmitteln wie Hülsenfrüchten, Ingwer, milchsauer eingelegtem Gemüse. Forschungen vermuten auch viel davon in Algen. Besonders wer auf Fleisch verzichtet, sollte auf ausreichend Vitamin B_{12} achten. Empfehlung: 3 Mikrogramm täglich.

TIPP

Vitamine sind hitzeempfindlich. Achten Sie auf schonende Zubereitung oder genießen Sie die Nahrungsmittel gleich als Rohkost. Essen Sie außerdem Gemüse und Obst gegebenenfalls möglichst bald nach dem Zerkleinern, da auch die Sauerstoffeinwirkung für den Vitaminabbau sorgt.

Vitamin B₉ (Folsäure)

Vitamin B₉ ist unentbehrlich für Zellwachstum und -teilung sowie für die Bildung von roten Blutkörperchen und somit die Sauerstoffversorgung. Viele Stoffwechselvorgänge benötigen Folsäure. Sie schützt vor Herzerkrankungen und Arteriosklerose. Bei einem Mangel sind wir nervös, müde, unser Gedächtnis leidet, und wir schlafen schlecht.

Bei Senioren tritt häufiger ein Mangel an Folsäure auf. Das kann auch an veränderten Ernährungsgewohnheiten liegen, manchmal sind auch Kauschwierigkeiten die Ursache. Folsäure und viele weitere Vitamine stecken aber oft in Gemüse und Obst, das vor allem roh schwer zu kauen ist. Dann kann man auf Gemüsesäfte, Obstmus (ohne Zuckerzusatz!) oder Vollkorntoast zurückgreifen und einem Mangel entgegenwirken.

Viel Folsäure liefern dunkelgrüne Blattgemüse, Petersilie, Kresse, Möhren, Hülsenfrüchte (vor allem Linsen), Zitrusfrüchte, Brombeeren, Vollkorn, Getreidekeimlinge und -kleie, Kalbs- und Geflügelleber, Eier und Rindfleisch. Empfehlung: 300 Mikrogramm täglich.

Vitamin C (Ascorbinsäure)

Das wasserlösliche Vitamin fördert die Eisenaufnahme und ist wichtig für Knochen und Bindegewebe. Es stärkt unsere Immunabwehr, besonders im Alter, wenn häufiger andere körperliche Beeinträchtigungen die Anfälligkeit für schwere Infekte erhöhen. Vitamin C steckt in Gemüse und Obst, vor allem in Brokkoli und anderen Kohlarten, Petersilie, Paprika, Zitrusfrüchten, Spinat, Hagebutten und Beerenobst. Empfehlung: Frauen 95 Milligramm, Männer 110 Milligramm täglich.

Vitamin D (Calciferol)

Das fettlösliche Vitamin ist unverzichtbar für stabile Knochen, ausgeglichene Stimmung und starke Muskeln. Der Körper kann es mithilfe des Sonnenlichts selbst herstellen. Um den Bedarf zu decken, müssen wir unsere Haut regelmäßig draußen dem Tageslicht aussetzen. Bei Menschen ab 65 geht die Eigenproduktion jedoch zurück. Kommt dazu noch wenig Bewegung an der frischen Luft, steigt das Risiko für einen Vitamin-D-Mangel. Hier kann eine zusätzliche Gabe notwendig werden – in Absprache mit dem Arzt. Geringe Mengen können wir über Lebensmittel, etwa Pilze, Fisch, Eier, Käse, aufnehmen. Empfehlung: 2–4 Mikrogramm täglich über die Nahrung, bei fehlender Sonneneinstrahlung bis zu 20 Mikrogramm.

Gut und gesund essen – 10 goldene Ernährungsregeln

Für eine gesunde und ausgewogene Ernährung seien Ihnen die folgenden zehn Empfehlungen besonders ans Herz gelegt. Wenn Sie nur drei davon berücksichtigen, tun Sie bereits unermesslich viel für Ihre Gesundheit.

DIE AKTUELLE FORSCHUNG

Lassen Sie sich nicht verwirren von veralteten Ernährungstipps. Jeder Mensch IS(S)T anders. Zweifeln Sie an allen Regeln, sofern Sie nicht mit wirklich aktuellen Studien untermauert sind. Die folgenden Regeln sind es. Es wurden die PURE-Studie, die „Women's Health Initiative", die Diogenes-Studie und die PREDI-MED-Studie, welche die Auswirkungen der mediterranen Ernährung auf unsere Gesundheit untersucht hat, ausgewertet. Ganz eindeutig wurden dabei diese Fakten bewiesen:

2. Eiweiß ist Muskulatur

Wer nicht genug Proteine isst, verliert seine Muskulatur schneller, riskiert seine Gelenkgesundheit und erhöht sein Risiko für Pflegebedürftigkeit. Passen Sie die Eiweißmenge auf 1–1,2 Gramm pro Kilogramm Normalgewicht am Tag an. Diese Menge sollte nicht lange Zeit unterschritten werden, aber auch nicht überschritten werden. Die Dosis macht den Erfolg! Vergessen Sie dabei das Pflanzeneiweiß nicht. Es ist gesünder als tierisches und liefert alle anderen Vorteile pflanzlicher Nahrung wie sekundäre Pflanzen- und Ballaststoffe.

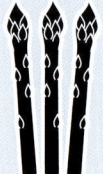 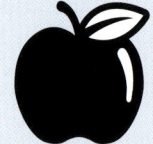 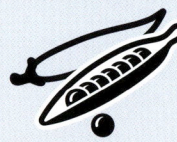 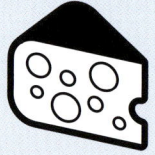 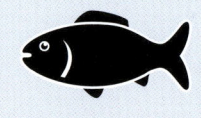 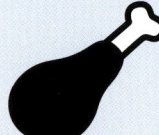 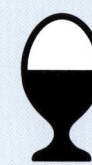

1. Gemüse ist Superfood

Je höher der Pflanzenanteil im Essen, desto weniger Zivilisationskrankheiten und Krebs entwickeln die Betroffenen. Warum? Die menschliche Ernährung ist schon seit Millionen Jahren pflanzenbetont. Denken Sie an die Tsiname-Indianer mit dem geringen Risiko für Herz-Kreislauf-Erkrankungen. Pflanzen liefern entzündungshemmende Substanzen, halten den Blutdruck niedrig und vieles mehr. Achtung: Essen Sie mindestens doppelt so viel Gemüse wie Obst. Der Fruchtzuckergehalt im Obst setzt sonst der Leber zu.

3. Gesundes Fett tut gut

Oder warum bewirkt die mediterrane Ernährung mit bis zu 1 Liter Olivenöl Vorteile für Krebs und Herzkreislauf? Nüsse sind nicht länger Dickmacher. Sie senken das Schlaganfallrisiko um bis zu 20 Prozent – so die PURE-Studie. Gesättigte Fette senken das Risiko dagegen nicht.

4. Zucker ist Gift

Das wundert Sie? Die Dosis macht das Gift, und das trifft hier eindeutig zu. Viele unabhängige Wissenschaftler kritisieren seit

Jahren die „Verzuckerung" unserer Lebensmittel. 25 Gramm pro Tag sind in Ordnung, 50 Gramm gehen noch, aber bei mehr als 105 Gramm steigt das Risiko für Herz-Kreislauf-Erkrankungen. Zuckern Sie nicht nach! Greifen Sie nicht zu Fertigprodukten und wenn, achten Sie immer auf den Zuckergehalt.

5. Wasser bedeutet Vitalität

Wassermangel macht vergesslich und leistungsschwach – sowohl in Bezug auf die geistige als auch die muskuläre Leistung. Die Wasserreserven sind bei älteren Menschen um bis zu 30 Prozent geringer, deshalb sollten sie nicht auf das Durstsignal warten. Ihr Puffer zum Flüssigkeitsmangel ist geringer.

Die empfohlene Flüssigkeitsmenge pro Tag errechnen Sie wie folgt: Körpergewicht in kg x 0,03 = Wassermenge in Liter. Beispiel für eine Person mit 75 Kilogramm Gewicht: 75 kg x 0,03= 2,1 Liter. Für heiße Tage oder bei 1 Stunde intensivem Sport darf es 0,5 Liter Flüssigkeit zusätzlich sein.

8. Essen bedeutet Kultur

Essen braucht Zeit. Essen Sie mit Achtsamkeit, wann immer es Ihnen möglich ist. Essen nebenbei, unterwegs, beim Fernsehen? Sie „überhören" Ihren Körper dabei. Geschmack und Sättigung – all das schmecken oder spüren Sie nicht mehr, wenn Sie in der Bahn oder beim Gehen essen. Das Gleiche gilt für Ablenkung beim Essen, deshalb Handy und Fernseher aus!

9. Schonende Zubereitung ist wichtig

Braten Sie möglichst selten Lebensmittel an und wenn, dann mit niedrigen Temperaturen. So bleiben Vitamine erhalten, und wertvolle Öle werden nicht ruiniert. Kalt gepresste Öle sind beispielsweise sehr hitzeempfindlich. Achten Sie beim Kauf auf die Angaben auf der Flasche: Ist das Öl zum Braten geeignet oder soll es nur kalt verwendet werden? Vor allem beim Grillen ist die richtige Technik wichtig. Wird nämlich Öl oder Fett zu heiß, bilden sich sogenannte Transfettsäuren, die gefährlich und sogar krebserregend sein können.

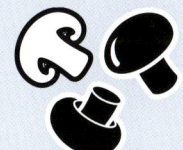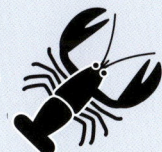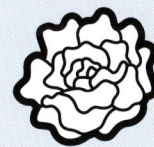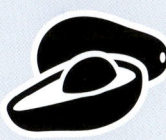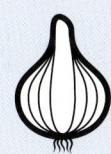

6. Das 2-bis-3-Mahlzeiten-Prinzip

Wenn Sie rank und schlank sind, keine Fettleber haben und zunehmen wollen, ist diese Regel für Sie nicht wichtig – für alle anderen jedoch Gold wert.

7. Wurst und rotes Fleisch sind krebserregend

Für Wurstwaren ist die negative Bewertung der Weltgesundheitsorganisation (WHO) eindeutig. Rotes Fleisch bekommt dieses Label erst ab einem täglichen Konsum von 80 Gramm und sollte selten auf den Tisch kommen.

10. Salzen ist unnötig

80 Prozent unserer Produkte sind stark gesalzen: Brot, Käse, Konserven, Fertigprodukte, Saucen, Wurstwaren, Räucherfisch. Dadurch liegt die durchschnittliche Salzaufnahme bei 9–10 Gramm pro Tag statt der empfohlenen 3–6 Gramm. Lassen Sie also Salz weg, wo es geht. In England konnte zwischen 2003 und 2011 durch eine 15-prozentige Senkung des Salzgehalts von Lebensmitteln eine Senkung der Herz-Kreislauf-Erkrankungen um 40 Prozent erreicht werden. Ungeklärt ist, ob zu wenig Salz den Blutdruck wieder ansteigen lässt.

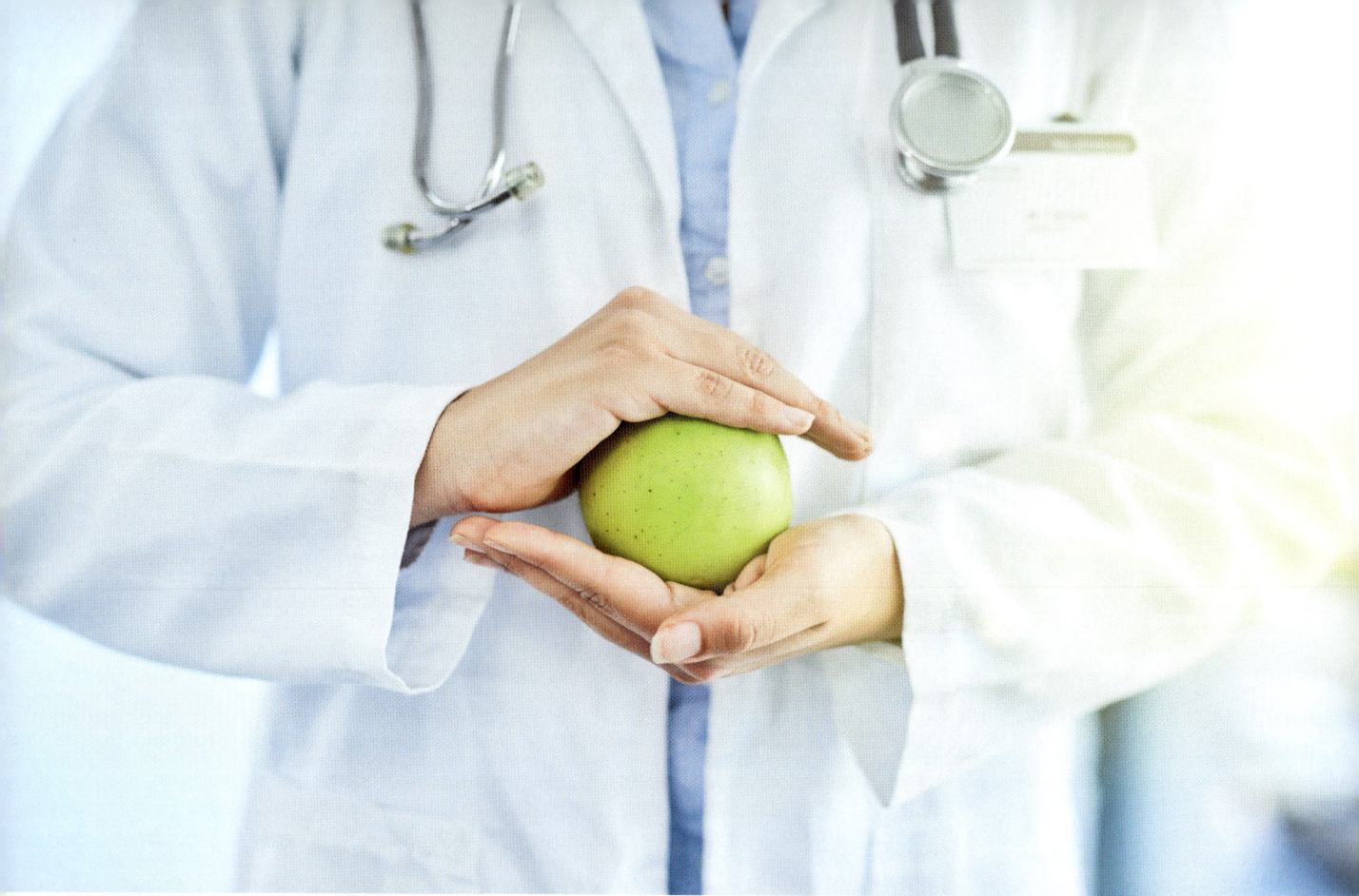

Was wir essen, kann uns krank machen, aber auch vor vielen Krankheiten schützen.

Die richtige Ernährung hilft

Viele sogenannte Zivilisationskrankheiten wie Arterienverkalkung hängen ganz konkret mit der Ernährung zusammen. Doch es ist nie zu spät: Mit einer gesunden Kost kann man gegensteuern.

Alt werden und dabei gesund bleiben, das wünschen sich sicherlich die meisten Menschen. Wissenschaftler arbeiten daran herauszufinden, wie das gelingen kann und wie man die Risiken für bestimmte Erkrankungen senken könnte. Eine aufschlussreiche Beobachtung gibt es beispielsweise zur Todesursache Nummer eins in den Industrienationen: Herzinfarkt und Schlaganfall.

Forscher untersuchten die Tsimane-Ureinwohner im Amazonas-Regenwald. Ihre Lebensweise ist geprägt von einer natürlichen Umgebung und einem engen sozialen Zusammenhalt. Hauptnahrungsmittel sind Gemüse und Früchte, ergänzt durch Fisch, Nüsse und andere naturbelassene Lebensmittel.

Selbst im hohen Alter von über 90 Jahren konnten Forscher bei den etwa 700 Indianern nur selten verkalkte Herzkranzgefäße feststellen, 85 Prozent zeigten dagegen völlig unauffällige Werte. Und nur 13 Prozent hatten ein mittelgroßes Risiko für einen Herzinfarkt. In unserer Gesellschaft stellen sich die Zahlen genau andersherum dar.

DIE FORMEL FÜR EIN GESUNDES LEBEN

Der gute Gesundheitszustand der Tsimane hat große Beachtung in Medizinfachzeitschriften und auf Kongressen gefunden. Die Grundlage dieser Gesundheit vermuten Forscher in der natürlichen Lebensweise. In Europa hingegen lassen sich 80 Prozent der Krankheiten auf ungesundes Verhalten zurückführen – und dabei spielt die Ernährung die wichtigste Rolle. Allerdings gibt es innerhalb Europas Ausnahmen: Denn wie bei den Amazonas-Ureinwohnern treten auch in Mittelmeerländern seltener Krankheitsbilder wie Herzinfarkt und Krebs auf.

Ob bei den Tsimane im Regenwald oder in Italien auf Sardinien, wo es eine deutliche Anhäufung von über 100-Jährigen gibt – die Forscher stoßen immer wieder auf ähnliche Befunde: Die Hauptursache für ein langes Leben in Gesundheit liegt maßgeblich im täglichen Essen. Frisches Gemüse aus dem Garten, Früchte direkt vom Baum, frischer Fisch, Nüsse – das scheint die Formel zum gesunden Älterwerden zu sein.

HEILENDES WISSEN

Diese Formel reiht sich ein in viele in den letzten Jahren hinzugewonnene Erkenntnisse. Die Informationsflut zum Thema Ernährung macht es immer schwieriger, den Überblick zu behalten. Zu häufig kommen und gehen Moden, selbst ernannte Fachleute aus Politik, Sport und sogar Showbusiness geben Ratschläge, die Wissenschaft entdeckt immer schneller neue Zusammenhänge. Psychologen sprechen von *Consumer Confusion* (Konsumentenverwirrung).

Die folgenden Seiten geben Ihnen eine ernährungswissenschaftlich fundierte Übersicht darüber, mit welchen Nahrungsmitteln Sie Beschwerden oder gar Krankheiten vorbeugen oder lindern können. Sie werden Ihre Geschmacksvorlieben und lieb gewonnenen Gewohnheiten beim Essen nur dann mit gesunder Ernährung in Einklang bringen, wenn Sie genau verstehen, welchen Vorteil Sie davon haben.

Haut, Gelenke, Knochen und Zähne

Wer will das nicht: schöne Haut, bewegliche Gelenke, stabile Knochen und gesunde Zähne? Mit der richtigen Ernährung können Sie diese Körperbereiche optimal versorgen.

GUTE NÄHRSTOFFBALANCE

Für Haut und Haare ist der richtige Mix aus Eiweiß, Mineralstoffen, Vitaminen und guten Fetten entscheidend. Sowohl Zähne, Knochen und Haut brauchen Proteine für ihre Struktur. Aber auch Haare: Sie bestehen aus dem hornähnlichen Stoff Keratin, das aus Eiweiß aufgebaut wird. Je besser die Versorgung mit Eiweiß, desto stabiler und geschmeidiger die Haarstruktur. Achten Sie also auf ausreichend Eiweiß im Essen. Einige Vitamine und Mineralstoffe sind besonders wichtig für Haut und Haar:

- Vitamin A, E und B – zur Erneuerung von Haut- und Haarzellen, für gesundes Haarwachstum (in Karotten, Milchprodukten und Fisch)
- Vitamin C – für die Feuchtigkeitsregulation der Haut (in Obst und Gemüse: Schon ½ Paprika, 1 Orange oder 1 Handvoll Erdbeeren decken den Tagesbedarf von rund 100 Milligramm.
- Kalzium und Magnesium – zur Erneuerung von Haut- und Haarzellen (in Gemüse und Vollkornprodukten und Fleisch)

Die bunte Vielfalt ist entscheidend

Wer bunt und abwechslungsreich isst, versorgt sich rundum gut mit Haut- und Haarnährstoffen. Karotten, Paprika, Zucchini und Kartoffeln unterscheiden sich nicht nur in ihrer Farbe, sondern stehen auch für verschiedene Nährstoffzusammensetzungen.

Ein weiterer einfacher Tipp: viel trinken! Denn ausreichend Flüssigkeit sorgt für mehr Hautspannung und glättet ganz offensichtlich die Hautstruktur.

STILLE ENTZÜNDUNGEN

Unsere Gelenke sind in besonderem Maß auf eine gesunde Ernährung angewiesen, damit wir uns gut bewegen können und die Knorpelflächen lange erhalten bleiben. Vor allem Erkrankungen mit entzündlichem Charakter können unsere Gelenke belasten, wie Arthrose oder Rheuma. Eine entzündungsfördernde Ernährung mit viel Weizen- und Zuckerprodukten sowie tierischen Fetten fördert die Entzündungsneigung und verschlimmert damit Gelenkkrankheiten, aber auch Neurodermitis.

Diabetes und Übergewicht steigern „stille Entzündungen" übrigens zusätzlich. Neben einer Gewichtsreduktion lindert eine ausgewogene Ernährung mit viel Gemüse, Kräutern, Gewürzen und Omega-3-Fettsäuren die Tendenz zu Entzündungen. Zudem helfen Lebensmittel mit bekanntermaßen antientzündlichem Effekt (siehe Seite 130).

Was sogar unter Ärzten noch wenig bekannt ist: Eine Gewichtsreduktion wirkt doppelt – sie senkt auch die „stille Entzündung" in den Gelenken. Dieser Effekt ist bei Gelenkproblemen noch wichtiger als eine verminderte Druckbelastung auf den Knorpel.

DIE KNOCHEN STÄRKEN

Unsere Knochengesundheit profitiert von Kalzium, das häufig nur in Milchprodukten vermutet wird. Dabei finden Sie es in vielen anderen Lebensmitteln:

- Grünes Blattgemüse und Kohlsorten wie Brokkoli und Grünkohl – schon 100 Gramm liefern fast ein Zehntel des Tagesbedarfs von rund 1000 Milligramm.
- Hülsenfrüchte wie Bohnen oder Erbsen.
- Lein- und Sesamsamen, Mandeln, Amarant, Rucola und Löwenzahn, Kräuter wie Dill, Majoran, Salbei, Oregano, Minze oder Basilikum.
- Orangen können bis zu 100 Milligramm Kalzium liefern. Obst ist sonst aber kein guter Kalziumlieferant.
- Mineralwasser (Kalziumgehalt 500–600 Milligramm pro Liter).

Für die geringe Rolle der Milchprodukte bei der Osteoporosevermeidung spricht auch, dass in Ländern mit besonders hohem Milchkonsum die Rate an Osteoporosekranken deutlich höher ist als in den tropischen Regionen mit wenig Milchkonsum. Milchprodukte, Fleisch und Brot bilden im Körper Säuren, die die Kalziumaufnahme im Darm stören.

SPORT REGT DIE KNOCHENBILDUNG AN

Viel wichtiger als die Kalziumaufnahme über das Essen ist die regelmäßige körperliche Belastung der Knochen (siehe Seite 22) – am besten mit Kraftsport. Denn Bewegung gibt den Knochen den Reiz, mehr Kalzium einzubauen und fester zu werden. Das gilt auch im Alter. Fällt dieser Reiz aus, baut der Körper langsam den Knochen zurück.

Sonnenvitamin D

Noch wichtiger als die Kalziumzufuhr ist für starke Knochen das Sonnenvitamin D. Obwohl es in Fisch, Milchprodukten, Eiern, Pilzen, Leber und auch in Butter vorkommt, reicht die Nahrungszufuhr oft nicht. Besonders Säuglinge, Menschen mit dunkler Hautfarbe, Nierenkranke und Schwangere haben einen höheren Bedarf und sollten ihren Vitamin-D-Spiegel im Blut beim Arzt bestimmen lassen.

Osteoporose und Salzkonsum

Wenig bekannt ist, dass eine Kochsalzaufnahme über 6 Gramm pro Tag die Kalziumversorgung verschlechtert. Wer unter Osteoporose oder Knochenentkalkung leidet, sollte salzige Produkte deshalb meiden. Ähnlich ungünstig auf die Knochengesundheit wirken auch Zigarettenrauchen, ein Übermaß an Softdrinks und in geringen Maßen auch hoher Kaffeekonsum.

ZAHNFLEISCHENTZÜNDUNG MACHT KRANK

Die Hauptursache für Zahnverlust besteht nicht in Karies, sondern in Zahnfleischentzündungen. Parodontitis kommt besonders bei Rauchern, Übergewichtigen, Diabetikern und Menschen mit geschwächtem Immunsystem vor. Die chronische Entzündung im Mund wird auch für ein höheres Risiko für Herzinfarkt, Schlaganfall, Krebs, Osteoporose, Atemwegserkrankungen, Alzheimer, Frühgeburt und Rheuma verantwortlich gemacht.

Studien zeigen, dass vor allem sekundäre Pflanzenstoffe aus Nüssen, Obst und Samen die Gesundheit des Zahnfleischs und die Infektionsabwehr stärken können. Zwiebeln, Knoblauch, Meerrettich oder Senf enthalten beispielsweise solche entzündungshemmenden sekundären Pflanzenstoffe, nämlich Senföle oder Glucosinolate – man kann sie förmlich riechen und schmecken.

Weil Zucker die Entstehung von gewebeschädigenden freien Radikalen fördert, kommt ein Zuckerstopp der Zahngesundheit doppelt zugute – neben der Kariesverhütung. Da Omega-3-Fettsäuren überschießende Entzündungen im Körper verringern, sind sie auch für gesunde Zähne und die Haut besonders bei Ekzemen wichtig.

EMPFEHLENSWERTE LEBENSMITTEL

Haut, Gelenke, Knochen, Zähne und Zahnfleisch profitieren von Gemüse mit reichlich Vitaminen sowie Spurenelementen wie Kalzium und Magnesium. Die Mineralstoffe kommen auch in grünem Blattgemüse und angereichertem Mineralwasser vor. Klar ist auch Eiweiß nötig, davon jedoch nicht im Übermaß, das gilt auch für Milchprodukte. Sekundäre Pflanzenstoffe regulieren Entzündungen genauso wie gesunde Fettsäuren.

Gehirn, Nerven und Muskeln

Die Muskulatur profitiert von einer ausgewogenen Ernährung, besonders vom Baustoff Protein. Dass hyperaktive Kinder, Depressionen, Alzheimer und Schlaganfälle durch die Ernährung beeinflussbar sind, wissen nur wenige.

DIE BASIS FÜR DIE GEHIRNENTWICKLUNG

Unser Gehirn besteht zu 60 Prozent aus Fett und 30 Prozent aus Eiweiß. Der Bedarf an Eiweiß und Omega-Fettsäuren ist vor allem während des Hirnaufbaus groß. Sobald sich Zellen schnell teilen, sind aber auch Vitamine und Mineralstoffe enorm wichtig – wie Jod, Selen, Kupfer, Zink, Eisen und Magnesium, die fettlöslichen Vitamine A, D, E sowie Vitamin C und das wasserlösliche Vitamin B_{12}. Es gilt als Grundsatz der Ernährungsmedizin, dass die Ernährung in der Schwangerschaft und den ersten 1000 Tagen eines Kindes über sein späteres gesundheitliches Schicksal mitbestimmen. Damit wird klar, dass eine werdende Mutter auch Gehirnentwicklung und geistige Leistung ihres Kindes mit beeinflusst – durch das, was sie und ihr Kind essen.

Sport fördert die mentale Gesundheit

Die besten Voraussetzungen für anhaltend gute Hirnleistung hat, wer regelmäßig Sport treibt, bauchbetontes Übergewicht vermeidet und damit Blutdruck und Blutfette im Normbereich hält. So bleiben die Blutgefäße – nicht nur im Gehirn – elastisch, gesund und frei von gefährlichen Verkalkungen. Daneben wird durch Muskelarbeit der sogenannte Nervenwachstumsfaktor gebildet, der helfen kann, beschädigte Nerven wieder zu reparieren.

Macht Zucker dumm?

Zwar verbraucht das Gehirn rund ein Viertel unseres Energiebedarfs, und zwar überwiegend in Form von Glukose, ein Übermaß an Kohlenhydraten und Zucker wird ihm jedoch trotzdem zum Verhängnis. Menschen mit höherem

GEHIRNJOGGING HÄLT JUNG

Brain Food allein reicht nicht: Das Gehirn benötigt auch ständigen Reiz und Anstrengung, damit seine Rechenprozesse perfekt funktionieren. Immer wenn Sie das Gefühl haben, etwas strengt Sie geistig richtig an und Sie sind nahe an der Überforderung, dann ist das genau das, was Ihr Gehirn braucht, um nicht abzubauen.

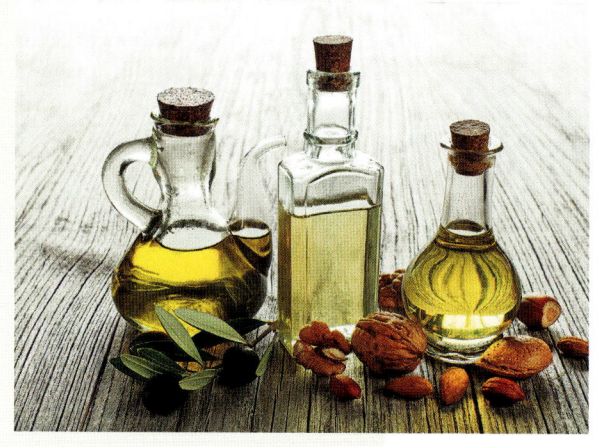

*Olivenöl hat in der
Mittelmeerkost eine
grundlegende Bedeutung
und liefert wertvolle,
gesunde Fettsäuren –
genauso wie Walnuss-
oder Haselnussöl.*

Blutzuckerspiegel schnitten bei Gedächtnistests
schlechter ab – und das waren keine Diabetiker,
sondern sie lagen im normalen Blutzucker-
bereich. Bei hohem Blutzucker kommt es
anscheinend zu Veränderungen der Gehirn-
struktur – gerade in Regionen, die bei Alzheimer betroffen sind. Über Jahrzehnte gesehen
macht Zucker offenbar wirklich dumm.

Außerdem bilden sich aus Zucker und Proteinen bestimmte Verbindungen, die nicht mehr
abbaubar sind – die sogenannten *Advanced
Glycation Endproducts* (AGE). Sie lösen oxidativen Stress und Entzündungen aus und führen
zu Zellschädigungen. Gerade bei Alzheimer findet man oft viele
dieser Zucker-Protein-Verbindungen im Gehirn.

Mittelmeerkost = Brain Food

Positiv für unser Gehirn ist die gesunde Mischung aus Omega-3-
und -6-Fettsäuren. Dazu muss nicht unbedingt immer Fisch her-
halten, auch Nüsse und Leinöl oder Algen leisten hervorragende
Dienste. Olivenöl schützt vor Arterienverkalkung und verhindert
so Infarkte. Eine der wichtigsten grundlegenden Ernährungs-
studien, die PREDIMED-Studie, konnte nachweisen, dass viele
Elemente der Mittelmeerkost, insbesondere die hochwertige
Fettsäurekombination, eine wirksame Waffe gegen Risikofaktoren und nachlassende Hirnleistung darstellen.

Der beste Tipp gegen Alzheimer und Co.: auch mal „Nicht-
essen". Intervallfasten (siehe Seite 105) fördert den Abbau von
eiweißhaltigen Ablagerungen im Gehirn und wirkt so gegen die
Entwicklung von Alzheimer.

Verbindung von Darm und Hirn

Ein wichtiger Zusammenhang zwischen pflanzenbetonter, bal-
laststoffreicher Ernährung und einem gesunden Gehirn wurde
jüngst entdeckt: Die gesunde Darmflora stellt aus den sonst als
unverwertbar geltenden Ballaststoffen die kurzkettigen Fettsäuren Propion- und Buttersäure her. Das Reparatursystem der
Hirnnerven, die Microglia, benötigt diese Substanzen als Treib-
stoff. Erste Versuche zur Behandlung von Multipler Sklerose mit
solchen Fettsäuren fielen Erfolg versprechend aus.

Bestimmte sekundäre Pflanzenstoffe können außerdem
Entzündungen im Körper in Schach halten, oxidativen Stress
abbauen und den Schutzwall, die Blut-Hirn-Schranke, stärken.

Bis zu einem gewissen Maß sind Abbauprozesse mit zunehmendem Alter unvermeidlich, man muss sie aber nicht extra durch Industrienahrung beschleunigen.

Es ist sicher kein Zufall, dass in den Regionen der Erde, in denen viele Hundertjährige leben – egal, ob auf Okinawa oder bei den Tsiname-Indianern am Amazonas –, das tägliche Essen der mediterranen Ernährung ähnelt.

NAHRUNG FÜR DIE MUSKELN

Auch unsere Muskulatur benötigt einen ständigen Reiz, damit sie nicht abgebaut wird. Nach dem 50. Lebensjahr sollte Kraftsport Pflicht sein – oder zumindest Ausdauersport oder Gymnastik, um unsere Muskulatur gesund zu erhalten.

Sport allein reicht jedoch nicht aus – zum Erhalt und Aufbau braucht der Körper auch Eiweiß. Entscheidend ist die ausreichende Proteinzufuhr (durchaus aus Pflanzen), und zwar möglichst zeitnah nach dem Sport – 30 Minuten bis spätestens 2 Stunden nach der körperlichen Belastung sind ideal. Dann sollten Sie eine eiweißreiche Mahlzeit zu sich nehmen.

Ausdauersportler können die Aufnahmemenge von Eiweiß bei 1,2 Gramm pro Kilogramm Körpergewicht ansetzen, Kraft- und Extremsportler sogar bei 1,5–1,7 Gramm pro Kilogramm. Steigerungen auf mehr als 2 Gramm pro Kilogramm sind für den Muskelerhalt und Aufbau jedoch ineffektiv.

Vegetarisch für Sportler

Was ist der beste Brennstoff für die Muskeln? Das sind natürlich „langsame" Kohlenhydrate, wie sie in Vollkornprodukten oder Gemüse vorkommen! Einige Stunden vor intensivem Training sollte man allerdings nicht zu ballaststoff- und fettreich essen, sondern lieber kleine Snackmengen kohlenhydratreicher Lebensmittel (Obst, Obstsaft oder Knäckebrot) – die liegen nicht schwer im Magen. Denn mit vollem Magen lässt es sich nur sehr schwer trainieren.

Nach dem Sport dürfen die Kohlenhydratspeicher mit Gemüsegerichten wieder aufgefüllt werden: Dann sind Reis, Kartoffeln, Nudeln und Brot sogar empfohlen. Aber nur für den, der sich richtig angestrengt hat – und am besten in der Vollkornvariante.

EMPFEHLENSWERTE LEBENSMITTEL

Orientieren Sie sich an einer entzündungshemmenden pflanzenbetonten Ernährung: wenig Zucker, sparsam Kohlenhydrate, gute Fette für niedrige Blutfettspiegel sowie eine darmgesunde Ernährung mit reichlich Ballaststoffen. Die Favoriten aus ernährungswissenschaftlicher Sicht: Nüsse, Samen und Hülsenfrüchte. Entdecken Sie Erbsen, Linsen, Bohnen und Co. neu für sich und probieren Sie unbekannte Sorten so lange aus, bis sie zu Ihrem Lieblingsgemüse gehören.

117

Blutgefäße und Verdauung

Ohne Blutgefäße geht nichts: Das System der Adern und Venen durchzieht unseren Körper. Eine genauso wichtige Rolle spielt der Darm, weil er die Nährstoffe aus der Nahrung bereitstellt und einen Großteil unseres Immunsystems ausmacht.

DIE GROSSE GEFAHR: ARTERIENVERKALKUNG

Durchblutungsstörungen der Beine, Herzinfarkt und Schlaganfall haben eine gemeinsame Ursache: Arterienverkalkung. Sie ist in der westlichen Welt die größte Gesundheitsbedrohung. Ernährungsunabhängige Faktoren wie Nikotinverzicht, Stressreduzierung und ausreichend Bewegung (bis zu 5 Stunden pro Woche) stehen auf der Therapieliste ganz oben. Sie helfen, das Risiko für Gefäßerkrankungen zu senken. Die weiteren Stellschrauben – wie Übergewicht, erhöhte Blutfettwerte, Diabetes und Bluthochdruck – lassen sich mit einer Ernährungstherapie lindern.

Fettsäuren – auch wichtig für den Blutdruck

Omega-3-Fettsäuren verbessern nicht nur die Blutfettwerte, sondern erhöhen auch den Anteil an blutdrucksenkenden Stoffwechselprodukten. Nachweislich kann 4 Gramm Fischöl pro Tag den Blutdruck um bis zu 2 mmHg senken – je höher der Blutdruck, desto größer der Effekt. Auch Ballaststoffe tragen zur Senkung von Blutdruck und Cholesterin bei: Hafer, Bohnen und der Mineralstoff Kalium in Obst sind besonders wirkungsvoll.

Cholesterin effektiv senken

Die Reduktion von Cholesterin über die Ernährung – etwa durch Verzicht auf Eier – gehört der Geschichte an. Sie können sich ohne schlechtes Gewissen ein Frühstücksei am Wochenende gönnen. Denn Verzicht auf cholesterinreiche Lebensmittel senkt das Blutcholesterin nur unwesentlich, da das meiste Cholesterin vom Körper selbst hergestellt wird, nämlich aus „schlechten" Nahrungsfetten.

Effektive Cholesterinsenker sind Phytosterole aus Ölen, Nüssen und Hülsenfrüchten. Das sind pflanzliche Verbindungen, die die körpereigene Cholesterinproduktion bremsen. Allerdings liegt noch kein Beweis dafür vor, dass Phytosterole auch die Häufigkeit von Infarkten verringern können. Ihre cholesterinsenkende Wirkung können wir uns jedoch zunutze machen.

Arginin gegen Bluthochdruck

Dass Buchweizen, Erbsen, Kürbis-, Pinien- und Walnusskerne den Blutdruck senken können, ist kaum bekannt, aber durch wissenschaftliche Untersuchungen bewiesen. Denn sie sind reich an der Aminosäure Arginin, die nicht nur die Blutgefäße erweitert und den Blutdruck senkt. Sie bremst auch Diabetes und oxidativen Stress.

Obwohl der Körper Arginin selbst herstellt und in der Regel genug über die Nahrung aufnimmt, ist er manchmal – bei Bluthochdruck, Arterienverkalkung, Gefäßerkrankungen oder nach Unfällen – unterversorgt. In diesen Fällen können Betroffene nachhelfen, wenn sie besonders argininreiche Lebensmittel zu sich nehmen.

Blutdrucksenkend wirken auch Nitrite in Gemüsesorten (beispielsweise in Rote Bete, Radieschen, Rettich, Mangold, Kohl) und Salaten wie Rucola.

Hilft weniger Kochsalz im Essen?

Eine Blutdrucksenkung um bis zu 3 mmHg – allerdings nur bei sogenannten salzsensitiven Personen – kann durch eine Kochsalzreduktion auf 3 Gramm pro Tag erreicht werden. Üblich sind in Deutschland 10–15 Gramm pro Tag. Salzsensitive Menschen sind nicht in der Lage, zu viel Salz effektiv auszuscheiden – bei ihnen steigt entsprechend der arterielle Blutdruck.

Um herauszubekommen, ob man salzsensitiv ist, genügt ein Selbsttest über 4 Wochen: Wenn bei salzarmer Ernährung während dieser Zeitspanne der Blutdruck sinkt, bitte auch zukünftig wenig salzen.

Blutdrucksenkend wirken außerdem die Mineralstoffe Kalium (in Obst, Gemüse, Vollkornprodukten und Nüssen) sowie Magnesium (in Nüssen und Hülsenfrüchten): bis zu 12 mmHg bei Kalium und bis zu 4 mmHg bei Magnesium.

Als Superfood hat sich in den letzten Jahren Knoblauch erwiesen. Seine Inhaltsstoffe senken Cholesterin, Blutfette und Blutdruck. Dabei sind die gleichen Mechanismen im Spiel wie bei den ACE-Hemmern, den Medikamenten, die bei der Blutdrucksenkung eingesetzt werden.

SALZREICHE LEBENSMITTEL

Salz- und Laugengebäck, gepökelte Wurstwaren, Schinken, Kassler, geräucherter Fisch, Oliven, Sardellen, Konserven, Fertigsaucen, Sojasauce, Schmelzkäse. Außerdem ist in den meisten Fertigprodukten und -gerichten – von Keks bis Brot – Salz versteckt.

PROBIOTIKA ODER PRÄBIOTIKA

Probiotika sind Bakterienstämme, die helfen, das Gleichgewicht unserer Darmflora zu halten. Präbiotika sind eine Form von Ballaststoffen, das heißt unverdaulichen Pflanzenbestandteilen. Sie dienen als „Futter" für diese guten Darmbakterien (siehe rechts). Allerdings sind nicht alle Ballaststoffe Präbiotika. Nur solche, die auch dem Magensaft standhalten und im Darm ankommen, können präbiotisch wirksam werden – wie beispielsweise Inulin und Pektin. Sie sind in vielen Gemüsesorten enthalten wie Hülsenfrüchten, Nüssen, Knoblauch, Spargel, Zwiebeln und Chicorée.

EMPFEHLENSWERTE LEBENSMITTEL

Gefäßgesund ist eine pflanzenbetonte Ernährung mit Ballaststoffen, ein- bis zweimal pro Woche Fisch und mehr Omega-3-Fettsäuren. Versorgen Sie Ihre Darmflora mit Ballaststoffen. Stress und Antibiotika vertragen die guten Darmbakterien nicht, auch Zucker und Fruchtzucker stören die Darmflora. Bei manchen hilft die FODMAP-Diät.

UNTERSCHÄTZTER DARM

Die Bedeutung der Darmflora für die Gesundheit ist überragend, das haben zahlreiche Studien bewiesen. Wir wissen, dass die Zusammensetzung der Bakterien im Darm, das sogenannte Mikrobiom, nicht nur ein Garant für die Darmgesundheit ist, sondern für das Wohlbefinden des ganzen Körpers.

Bifidobakterien, Bakterioides oder Provotella heißen zum Beispiel die guten Darmbakterien. Sie entscheiden mit über Körpergewicht und Diabetesrisiko. So gibt es Bakterienstämme, die aus dem bereits verdauten Speisebrei nochmals Nahrung ziehen und so unsere Kalorienaufnahme steigern können. Ist das eine Erklärung für sogenannte gute und schlechte Futterverwerter? Eventuell, denn die Bakterien können zusätzlich 100–200 Kilokalorien pro Tag aus dem Stuhl herauslösen – und die lassen in der Summe das Gewicht spürbar ansteigen.

Die Rolle der Darmbakterien

Die konkrete Funktionsweise der Darmflora und ihre Rolle ist im Einzelnen noch nicht geklärt. Was man jedoch mit Sicherheit sagen kann ist, dass die Billionen Bakterien Auswirkungen auf Gefühlswelt, Gehirn, Appetit und Wohlbefinden haben und die Entstehung zahlreicher Krankheiten – wie Multipler Sklerose oder der Darmentzündung Morbus Crohn – beeinflussen. Stuhltransplantationen werden heute zum Beispiel erfolgreich in der Behandlung von chronischen Darmentzündungen eingesetzt. Deshalb sollten wir dem Darm regelmäßig gute Darmbakterien zuführen (siehe Kasten oben).

Die FODMAP-Diät

Manchmal bleibt die Ursache für Magen-Darm-Beschwerden unklar. Dann könnte die FODMAP-Diät helfen. Das Wort ist eine Abkürzung für „fermentierbare Oligosaccharide, Disaccharide, Monosaccharide und Polyole". Diese Zuckerarten und -alkohole kommen in Obst- und Gemüsesorten vor, sie gilt es zu meiden.

Leber und Nieren

Zwei Organe in unserem Körper erfüllen besonders wichtige Aufgaben: die Leber und die Nieren. Damit sie garantiert leistungsfähig bleiben, ist eine gesunde Ernährung ausschlaggebend.

LEBER: JEDEN TAG MULTITASKING

Die Leber ist das zentrale Organ im Stoffwechsel: Sie produziert alle Proteine für Körperabwehr oder Blutgerinnung. Aber auch die Verwertung der gesamten Nahrungsbestandteile, die vom Darm in die Leber strömen, findet hier statt – ebenso der Abbau von Medikamenten und Giften. Eigentlich bringt die Leber dabei so schnell nichts aus der Ruhe: Chemotherapie, jahrzehntelangen Alkoholmissbrauch und Lebergifte aus Medikamenten erträgt sie oft stoisch. Allerdings ist ihre Gutmütigkeit stark genetisch geprägt – manchmal versagt sie ihren Dienst schon nach zehn Jahren Alkoholmissbrauch.

Zucker bringt die Leber in Not

Vor allem das Überangebot von leicht verdaulichen Kohlenhydraten setzt die zentrale Drüse unter Stress: Sie muss die Unmengen an Zucker in Speicherglykogen umbauen, das anschließend in Leber und Muskulatur gelagert wird. Sind die Glykogenspeicher voll, werden die Kohlenhydrate in Fett umgewandelt und eingelagert – das geschieht auch in den inneren Organen. Die ächzen dann unter der Last des Fettes und werden dadurch zusätzlich belastet.

Die Leber kann von normal 5 Prozent Fett auf 50 Prozent anwachsen und verfärbt sich dann blassgelb, während sie in gesundem Zustand rötlich aussieht. Bei schwerstem Übergewicht bedeckt die Leber einen Großteil des Bauchraums und behindert nicht nur Operationen. Es entsteht auch eine sogenannte Leberzirrhose – der unumkehrbare bindegewebsartige Umbau der Leber. Die Leistung des Organs verringert sich stetig, der Stoffwechsel ist erheblich gestört, und das Risiko für Krebs und Leberversagen steigt.

RISIKO FETTLEBER

Fast jeder dritte Deutsche leidet unter einer Fettleber, Tendenz steigend. Bei Übergewicht liegt diese Rate doppelt so hoch. Allerdings gibt es auch Normalgewichtige, die eine Fettleber entwickelt haben – Ursache: die extreme Kohlenhydratbelastung. Bis zu 80 Prozent der verarbeiteten Nahrungsmittel sind mit Zuckerstoffen versetzt, was auf den Verpackungen leider häufig nur unklar deklariert und äußerst schwer zu erkennen ist. Sogar gesunde Nahrungsmittel wie Mandeln können heute mit einer unsichtbaren Schicht aus Zucker überzogen sein.

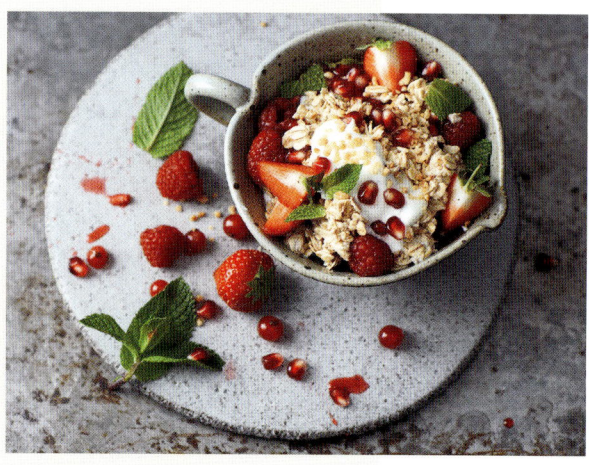

*Ein selbst gemachtes
Müsli mit frischen Bee-
ren hat wenig Zucker
und hält lange satt.*

Ein Fallbeispiel

Dieser Tsunami an Zucker und leicht ver-
daubaren Kohlenhydraten kann sogar bei
Menschen, von denen man es überhaupt nicht
erwarten würde, zur Entwicklung einer Fettleber führen. Ein schlanker, fitter Leistungssportler war davon betroffen.

Äußerlich sah man es dem Triathleten nicht
an, aber seine Leber war tatsächlich verfettet.
In der Ernährungsanalyse stellte sich dann
heraus, dass er zu häufig Fertigprodukte der
Nahrungsmittelindustrie aß: angefangen beim
morgendlichen Müsli über Fertigsaucen beim
Mittagessen bis zu Kohlenhydratriegel als Snacks zwischendurch. Dabei war er selbst der Überzeugung, sich gut und
gesund zu ernähren.

Leider passiert es immer wieder, dass eigentlich gesunde
Nahrungsmittel wie Müsli durch unnötigen Zuckerzusatz zur
gesundheitlichen Belastung werden. Auch Unmengen an süßem
Obst – wie Trauben, Kirschen, Ananas, Honigmelone und Bir-
nen –, vielleicht noch in Verbindung mit Obstsäften, belasten
die Leber stark. Fertigsaucen können bis zu 50 Prozent Zucker
enthalten, gezuckerte Obstkonserven sind generell nicht empfehlenswert. Toastbrot, Weißbrot, Gebäck und Kuchen sowie Fast
Food, bei dem schon die Burgerbrötchen gezuckert sind, stecken
voller Kohlenhydrate, die der Leber dann den Rest geben. Lassen Sie es nicht so weit kommen!

Leberschonend essen

Sie können diesen Kohlenhydratfallen jedoch mit ganz einfachen
Mitteln entgehen. Gönnen Sie Ihrer Leber Vollkornprodukte,
bereiten Sie das Müsli am besten selbst zu – mit Nüssen und
Haferflocken. Geben Sie getrocknete oder frische Früchte dazu
und greifen Sie dabei am besten auf zuckerarme Sorten zurück,
wie zum Beispiel säuerliche Äpfel, Clementinen, Grapefruits,
Heidelbeeren, Himbeeren oder Johannisbeeren, Orangen, Papa-
yas, Pflaumen, Pfirsiche, Stachelbeeren oder Wassermelonen.

Probieren Sie Vollkornnudeln und -reis! Sie liefern zusätzlich Ballaststoffe, die dem gesamten Verdauungsapparat gut
tun. Gemüse, Nüsse und gesunde Öle sind eine Wohltat für die
Leber. Das alles gehört zu einer gesunden, ausgewogenen Ernährung, sie hält unser wichtigstes Stoffwechselorgan in Form,
reguliert gleichzeitig das Gewicht und verhindert viele Zivilisati-

onskrankheiten. Sie können mit einer bewussten Ernährung eine Fettleber sogar heilen – komplett ohne Medikamente und Arzt.

NIEREN: SENSIBLE REINIGUNG

Im Gegensatz zur Leber sind die Nieren hochempfindliche innere Organe. Sie bilden quasi das „Klärwerk" im Körper und kümmern sich um alles, was in flüssiger Form ausgeschieden werden muss. So ganz nebenbei regeln sie auch noch die Blutbildung: Das filigrane Filtersystem in den Nieren muss täglich 180 Liter Blut filtern, woraus es dann den Urin bis auf 1–2 Liter konzentriert, die ausgeschieden werden.

Gut 2 Millionen Menschen in Deutschland leiden an chronischen Nierenerkrankungen, im Alter ist die Wahrscheinlichkeit dafür besonders hoch. Studien zufolge liegt die Dunkelziffer weit höher, weil eine kranke Niere anfangs meist keine Beschwerden bereitet. Ist der Kreatininwert bei der Blutuntersuchung erst einmal erhöht, sind schon mindestens 50 Prozent der Nierenfunktion unwiederbringlich verloren.

Regelmäßig Blutwerte checken

Früherkennung ist deshalb enorm wichtig: Ein einfacher Urinstreifentest, der Mikroalbumin-Test, kann undichte Stellen der Nierenfilter rechtzeitig aufdecken. Im Frühstadium der Nierenschädigung schlüpfen Minieiweiße wie Albumin durch den Filter und zeigen damit an, dass das Filtersystem unter Stress steht.

Wichtigste Ursache für Nierenschädigungen sind Bluthochdruck und Diabetes, aber auch Übergewicht, Nikotinkonsum und erhöhte Blutfette belasten die Nieren erheblich. Sind diese in ihrer Funktion erst einmal eingeschränkt, müssen Betroffene sich auf weitere Verschlechterungen einstellen. Die Möglichkeiten einer Heilung werden jedes Jahr geringer. Früherkennung ist deshalb wichtig.

Die Nieren profitieren am meisten von einer blutdrucksenkenden Ernährung mit wenig Salz, viel Gemüse und reichlich Kalium. Nüsse mit Magnesium und moderater Eiweißkonsum (wenig Fleisch, bevorzugt pflanzliches Eiweiß) schützen die Nieren in besonderem Maße. Erst bei fortgeschrittener Nierenschwäche muss die Kalium- und Eiweißmenge stärker eingeschränkt werden.

EMPFEHLENSWERTE LEBENSMITTEL

Leber und Nieren profitieren ganz besonders von einer gesunden, ausgewogenen Ernährung, wenn auch in unterschiedlichem Maße. Beiden nutzt die Vermeidung von Übergewicht durch viel Gemüse und pflanzliches Eiweiß. Den Nieren kommt alles zugute, was Blutdruck, Blutzucker und Blutfette senkt. Die Leber leidet unter der Flut von Kohlenhydraten, dabei vor allem (Frucht-)Zucker.

Nahrungsmittelallergien und -unverträglichkeiten

Wer bestimmte Lebensmittel nicht gut verträgt oder sogar allergisch darauf reagiert, fühlt sich oft in der Wahlfreiheit eingeschränkt. Doch viele Unverträglichkeiten lassen sich mit der Zeit beheben!

GENAUE DIAGNOSE

Lange wurden unter der Diagnose „Reizdarm" alle möglichen Beschwerden versammelt: Verstopfung, Durchfall, Völlegefühl und Blähungen. Das übliche Verfahren: Mit Endoskopie schließt man Entzündungen oder Krebs aus. Dann erhält der Patient das Etikett „Reizdarmerkrankung" mit dem Hinweis, damit „müsse man leben". Oft steckt jedoch eine Nahrungsmittelintoleranz dahinter. Frucht- und Milchzuckerintoleranz stellt man einfach mit einem Wasserstoffatemtest fest. Durch Weglassen bestimmter Lebensmittel können die Beschwerden geheilt werden.

Fruchtzuckerunverträglichkeit

Durch zunehmenden Einsatz von Fruchtzucker in Fertigprodukten wird die Fruktoseintoleranz häufiger. Bei der angeborenen Form verträgt man Fruchtzucker überhaupt nicht. Entwickelt sich die Fruktoseintoleranz erst im Laufe des Lebens, können kleine Mengen Fruktose vertragen werden. Ein Drittel unserer Bevölkerung bekommt ab 25 Gramm Beschwerden.

Milchzuckerunverträglichkeit

Die Laktoseintoleranz ist auf einen Mangel an dem Milchzucker spaltenden Enzym Laktase zurückzuführen. Sie kann auch im Alter oder nach Magen-Darm-Infekten auftreten. Dabei kommt es zu Völlegefühl, Blähungen oder Durchfällen, weil der Milchzucker im Darm nicht abgebaut wird und abführend wirkt.

Meidet man Milchzucker, verbessert sich die Verträglichkeit wieder, sodass man kleinere Mengen problemlos essen kann. Leider ist aus produktionstechnischen Gründen häufig in vielen Fertigprodukten Milchzucker enthalten. Wer auf Milchprodukte verzichtet, muss keinen Kalziummangel befürchten – grünes Gemüse, kalziumreiches Mineralwasser und Mandeln decken den Kalziumbedarf gut.

TIPPS LAKTOSE-INTOLERANZ

- Fertiggerichte, Wurstwaren, Backmischungen, Eis oder Schokolade meiden, Zutatenlisten prüfen.
- Quark (Laktose wurde mit der Molke ausgeschwemmt), Kefir und Joghurt (Milchsäurebakterien haben Laktose abgebaut) enthalten nur wenig Laktose.
- Lang gereifte Hartkäsesorten sind so gut wie laktosefrei.
- Teure laktosearme Produkte sind unnötig.
- Notfalls vor dem Essen Laktasetabletten (z.B. bei Einladungen) nehmen.

Histaminunverträglichkeit

Hautrötungen, Herzklopfen, Ekzeme, Nesselsucht, Kopfschmerzen, Atembeschwerden oder Durchfall können auf eine Histaminunverträglichkeit hinweisen. Grund dafür ist ein gestörter Abbau dieses Botenstoffs, der Entzündungen reguliert. Das betrifft körpereigenes Histamin und das aus Nahrungsmitteln.

Zöliakie und Glutenunverträglichkeit

Im Gegensatz zu Glutenunverträglichkeit ist Zöliakie eine schwere Erkrankung. Genetisch bedingt reagiert die Darmschleimhaut dabei auf Klebereiweiß (Gluten) von Weizen, Roggen und Gerste mit Entzündungen – Durchfall, Bauchschmerzen, Gewichtsverlust und Müdigkeit folgen. Die Nährstoffaufnahme im Darm sinkt, Blutarmut und Osteoporose können auftreten.

Die Diagnose erfolgt über Antikörpernachweis und Endoskopie. Die einzige Möglichkeit, Zöliakie zu behandeln, besteht in einer streng glutenfreien Diät. Zöliakiebetroffene haben gleichzeitig ein erhöhtes Risiko für Diabetes Typ 1, Autoimmunerkrankungen der Schilddrüse, Haut- und Haarkrankheiten.

Glutenunverträglichkeit ist nicht genetisch verursacht, kleine Mengen werden vertragen. Eine glutenfreie Ernährung scheint auch ohne Zöliakie bei manchen unspezifischen Magen-Darm-Beschwerden zu helfen. Es gibt wohl andere Bestandteile im Weizen, die bei glutensensiblen Personen Beschwerden auslösen. In diesen Nahrungsmitteln ist Gluten enthalten:

- Weizen, Gerste, Roggen, ältere Weizensorten wie Dinkel, Grünkern, Kamut oder Emmer
- Brot, Graupen, Nudeln, gefüllte Schokolade, Kuchen, Müsli, Malzkaffee, Malzbier, Bier

Auf Fertigprodukten muss Gluten immer angegeben sein – daher die Zutatenlisten beachten!

Nahrungsmittelallergien

Echte Allergien sind Fehlreaktionen des Körpers auf eigentlich ungefährliche Eiweißstoffe. Bei der Nahrungsmittelallergie reichen die Symptome von einem lebensgefährlichen allergischen Schock bis hin zu leichten Beschwerden wie Übelkeit, Durchfall oder Jucken. Typische Allergene sind Kuhmilch, Nüsse, Fische oder Hühnerei. Die 14 häufigsten Allergieauslöser weltweit finden Sie unter www.daab.de/ernaehrung/nahrungsmittel-allergien/im-alltag/beim-einkauf-und-ausser-haus/.

Besonders Menschen mit Neurodermitis oder allergischem Asthma neigen auch zur Nahrungsmittelallergie.

TIPPS FRUKTOSE-INTOLERANZ

- Fertigprodukte meiden und Zutatenliste beachten: Honig, Sirup oder Isoglukose weisen auf Fruktose hin.
- Glukose verbessert die Aufnahme von Fruchtzucker und mindert so Beschwerden.
- Stark ballaststoffhaltige Lebensmittel wie Hülsenfrüchte oder Kohl können die Beschwerden verschlimmern.

TIPPS HISTAMIN-INTOLERANZ

- Meiden: Schokolade, Tomaten, Ketchup, Erdbeeren, Rotwein, Essig, Meeresfrüchte, Fisch, Bier, Rauchfleisch, Schinken, Salami, Schweinefleisch, reife Käsesorten, Sauerkraut.
- Lebensmittelzusatzstoffe meiden.
- Eine Reihe von Nahrungsmitteln mit Kakao, Nüssen, Papaya oder Ananas oder auch Medikamente können den Histaminabbau verzögern.

Selbstcheck –
Wo stehe ich, welche Risiken habe ich?

Anhand einiger Fragen zu Ihren Gesundheitsdaten, Ihrer Familie und Ihrem Alltag lassen sich Aussagen über Ihr Risiko treffen, an Herz-Kreislauf-Erkrankungen oder Diabetes Typ 2 zu erkranken.

ERERBTE VERANLAGUNG?

Hat beispielsweise der Vater oder der Opa Darmkrebs, ist das Risiko für die Nachkommen bis zu dreifach erhöht, selbst daran zu erkranken. Es gibt Familiengeschichten, bei denen jeder zweite Nachkomme an Darmkrebs erkrankt ist.

Einerseits lässt sich das durch rechtzeitige Vorsorge gut diagnostizieren, andererseits muss die genetische Veranlagung nicht durchbrechen, wenn das Leben an dieses Risiko angepasst wird. Die folgenden Tests helfen, Krankheitsrisiken aufzuspüren.

DER HERZRISIKO-TEST

Mit diesen Fragen können Sie herausfinden, ob Sie ein erhöhtes Risiko für Herz-Kreislauf-Erkrankungen haben. Notieren Sie sich die Punktezahl, die Auswertung folgt auf der nächsten Doppelseite.

1. Was sagen Ihre Erbanlagen?

Gibt es direkte Verwandte (Groß-/Eltern, Geschwister) mit Herzinfarkt, Schlaganfall oder Aderverschluss an den Beinen vor dem 60. Lebensjahr?

Ja	☐ 6 Punkte
Nein	☐ 0 Punkte

2. Wie hoch ist Ihr Blutdruck?

Über 140/90 mmHg	☐ 3 Punkte
Unter 140/90 mmHg	☐ 0 Punkte

3. Wie hoch ist Ihr Cholesterinspiegel?

Unter 200 mg/dl	☐ 0 Punkte
Über 200 mg/dl	☐ 3 Punkte

4. Rauchen Sie?

Ja	☐ 6 Punkte
Nein	☐ 0 Punkte

5. Haben Sie Diabetes?

Ja	☐ 6 Punkte
Nein	☐ 0 Punkte

6. Wie oft treiben Sie Sport?

Kein Sport	☐ 8 Punkte
1–3 Std. pro Woche	☐ 2 Punkte
mehr als 4 Std. pro Woche	☐ 0 Punkte

7. Wie häufig fühlen Sie sich gestresst?

Immer	☐ 4 Punkte
Gelegentlich	☐ 2 Punkte
Selten	☐ 0 Punkte

8. Wie groß ist Ihr Bauchumfang?

Morgens nüchtern, stehend ausatmen, zwischen Rippenunterkante und Hüftoberkante messen.

Unter 80 cm (F)/94 cm (M)	☐ 0 Punkte
Unter 88 cm (F)/102 cm (M)	☐ 2 Punkte
Über 88 cm (F)/102 cm (M)	☐ 4 Punkte
Über 100 cm (F)/110 cm (M)	☐ 8 Punkte

9. Schnarchen Sie nachts laut und haben Sie dabei Atemaussetzer?

Ja	☐ 3 Punkte
Nein	☐ 0 Punkte

10. Wie alt sind Sie?

Unter 55 Jahre	☐ 0 Punkte
Über 55 Jahre	☐ 2 Punkte
Über 75 Jahre	☐ 3 Punkte

DER DIABETESRISIKO-TEST

Diabetes Typ 2 ist weltweit auf dem Vormarsch. Bis zu 15 Prozent der Deutschen sind betroffen. Ermitteln Sie Ihr persönliches Diabetesrisiko, die Auswertung folgt auf der nächsten Seite.

Diabetes Typ 1 wird mit einer geringen Wahrscheinlichkeit von 3–5 Prozent vererbt.

1. Wie hoch ist Ihr Blutdruck?

Über 140/90 mmHg	☐ 3 Punkte
Unter 140/90 mmHg	☐ 0 Punkte

2. Wie hoch ist Ihr Cholesterinspiegel?

Unter 200 mg/dl	☐ 0 Punkte
Über 200 mg/dl	☐ 3 Punkte

3. Leidet ein direkter Blutsverwandter an Diabetes Typ 2?

Ja	☐ 6 Punkte
Nein	☐ 0 Punkte

4. Wie oft treiben Sie Sport?

Kein Sport	☐ 6 Punkte
1–3 Std. pro Woche	☐ 3 Punkte
Mehr als 4 Std. pro Woche	☐ 0 Punkte

5. Wie groß ist Ihr Bauchumfang?

Unter 80 (F)/94 cm (M)	☐ 0 Punkte
Unter 88 (F)/102 cm (M)	☐ 3 Punkte
Über 88 (F)/102 cm (M)	☐ 6 Punkte
Über 100 (F)/110 cm (M)	☐ 8 Punkte

6. Essen Sie täglich Obst, Gemüse und Vollkornprodukte?

Immer	☐ 0 Punkte
Gelegentlich	☐ 1 Punkt
Nie	☐ 3 Punkte

7. Wie alt sind Sie?

Unter 55 Jahre	☐ 0 Punkte
Über 55 Jahre	☐ 3 Punkte
Über 75 Jahre	☐ 5 Punkte

DER RUNDUMCHECK

Betreiben Sie gesundheitsbezogene Ahnenforschung: Welche Gene habe ich? Gibt es direkte Verwandte (Groß-/Eltern, Geschwister) mit den folgenden Krankheiten?

- Diabetes Typ 2 ☐ Ja ☐ Nein
- Gelenkentzündungen/Rheuma ☐ Ja ☐ Nein
- Frühzeitige Arthrose ☐ Ja ☐ Nein
- Starkes Übergewicht ☐ Ja ☐ Nein
- Darmkrebs ☐ Ja ☐ Nein
- Bauchspeicheldrüsenkrebs ☐ Ja ☐ Nein
- Brustkrebs ☐ Ja ☐ Nein
- Gebärmutterhals-/Eierstockkrebs ☐ Ja ☐ Nein
- Gicht/erhöhte Harnsäurewerte (Hyperurikämie) ☐ Ja ☐ Nein
- Knochenbrüchigkeit (Osteoporose) ☐ Ja ☐ Nein
- Grauer Star (Katarakt) ☐ Ja ☐ Nein
- Nierenschwäche/Dialyse ☐ Ja ☐ Nein
- Demenz ☐ Ja ☐ Nein
- Neurodermitis ☐ Ja ☐ Nein
- Prostatakrebs ☐ Ja ☐ Nein
- Prostatavergrößerung ☐ Ja ☐ Nein
- Bluthochdruck ☐ Ja ☐ Nein
- Erhöhte Blutfettwerte ☐ Ja ☐ Nein
- Parkinson (Schüttellähmung) ☐ Ja ☐ Nein
- Schlafapnoe-Syndrom (gefährliches nächtliches Schnarchen mit minutenlangen Atempausen) ☐ Ja ☐ Nein

Auswertung Selbstcheck – Das ist mein Risiko

Sie haben die Fragen auf der vorherigen Doppelseite beantwortet und für die ersten beiden Tests die Punkte addiert? Dann ordnen Sie sich in eine der Klassen ein und erfahren Sie mehr über Ihr Risiko, eine bestimmte Erkrankung zu bekommen.

ES IST ZU IHREM BESTEN

Sie befürchten Panikmache und stecken lieber den Kopf in den Sand? Würden Sie kurz vor dem Termin für den Zahnriemenwechsel Ihres Autos eine 3000-km-Urlaubsreise in den Süden antreten? Sicher nicht. So ist es auch mit Ihrem Risikoprofil. Sie können wahrscheinliche Ereignisse verhindern, aber machen Sie sich nicht verrückt. Wir alle leben mit individuellen Risiken. Und das Schicksal Ihrer Verwandten muss sich nicht zwangsläufig wiederholen. Ein erhöhtes Risiko gilt es aber zu beherzigen.

AUSWERTUNG HERZRISIKO

Risikoklasse 1: 1–15 Punkte
Ihr Risiko für Herz-Kreislauf-Erkrankungen – also für Herzinfarkt oder Schlaganfall – ist gering. Auch wenn Sie Verwandte mit solchen Erkrankungen haben, können Sie Ihr Schicksal in die Hand nehmen und dafür sorgen, dass Risikofaktoren wie Übergewicht, Diabetes, erhöhte Blutfette oder Bluthochdruck gar nicht erst entstehen. So bleibt das Risiko niedrig.

Risikoklasse 2: 16–33 Punkte
Bei Ihnen sammelt sich schon ein gewisses Risikopotenzial. Eliminieren Sie die Risikofaktoren Schritt für Schritt – nicht zu viel auf einmal, das erhöht nur die Gefahr des Scheiterns. Notieren Sie, was Sie nach und nach ändern wollen, und schauen Sie in die Liste der ernährungsbedingten Erkrankungen (siehe Seite 130 ff.), welche Maßnahmen effektiv sind.

Risikoklasse 3: 34–50 Punkte
Ihr Risiko ist stark erhöht. Es ist aber nie zu spät für Maßnahmen. Schon nach kurzer Zeit reguliert sich das Risiko langsam. Haben Sie keine Angst, das erhöht nur den Stress. Vertrauen Sie auf Ihre Selbstheilungskräfte. Die werden Sie jetzt nämlich ankurbeln – mit optimierter Lebensweise und gesunder Ernährung.

Praxistipps für Risikoklassen 2 und 3

Das Wichtigste ist der Nikotinstopp. Rauchen ist für die meisten der Risikofaktor Nummer 1 für eine rasante Arterienverkalkung. Hoffen Sie nicht auf bekannte Beispiele wie den deutschen Altkanzler Helmut Schmidt, der als Kettenraucher uralt geworden ist. Solche Menschen haben eine seltene besondere Enzymausstattung, die die Schäden durch das Rauchen abpuffern. Menschen über 70 Jahre, die rauchen, sind sehr selten.

Sport bis zu fünfmal pro Woche hat einen schützenden Effekt für Ihre Adern – Gefäßtraining sozusagen. Bereits 15 Minuten Bewegung haben einen nachweisbaren Effekt.

Bluthochdruck, erhöhte Cholesterinwerte, Übergewicht, Diabetesvermeidung und die Behandlung des Schlafapnoe-Syndroms – gehen Sie die Probleme am besten der Reihe nach an.

Das eine ist offensichtlich: Gemeinsamer Nenner aller Risikofaktoren ist Übergewicht. Es ist noch nicht zu spät. Vielleicht sind vorübergehend Medikamente zur Regulierung Ihrer Risikofaktoren nötig, die später, wenn sich das meiste wieder normalisiert hat, abgesetzt werden können. Fragen Sie Ihren Arzt.

AUSWERTUNG DIABETESRISIKO

Risikoklasse 1: 1–10 Punkte
Sie haben ein niedriges Risiko – je geriner Ihre Punktezahl, desto besser. Sollten Sie im unteren Punktebereich liegen, weil Sie Sport machen, sich gesund ernähren und schlank sind, dann herzlichen Glückwunsch. Sie werden mit hoher Wahrscheinlichkeit nie in Ihrem Leben Diabetes Typ 2 bekommen.

Risikoklasse 2: 11–22 Punkte
Achtung, Sie befinden sich bereits im Graubereich. Lassen Sie Ihren Blutzucker, den Blutdruck und die Blutfettwerte jährlich beim Hausarzt kontrollieren. Am besten auch gleich den Langzeitzuckerwert im Blut (HbA$_{1c}$). Notieren Sie sich die Werte und schlagen Sie Alarm, wenn die Tendenz – selbst im Normalbereich – nach oben geht. Diabetes ist gerade in der Frühform heilbar und lässt sich sogar mit einfachen Mitteln verhindern.

Risikoklasse 3: 23–34 Punkte
Bei Ihnen leuchtet die rote Lampe. Vielleicht haben Sie schon Diabetes Typ 2. Gehen Sie zum Arzt und lassen Sie Blutzucker, Langzeitzuckerwert im Blut (HbA$_{1c}$), Blutdruck und Blutfette kontrollieren. Zögern Sie nicht, auch eine medikamentöse Therapie zu beginnen. Die kann später wieder abgesetzt werden, wenn Sie Ihre Ernährungstherapie erfolgreich gemeistert haben. Die Heilungschance für Diabetes ist auch bei Ihnen noch sehr hoch – sie liegt bei 70 Prozent.

Praxistipps für Risikoklassen 2 und 3
Stecken Sie Ihren Kopf nicht in den Sand. Diabetes Typ 2 ist heilbar, besonders wenn er früh erkannt wird. Verschenken Sie aber keine kostbare Zeit. Alles, was gegen das bauchbetonte Übergewicht hilft, wirkt zugleich auch gegen Diabetes, Bluthochdruck, erhöhte Blutfette und Co. Sie schlagen also mehrere Fliegen mit einer Klappe.

Gehen Sie am besten in kleinen Schritten vor: Analysieren Sie Ihr Essverhalten sowie Ihren Esstyp und führen Sie eine Woche lang ein Ernährungstagebuch. Legen Sie die drei wichtigsten Änderungen fest, die Sie am besten umsetzen möchten. Wenn das geklappt hat, können Sie noch mehr ändern, aber immer Schritt für Schritt.

AUSWERTUNG RUNDUMCHECK

Welche Gene habe ich und wie kann ich den Ausschalter drücken? Sie haben Krankheiten in Ihrer Familie entdeckt? Dann lesen Sie die Anregungen für den Ausschalter in der folgenden Tabelle zur Ernährungstherapie der wichtigsten Erkrankungen. In der Tabelle sind Krankheiten zusammengestellt, deren Risiko am meisten von einer Veränderung der Ernährung reduziert wird.

Beherzigen Sie die Tipps zur Ernährungstherapie bei der oder den Krankheiten, für die Sie ein erhöhtes Risiko tragen. Bei einigen gibt es auch noch Extra-Tipps. Auf diese Weise können Sie für sich selbst individuell Vorsorge betreiben oder bei bereits bestehenden Krankheiten Maßnahmen ergreifen.

Überfordern Sie sich nicht! Vielleicht können Sie auch gemeinsam mit Ihrem Partner oder einem Freund / Freundin Änderungen angehen. Oder suchen Sie sich bei der Umsetzung Unterstützung von Ernährungsmedizinern und -beratern. Wichtig ist, dass Sie nach einem guten Start weiterhin am Ball bleiben.

Krankheiten vorbeugen und behandeln

Bei den Krankheiten, die in dieser Tabelle aufgelistet sind, können Sie mit gesunder Ernährung Beschwerden lindern oder sogar heilen. Lesen Sie dort nach, wo Sie ein erhöhtes Risiko für sich ermittelt haben.

Krankheit	Definition	Heilungs-chancen	Ernährungstherapie	Extra-Tipp
Diabetes Typ 2	Erbanlagen, Überfrachtung des Stoffwechsels mit Kohlenhydraten (v. a. Zucker) führen zu Insulinresistenz und Dauerüberforderung der Bauchspeicheldrüse. Beginnt als metabolisches Syndrom mit leicht erhöhten Blutzuckerwerten, erhöhtem Bauchumfang, Bluthochdruck, erhöhten Blutfettwerten, eventuell auch erhöhten Harnsäurewerten.	Bei frühem Beginn bis zu 70 %, wenn Übergewicht besteht. Die Chancen sinken jährlich. Gewichtssteigernde Medikamente (Insulin, Glimepirid/-benclamid) meiden.	- Primär: Bauchfett muss weg. - Schonung der Bauchspeicheldrüse durch Beschränkung auf 2–3 Mahlzeiten pro Tag. - Viel Gemüse, Ballaststoffe, Vollkornprodukte, Nüsse und Eiweiß (1,2 g pro kg Körpergewicht). - Zucker und Fruchtzucker meiden. - Hochwertige Öle einsetzen. - Nüsse wirken wie Diabetesmedikamente. - 1–2 TL Molkenpulver vor dem Essen mindern den Blutzuckeranstieg um bis zu 100 mg/dl.	Vitamin D wirkt gegen diabetesbedingte Knochenschäden.
Diabetes Typ 1	Autoimmunerkrankung der insulinproduzierenden Zellen in der Bauchspeicheldrüse.	Keine.	- Mehr Gemüse, Nüsse und richtige Eiweißmenge senken Blutzuckeranstieg nach dem Essen. - Wichtig: Reihenfolge der Lebensmittel beim Essen: erst Proteine, dann Gemüse, zuletzt Kohlenhydrate.	Vitamin D scheint Typ-1-Diabetes entgegenzuwirken (Blutspiegel messen lassen!).
Rheumatische Erkrankungen (rheumatoide Arthritis, Psoriasis, Morbus Bechterew, eingeschränkt für Lupus erythematodes)	Autoimmunerkrankungen, bei denen der Körper Haut und Gelenke attackiert und entzündet. Risikofaktoren: Nikotinkonsum und weibliches Geschlecht.	Keine, aber erhebliche Linderung und Einsparung von Medikamenten möglich.	- Ausgewogene Ernährung, entzündungshemmende Lebensmittel und gute Öle, wenig Obst (oder fruktosearmes) und viel Gemüse. - Ölwechsel in der Küche: statt Arachidonsäure entzündungshemmende Omega-3-Fettsäuren aus Lein-, Weizenkeim-, Nussöl oder fettem Seefisch. - Statt tierischem Eiweiß besser Nüsse und Hülsenfrüchte. - Zucker, Weißmehl oder Weizenprodukte möglichst meiden.	- Normalgewicht halten, Übergewicht meiden (erhöht Entzündungsneigung des Körpers). - Nicht rauchen bzw. Rauchen einstellen.

Krankheit	Definition	Heilungs-chancen	Ernährungstherapie	Extra-Tipp
Arthrose und Gelenk-verschleiß	Abnutzung des Knorpels. Neben der Veranlagung spielen Bewegungsarmut, Leistungssport, Verletzungen, Fehlstellungen der Gelenke sowie Überlastung der Gelenke durch Übergewicht (oft in Verbindung mit erhöhter Entzündungs-neigung des Körpers) eine Rolle.	Keine, aber erhebliche Linderung der Beschwerden bis hin zu Schmerzfreiheit möglich.	- Gewichtsreduktion wie bei Diabetes Typ 2 lindert Entzündungen im Gelenk. - Antientzündlich wirksame Lebensmittel (Gemüse, Nüsse, grüner Tee, Beeren). - Besonders wirksam: schmerzstillender Effekt von Salatgurken. - Statt tierischem Fett Lein-, Weizenkeimöl oder fetter Seefisch. - Entzündungshemmende Ernährung – v. a. Hagebuttenpulver (enthält Galakto-lipide, die den Knorpelabbau hemmen). - Kreuzkümmel (Cumin), Kurkuma, Ingwer, Koriander und Muskatnuss können Arthroseschmerzen lindern.	- Vermeidung von Über-gewicht. - Viel Sport – soweit es die Schmerzen erlauben (Wasser-sport).
Übergewicht und Adipositas	Viele Ursachen: Gene, Bewegungsmangel, Stress, Übermaß an Kohlenhydraten, mehrere Mahlzeiten am Tag, hoher Zucker-konsum, seltener hoher Fettkonsum.	Bei frühem Beginn gut. Bei schwerer Adipositas werden die Chancen von Jahr zu Jahr schlechter. So früh wie möglich gegensteuern – auch bei Ihren Kindern.	- Analysieren Sie Ihre Ernährung nach dem 20:80-Prinzip (20 Prozent des Essverhaltens ändern, 80 Prozent bei-behalten) – das ist zum Abnehmen ein sehr guter Start. - Wie bei Diabetes Typ 2: Das 2–3-Mahl-zeiten-Prinzip und die Vermeidung von Zwischenmahlzeiten mit reichlich Kohlenhydraten haben oberste Priorität.	Nächtliches Schnarchen, Schilddrüsen-funktions-störungen, Depressionen, Psychophar-maka und Betablocker erhöhen das Risiko für Übergewicht.
Fettleber	Zu viele Kohlenhydrate werden als Fett in der Leber gespeichert. Folgen: Leberzirrhose, Krebs möglich. Häufig bei übergewichtigen Typ-2-Diabetikern.	Bei frühzeitiger Ernährungs-therapie sehr gut.	Wie bei Diabetes Typ 2. 20:80-Prinzip wirkt gut (20 Prozent des Essverhaltens ändern, 80 Prozent bei-behalten).	
Darmkrebs	Vererbung und ballast-stoff-/pflanzenarme Ernährung sind neben Übergewicht und Bewegungsarmut die wichtigsten Ursachen. Pflanzen-/ballaststoff-arme Ernährung ver-schiebt Darmflora und wirkt krebsfördernd.	Darmkrebs ist heute eine chroni-sche Erkrankung, heilbar aufgrund moderner Chemo-therapie und guter Operations-möglichkeiten.	Gesunde Ernährung stärkt das Immun-system, das Krebszellen in Frühphasen leichter eliminiert. Das sollte enthalten sein: - Ballaststoffe - Gemüse - wenig rotes Fleisch - möglichst keine Wurstwaren	Darmgesunde Ernährung verbessert Therapie-chancen, jährliche Darmkrebs-vorsorge.
Bauchspeichel-drüsenkrebs	Diese Krebsform kommt besonders häu-fig bei Übergewicht vor.	Keine, aber Ver-längerung der Überlebenszeit möglich.	- Zur Vorbeugung ideal: Vermeidung von Übergewicht. - Mangelernährung durch Nährstoff-supplemente verhindern, das verlängert die Überlebenszeit.	Verfahren Sie wie bei starkem Übergewicht!

Krankheit	Definition	Heilungs-chancen	Ernährungstherapie	Extra-Tipp
Brust-, Gebär-mutterhals-, Eierstock-krebs	Vererbung und eine ballast-stoffarme sowie pflanzen-arme Ernährung sind neben Übergewicht sowie Bewe-gungsarmut die wichtigsten Ursachen. Geburten und Stil-len schützen vor Brustkrebs.	Möglich neben der ärztlichen Therapie.	Gute Öle wirken ebenso wie sekun-däre Pflanzenstoffe protektiv gegen Krebs und verhindern ein Wieder-aufflammen von Zweittumoren oder Metastasen. Viel Olivenöl (bis 1000 ml pro Woche in den Mahlzei-ten) ist in Studien wirksam.	- Übergewicht bekämpfen. - Sport verbessert die Prognose, selbst bei bestehendem Krebs.
Gicht oder Hyperuri-kämie	Betroffen sind meist überge-wichtige Männer. Ein erhöhter Harnsäurespiegel im Blut neigt in kühlerem Gewebe zur Bildung von Harnsäure-kristallen und schmerzhaften Gelenksentzündungen. Nierenschädigung möglich. Arterienverkalkung wird durch hohen Harnsäure-spiegel gefördert.	Sehr gut.	- Fleisch und Fisch nur in Maßen, da Purin enthalten (wird zu Harnsäure abgebaut). Auch (alkoholfreies) Bier enthält Purin. - Zucker, Fruchtzucker und Weiß-mehlprodukte meiden. - Milch und Kaffee senken den Harnsäurespiegel. - Jedes Kilo Gewichtsreduktion mindert den Harnsäurespiegel.	Verfahren Sie wie bei starkem Über-gewicht!
Osteoporose (Knochenbrü-chigkeit)	Knochen verliert bei wenig Belastung seine Festigkeit. Neigung kann vererbt wer-den. Cortisondauertherapie beschleunigt die Entkalkung.	Möglich, aber nur in Kombi mit Kraftsport in frühem Sta-dium, sonst deutliche Verzögerung des Verlaufs.	- Grünes Gemüse und kalzium-haltiges Mineralwasser (500–600 mg Ca/l) liefern das wertvolle Kalkmineral. - Eiweiß und Milchprodukte nur in Maßen, zu viel hemmt den Kalziumstoffwechsel. - Vorsicht mit Salz, Alkohol, Rauchen und Kaffee.	Ernährung und Sport können Osteoporose ver-hindern. Mit Knochen-belastung durch Kraftsport stärken Sie Ihre Knochen für das Alter.
Grauer Star (Katarakt)	Trübung der Linse, wird mit Kunstlinse ersetzt, um die Sehfähigkeit wiederher-zustellen.	Keine, aber deutliche Ver-zögerung der Entwicklung.	Viel Vitamin C – wirkt protektiv, allerdings nicht als Tablette, sondern nur im kompletten Lebensmittel wie in Gemüse oder Obst.	UV-Licht meiden, Sonnenbrille tragen.
Nieren-schwäche (Dialyse/Blut-wäsche)	Nachlassen der feinen Filter-funktion durch Alter oder Erkrankungen wie Bluthoch-druck oder Diabetes.	Je nach Grund-erkrankung starke Ver-langsamung des Krank-heitsverlaufs möglich.	Bei bestehender Nierenschwäche: Beschränkung der Eiweißaufnahme auf 0,8 g/kg Körpergewicht und Tag. Künstliche Phosphatbeimengungen in Fertigprodukten, besonders in Wurstwaren, meiden (Mono-, Di-, Triphosphate). Sie beschleunigen den Funktionsverlust der Niere.	Vorbeugend: Alle Risikofaktoren, die Arterienver-kalkung fördern, bekämpfen: Blut-hochdruck, Diabe-tes, erhöhte Blut-fettwerte, Gicht, Übergewicht und Rauchen.
Demenz	Nachlassen der Merk- und Denkfähigkeit im Alter.	Zur Vorbeu-gung gut, sonst nur Ver-langsamung möglich.	- Gute Fette, Nüsse, Fischöle. - Viel Gemüse – mediterrane Kost. - Weniger Kohlenhydrate. - Kurkuma, grüner Tee. - Flavonoide, vor allem aus Zitrus-früchten aufnehmen.	Sport nicht ver-gessen!

Krankheit	Definition	Heilungs-chancen	Ernährungstherapie	Extra-Tipp
Neuro-dermitis	Ein überempfindliches Immunsystem entzündet die Haut: Die Folge sind Ekzeme an den Beugeseiten der Gelenke. Nahrungsmittelunverträg-lichkeiten und Allergien sind häufig dabei. Üblicher-weise wird Neurodermitis mit Cortisoncremes unter-drückt.	Tendenz zur Spontanheilung, die durch die Ernährungs-therapie stark gefördert wird. Chancen auf Symptomfreiheit stehen gut.	- Statt tierischer Fette ungesättigte Fett-säuren aus Nuss- oder Leinöl. - Vorsicht bei scharfen Gewürzen! - Erdbeeren, Salami, Tomaten und Paprika können die Entzündung durch Histamin verstärken. - Gemüse individuell austesten. - Meist gut verträglich: Spinat, Spargel, Salat, Kohl, Kürbis, Kartoffeln, Gurken, Hülsenfrüchte. - Günstig sind alle Nussarten, wenn keine Allergie vorliegt. - Süßigkeiten, Weißmehlprodukte und Softdrinks unbedingt meiden.	- Allergietestung. - Kinder frühzei-tig in Kontakt mit Allergenen bringen (keine extrem keim-arme Umge-bung!). - Antient-zündliche Ernährung (Seite 131) kann auch wirksam sein.
Prostata-krebs	Dieser Krebs tritt meistens im Alter auf. Bei Männern mit viel pflanzlicher Ernäh-rung seltener.	Keine, aber deutliche Unter-stützung von Selbstheilung und Verzöge-rung des Ver-laufs möglich.	- Sekundäre Pflanzenstoffe aus Obst und Gemüse. - Topempfehlung Granatapfel. - Brokkoli (und andere Kohlsorten), Tomaten, Kurkuma, Vollkornprodukte, grüner Tee hemmen. - Zucker und Weißmehl meiden.	Regelmäßg PSA-Werte im Blut bestim-men lassen (Anstieg kann auf Erkrankung hinweisen!).
Prostataver-größerung	Tritt meistens im Alter auf. Bei Männern mit viel pflanzlicher Ernährung und Sport seltener.	Keine, aber gute Prävention mög-lich.	- Gemüsereiche, ballaststoffreiche Ernährung und Normalgewicht schüt-zen, können auch Krankheitsverlauf verbessern.	Viel Sport.
Bluthoch-druck	Häufigste Ursachen sind Übergewicht und mangeln-des Gefäßtraining durch Bewegungsmangel, Stress.	Gut, besonders bei Gewichts-reduktion und Stressvermei-dung und Medi-tation.	- Salzreiche Lebensmittel meiden. - Salz auf unter 6 g pro Tag reduzieren, nicht nachsalzen. - Nahrungsmittel mit blutdrucksen-kender Wirkung: Knoblauch, Wurzel-gemüse wie Rote Bete, Radieschen, Rettich etc. (Nitrite!).	Übergewicht bekämpfen.
Erhöhte Blutfett-werte	Oft Teil des metabolischen Syndroms. Genetische Ursa-chen oder Fehlernährung führen zu einem erhöhten LDL-Cholesterin oder erhöhten Triglyzeriden.	Gut bei Gewichts-abnahme und Optimierung der Nahrungsöle und -fette.	- Abbau von Übergewicht. - Gemüse, zuckerarmes Obst, Vollkorn-produkte, Nussöle, Leinöl, Nüsse, Fischöle senken Blutfette. - Triglyzeride reagieren gut auf weniger Zucker und Fruchtzucker.	
Parkinson (Schüttel-lähmung)	Dopaminproduktion im Kopf kommt zum Erliegen. Ursachen unklar, vermutlich Umwelt und Vererbung.	Keine, aber Prä-vention möglich.	Nikotinhaltige Nahrungsmittel schüt-zen: Nachtschattengewächse wie Kartoffeln, Tomaten, Chili, Auberginen, Paprika.	
Schlaf-apnoe-Syndrom	Gefährliches nächtliches Schnarchen mit minu-tenlangen Atempausen. Übergewicht behindert die Atmung.	Bei Beseitigung von Überge-wicht sehr gut.	Wie bei Übergewicht.	

Unser Stoffwechsel – was tut ihm gut, was stört

Wenn wir wissen, wie die Schaltstellen in unserem Organismus getaktet sind, können wir auch über die Ernährung positiv eingreifen. Dabei stehen Nervensystem und Hormone an erster Stelle.

HOCHEFFIZIENTE VERWERTUNG

Einfach gesagt funktioniert unser Stoffwechsel wie eine riesige Recyclingfabrik, die aus altem Plastik, Metall oder Holz wunderschöne neue Produkte schafft – nur eben viel komplizierter. Der Körper stellt selbst her, was er braucht: Muskeleiweiß, Nerven, Organe, Hormone und alles, woraus wir Menschen bestehen.

Alle aufbauenden Vorgänge werden als „anabol" bezeichnet – wie die Einlagerung von Fett in Fettzellen oder die Herstellung von Muskeleiweiß aus Nahrungsprotein. Bei Nahrungsknappheit greift der Körper auf Reserven zurück. Zuerst die eingelagerte Stärke (Glykogen), dann die Fettreserven und zuletzt die Muskeln. Solche Abbauvorgänge nennt man „katabol".

Hormone regulieren

Maßgeblichen Einfluss auf den Stoffwechsel nimmt dabei das Hormonsystem: Die Schilddrüsenhormone regulieren unseren Energieverbrauch. Zu viele davon steigern beispielsweise die Darmtätigkeit bis hin zu Durchfall, zu wenige machen dagegen den Darm träge und fördern die Gewichtszunahme.

Die Stresshormone Adrenalin und Cortison wirken auch direkt auf den Stoffwechsel, beide können den Blutzuckerspiegel erhöhen und bei Diabetikern den Blutzucker ins Schwanken bringen. Stress und Nervosität stören den Stoffwechsel also, umgekehrt sind Ruhephasen oder Meditation eine Wohltat.

Einfluss des Nervensystems

Auch das Nervensystem beeinflusst die Stoffwechselfabrik. Der Sympathikus – der Teil des Nervensystems, der für Kampf und Verteidigung zuständig ist – behindert die Verdauung und stellt alles ab, was nicht dringend zur Verteidigung notwendig ist. Sein Gegenspieler, der Parasympathikus, regelt Ruhe, Schlaf, Sexualität sowie Verdauung und senkt Herzfrequenz und Blutzucker.

Regelmäßige Entspannung ist unerlässlich, denn ständige Überaktivierung des Sympathikus macht auf Dauer krank. Das Immunsystem leidet, die Anfälligkeit für Infekte steigt. Herzinfarkt, Tumore und Autoimmunerkrankungen wie Rheuma können Zeichen einer ständigen Übererregung sein. Während kurzfristiger Stress die Aufmerksamkeit fokussiert und Herz sowie Kreislauf optimiert, bedeutet dauerhafter Stress Überforderung.

Sitzen statt kämpfen und fliehen

Unser urzeitlicher Reflex, nämlich in akuten Krisen dem Kampf und der Abwehr alle Körperfunktionen unterzuordnen, wird im Alltag oft zum Fluch. Eigentlich sind wir so gestrickt: erst körperlich kämpfen und später erschöpft eine Ruhepause einlegen. Aber die Realität sieht häufig anders aus: Der Tag beginnt mit Staustress am Morgen, mündet in den Ärger über den verpassten Termin und in der Warteschleife am Telefon – all das im Sitzen, obwohl der Körper auf Flucht und Kampf eingestellt wäre.

Während eines stressigen Tagesablaufs stellt der Sympathikus die Verdauung ab und verengt den Darmausgang. Beides zusammen kann Verstopfung, Hämorrhoiden und schließlich krankhafte Ausstülpungen in der Darmwand durch den erhöhten Druck im Dickdarm verursachen. Die können sich später sogar entzünden. Wer dann noch hastig sein Mittagessen herunterschlingt und dabei aufgeregt redet, muss sich über Bauchschmerzen nicht wundern. Bis zu 2 Liter Luft kann man so leicht verschlucken – und die wollen wieder raus.

UNERLÄSSLICH: STRESSMANAGEMENT

Wer abends im Bett vom Tag noch wach gehalten wird oder die Folgen der Sympathikusaktivität noch spürt (wie Herzklopfen, Verstopfung und innere Unruhe), sollte etwas dagegen tun.

Das An- und Abschalten von Stress lässt sich lernen: Entwickeln Sie mit Meditationstechniken Hilfestellungen für Ihren beruhigenden Parasympathikus. Beim Meditieren werden Ihre Füße warm, und Ihr Darm gluckert beruhigend. Auch Herz- und Atemfrequenzen sinken drastisch. Meditative Übungsformen wie Yoga, progressive Muskelrelaxation oder autogenes Training tun gut: Das Stressniveau wird abgesenkt, die Stimmung hebt sich, Schmerzen werden gelindert, und der Schlaf bessert sich.

Eine weitere Hilfe beim Stressabbau bietet die Natur: Viele Pflanzen können helfen, Körper und Geist zur Ruhe kommen zu lassen, ohne die Sinne zu „dämpfen" (siehe Seite 150).

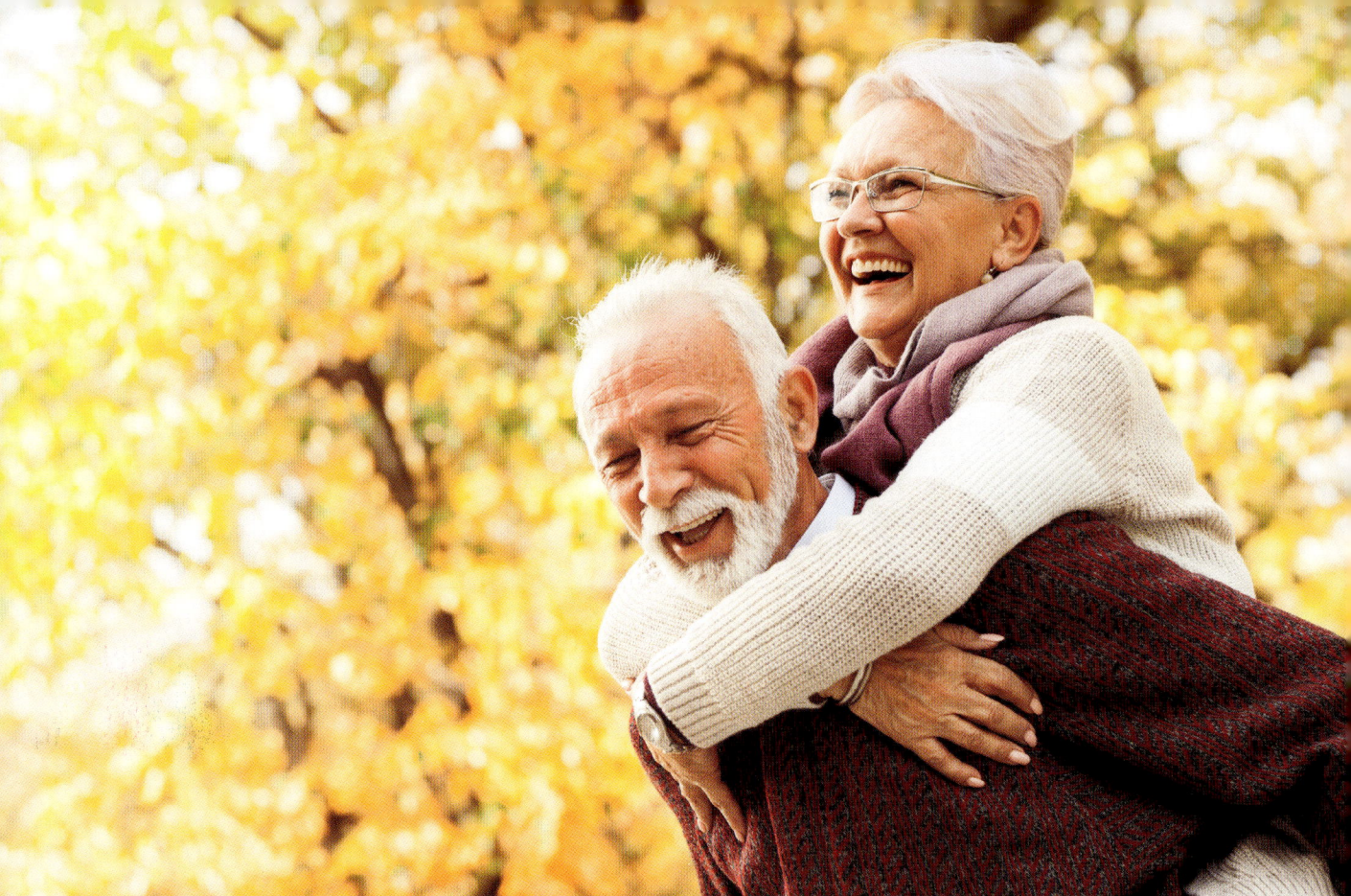

Viele Faktoren beein-flussen das Immun-system. Ein aktives Leben unterstützt unsere Abwehr auch im höheren Alter.

Nach außen stark mit einer gesunden Immunabwehr

Die Arbeitskraft des Immunsystems verändert sich mit zunehmendem Alter. Sie können aber viel tun, um sicherzustellen, dass Ihr persönlicher Bodyguard weiterhin Organe und Gewebe verteidigt.

Ohne die erstaunliche Fähigkeit des Körpers, Angreifer abzu-wehren, würde er jedem schädlichen Keim zum Opfer fallen. Die Abwehrmechanismen des Immunsystems sind von Natur aus unglaublich effektiv, doch um optimal zu funktionieren, müssen wir sie hegen und pflegen – besonders im höheren Alter.

Das Immunsystem verändert sich naturgemäß im Lauf des Lebens. Vielleicht haben Sie schon gemerkt, dass Sie Erkäl-tungen nicht mehr so leicht wegstecken wie früher. Bleibt der Husten beispielsweise über Wochen, kann das zermürbend sein und den Elan für Aktivitäten erheblich dämpfen. Deshalb sollten Sie sich um Ihre Abwehrkräfte gut kümmern.

DIE ABWEHRFRONT UNSERER KÖRPERS

Das Immunsystem schützt den Körper vor Viren, Bakterien und Parasiten. Die unmittelbare Reaktion auf solche Gefahren ist die „Immunantwort". Beispielsweise fangen die Schleimhäute des Darms und der Lunge eingedrungene Bakterien ein, und die nützlichen Bakterien im Darmtrakt verhindern, dass schädliche Organismen die Oberhand gewinnen. Der Kampf geht weiter im Urin, der Keime aus der Blase spült, während in den Blutgefäßen weiße Blutkörperchen, Leukozyten genannt, infektiöse Eindringlinge identifizieren und zerstören.

Wir besitzen von Geburt an einen Immunschutz – Mechanismen, die stets auf potenzielle Feinde lauern und sie bekämpfen. Aber das Immunsystem lernt auch, neue und unterschiedliche Gegner zu erkennen und zu vernichten. Aufgrund dieser erworbenen und anpassungsfähigen Immunabwehr ist der Körper künftig gewappnet, weil er einen bestimmten Angriff auf seine Organsysteme bereits abgewehrt hat und daher kennt. Beim nächsten Mal kann er sich besser zur Wehr setzen – ein Vorteil im Alter, weil man viele Infektionen schon durchgemacht hat.

Krieg den Keimen

Die Beschreibung des Immunsystems mit militärischem Vokabular kommt nicht von ungefähr: Unser Körper ist einer Invasion von Organismen ausgesetzt, die danach trachten, ihn zu zerstören bzw. zu erobern. In Form weißer Blutzellen oder Lymphozyten stehen ihm Truppen zur Verfügung, deren Aufgabe es ist, Widerstand zu leisten. Die beiden Hauptarten von Lymphozyten – T- und B-Zellen – entstehen im Knochenmark; B-Zellen reifen dort aus, T-Zellen hingegen entwickeln sich im Thymus (einer über dem Herzen gelegenen Drüse) und reifen dort voll aus, bevor sie in Milz und Lymphknoten wandern, wo sie bereitstehen, um Infektionen zu bekämpfen. Wie sie körperfremde Eindringlinge erkennen, haben die T-Zellen im Thymus gelernt.

Der Thymus verschwindet

Mit zunehmendem Alter schrumpft der Thymus jedoch – im Alter von 60 Jahren sind nur noch ein paar Reste übrig –, und wir bilden weit weniger T-Zellen aus. Der Grund ist möglicherweise evolutionsbedingt. Vielleicht muss der Thymus in der Jugend aktiv sein, bevor der Körper Zeit gehabt hat, eine Abwehr gegen körperfremde Stoffe (Antigene) zu entwickeln; ist das Immunsystem dann entwickelt, bildet er sich zurück und der Körper

DAS IMMUNSYSTEM IM BLICK BEHALTEN

Fühlen Sie sich überwiegend wohl? Oder haben Sie das Gefühl, Ihr Körper bremst Sie manchmal aus? Machen Sie sich anhand dieser Checkliste ein Bild davon, wie gut Ihr Immunsystem funktioniert. Wenn Sie ein oder zwei Punkte mit Ja beantworten können, unternehmen Sie etwas, um Ihre Abwehrkräfte wieder in Schwung zu bringen. Sollte das Problem länger andauern, gehen Sie zum Arzt.

- Sie stecken sich oft bei anderen an, die erkältet sind oder Schnupfen haben. Eine Erkältung werden Sie lange nicht los.
- Sie sind permanent müde, antriebslos und nicht interessiert, etwas Neues anzupacken.
- Wenn Sie in den Spiegel schauen, ist Ihre Zunge belegt und nicht gleichmäßig rosa.
- Sie schlafen schlecht ein; schlafen Sie endlich, fühlen Sie sich morgens oft unausgeruht.
- Ihre Haut ist trocken, fleckig und uneben statt rein und klar.
- Sie leiden unter Appetitlosigkeit.

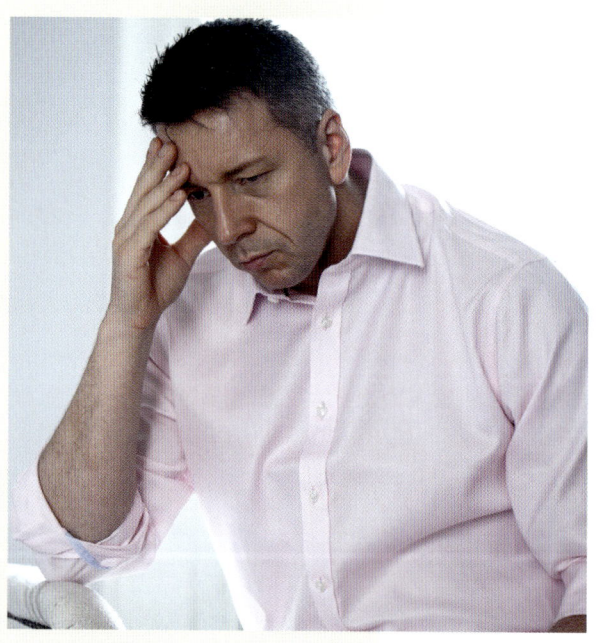

Permanente Müdigkeit könnte ein Zeichen für ein geschwächtes Immunsystem sein.

kann die frei werdende Energie anderenorts einsetzen. Vielleicht wird es irgendwann gelingen, den Körper zu bewegen, länger T-Zellen zu bilden. Forscher suchen intensiv nach Wegen der Regeneration des Immunsystems und Möglichkeiten, den Thymus funktionsfähig zu erhalten.

Was T- und B-Zellen leisten

Unser Körper produziert unterschiedliche Typen von Immunzellen. T-Killerzellen greifen von Viren oder Bakterien befallene Zellen an und töten sie dann ab. So hindern sie den bösartigen Eindringling daran, sich zu vermehren und die Infektion auszubreiten. T-Helferzellen regen B-Zellen an, Antikörper zu bilden; das sind Proteine, die sich an die Eindringlinge heften und sie markieren, sodass der Körper weiß, dass sie abzutöten sind.

Naive T-Zellen, die noch nicht spezialisiert sind, patrouillieren im Blut und entwickeln sich nach Kontakt mit einem neuen Virus zu T-Gedächtniszellen. Bei einer erneuten Attacke vermehren sie sich stark und helfen so, die anderen Abwehrzellen auf den Eindringling aufmerksam zu machen.

Bei Erwachsenen sind die meisten naiven T-Zellen bereits Antigenen (körperfremden Stoffen) begegnet und zu Gedächtniszellen geworden. Es stehen im Laufe des Lebens immer weniger lernfähige, naive T-Zellen zur Verfügung. Ältere Menschen haben fast keine mehr: Als nähme der Körper an, er habe bereits jede Art von Angriff durchlebt. Leider – denn nun kann er keine wirkungsvolle Abwehr gegen ein zuvor unbekanntes Grippevirus aufbauen, und in der Folge haben solche Infektionen häufiger einen schwereren Krankheitsverlauf, als man es von früher kennt.

IMMUNSYSTEM IM ALTER

Im Alter reagiert unser Immunsystem nicht mehr so schnell und effektiv wie früher – man spricht von Immunseneszenz. So werden Sie vielleicht feststellen, dass es manchmal länger dauert, bis Sie eine Krankheit überwunden haben, und Wunden langsamer heilen als in jüngeren Jahren.

Es gibt viele mögliche Erklärungen dafür, etwa die altersbedingten chemischen Veränderungen in den Zellen, Unterschiede in den Proteinen auf den Zelloberflächen, selbst Veränderungen in ganzen Organen. Jede für sich gesehen mag recht unerheblich sein, in ihrer Gesamtheit aber können sie sich drastisch auf unsere Gesundheit auswirken.

Sind Immunprobleme nun eine Ursache des Alterns oder eine seiner Auswirkungen? Sicher ist, dass Krankheit und Siechtum nicht zwangsläufig Teil des Alterungsprozesses sind. Eine eigene Wissenschaft zum Alterungsprozess des Immunsystems, die Immungerontologie, erforscht, weshalb sich unser Immunsystem mit der Zeit verändert.

Untersuchungen an Menschen, die ein sehr hohes Alter erreicht haben, lassen den Schluss zu, dass der Einzelne starken Einfluss auf seine Gesundheit und seine Langlebigkeit nehmen kann. Mit einem vernünftigen Lebensstil können Sie der größte Verbündete Ihres Immunsystems im Kampf um die Erhaltung Ihrer Gesundheit werden.

BAUEN SIE KRÄFTE AUF

Wir können unser Immunsystem unterstützen, indem wir an den zahlreichen Verhaltensweisen arbeiten, die auf unsere Abwehrkräfte Einfluss haben. Mit diesen Ratschlägen halten Sie Ihr Immunsystem am besten gesund:

SCHWÄCHT FIEBER DAS IMMUNSYSTEM?

Nein, ein Fieber kann dem Immunsystem sogar helfen, Infektionen abzuwehren. Eine erhöhte Körpertemperatur regt beispielsweise Zellen, die Krankheiten bekämpfen, an, schneller auf eindringende Erreger zu reagieren. Forschungsergebnisse, die 2011 in der wissenschaftlichen Zeitschrift „Journal of Leukocyte Biology" veröffentlicht wurden, bestätigen, dass mäßiges Fieber in Zeiten von Infektionen eine wichtige Rolle bei der Immunantwort spielt und es den fremden Erregern erschwert, sich zu vermehren. Damit das Immunsystem ungehindert funktionieren kann, ist aber Ruhe unerlässlich – zum Bekämpfen einer Infektion braucht der Körper reichlich Energie.

- **Rauchen Sie nicht:** Sowohl aktives als auch passives Rauchen kann anfällig für Infektionen machen, die zudem wahrscheinlich schwerer verlaufen als bei Nichtrauchern. Eine Studie an Krankenschwestern stellte 2010 in Cincinnati, Ohio, fest, dass sich sowohl Rauchen als auch Passivrauchen negativ auf die Funktionstüchtigkeit des Immunsystems auswirkten.

- **Seien Sie aktiv:** Hinterfragen Sie, ob Sie sich genug bewegen. Wenn Sie grundsätzlich fit und beweglich sind, könnten Sie eine Kombination aus Ausdauertraining und muskelstärkenden Aktivitäten probieren. Gut sind für über 65-Jährige 20 bis 30 Minuten flottes Gehen (Walking), Yoga, Tanzen, Rasenmähen oder andere mäßig anstrengende Gartenarbeiten. Für alle, die weniger mobil sind, ist jede noch so leichte Tätigkeit von Vorteil. Damit lässt sich wohl auch ein gesundes Gewicht halten – zu viele Pfunde erhöhen das Risiko einer Erkrankung an Diabetes, Krebs oder Herzproblemen. Überflüssige Fettzellen schwächen das Immunsystem und verursachen Entzündungen, die wiederum das Gewebe schädigen.

- **Priorität Schlaf:** Ein guter Nachtschlaf ist wichtig, wenn das Abwehrsystem des Körpers Bestleistung erbringen soll; umgekehrt kann zu wenig Schlaf über längere Zeit die Immunreaktionen schwächen – und dann bilden wir weniger Antikörper zur Bekämpfung von Infekten, wie eine brasilianische Studie zeigte.

- **Essen für die Abwehr:** Eine gut ausgewogene Kost, die den Bedarf des Körpers deckt, hilft, vor Infektionen zu schützen. Essen Sie viel Obst, Gemüse, Faserstoffe und Vollkorn sowie Lebensmittel, die wenig gesättigte Fette und Zucker enthalten. Wenn Sie an einer Erkrankung leiden, kann eine entsprechende Ernährung helfen, die Symptome zu lindern oder sogar zu heilen (zum Thema Ernährung siehe Kapitel 3 ab Seite 94).

- **Auf Sauberkeit achten:** Seien Sie pingelig sauber, wenn Sie Mahlzeiten vorbereiten, kochen oder Lebensmittel einräumen.

PFLANZENKRAFT

Der Sonnenhut (Echinacea), der als Nahrungsergänzungsmittel eingenommen werden kann, verbessert die Immunabwehr, indem er die Produktion von Immunglobulin, also Antikörpern, erhöht. Sonnenhut ist aber tabu für alle, die an einer Autoimmunerkrankung leiden, etwa an rheumatoider Arthritis, Lupus oder multipler Sklerose.

Holunderbeersaft wiederum soll gegen zwei verschiedene Grippevirenstämme wirken.

Einige weitere pflanzliche Heilmittel werden auf Seite 150–151 vorgestellt.

5 Tipps zur Stärkung des Immunsystems

Es gibt viele Möglichkeiten, das Immunsystem leistungsfähig zu halten. Die folgenden fünf Methoden zur Stärkung der körperlichen Abwehrkräfte sind besonders erstaunlich:

FREUNDSCHAFTEN PFLEGEN

Eine über zehn Jahre mit 1500 über 70-Jährigen an der australischen Flinders University durchgeführte Studie ergab, dass Menschen, die ihre Freundschaften pflegten, eine größere Lebenserwartung hatten als jene mit weniger Freunden. Das lässt den Schluss zu, dass Freunde die Lebensführung positiv beeinflussen und seelische Unterstützung in schwierigen Lebensphasen bieten. Das sind doch gute Nachrichten für Ihr Immunsystem.

SEINE GRENZEN KENNEN

Wenn man sich ständig mehr aufhalst, als sich ohne Mühe bewältigen lässt, bedeutet das Stress. Und Stress wirkt sich negativ auf die Gesundheit aus, wie Studien seit den 1960er-Jahren belegen, denn die Stresshormone Cortisol und Adrenalin schwächen das Immunsystem. Stress mindert die Fähigkeit des Körpers, auf Infekte zu reagieren, mit Folgen wie Appetitlosigkeit, Änderungen im Schlafmuster und Depressionen. Helfen können auch Entspannungsübungen oder Meditation (Beispiele siehe Seite 271-281)

MUSIK ALS VERBÜNDETER

Die Lieblingsmusik zu hören kann das Immunsystem stärken, stellte eine Studie an der Wilkes University in Pennsylvania fest. Nachdem Probanden 30 Minuten Musik gehört hatten, stieg bei ihnen der Spiegel von IgA, einem Antikörper, der Infektionen abwehren hilft, während der Stresslevel proportional abnahm.

SPASS AM SEX

Zwischen sexueller Aktivität und Wohlbefinden scheint eine Verbindung zu existieren. Eine Studie der Pritzker School of Medicine an der University of Chicago mit 3000 Amerikanern zwischen 57 und 85 Jahren ergab, dass jene, die Sex hatten, ihren Gesundheitszustand höher einschätzten als die anderen. Da Sex zu einem Anstieg des IgA-Proteins führt, ist es kein Wunder, dass sich die Probanden, die in einer engen Beziehung lebten oder verheiratet waren, so gesund fühlten.

TIERE LIEBEN

Ein Haustier zu streicheln genügt nicht nur einem grundlegendem menschlichen Bedürfnis nach Berührung, sondern kommt auch dem Immunsystem zugute – stellte eine weitere Studie an der Wilkes University fest.

Musik hören entspannt und stärkt das Immunsystem.

Reinigen Sie den Kühlschrank regelmäßig und gründlich und achten Sie darauf, dass er kalt genug ist (um 4 °C). Sorgen Sie für Sauberkeit in der Küche, wenn Sie Essen zubereiten, und waschen Sie sich häufig die Hände. Auf diese Weise wird die Anzahl der Krankheitskeime, die Ihre Immunabwehr bedrohen können, gering gehalten.

- **Möglichst wenige Gefahrstoffe:** Je weniger chemische Produkte wie Wasch- und Putzmittel im Haus sind desto besser. So besteht keine Verwechslungs- oder Unfallgefahr. Vermischen Sie keine Chemikalien wie Bleichmittel und Kalklöser, dabei können schädliche Gase entstehen.
- **Schützen Sie sich:** Nutzen Sie die Impfungen für ältere Menschen, eine jährliche Grippeimpfung und eine Impfung gegen Pneumokokken, falls Ihr Arzt keine Einwände hat. Nehmen Sie Vorsorgeuntersuchungen wahr, wie z. B. Sehtests, Mammografie-Screening, den Prostata-PSA-Test und den Test auf okkultes Blut im Stuhl.

KEIMEN AUS DEM WEG GEHEN

Viele ältere Menschen halten sich nicht mehr so oft in größeren Gruppen auf. Bei jenen, die nicht mehr zur Arbeit ins Büro gehen oder in einem Klassenzimmer sitzen müssen, braucht das Immunsystem weniger Erreger zu bekämpfen. Dennoch herrscht kein Mangel an Gelegenheiten, auf „neue" Keime zu stoßen: der enge Kontakt mit Enkelkindern, große Menschenmengen in Einkaufszentren, öffentliche Verkehrsmittel oder Einrichtungen wie Büchereien und Schwimmbäder. Während der weltweiten Pandemie mit dem SarsCov2 Erreger („Corona") gehörten wochenlange Kontaktbeschränkungen und die Schließung solcher Einrichtungen zu den Maßnahmen, um eine unkontrollierte Ausbreitung dieses gefährlichen Virus zu verhindern. Vor allem ältere Menschen, die sich infizierten, waren von einem schweren Krankheitsverlauf betroffen.

Aber auch eine sogenannte Kinderkrankheit, die man als Kind nicht gehabt hat – z. B. Röteln oder Windpocken –, oder ein dem Körper unbekanntes Erkältungsvirus können für das Immunsystem wegen der abnehmenden Zahl naiver T-Zellen im Alter (siehe Seite 138) problematischer sein als bei Jüngeren.

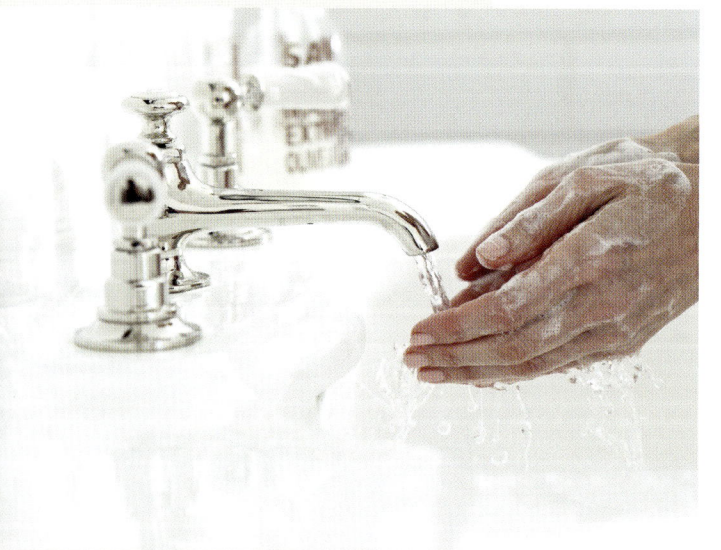

Gründliches Händewaschen ist ein einfaches, aber wirkungsvolles Mittel, um Krankheitskeime auszuschalten.

GÜRTELROSE

Wer in der Vergangenheit an Windpocken erkrankt war, kann auch eine Gürtelrose bekommen, meistens aber erst in späteren Jahren. Vom Immunsystem in Schach gehalten, überdauern inaktive Teile des ursprünglichen Virus in den Nerven des Rückenmarks, bis sie plötzlich wieder aktiv werden – manchmal ohne ersichtlichen Grund.

Die Folge einer solchen Reaktivierung ist die durch das Virus Herpes zoster ausgelöste Gürtelrose, die Entzündung eines Nervenstrangs und des durch diesen Nervenstrang versorgten Hautbereichs auf einer Körperseite, meist Brustkorb, Bauch und oberes Gesicht (einschließlich Auge). Übliche Symptome sind ein lokaler Schmerzbereich und Rötungen, die schnell zu Bläschen werden.

Hier zwei Tatsachen zu Gürtelrose, die Sie kennen sollten:

- Bei jemandem, der an Gürtelrose leidet, können Sie sich selbst nicht mit Gürtelrose anstecken.
- Sie können sich aber bei jemandem, der Gürtelrose hat, mit Windpocken anstecken, wenn Sie selbst noch nie Windpocken hatten; das Virus wird durch direkten Kontakt mit den Bläschen übertragen.
- Einer von vier Menschen über 60, der Gürtelrose bekommt, entwickelt eine postherpetische Neuralgie (PHN) mit lang anhaltenden Schmerzzuständen.
- Helfen Sie sich selbst: Falls Sie an Gürtelrose leiden, können vielleicht die Einnahme von Schmerzmitteln sowie das Tragen loser Kleidung die Schmerzen lindern. Bitten Sie Ihren Arzt, ein antivirales Medikament zur Vorbeugung gegen PHN zu verschreiben. Es wird meist innerhalb von 72 Stunden, nachdem die Rötung eingesetzt hat, verabreicht oder auch später, wenn Sie älter sind und unter einer schweren Gürtelrose leiden oder diese Ihr Auge befällt. Es tötet das Virus nicht ab, verhindert aber, dass es sich vermehrt.
- Neue Hoffnung verspricht ein seit 2013 in Deutschland zur Verfügung stehender Impfstoff aus abgeschwächten Varicella-zoster-Viren. Er soll den Ausbruch einer Gürtelrose verhindern. Tritt sie trotzdem auf, ist der Verlauf milde. Auch einer postherpetischen Neuralgie wird mit der Impfung vorgebeugt.

Es ist daher ratsam, mögliche Infektionsquellen zu kennen, um einer solchen Infektion aus dem Weg zu gehen.

- Waschen Sie sich die Hände, wenn Sie öffentliche Verkehrsmittel benutzt haben oder beim Einkaufen waren.
- Gehen Sie außerhalb der Hauptgeschäftszeiten einkaufen.
- Öffnen Sie hin und wieder ein Fenster, um das Zimmer zu lüften, wenn viele Leute da sind.
- Wenn Ihre Enkelkinder Infekte haben, sollten Sie sich möglichst von ihnen fernhalten.
- Meiden Sie Umarmungen und Küsschen bei Familie und Freunden, die erkältet sind oder einen Infekt haben. Meiden Sie auch das Händeschütteln, denn auf den Händen sammeln sich leicht Keime und Erreger.

*Pilze können das
Immunsystem wir-
kungsvoll stimulieren.*

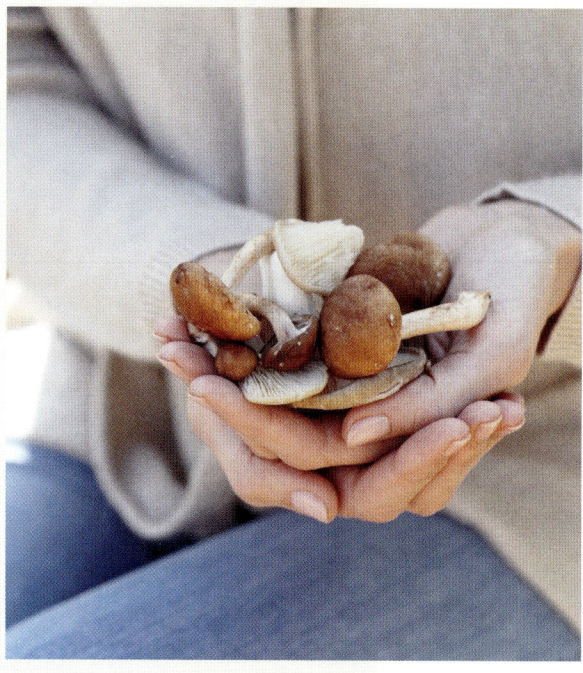

● Schenken Sie den Tipps für eine gesunde Lebensführung und
ein intaktes Immunsystem auf den Seiten 140–143 besondere
Aufmerksamkeit, wenn Sie mit jemandem zusammen waren,
der eine ansteckende Krankheit hat.

ESSEN FÜRS IMMUNSYSTEM

Bestimmte Elemente unserer Ernährung können sich entscheidend darauf auswirken, wie
gut die Immunabwehr funktioniert. Sie können
auch helfen, im zunehmenden Alter auftreten-
den Veränderungen entgegenzuwirken. Manche
„schlechte" Essgewohnheit kann ein bestehen-
des Gesundheitsproblem noch weiter verschlimmern. Doch kleine Änderungen können hier viel
ausrichten und verbessern.

Nach dem 60. Geburtstag können sich Ess-
gewohnheiten verändern. Vielleicht nehmen
Sie Ihre Mahlzeiten zu anderen Zeiten ein, weil
Sie nicht mehr im Beruf stehen, haben weniger
Appetit oder sind schneller satt.

Die Einnahme von Medikamenten kann die
Aufnahme diverser Nährstoffe behindern, was
einen Mangel an Vitaminen und Mineralstoffen
zur Folge haben kann. Fragen Sie hierzu unbedingt Ihren Arzt
oder den Apotheker, wenn Sie das Gefühl haben, Medikamente
beeinträchtigen Ihre Nährstoffaufnahme.

Keine dieser Veränderungen muss zum Problem werden,
doch sollten Sie Lebensmittel zunehmend im Hinblick darauf
auswählen, ob sie das Immunsystem stärken und ausreichend
Nährstoffe liefern.

Obst und Gemüse sollten Sie auch möglichst frisch verzehren, bevor wertvolle Inhaltsstoffe verloren gehen. Liegen diese
Lebensmittel zu lange im Kühlschrank, sinkt ihr Gehalt an
Nährstoffen, vor allem an Vitaminen. Auch die Zubereitungsart
spielt beim Nährstoffgehalt eine Rolle. Je länger Gemüse gekocht
wird, desto mehr Nährstoffe werden abgegeben. Deshalb lieber
schonend dämpfen oder nur kurz und kräftig anbraten.

Am meisten kommt im Körper an, wenn Sie das Gemüse roh
verzehren. Das ist natürlich nicht bei allen Gemüsesorten möglich, es genügt aber, wenn Sie öfter mal Karotten, Kohlrabi oder
Paprika knabbern. Solche härteren Gemüsesorten können Sie
auch gut raspeln und als Salat servieren.

4 Top-Quellen für eine schlagkräftige Immunabwehr

Es gibt viele Möglichkeiten, das Immunsystem leistungsfähig zu halten. Die folgenden Lebensmittel zur Stärkung der Abwehrkräfte sind besonders erstaunlich und dabei auch noch sehr schmackhaft:

PROBIOTISCHER KÄSE

Eine an der Universität Turku in Finnland durchgeführte Studie ergab, dass probiotischer Käse dazu beitragen kann, die Immunantwort zu verbessern. Gealterter Käse ist eine erstklassige Quelle für Probiotika, weil die Bakterien während des Reifungsprozesses spontan wachsen. Alter und überjähriger Gouda sind hervorragende Quellen. Es gibt mittlerweile auch Käse zu kaufen, dem probiotische Bakterien zugesetzt wurden.

ÄPFEL

Eine an der University of Illinois durchgeführte Studie bestätigte die alte Weisheit, die jedes Kind zu hören bekommt: Äpfel sind gesund. Man stellte fest, dass Pektin, die lösliche Faser im Apfel, die entzündungshemmende Wirkung von Immunabwehrzellen anregt und somit die Genesung von einer Infektion beschleunigt. Äpfel enthalten darüber hinaus Flavonoide, die im Körper als Antioxidantien fungieren und eine gesundheitsfördernde Wirkung entfalten können.

PILZE

Eine Studie der Pennsylvania State University belegte, dass fünf Arten von essbaren Pilzen das Immunsystem anregen: Weißer und Brauner Zuchtchampignon, Maitake (Klapperschwamm), Austernpilz und Shiitake.

OLIVENÖL

In Indien kam eine Studie an der Alagappa University zu dem Ergebnis, dass Olivenöl nicht nur für das Herz gut ist, sondern auch für das Immunsystem. Es schützt vor oxidativem Stress (der freie Radikale erzeugt) sowie vor DNA-Schäden. Olivenöl ist darüber hinaus eine ausgezeichnete Quelle für Vitamin E und einfach ungesättigte Fettsäuren.

Mit 75 haben wir im Lauf unseres Lebens bei etwa 200 Erkältungen rund zwei Jahre lang geniest. Doch von nun an sind wir gegen die meisten Erkältungsviren immun.

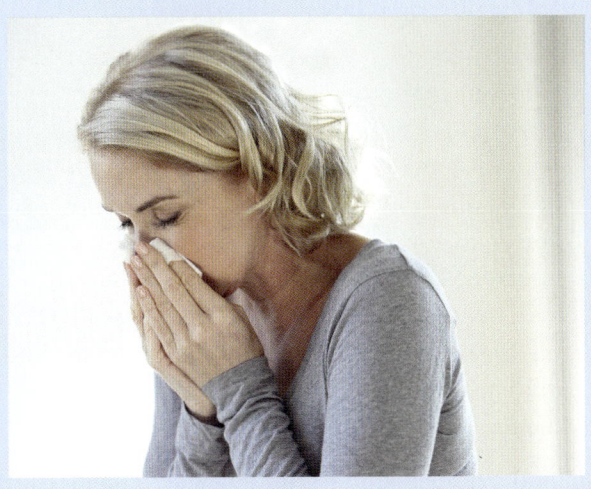

Folgende Punkte sind für Sie wichtig:

- **Schutz vor freien Radikalen:** Diese eigentlich normalen Nebenprodukte des Stoffwechsels können die Zellfunktion stören und das Immunsystem unterdrücken, wenn sie nicht eingedämmt werden. Es hilft, mehr Antioxidantien wie Vitamin A, C und E sowie Flavonoide zu sich zu nehmen. Das Vitamin C in Zitrusfrüchten optimiert die Fähigkeit des Immunsystems, Viren und Bakterien abzutöten. Anderes orangefarbenes und dunkelgrünes Obst und Gemüse enthält Betacarotin, das der Körper in Vitamin A umwandelt, das wichtigste Antioxidans zur Gesunderhaltung der Haut und der Schleimhäute, die den Darm auskleiden. Avocados, Nüsse, Weizenkeime, Samen und Kernöle und auch Eigelb liefern Vitamin E, das die Widerstandskraft des Körpers gegen Krankheitserreger stärkt.

- **Auf Zink achten:** Bereits ein geringer Zinkmangel – und der kommt recht häufig vor, wenn man älter wird – kann die Immunabwehr beeinträchtigen und anfälliger für Infektionen machen. Meeresfrüchte, Kürbiskerne, Vollkornbrot und Pinienkerne enthalten alle reichlich Zink. Indische Forscher bestätigten nach der Analyse von 15 Studien, dass Zinkpräparate Dauer und Schwere von Erkältungskrankheiten verringern konnten, wenn sie innerhalb von 24 Stunden nach Auftreten der Symptome eingenommen wurden.

- **Eisen nicht vergessen:** Eisenmangel wirkt sich schädlich auf das Immunsystem aus, weil die Aktivität der weißen Blutzellen abnimmt. Rotes Fleisch, Leber, Eigelb, Hülsenfrüchte und dunkelgrünes Blattgemüse sind gute Quellen für Eisen.

- **Auf Fette achten:** Eine Ernährung mit viel gesättigten Fettsäuren kann dem Immunsystem schaden. Entscheiden Sie sich für gesündere Fette, etwa aus Lachs, und nehmen Sie für Salate Lein- oder Walnussöl.

- **Faserreiche Kost:** Mindestens 18 Gramm Ballaststoffe pro Tag verkürzen die Zeit, in der Abfallprodukte und eventuell krebserregende Substanzen im Darm bleiben. Eine Auswertung von 25 Studien beim Londoner Imperial College scheint den Zusammenhang zwischen einer hohen Aufnahme von Faserstoffen, vor allem aus Getreide und Vollkorn, und einem geringeren Risiko für Dickdarmkrebs zu bestätigen.

SCHON GEHÖRT?

Eine Reduzierung der Kalorien könnte ein Schlüssel zur Kräftigung der Immunabwehr sein. Bei einer US-amerikanischen Studie hielten 46 übergewichtige, aber nicht fettleibige Personen von 20 bis 42 Jahren sechs Monate lang eine kalorienreduzierte Diät. Sie nahmen ab und ihre Immunreaktion stieg um 30 bis 50 Prozent an. Dies ergab ein Hauttest, der maß, wie gut die T-Zellen vor und nach der Studie auf Antigene reagierten.

Das Sonnenschein-Vitamin

Vitamin D stärkt die Knochen und spielt auch eine entschei-
dende Rolle bei der Verhinderung von Krankheiten – von Grippe
bis hin zu Krebs. Zu 90 Prozent wird es mithilfe von Sonnenlicht
in der Haut gebildet. Der Körper kann das fettlösliche Vitamin
speichern, aber zu wenig Sonnenlicht bzw. abgedeckte Haut führen zu einem niedrigen Vitamin-D-Spiegel. Mangelerscheinungen
sind ein weltweites Problem, vor allem in Regionen, in denen
die Winter lang sind, und in Kulturen, wo die Menschen ihren
Körper möglichst komplett bedecken.

Vitamin-D-Mangel tritt insbesondere im Alter auf. Vielleicht
sind Sie nun mehr im Haus als früher oder nehmen Medikamente, die seine Bildung behindern, z.B. Steroide, Cholesterinsenker und Kalziumkanalblocker. Vielleicht sind Sie weniger in
der Sonne und bedecken Ihre Haut mehr, weil sie dünner ist und
leichter verbrennt.

Ohne genügend Vitamin D, das die Aufnahme von in der
Nahrung enthaltenem Kalzium und Phosphor unterstützt, steigt
die Gefahr von Knochen- und Muskelschwäche, was zu Stürzen
und Brüchen führen kann. Vitamin D wirkt sich auf fast alle
Zellen aus.

Forscher stellten fest, dass gewisse Krebsarten bei Menschen
mit niedrigem Vitamin-D-Spiegel häufiger auftreten, und Hin-
weise mehren sich, die einen Zusammenhang zwischen multipler
Sklerose (MS) und einem Mangel an Sonnenlicht sehen. Die Einnahme von Vitamin D stoppte zudem das Fortschreiten von MS
und verhinderte Entzündungen der Atemwege. Also:

- **Raus an die Sonne:** Wie lange jemand Haut der Sonne ausset-
  zen muss, um die nötige Menge Vitamin D zu bekommen,
  variiert stark und hängt u.a. von Hauttyp, Ort und Tages-/
  Jahreszeit ab. In Mitteleuropa sollte es ausreichen, täglich
  mittags ein paar Minuten ohne Sonnenschutzmittel in der
  Sonne zu verbringen, um ohne Risiko eines Sonnenbrands
  genügend Vitamin D zu bekommen.
- **Fetten Fisch essen:** Am besten eignen sich Lachs, Sardinen,
  Hering, Forelle, Thunfisch und Makrele.
- **Eier verspeisen:** Eigelb enthält reichlich Vitamin D.
- **Angereicherte Lebensmittel probieren:** Einigen Margarinen
  und Getreidesorten ist Vitamin D zugesetzt.
- **Ergänzungsmittel:** Sie können das ganze Jahr hindurch
  Vitamin-D-Präparate nehmen. Empfehlenswert für Menschen
  über 65 sind etwa 10 Mikrogramm (400 IE) täglich. Am
  besten nehmen Sie Vitamin D in Tablettenform.

Quiz –
Wie schädlich ist Ihr Lebensstil?

Viele alltägliche Dinge stellen für sich allein kein großes Problem für das Immunsystem dar. Aber in ihrer Gesamtheit können sie sich schädlich auswirken. Stellen Sie fest, wie sich Ihr Lebensstil auf Ihr Immunsystem auswirkt.

	täglich / immer	manch-mal	selten / nie
Fühlen Sie sich oft gestresst oder ängstlich?			
Rauchen Sie?			
Haben Sie ungewöhnlich häufig Durst?			
Trinken Sie abends mehr als ein Glas Bier oder Wein?			
Trinken Sie Kaffee, Tee oder andere koffeinhaltige Getränke?			
Verwenden Sie oft Sprays, Reinigungs- und Bleichmittel o.Ä.?			
Halten Sie Ihre Fenster fest geschlossen?			
Vergessen Sie, die Hände zu waschen, wenn Sie ein Haustier angefasst haben?			
Gehen Sie durch verkehrsreiche Straßen?			
Essen Sie rotes Fleisch?			
2 Punkte für „täglich/immer", 1 für „manchmal", 0 für „selten/nie"			

11 oder mehr: Ihr Immunsystem ist schwer angeschlagen. Zum Schutz Ihrer Gesundheit sollten Sie Ihren Alkoholkonsum eindämmen bzw. das Rauchen aufgeben. Andere Veränderungen fordern Ihnen weniger ab – reichlich trinken, nicht zu viel Salz und wenig rotes Fleisch verzehren, sich viel frische Luft gönnen und Putzmittel auf Giftigkeit hin überprüfen.
6–10: Sie könnten etwas freundlicher zu Ihrem Immunsystem sein. Schon ein paar Veränderungen im Lebensstil könnten eine Menge bewirken. Warum Ihren Körper unnötigem Druck aussetzen?
Unter 5: Sie kennen die Gefahren für die Immungesundheit; Ihr Körper wird es danken.

Soll ich mich impfen lassen?

Die Corona-Pandemie hat gezeigt: Gegen manche aggressive Erreger kann nur eine Impfung helfen. Damit schützen Sie sich selbst und andere.

Bei einer Impfung wird ein nicht-infektiöser Stoff, der die gleichen Antigene wie ein Eindringling enthält, injiziert. Das Immunsystem bildet dann Gedächtnis-T-Zellen und Antikörper produzierende B-Zellen, die den Erreger bei einer Infektion wiedererkennen und bekämpfen (siehe Seite 138–139).

Eine Impfung in jüngeren Jahren zahlt sich später aus. Im Fall eines unveränderten Eindringlings wird sich der Körper an die Anweisungen erinnern, ihn anzugreifen. Die Grippeimpfung muss aber jährlich gegeben werden, weil jedes Jahr ein anderer der vielen Grippestämme vorherrscht. Ob das bei SarsCov2 (Corona) auch der Fall ist, stand zum Zeitpunkt des Redaktionsschlusses noch nicht fest. Hier drei Ratschläge zum Impfen:

- **Gegen Grippe wappnen:** Lassen Sie sich jedes Jahr gegen Grippe impfen, wenn Sie älter als 65 sind, an Asthma, COPD oder einem anderen Lungenproblem leiden. Grippe kann im Alter einen schweren Verlauf nehmen. Die beste Zeit zum Impfen ist im Herbst vor Beginn der Grippesaison.

- **Gegen Lungenentzündung impfen:** Jeder über 65 mit einem chronischen Problem, etwa einer Herz- oder Nierenerkrankung, sollte sich mit einem Pneumokokken-Konjugatimpfstoff (PCV) gegen Pneumokokken schützen. Diese Bakterien können schwere Infektionen auslösen, darunter eine Lungenentzündung. Die Impfung hält fünf Jahre vor.

- **Auf Reisen vorbereiten:** Wer verreist, sollte die für das betreffende Land erforderlichen Impfungen und Auffrischungsimpfungen haben. Informieren Sie sich bei Ihrem Arzt, ob der Schutz für die ganze Dauer des Aufenthalts reicht, denn Ihr Immunsystem ist vielleicht nicht mehr so gut gegen neue Erreger gewappnet wie früher.

GEZIELTE IMPFUNGEN

Österreichische Forscher fanden heraus, dass ältere Menschen nicht so gut auf Impfungen reagieren wie jüngere. Ihre Abwehrreaktionen gehen langsamer vonstatten und sind nicht so ausgeprägt. Folglich wurden neue Arten von Impfungen und neuartige Methoden der Impfstoffverabreichung erforscht. In den USA durchgeführte Versuche mit einer hochdosierten Grippeimpfung speziell für Menschen über 65 erzeugten einen höheren Antikörperspiegel als die Standardimpfung. Mittlerweile gibt es in der EU ein Grippeserum mit Wirkstoffverstärker (Adjuvans) für Senioren ab 65, das die Immunabwehr zusätzlich stimulieren soll.

Wohltuende Pflanzenkraft –
16 Pflanzen für Körper und Geist

Auch im Rentenalter kann der Alltag turbulent sein: Enkelbesuch, Arzttermine, Seniorengruppe, Ehrenamt – all das hält Körper und Geist fit. Wenn es aber zu viel wird, kann unsere Gesundheit leiden. Es gibt aber bewährte Pflanzen, die unser Immunsystem stärken und den Geist zur Ruhe bringen können.

PFLANZENKRAFT FÜRS IMMUNSYSTEM

Kennen Sie das: Der Geburtstag muss vorbereitet werden, zusätzlich machen Sie sich Sorgen um die kranke Freundin. Dann kommt noch der verschnupfte Enkel zu Besuch. Sind Sie selber angeschlagen, erhöht sich die Gefahr für Infekte. Pflanzen, die unsere Abwehrkräfte steigern, können hier helfen.

Angelika

Angelica archangelica wirkt allgemein stärkend auf den ganzen Menschen, so auch auf das Immunsystem. Nach einer durchgemachten Erkrankung richtet sie uns wieder auf. Bereiten Sie sich Tee aus der Wurzel zu.

Ginseng

Panax ginseng stärkt uns allgemein sowie das Immunsystem im Besonderen – auch indem er die Darmflora harmonisiert, die so wichtig für unsere Abwehrkräfte ist. Nach einer Erkrankung macht er den Kopf wieder klar.

Indigo und Thuja

Indigofera tinctoria und Thuja sind immunstärkende Pflanzen. Sie werden nur in Fertigpräparaten mit Sonnenhut oder homöopathisch eingenommen, denn bei der Dosierung muss man sehr vorsichtig sein. Thuja ist hochgiftig und sollte nur mit Beratung eingenommen werden.

Kurkuma

Curcuma longa, die Gelbwurz, bekämpft Krankheitserreger und freie Radikale. Die frische Wurzel kann man fein geschnitten in Teemischungen geben oder Speisen damit würzen.

Meerrettich

Armoracia rusticana stärkt als frisch geraspelte Wurzel das Immunsystem und hilft auch bei bereits ausgebrochenem Infekt.

Sonnenhut

Echinacea purpurea ist ein Klassiker der Immunstärkung, auch bei einer bereits ausgebrochenen Erkrankung. Verwendet wird die Wurzel als Tee oder in Fertigpräparaten. Bei einer Allergie gegen Korbblütler und bei Autoimmunerkrankungen darf Sonnenhut nicht eingenommen werden.

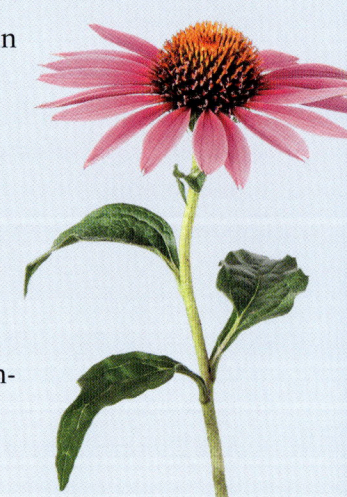

Wasserdost

Eupatorium perfoliatum wirkt immunstärkend und fiebersenkend. Das Kraut kann in Form von Tee, Tinkturen oder in Fertigarzneien angewendet werden.

IMMER MIT DER RUHE

Auch die Fleißigsten müssen mal ausruhen und schlafen, doch manchmal ist das gar nicht so leicht. Der Streit mit dem Nachbarn geht einem noch nach und der Strafzettel hätte auch nicht sein müssen. Ein, zwei Tassen Tee am frühen Abend helfen beim „Runterkommen", sodass der Geist entspannen kann. Sie unterstützen so auch einen gesunden Schlaf.

Angelika

Angelica archangelica stärkt unser ganzes Wesen und gibt uns den Boden unter den Füßen zurück. Der Tee wird aus der Wurzel der Pflanze zubereitet. Auch ein Tropfen ätherisches Öl, aufs Kopfkissen geträufelt, sorgt für ruhigen, wohligen Schlaf.

Baldrian

Valeriana officinalis hilft bei nervösen Schlafstörungen und kann die Phasen des Wachliegens in der Nacht verkürzen. Mit Baldrian gibt es viele verschiedene Präparate.

Griechisches Eisenkraut

Sideritis scardica hellt die Stimmung auf und lässt uns ruhiger einschlafen. Außerdem schmeckt der Tee fantastisch, was ebenfalls sehr wohltuend sein kann.

Hafer

Avena sativa ist für diejenigen, die innerlich zittern, ob aus Angst oder Unruhe. Für einen Tee verwenden Sie das getrocknete Kraut, tagsüber können Sie Haferflocken ins Müsli geben.

Hopfen

Humulus lupulus hilft vor allem beim Einschlafen. Der Tee schmeckt etwas bitter, mischen Sie ihn deshalb mit anderen Pflanzen. Beliebt ist die Mischung aus Hopfen und erfrischender Melisse, die auch bei Schlafstörungen hilft.

Johanniskraut

Hypericum perforatum hilft, wenn Ängste, Sorgen und Depressionen den Schlaf rauben. Nehmen Sie es mehrere Wochen. Vorsicht, Johanniskraut erhöht die Lichtempfindlichkeit und hat Wechselwirkungen mit einigen Medikamenten. Lassen Sie sich deshalb unbedingt in Ihrer Apotheke beraten.

Lavendel

Lavandula officinalis ist gefragt, wenn wir aus großer Erschöpfung heraus in Unruhe fallen und deshalb nicht schlafen können. Nicht nur Tee hilft, selbst der Duft von Lavendel kann uns beruhigen. Ein warmes Bad in Verbindung mit Lavendelbadezusatz ist eine äußerst entspannende Einstimmung auf die Nacht.

Melisse

Melissa officinalis hilft, wenn Schlafstörungen mit Herzbeschwerden einhergehen.

Passionsblume

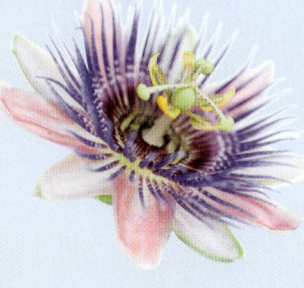

Passiflora incarnata hilft bei innerer Unruhe, Nervosität und Ängstlichkeit. Verwendet werden meist Trockenextrakte aus dem Kraut. Besonders wirksam ist auch eine Kombination aus Passionsblume, Lavendel und Baldrian.

FRAGEN SIE IHREN APOTHEKER

Viele Apotheken haben Kräuter als Tee oder Extrakt auf Vorrat und beraten gerne zum Thema Naturheilmittel. Denn um zu wirken und nicht zu schaden, brauchen die Pflanzen eine bestimmte Qualität und müssen richtig dosiert und eingenommen werden.

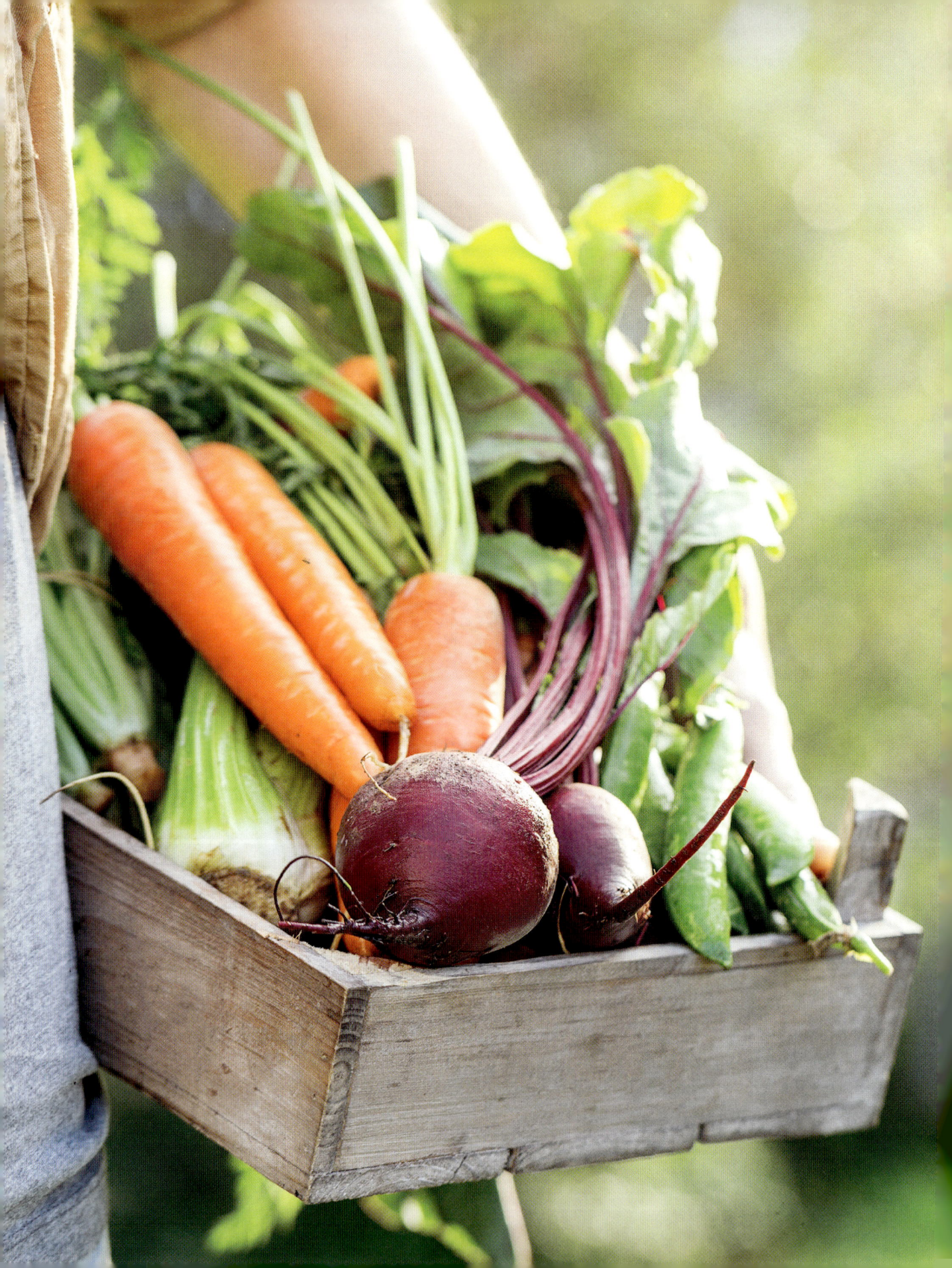

Leckere Rezepte für gesunden Genuss

Eine ausgewogene Ernährung ist auch im Alter wichtig. Doch wie kocht man richtig, um besser zu essen? Rezepte für Mahlzeiten, die zugleich gesund sind, gut schmecken und satt machen, lernen Sie auf den folgenden Seiten kennen. Probieren Sie aus, wählen Sie nach Ihren eigenen Vorlieben und essen Sie sich einfach fit und gesund!

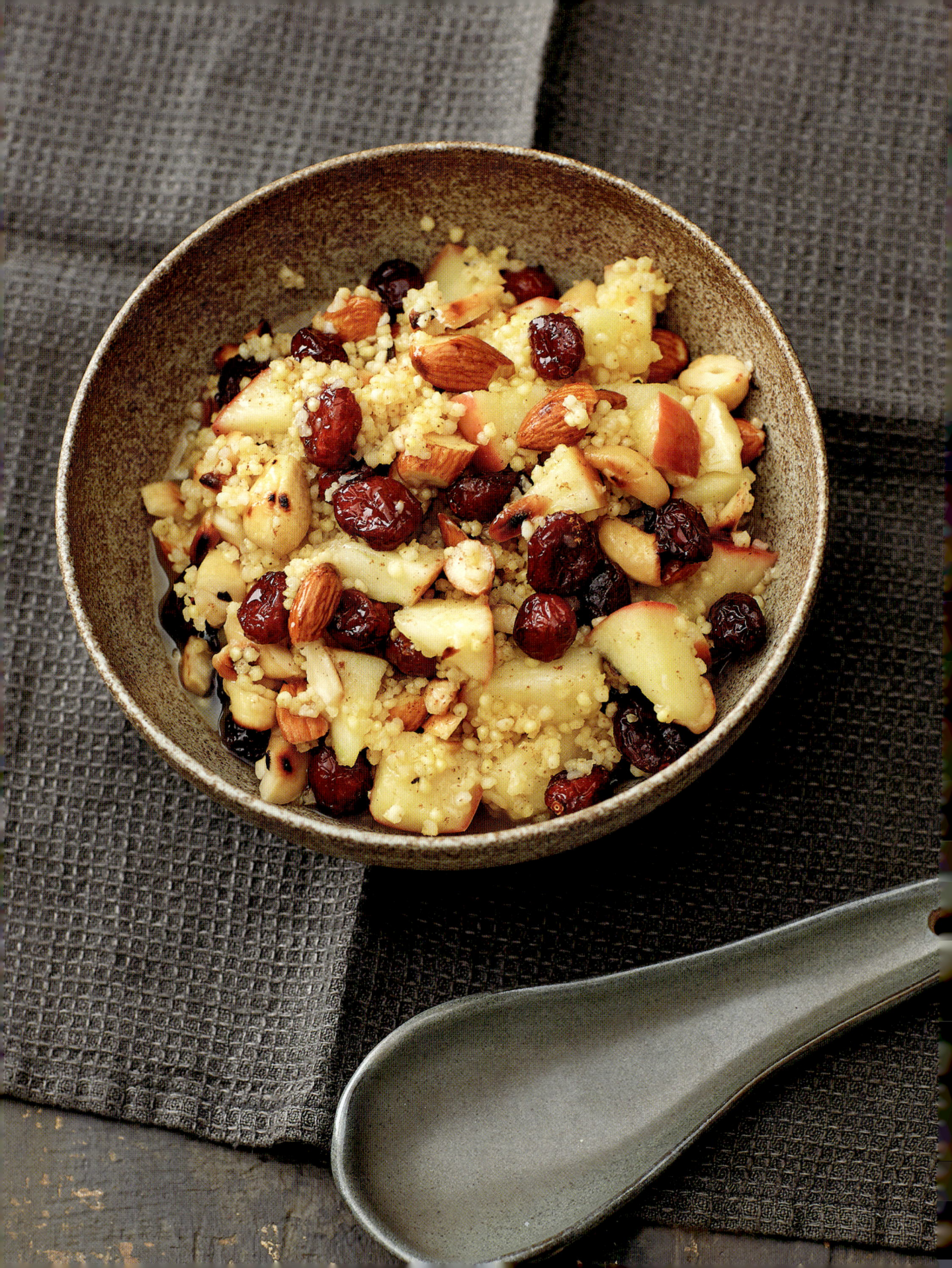

Hirsebrei mit Cranberrys

Ein gesunder Start in den Tag: glutenfreie Hirse, zuckerarmes Obst wie Apfel und (ungezuckerte!) Cranberrys und dazu noch Cashew- und Mandelkerne. Abgerundet wird das warme Frühstück durch winterliche Gewürze.

1. Die Hirse in einem Topf mit 200 ml Wasser aufkochen. Anschließend zugedeckt bei mittlerer Hitze ca. 10 Min. köcheln lassen, danach vom Herd nehmen und noch ca. 10 Min. quellen lassen.

2. Inzwischen die Orange halbieren und auspressen. Die Cashewkerne und Mandeln grob hacken. Die Äpfel waschen, vierteln und Kerngehäuse entfernen. Die Viertel in kleine Stücke schneiden.

3. Die Cashewkerne und Mandeln in einer Pfanne ohne Fett bei mittlerer Hitze ca. 5 Min. anrösten. Anschließend die Butter dazugeben und zerlassen. Dann die gegarte Hirse unterrühren. Die Apfelstücke in die Pfanne geben und alles mit 1 Prise Kardamom und Zimt würzen.

4. Zuletzt den Orangensaft dazugießen und die Hirsemischung bei niedriger Hitze noch ca. 5 Min. köcheln lassen. Zum Servieren die Cranberrys und den Honig unterrühren und alles in Schalen anrichten.

> liefert reichlich Eisen

2 Personen
40 Min.
465 kcal
10 g Eiweiß
16 g Fett
68 g Kohlenhydrate

100 g Hirse
1 Orange
2 EL Cashewkerne
2 EL Mandeln
2 Äpfel
1 EL Butter
gemahlener Kardamom
½ TL Zimtpulver
3 EL getrocknete Cranberrys
1 TL flüssiger Honig

WISSENSWERT

Cranberrys stammen ursprünglich aus Nordamerika, mittlerweile findet man sie auch bei uns im Handel. Dank ihrer zahlreichen sekundären Pflanzenstoffe können sie unsere Darmflora unterstützen und Harnwegsinfekten vorbeugen. Daneben enthalten die Beeren wertvolle Mikronährstoffe wie etwa Eisen. Das Spurenelement verbessert den Sauerstofftransport im Blut und wirkt so gegen Müdigkeit.

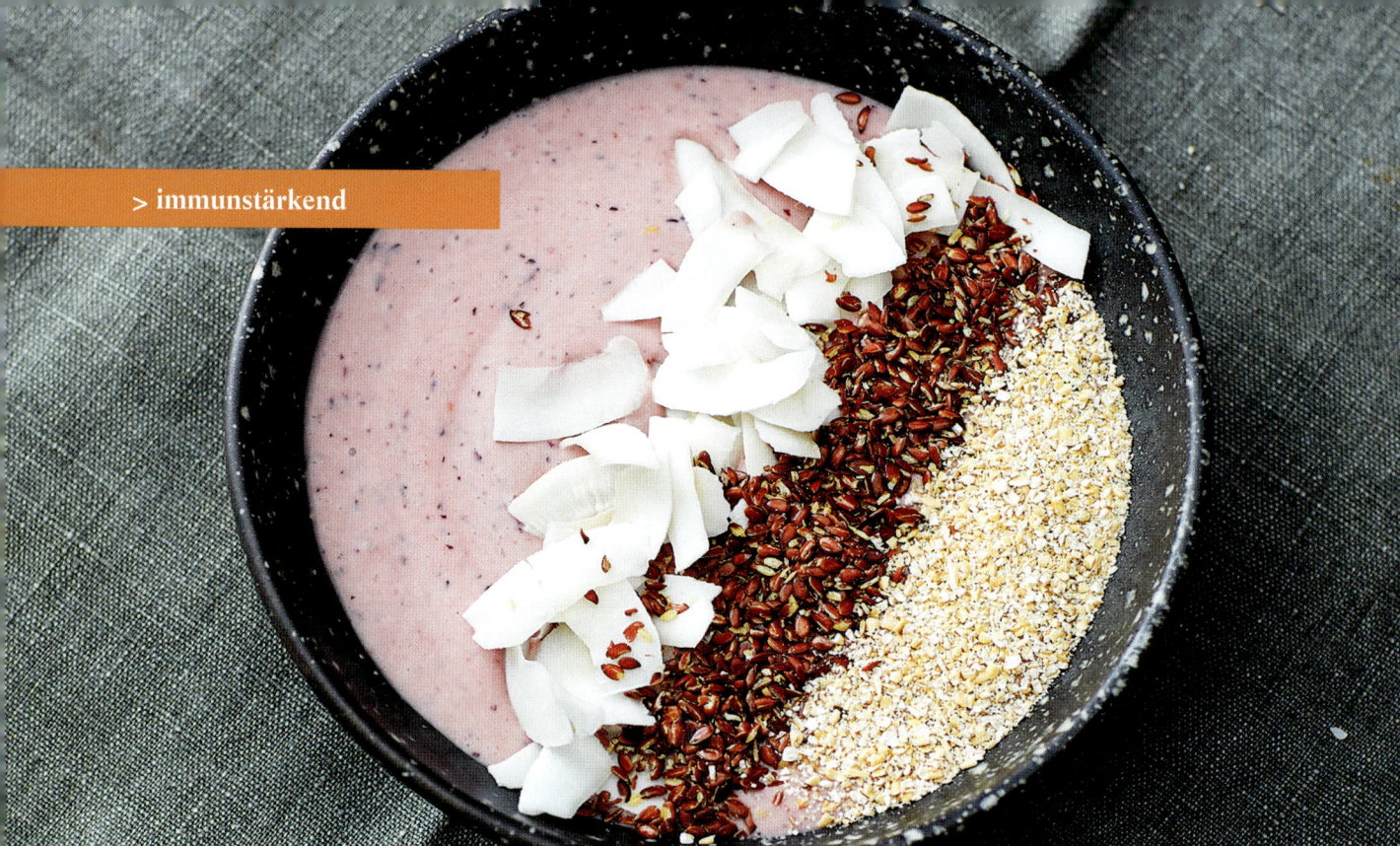

2 Personen
10 Min.
420 kcal
9 g Eiweiß
29 g Fett
27 g Kohlenhydrate

125 g Himbeeren
125 g Heidelbeeren
1 Banane
200 g Kokosmilch (aus der Dose)
4 EL zarte Haferflocken
2 TL geschroteter Leinsamen
2 TL Haferkleie
2 EL ungezuckerte Kokoschips

Beeren-Kokos-Müsli

Eine sommerliche Zutatenkombination für alle, die gern vegan frühstücken möchten.

1. Die Beeren verlesen, waschen und trocken tupfen. Die Banane schälen und in grobe Stücke schneiden. Beeren und Bananenstücke in einen Standmixer geben.

2. Anschließend die Kokosmilch, 50 ml Wasser und die Haferflocken hinzufügen und alles so lange mixen, bis eine geschmeidige Konsistenz entstanden ist.

3. Zum Servieren den Beeren-Hafer-Brei auf Schalen (Bowls) verteilen und mit Leinsamen, Haferkleie und Kokoschips garnieren.

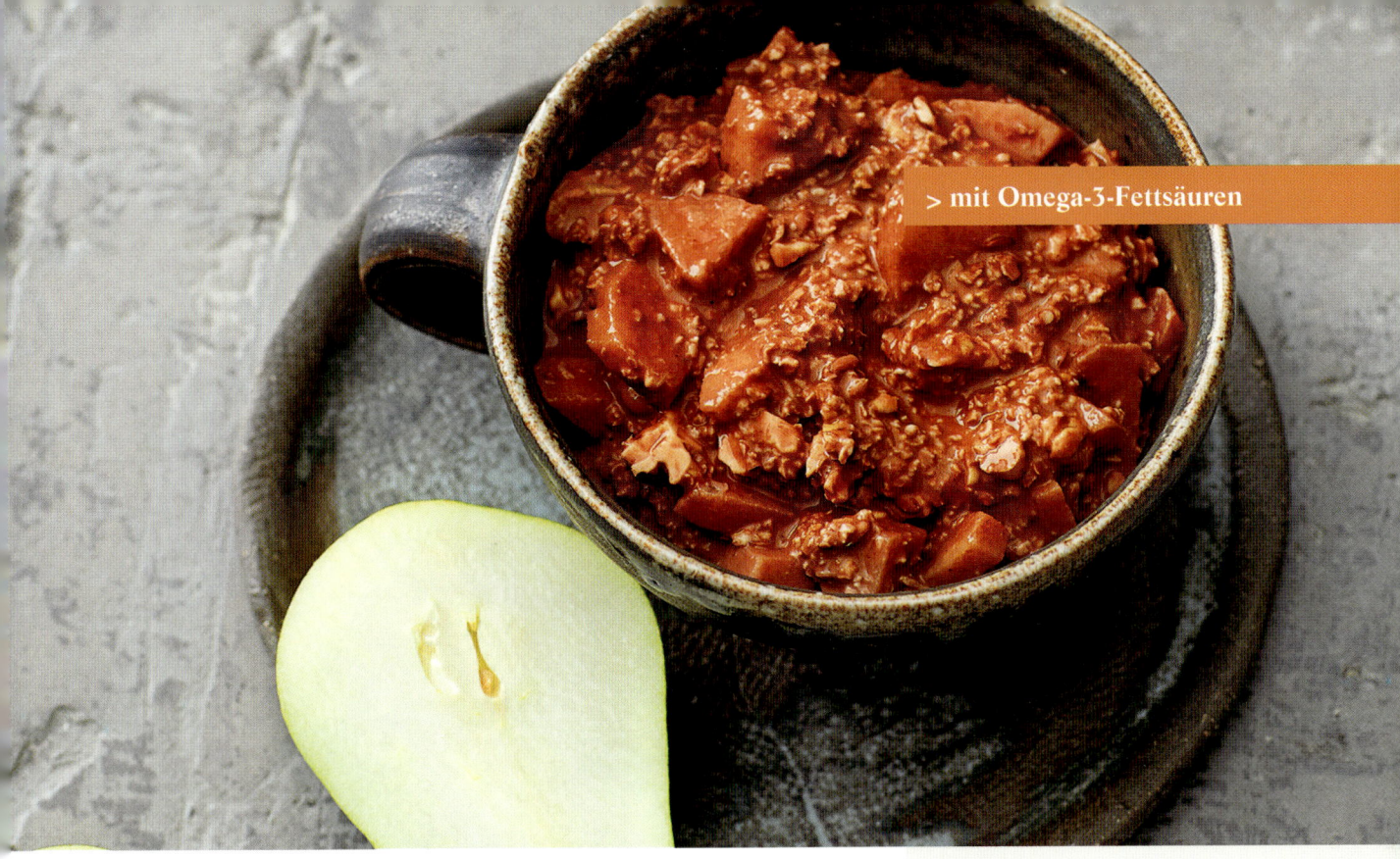

> mit Omega-3-Fettsäuren

Haferflocken mit Schoko und Birne

Perfekt zum Vorbereiten: Die Flocken weicht man am Abend vorher ein. Das Obst kommt einfach am nächsten Tag dazu.

1. Am Vorabend die Walnusskerne grob hacken. Die Walnusskerne mit Milch, Haferflocken, Leinsamen und Kakao in einer Schüssel mischen und zugedeckt ca. 12 Std., am besten über Nacht, im Kühlschrank quellen lassen.

2. Am nächsten Tag die Banane schälen und in kleine Stücke schneiden. Die Birne schälen, vierteln und das Kerngehäuse entfernen. Die Viertel ebenfalls in kleine Stücke schneiden.

3. Die Haferflockenmischung mit den Bananen- und Birnenstücken mischen, nach Belieben in Schalen füllen und zum Frühstück genießen (alternativ in verschließbare Gläser füllen zum Mitnehmen).

2 Personen
10 Min. zzgl.
   12 Stunden Quellen
   (über Nacht)
475 kcal
16 g Eiweiß
20 g Fett
55 g Kohlenhydrate

30 g Walnusskerne
240 ml Milch (3,5 % Fett)
100 g zarte Haferflocken
2 TL Leinsamen
1 TL ungesüßtes Kakaopulver
1 Banane
1 reife große Birne (ca. 200 g)

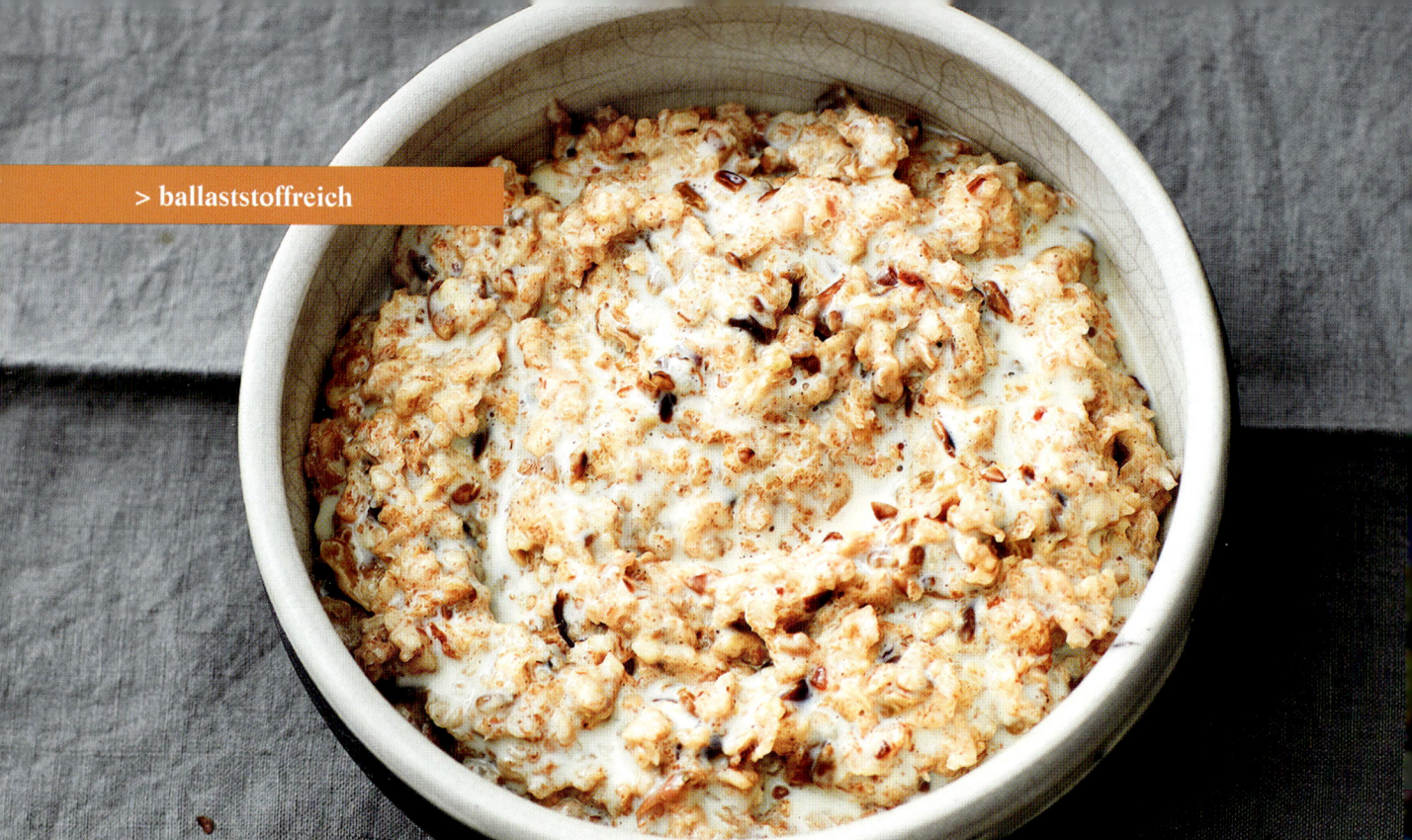

Warmer Dinkelbrei

Ein warmes Frühstück mit Apfel, Nüssen und Zimt hält uns im Winter satt.

2 Personen
10 Min. zzgl.
   10 Min. Quellen
575 kcal
17 g Eiweiß
29 g Fett
62 g Kohlenhydrate

200 g Apfel
40 g Walnusskerne
30 g getrocknete Soft-Datteln
   (entsteint)
20 g Sonnenblumenkerne
1 EL Butter
100 g Dinkelflocken
1 TL Zimtpulver
300 ml Milch (3,5 % Fett)

1. Den Apfel waschen, vierteln und entkernen. Die Viertel auf der Gemüsereibe grob raspeln. Die Walnusskerne und Datteln hacken.

2. Walnusskerne und Sonnenblumenkerne in einer Pfanne ohne Fett bei mittlerer Hitze ca. 5 Min anrösten. Die Butter dazugeben und zerlassen. Dann Dinkelflocken, Apfelraspel, Datteln und Zimt hinzufügen und alles kurz erhitzen.

3. Die Milch dazugießen und alles ca. 3 Min. unter Rühren aufkochen. Die Pfanne vom Herd nehmen und den Brei zugedeckt noch ca. 10 Min. quellen lassen. Anschließend den Brei lauwarm auf Schalen verteilen und servieren.

Pflaumen-Porridge

Gelbe Pflaumen und Aprikosen bieten neben reichlich Betacarotin auch ein breites Spektrum an Mineralstoffen wie Kalium und Kalzium.

1. Die Pflaumen waschen, halbieren und entkernen. Die Hälften in kleine Stücke schneiden. Die Pflaumen mit 2 EL Wasser in einem Topf zugedeckt bei mittlerer Hitze ca. 5 Min. dünsten.

2. Inzwischen die Aprikosen und Haselnusskerne grob hacken. Milch, Haferflocken, Aprikosen, Haselnusskerne und Vanille zu den Pflaumen geben und zusammen noch ca. 5 Min. unter Rühren köcheln lassen.

3. Anschließend den Topf vom Herd nehmen und alles zugedeckt ca. 10 Min. ruhen lassen. Zum Servieren den Porridge noch lauwarm auf Schalen verteilen.

> **blutdrucksenkend**

2 Personen
15 Min. zzgl.
10 Min. Ruhen
405 kcal
12 g Eiweiß
19 g Fett
42 g Kohlenhydrate

200 g gelbe Pflaumen
50 g getrocknete Aprikosen
40 g Haselnusskerne
300 ml Milch (3,5 % Fett)
8 EL zarte Haferflocken
1 TL gemahlene Vanille

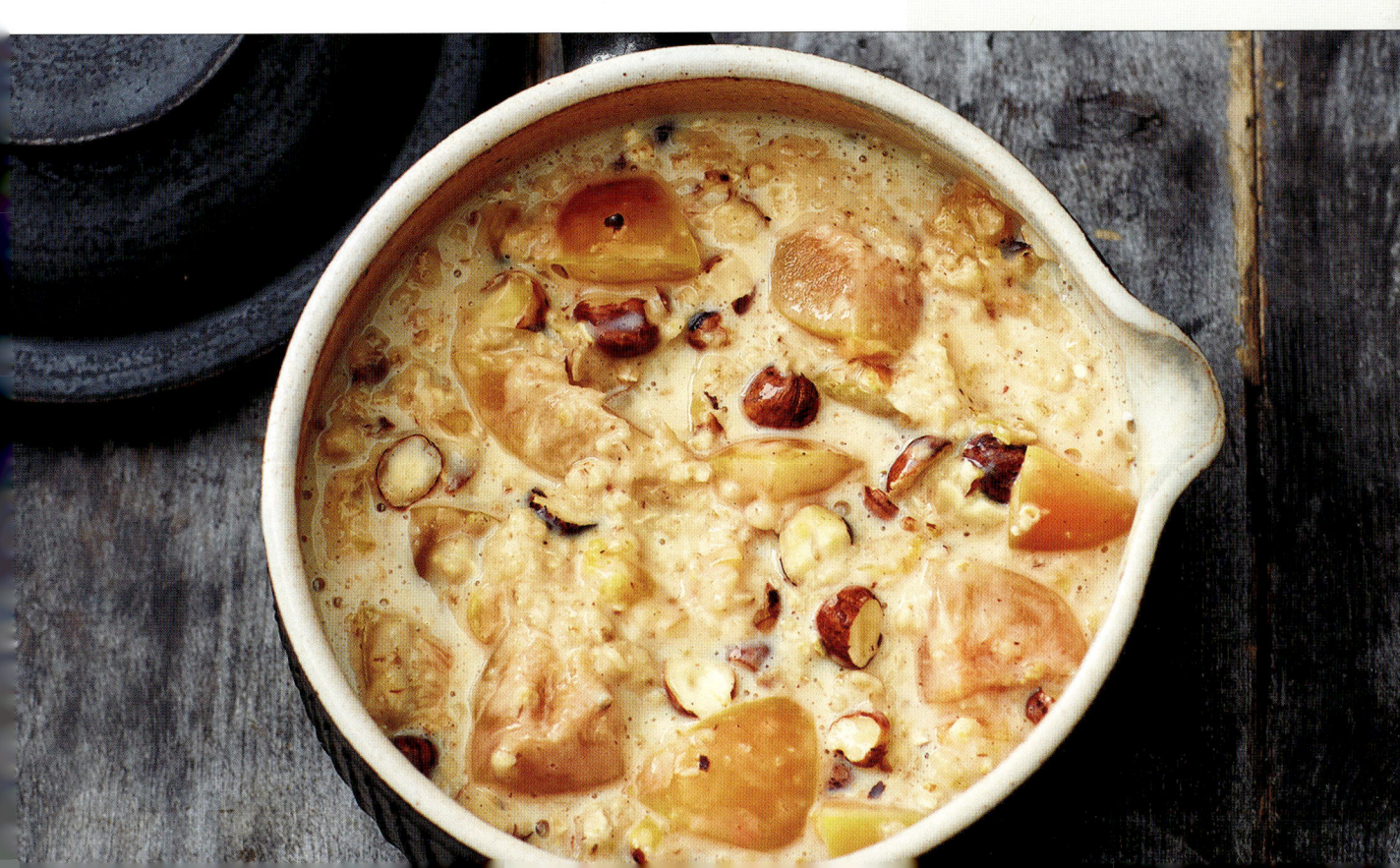

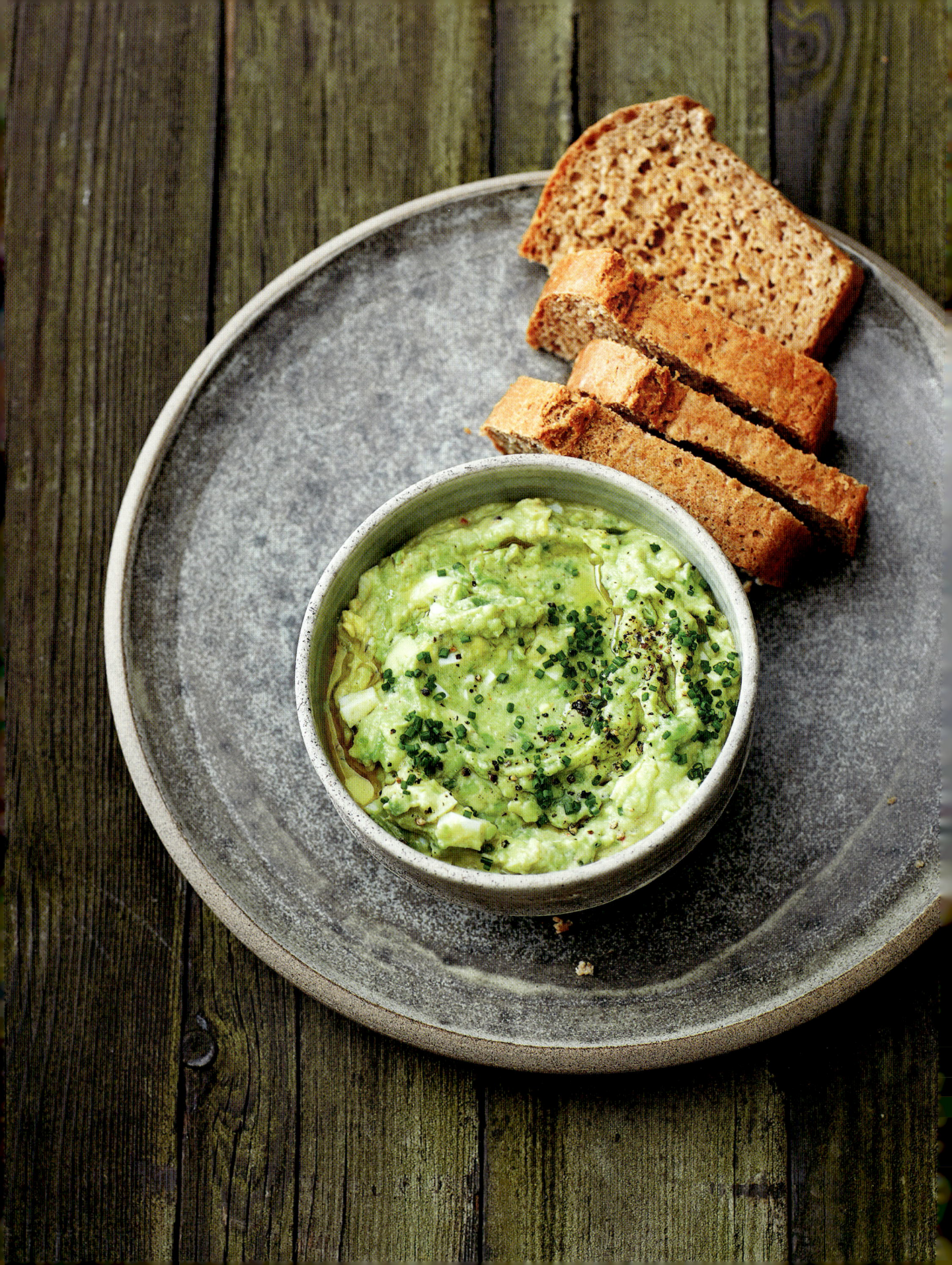

Avocadoaufstrich mit Ei

> entzündungshemmend

Ein leckerer Aufstrich mit wenig Kohlenhydraten, aber mit reichlich wertvollen Fettsäuren, Betacarotin, Vitamin B_6 und Kalium. Dazu passen Vollkornbrot oder -brötchen.

1. Die Eier in einem Topf in kochendem Wasser ca. 8 Min. hart kochen. Kalt abschrecken, pellen und beiseitelegen.

2. Die Avocado halbieren, den Kern entfernen und das Fruchtfleisch mit einem Löffel aus der Schale lösen. Das Avocadofruchtfleisch in Stücke schneiden und in einer Schüssel mit einer Gabel zerdrücken. Sofort mit Zitronensaft beträufeln, damit sich die Avocado nicht bräunlich verfärbt. Die Zwiebel schälen und fein hacken, mit Salz, Pfeffer, Paprika- und Chilipulver zur zerdrückten Avocado geben.

3. Zuletzt die hart gekochten Eier in kleine Würfel schneiden und mit Öl, Joghurt, Senf und Schnittlauch unter die Avocadomasse mischen. Zum Servieren den Aufstrich nochmals abschmecken.

2 Personen
20 Min.
380 kcal
10 g Eiweiß
36 g Fett
2 g Kohlenhydrate

2 Eier (M)
1 große reife Avocado
1 EL Zitronensaft
¼ rote Zwiebel
Salz, Pfeffer
½ TL edelsüßes Paprikapulver
½ TL Chilipulver
1 TL Olivenöl
2 EL Joghurt (3,5 % Fett)
1 TL mittelscharfer Senf
1 EL Schnittlauchröllchen (frisch oder TK)

WISSENSWERT

Avocados sind reich an Ölsäure, einer nicht-essenziellen, einfach ungesättigten Fettsäure. Diese wirkt senkend auf das Gesamtcholesterin und vor allem das „schlechte" LDL-Cholesterin. Etwa ein Drittel der Gesamtfettzufuhr sollte sie ausmachen. Daneben enthalten Avocados antientzündliche Substanzen und mit Vitamin E ein wirksames Antioxidans.

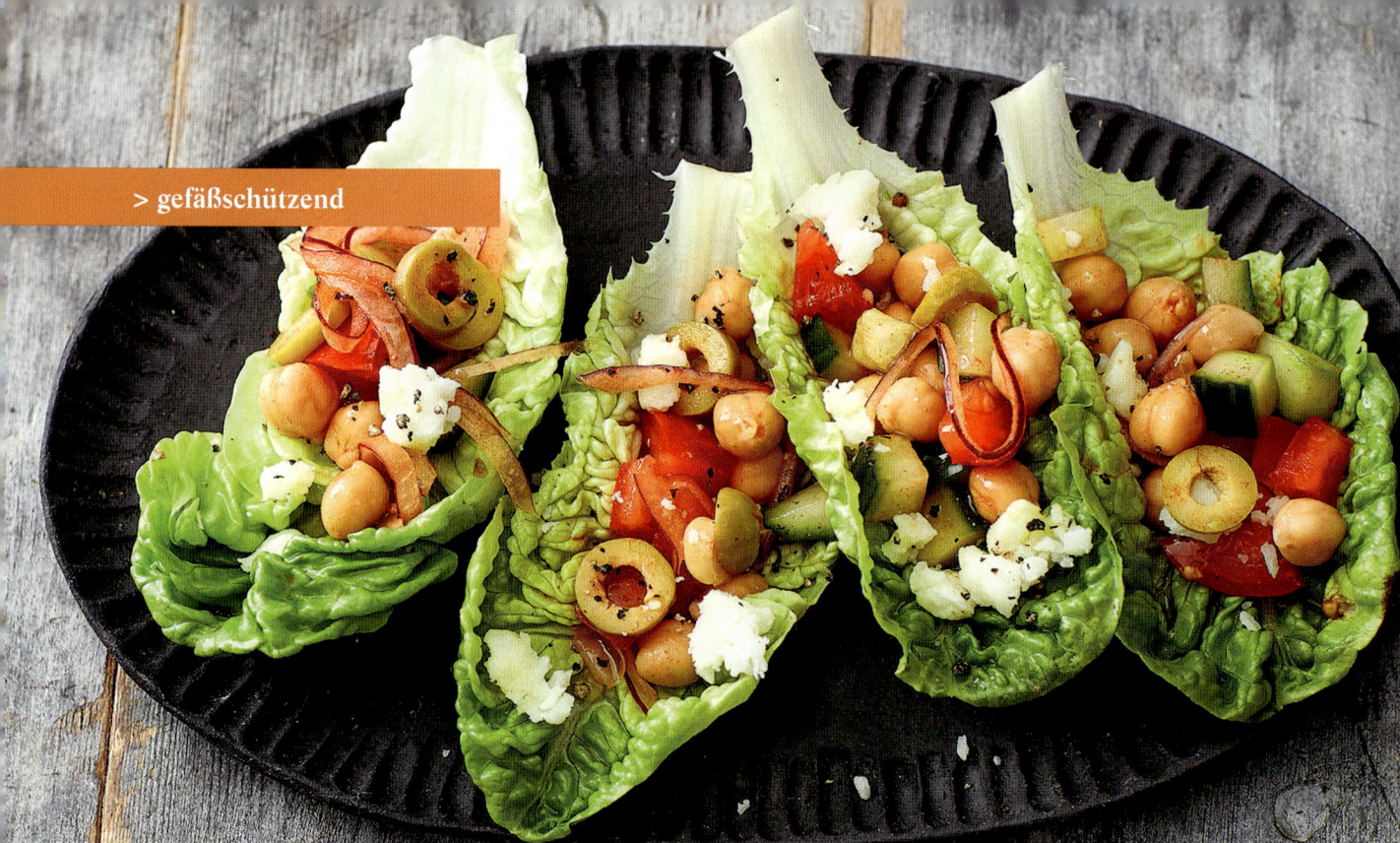

Kichererbsensalat

2 Personen
20 Min.
375 kcal
16 g Eiweiß
25 g Fett
20 g Kohlenhydrate

2 Römersalatherzen
250 g Kichererbsen
   (aus dem Glas)
10 grüne Oliven (entsteint)
2 große Tomaten
½ Salatgurke
1 rote Zwiebel
60 g Manchego (spanischer
   Hartkäse aus Schafsmilch)
2 EL Olivenöl
2 EL Weißweinessig
1 TL rosenscharfes Paprikapulver
Salz, Pfeffer

Dank der vorgegarten Hülsenfrüchte ist der Salat flugs zubereitet. Da die Kichererbsen viele Ballaststoffe und Proteine liefern, bleibt man lange satt.

1. 8 große Salatblätter abtrennen, waschen, trocken schütteln und auf Tellern anrichten (Reste anderweitig verwenden).

2. Die Kichererbsen in einem Sieb abbrausen und abtropfen lassen. Oliven in Ringe schneiden. Tomaten waschen und in kleine Würfel schneiden, dabei die Stielansätze entfernen. Gurke putzen, waschen und ebenfalls in kleine Würfel schneiden. Zwiebel schälen und in feine Ringe schneiden. Käse grob hacken oder zerbröseln.

3. Kichererbsen, Oliven, Tomaten, Gurke, Zwiebel und Käse in eine Schüssel geben und mit Öl und Essig mischen. Den Salat mit Paprikapulver, Salz und Pfeffer abschmecken. Zum Servieren die Mischung auf die Römersalatblätter verteilen.

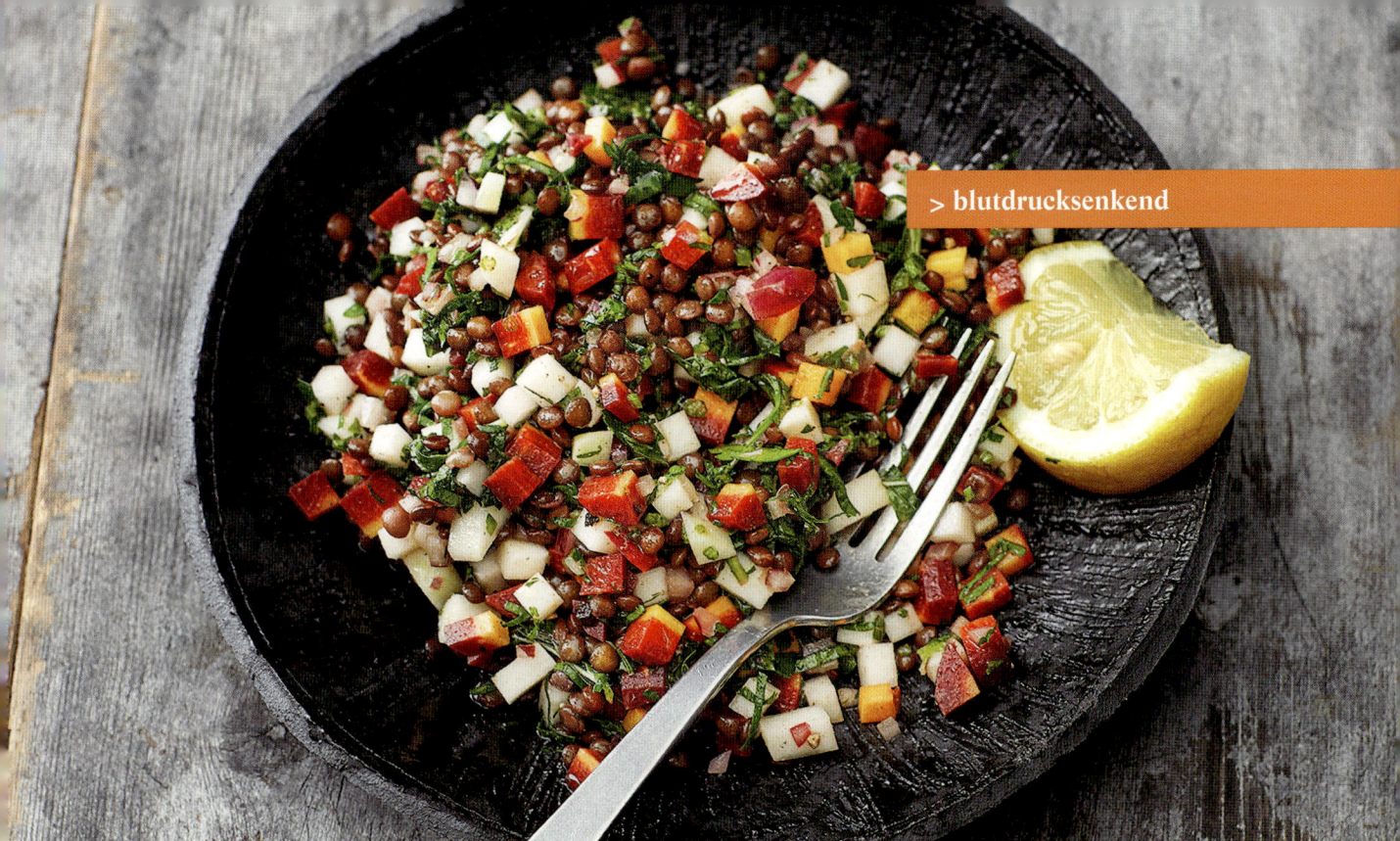

> blutdrucksenkend

Schwarze-Linsen-Salat

2 Personen
30 Min.
305 kcal
14 g Eiweiß
11 g Fett
34 g Kohlenhydrate

Der Name „Beluga-Linsen" rührt von der Ähnlichkeit der kleinen schwarzen Linsen zu Kaviar her. Sie sind aromatisch und reich an B-Vitaminen.

1. Die Linsen in einem Sieb abbrausen. In einem kleinen Topf in 250 ml Wasser zugedeckt bei niedriger Hitze in ca. 20 Min. bissfest garen. In ein Sieb abgießen, kalt abschrecken, gut abtropfen und etwas abkühlen lassen.

2. Inzwischen Tomaten waschen und in kleine Würfel schneiden, dabei die Stielansätze entfernen. Gurke putzen, waschen und ebenfalls würfeln. Zwiebel und Knoblauch schälen und fein hacken. Petersilie und Minze waschen, trocken tupfen, die Blätter abzupfen und ebenfalls fein hacken.

3. Für das Dressing Zitronensaft mit Öl, Kreuzkümmel, Salz und Pfeffer verrühren. Die Linsen mit Gemüse, Kräutern und Dressing mischen und den Salat auf Tellern anrichten.

100 g schwarze Linsen
  (Beluga-Linsen)
250 g Tomaten
150 g Salatgurke
1 rote Zwiebel
1 Knoblauchzehe
1 Bund Petersilie
2 Stängel Minze
Saft von ½ Zitrone
2 EL Olivenöl
1 TL gemahlener Kreuzkümmel
Salz, Pfeffer

> immunstärkend

2 Personen
20 Min.
515 kcal
17 g Eiweiß
25 g Fett
53 g Kohlenhydrate

400 g Rote Bete (gegart und
    vakuumverpackt)
240 g Augenbohnen
    (aus der Dose)
1 Bund Minze
40 g Paranusskerne
1 Zitrone
2 EL Olivenöl
1 TL rosenscharfes Paprikapulver
1 TL gemahlener Kreuzkümmel
Salz, Pfeffer

Rote-Bete-Bohnen-Salat

Eine tolle Kombi: Rote Bete und weiße Bohnen.
Schmeckt auch mit Pinto- oder Cannellini-Bohnen

1. Die Rote Bete in kleine Würfel schneiden und in eine Salat-schüssel geben (dabei am besten mit Handschuhen arbeiten!). Die Bohnen in einem Sieb abbrausen und gut abtropfen lassen. Die Minze waschen, trocken tupfen, die Blätter abzupfen und fein hacken. Die Paranusskerne grob hacken.

2. Für das Dressing die Zitrone halbieren und auspressen. Den Saft mit dem Öl mischen. Das Dressing mit Paprikapulver, Kreuzkümmel, Salz und Pfeffer kräftig abschmecken.

3. Zum Servieren Bohnen, Minze und Dressing über die Rote-Bete-Würfel geben und gründlich untermischen. Den Salat auf Teller oder Schalen verteilen und mit den Paranusskernen bestreuen.

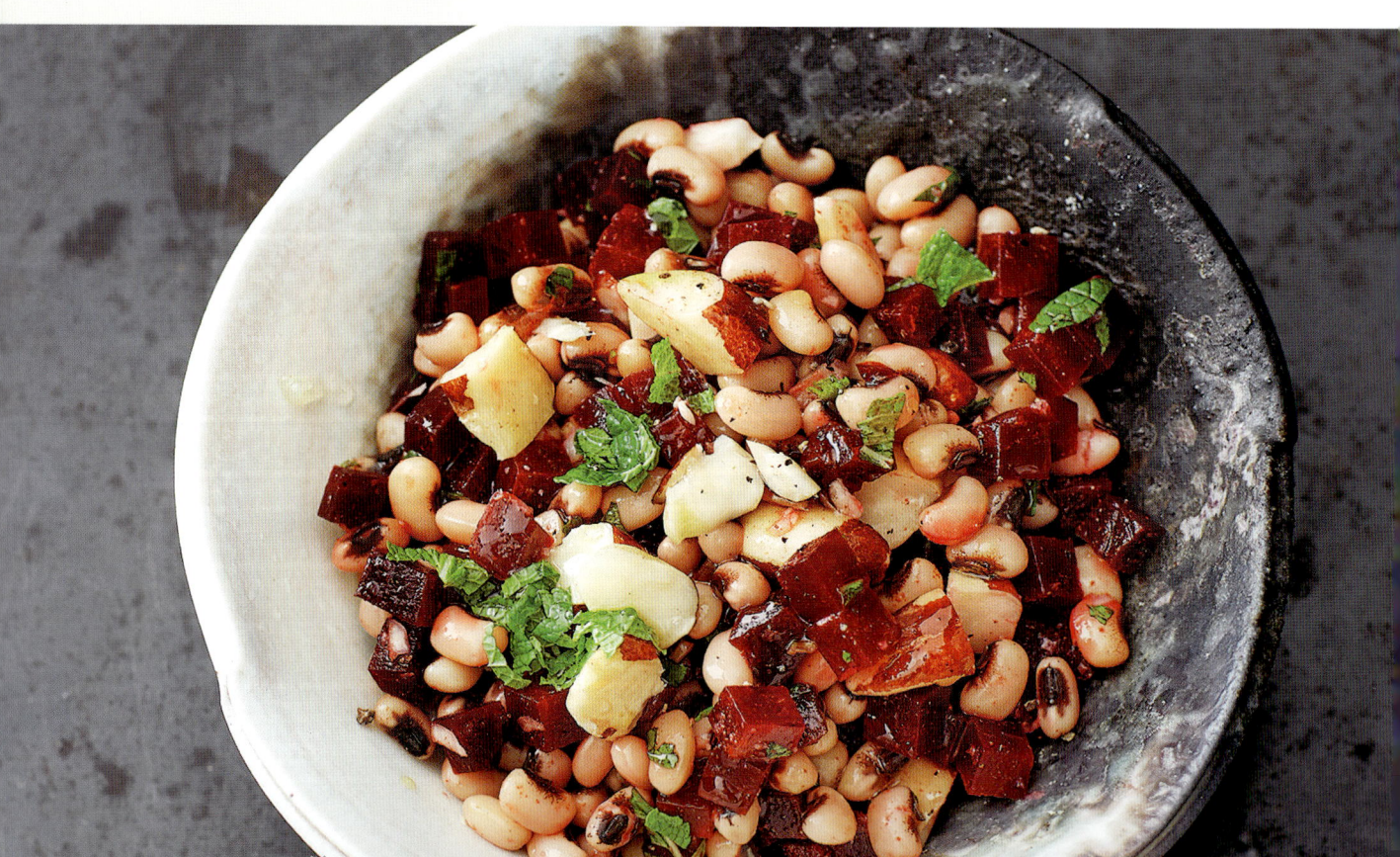

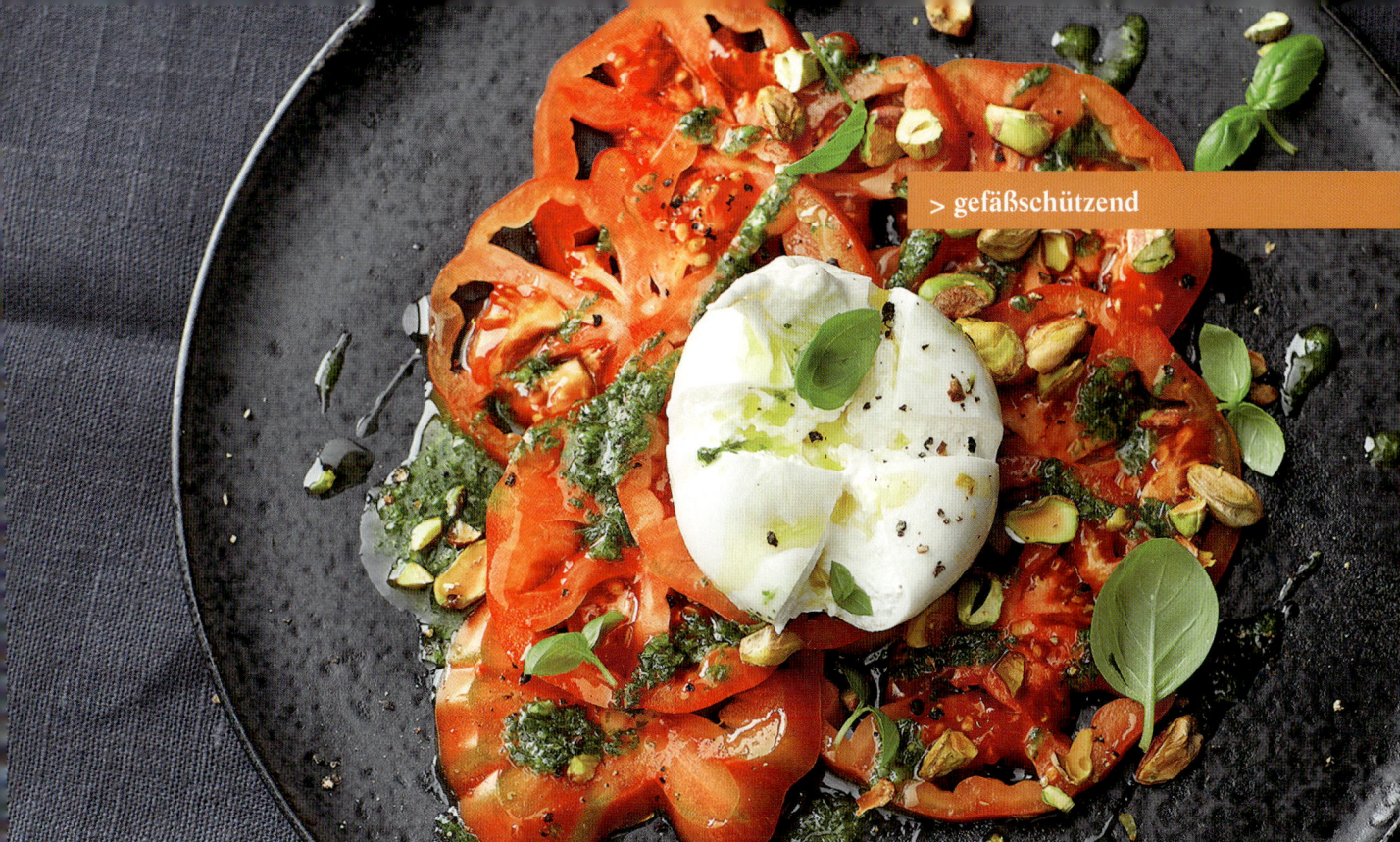

Burrata auf Ochsenherztomaten

Der italienische Klassiker wird hier von Pistazien-kernen getoppt, die günstige Fettsäuren liefern.

2 Personen
10 Min.
445 kcal
22 g Eiweiß
33 g Fett
10 g Kohlenhydrate

3 Ochsenherztomaten
2 Burrata-Kugeln
   (à ca. 100 g; ersatzweise
   normaler Mozzarella)
1 EL Pistazienkerne
1 Bund Basilikum
1 EL Pistazienöl (ersatzweise Olivenöl)
1 EL Zitronensaft
Salz, Pfeffer

1. Die Tomaten waschen und quer in Scheiben schneiden, dabei die Stielansätze entfernen. Die Tomatenscheiben leicht überlappend auf Teller legen und jeweils 1 Burrata-Kugel mittig daraufsetzen, dabei oben kreuzweise einschneiden.

2. Pistazienkerne in einer Pfanne ohne Fett hell anrösten, herausnehmen und abkühlen lassen. Basilikum waschen und trocken tupfen. Blätter abzupfen, 2 zum Garnieren beiseite-legen. Den Rest mit Öl, Zitronensaft, 1 Prise Salz und Pfef-fer in einem Rührbecher mit dem Stabmixer fein pürieren.

3. Zum Servieren die Basilikumpaste über Tomaten und Burra-ta verteilen. Mit den Pistazienkernen bestreuen und mit den beiseitegelegten Basilikumblättern garnieren. Dazu passt Serrano-Schinken oder Prosciutto crudo (50 g pro Person).

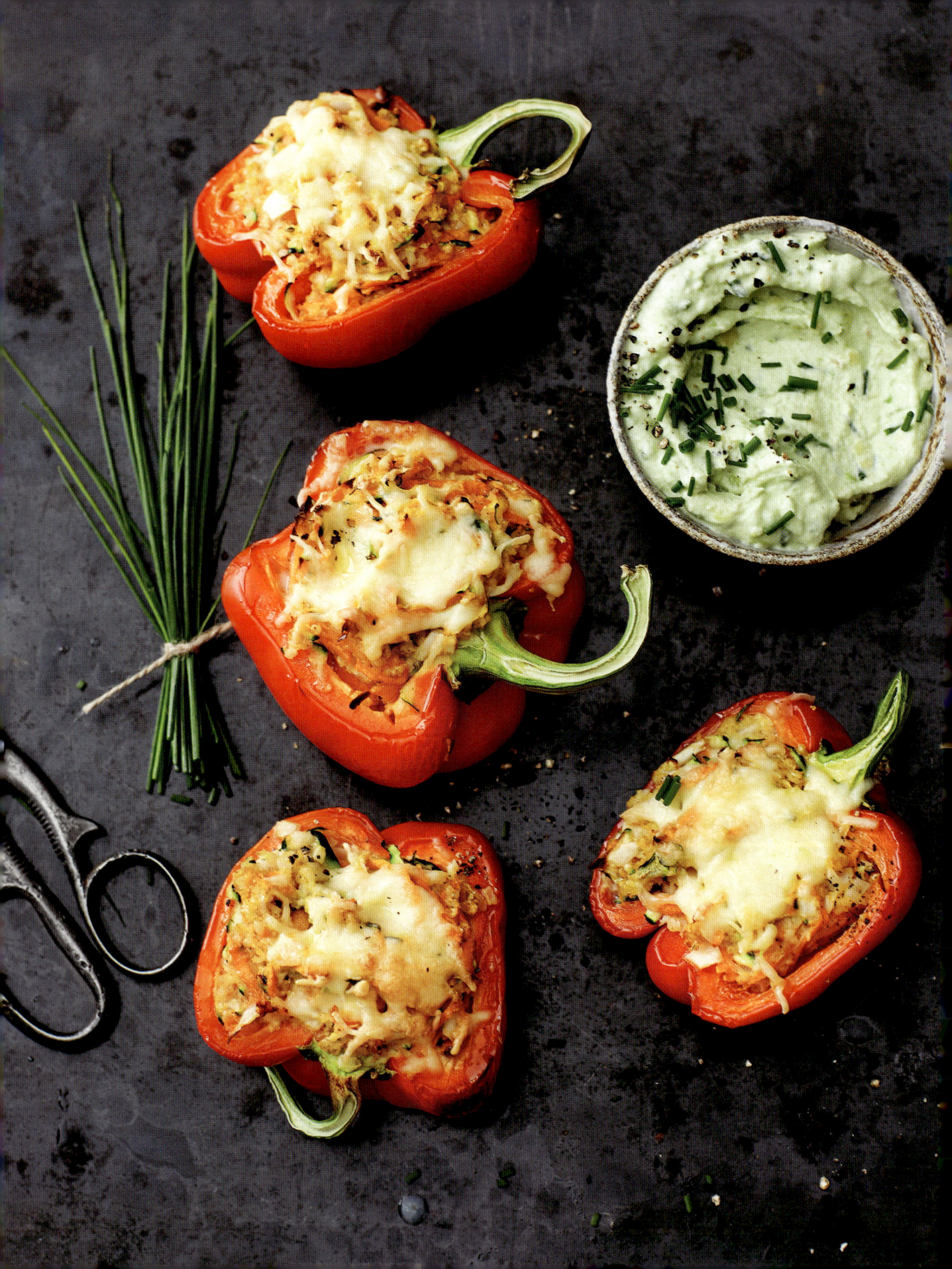

Gefüllte Paprika mit Avocadoquark

> immunstärkend

Die roten Schoten sind hier vegetarisch mit einer Hirse-Gemüse-Mischung gefüllt. Paprikaschoten versorgen uns mit reichlich Vitamin C, pflanzlichem Eisen und sekundären Pflanzenstoffen. Der Avocadoquark macht für lange Zeit satt.

2 Personen
20 Min. zzgl.
   25 Min. Garen
645 kcal
36 g Eiweiß
42 g Fett
30 g Kohlenhydrate

50 g Hirse
Salz
100 g Zucchini
100 g Möhren
1 Zwiebel
2 große rote Paprika
2 Eier (M)
1 TL rosenscharfes Paprikapulver
1 EL getrockneter Thymian
1 EL getrockneter Oregano
Pfeffer
60 g geriebener Hartkäse
   (z. B. Emmentaler)
1 Avocado
200 g Speisequark (20 % Fett i. Tr.)
2 EL Schnittlauchröllchen (TK)
1 TL Zitronensaft

1. Den Backofen auf 200 °C vorheizen. Ein Backblech mit Backpapier auslegen. Die Hirse in Salzwasser nach Packungsangabe zugedeckt bei mittlerer Hitze 25–30 Min. garen. Inzwischen Zucchini und Möhren putzen, waschen bzw. schälen und auf der Gemüsereibe grob raspeln. Die Zwiebel schälen und in feine Würfel schneiden. Die Paprikaschoten waschen, längs halbieren und weiße Trennwände sowie Kerne entfernen. Die Hälften jeweils mit der Innenseite nach oben auf das Blech legen.

2. Sobald die Hirse weich ist, die restliche Garflüssigkeit abgießen. Eier, Zucchini, Möhren und Zwiebel zur Hirse geben, alles mit Paprikapulver, Thymian, Oregano, Salz und Pfeffer würzen, dann gut mischen. Die Paprikahälften mit der Hirse-Gemüse-Mischung füllen und mit dem Käse bestreuen. Im Ofen (Mitte) ca. 25 Min. garen.

3. Inzwischen die Avocado halbieren und den Kern entfernen, das Fruchtfleisch herauslösen und mit einer Gabel zerdrücken. Das Avocadomus mit Quark und Schnittlauch in einer Schüssel gut mischen. Anschließend mit Zitronensaft, Salz und Pfeffer abschmecken.

4. Zum Servieren die Paprikaschoten aus dem Ofen nehmen und mit dem Avocadoquark auf Tellern anrichten.

WISSENSWERT

Hirse ist immer eine gute Alternative zu Reis, sie liefert reichlich gesunde Inhaltsstoffe. Die goldgelbe Färbung der Hirsekügelchen beruht auf einem hohen Gehalt an immunschützendem Betacarotin und entzündungshemmenden Anthocyanen (auch Flavonoide genannt).

> entzündungshemmend

2 Personen
25 Min.
490 kcal
18 g Eiweiß
24 g Fett
46 g Kohlenhydrate

130 g Vollkorn-Linguine
Salz
1 Zucchino
8 große Salbeiblätter
30 g Parmesan (am Stück)
2 EL Pinienkerne
1 ½ EL Olivenöl
1 EL Butter
1 EL abgeriebene Schale einer Bio-
   Zitrone
50 ml Weißwein
Pfeffer

WISSENSWERT

Wie viele andere Kräuter auch schmeckt Salbei nicht nur feinwürzig, sondern verfügt über gesunde Inhaltsstoffe und sogar heilkräftige Wirkung. Die ätherischen Öle in den Blättern sind reich an Thujon und enthalten Kampfer und Cineol. Daneben liefert Salbei gesunde Bitterstoffe und Flavonoide – Letztere haben eine antioxidative und antientzündliche Wirkung.

Linguine mit Zucchini und Salbei

Bandnudeln kombiniert mit Gemüsenudeln und dazu eine würzige Sauce – das ist gesundes Pasta-Glück auf vegetarisch. Für Gemüsenudeln können Sie einen Julienne- oder Spiralschneider verwenden.

1. Die Nudeln nach Packungsangabe in Salzwasser bissfest garen, in einem Sieb abtropfen lassen und beiseitestellen.

2. Den Zucchino putzen, waschen, längs halbieren und mit dem Julienneschneider in lange dünne Streifen schneiden. Den Salbei waschen, trocken tupfen und in feine Streifen schneiden. Den Parmesan fein reiben. Die Pinienkerne in einer kleinen beschichteten Pfanne ohne Fett hell anrösten. Herausnehmen und abkühlen lassen.

3. In einer beschichteten Pfanne Öl und Butter erhitzen, Salbei und Zitronenschale dazugeben und alles mit Wein ablöschen. Die Sauce etwas einkochen lassen, dann die Zucchini-Nudeln darin schwenken und ca. 3 Min. mitgaren.

4. Anschließend die Linguine ebenfalls in die Pfanne geben und alles mit Salz und Pfeffer abschmecken. Zum Servieren die Nudeln auf Tellern anrichten und mit Parmesan und Pinienkernen garnieren. Dazu passen sehr gut Hirschmedaillons (ca. 100 g pro Person).

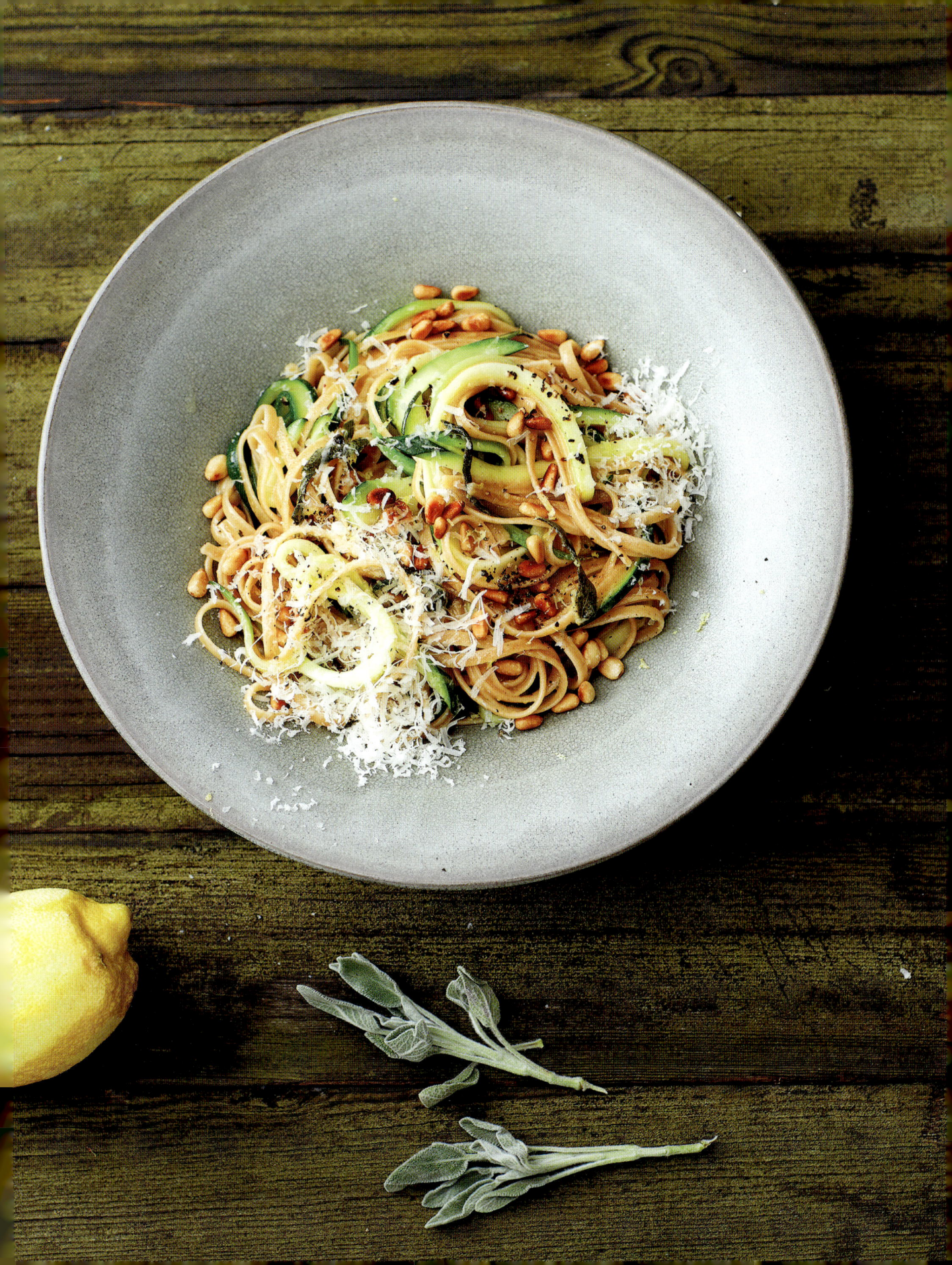

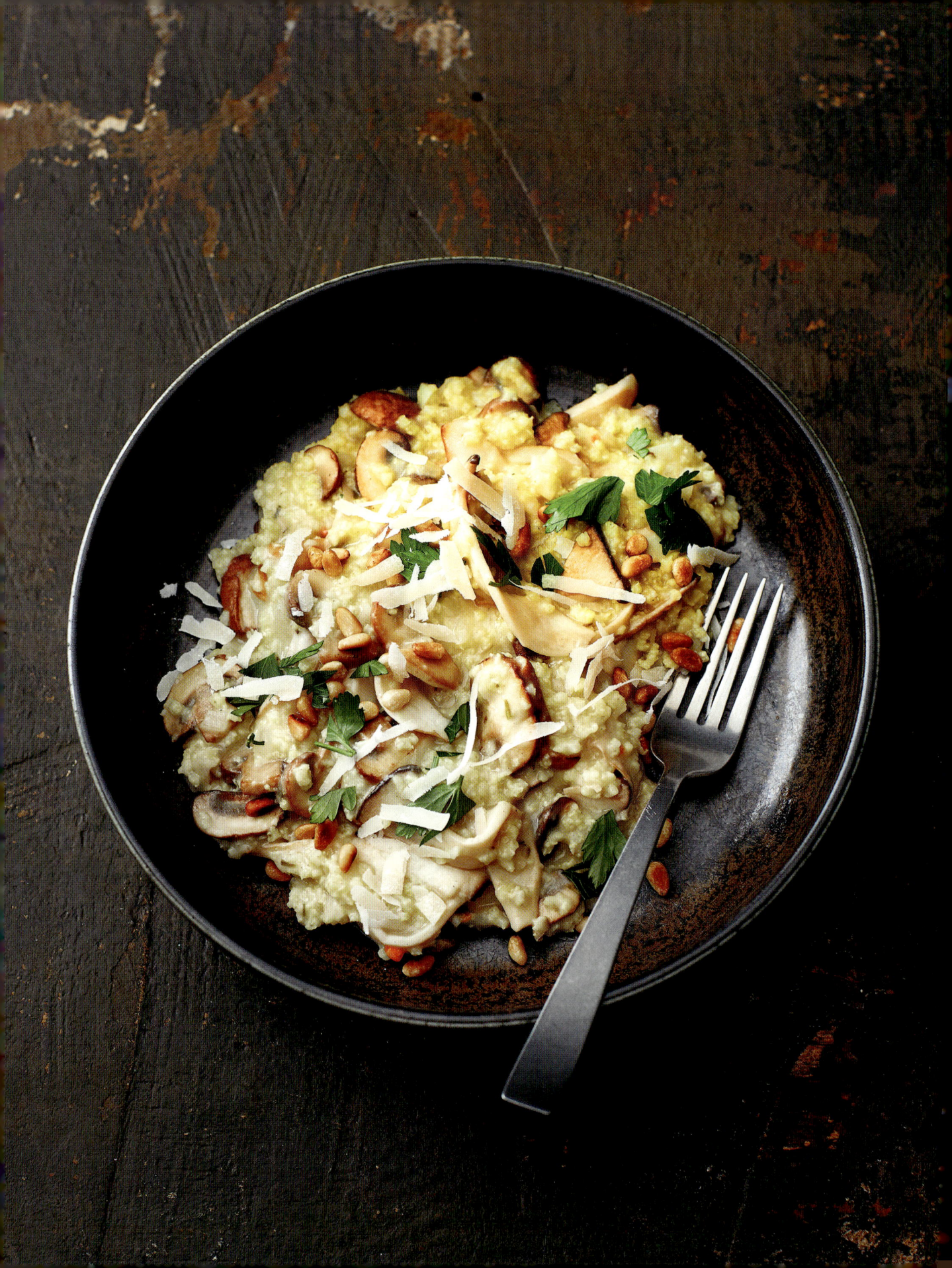

Risotto mit Hirse und Pilzen

Ein Risotto aus Hirse schmeckt nicht nur lecker nussig, sondern liefert auch mehr Vitalstoffe als geschälter Reis. Wenn Sie bei der Gemüsebrühe auf ein glutenfreies Produkt achten, können Sie dieses leckere „Hirsotto" ganz ohne Gluten genießen.

1. Die Hirse in eine Schüssel geben, mit 250 ml kochendem Wasser übergießen und darin waschen. Dann in ein feines Sieb abgießen und abtropfen lassen. Die Zwiebel schälen und fein würfeln. In einem Topf 1 EL Öl erhitzen, darin Zwiebel und Hirse leicht anrösten. Knoblauch schälen und dazupressen, Rosmarin hacken, ebenfalls dazugeben.

2. Die Hirse-Zwiebel-Mischung erst mit dem Essig ablöschen, dann ca. 250 ml Gemüsebrühe dazugießen. Alles zugedeckt bei niedriger Hitze ca. 20 Min. köcheln lassen, dabei immer wieder umrühren und die restliche Brühe nach und nach dazugeben.

3. Währenddessen die Pilze putzen und bei Bedarf mit einem Tuch abreiben. Halbieren und in feine Streifen schneiden. Das übrige Öl in einer Pfanne erhitzen und die Pilze darin bei niedriger Hitze ca. 10 Min. leicht anbraten.

4. Inzwischen die Pinienkerne in einer kleinen beschichteten Pfanne ohne Fett bei niedriger Hitze ca. 10 Min. anrösten, ab und zu umrühren. Herausnehmen und abkühlen lassen. Den Parmesan grob reiben.

5. Die Hälfte des Parmesans mit den Pilzen zur Hirse geben und untermischen. Den Risotto mit Salz und Pfeffer abschmecken. Die Zitrone auspressen und den Saft unter den Risotto rühren.

6. Zum Servieren die Petersilie waschen, trocken tupfen, die Blätter abzupfen und fein hacken. Den Risotto auf Teller verteilen und mit Petersilie, übrigem Parmesan und Pinienkernen bestreuen.

> **zellregenerierend**

2 Personen
40 Min.
620 kcal
26 g Eiweiß
32 g Fett
50 g Kohlenhydrate

120 g Hirse
1 Zwiebel
2 EL Olivenöl
1 Knoblauchzehe
1 TL getrocknete Rosmarinnadeln
2 EL Aceto balsamico bianco
ca. 750 ml Gemüsebrühe
200 g Steinpilze (ersatzweise Kräuterseitlinge)
200 g Champignons
40 g Pinienkerne
50 g Parmesan (am Stück)
Salz, Pfeffer
½ Zitrone
2 Stängel Petersilie

WISSENSWERT

Hirse enthält reichlich Kalzium und Kieselsäure (Silizium), Eisen und Fluor – die Mikronährstoffe stärken unsere Knochen und Zähne, Haare, Haut und Nägel. Außerdem liefern die gelben Körnchen eine beachtliche Menge Ballaststoffe, welche gut sättigen und bei der Vermehrung gesunder Darmbakterien helfen.

> krebshemmend

2 Personen
45 Min.
425 kcal
14 g Eiweiß
16 g Fett
20 g Kohlenhydrate

1 Zwiebel
300 g festkochende Kartoffeln
300 g Rote Bete, 100 g Weißkohl
2 EL Rapsöl
1 Knoblauchzehe
750 ml Gemüsebrühe
1 Möhre
2 Lorbeerblätter
1 Dose weiße Bohnen (240 g)
1 EL Tomatenmark
2 EL Zitronensaft
Salz, Pfeffer
½ Bund Petersilie, 2 EL Schmand

WISSENSWERT

Pflanzliches Eiweiß enthält meist nicht alle acht essenziellen Aminosäuren wie tierisches Eiweiß. Doch durch geschickte Kombination kann man die sogenannte biologische Wertigkeit der verschiedenen pflanzlichen Eiweißträger optimieren. So können sich die Aminosäuren gegenseitig ergänzen, und Defizite werden vermieden. Gute Kombinationen sind Getreide (auch Pasta und Reis), Hülsenfrüchte und Nüsse.

Borschtsch mit weißen Bohnen

Der klassische deftige Wintereintopf ist in ganz Osteuropa und Russland beliebt. Er enthält normalerweise auch noch Fleisch, hier dienen weiße Bohnen als Eiweißquelle und verwandeln das Rezept in ein vegetarisches Gericht.

1. Die Zwiebel schälen, vierteln und in dünne Scheiben schneiden. Kartoffeln und Rote Bete schälen und würfeln (dabei am besten mit Handschuhen arbeiten!). Den Weißkohl putzen, waschen und in feine Streifen schneiden.

2. Das Öl in einem Topf erhitzen und die Zwiebel darin bei mittlerer Hitze glasig dünsten. Den Knoblauch schälen und dazupressen. Kartoffeln, Rote Bete und Weißkohl dazugeben. Alles mit ca. 200 ml Brühe aufgießen und zugedeckt ca. 10 Min. köcheln lassen.

3. Inzwischen die Möhre putzen, schälen, längs halbieren und in Scheiben schneiden. Mit den Lorbeerblättern zum Gemüse geben, mit der restlichen Brühe aufgießen und alles noch ca. 15 Min. köcheln lassen, dabei ab und zu umrühren.

4. Die weißen Bohnen in einem Sieb abbrausen und kurz abtropfen lassen, dann zum Eintopf geben und alles erneut aufkochen. Mit Tomatenmark, Zitronensaft, Salz und Pfeffer abschmecken. Die Petersilie waschen, trocken tupfen, die Blätter abzupfen und grob hacken.

5. Zum Servieren den Eintopf auf tiefe Teller verteilen und mit je 1 EL Schmand und der Petersilie garnieren.

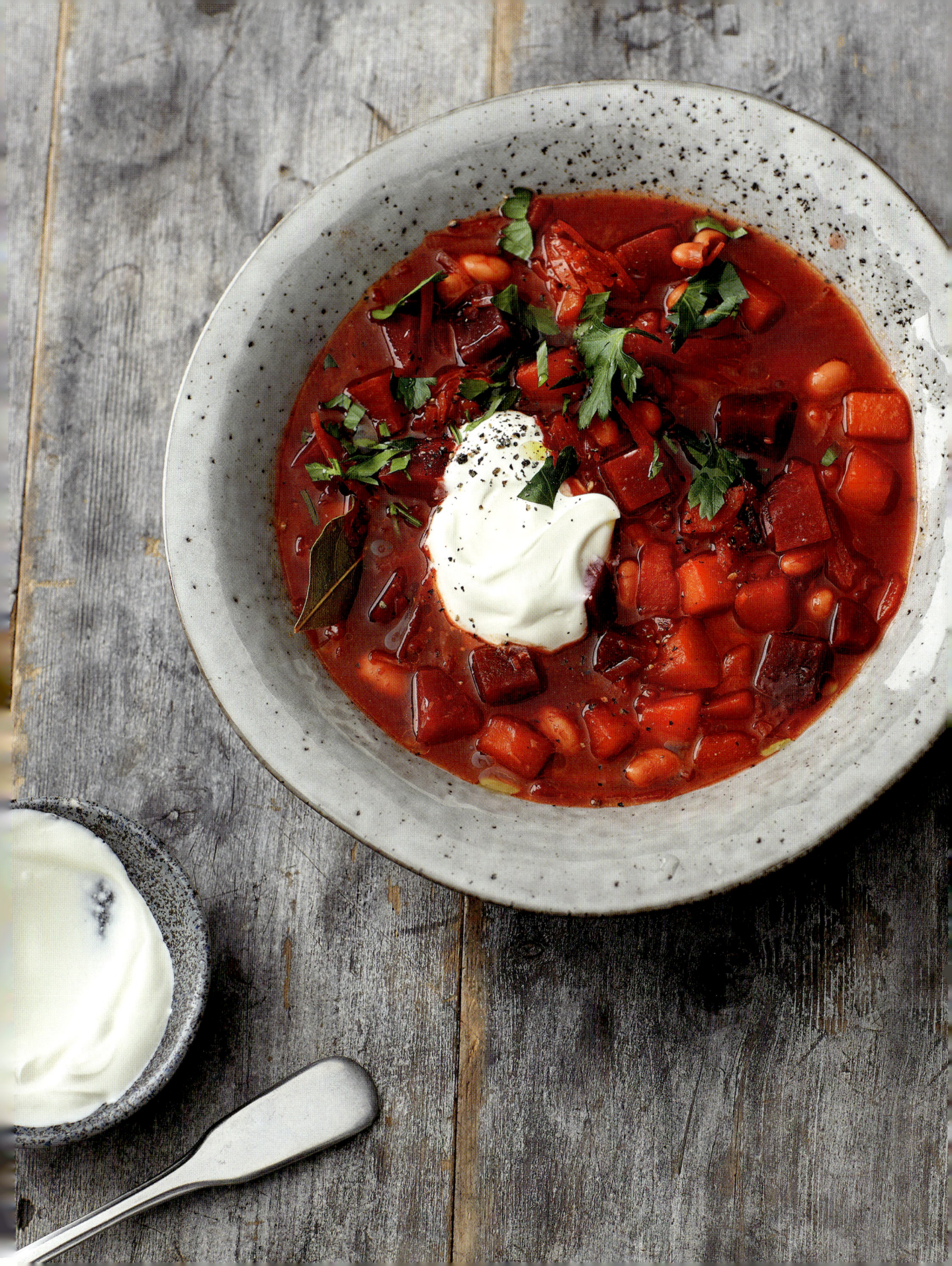

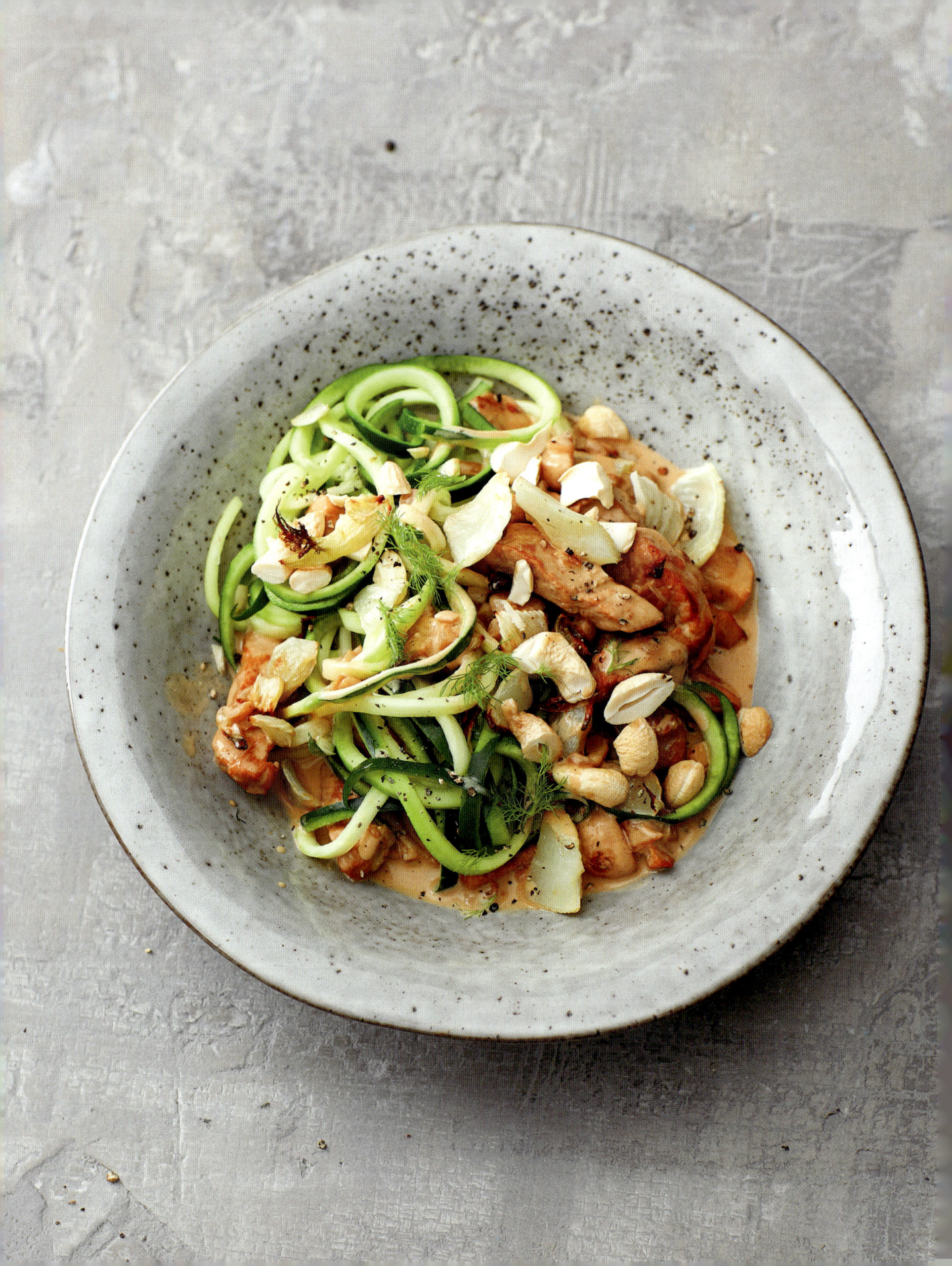

Geschnetzeltes mit Fenchel und Zucchininudeln

Wählen Sie Fleisch in Bio-Qualität. Auch Wildschwein oder Hirschgulasch können Sie gut nach diesem Rezept zubereiten. Das in der Natur ohne Zuchtstress gereifte Wildfleisch hat einen besonders hohen Gesundheitswert.

1. Den Backofen auf 180 °C vorheizen. Ein Backblech mit Backpapier auslegen. Den Fenchel putzen, waschen, den Strunk und die Stiele entfernen. Anschließend den Fenchel in grobe Würfel schneiden, in einer Schüssel mit Essig, 2 EL Öl, Salz und Pfeffer mischen. Die Fenchelwürfel auf dem Blech verteilen und im Ofen (Mitte) ca. 25 Min. garen.

2. Währenddessen die Zwiebel schälen und fein würfeln. Die Pilze putzen, bei Bedarf mit einem Tuch abreiben und vierteln. Das Schweinefleisch in einer Pfanne in 1 EL Öl 3–5 Min. scharf anbraten, mit Salz und Pfeffer würzen und beiseitestellen. Zwiebel und Pilze in einem Topf in 1,5 EL Öl ca. 5 Min. anbraten, mit Salz und Pfeffer würzen. Das gebratene Fleisch zu den Pilzen geben und den Bratenfond dazugießen. Alles kurz aufkochen, die Kokosmilch dazugeben und zusammen weitere 7–10 Min. köcheln lassen.

3. Inzwischen die Zucchini putzen, waschen und mit dem Julienne- oder Spiralschneider in feine Spaghettistreifen schneiden. Die Cashewkerne grob hacken. Kurz vor dem Servieren die Zucchini-Spaghetti in einem Topf mit kochendem Salzwasser ca. 3 Min. garen, anschließend in ein Sieb abgießen und abtropfen lassen.

4. Zum Servieren das Geschnetzelte auf Tellern anrichten. Die Zucchini-Spaghetti darauf verteilen. Den Fenchel aus dem Backofen nehmen, ebenso auf dem Geschnetzelten anrichten und mit den Cashewkernen bestreuen.

> **ballaststoffreich**

2 Personen
40 Min. zzgl.
    25 Min. Garen
605 kcal
19 g Eiweiß
48 g Fett
21 g Kohlenhydrate

1 Knolle Fenchel
1 EL Aceto balsamico
6 EL Olivenöl
Salz, Pfeffer
1 Zwiebel
300 g Champignons
200 g Schweinegeschnetzeltes
200 ml Bratenfond (aus dem Glas)
100 g Kokosmilch (aus der Dose)
2 Zucchini
20 g Cashewkerne

WISSENSWERT

Fenchel als Gemüse liefert reichlich Ballaststoffe und antioxidativ wirksames Betacarotin (Pro-Vitamin A). Dank der enthaltenen ätherischen Öle hat Fenchel einen intensiven Anisgeschmack und einen verdauungsfördernden Effekt. Die Knolle ist auch reich an Eisen, das zur Blutbildung benötigt wird.

> mit reichlich Vitamin B

2 Personen
40 Min.
690 kcal
43 g Eiweiß
41 g Fett
33 g Kohlenhydrate

400 g Rote Bete, Salz
300 g Kalbstafelspitz, Pfeffer
2 EL Rapsöl, 1 EL Butter
Saft von 1 Clementine
2 EL Olivenöl
1 EL Walnussessig (ersatzweise
   Aceto balsamico)
2 EL Rote-Bete-Apfelsaft
½ Birne
1 Ei (M)
1 TL Dijon-Senf
1 EL Zitronensaft
100 g Thunfisch (in Öl)
2 Sardellenfilets (in Öl)
1–2 EL Kalbsfond
   (aus dem Glas)
6 Kapernäpfel

WISSENSWERT

Kalbfleisch zählt zu den mageren Fleischsorten, die bei einer fettarmen Ernährung empfohlen werden. Ähnlich wie Geflügel (und im Gegensatz zu Schwein und Rind) enthält es keine entzündungsfördernde Arachidonsäure, liefert dafür aber L-Carnetin und fördert damit die Fettverbrennung.

Vitello tonnato mit Rote-Bete-Salat

Geschmacklich und optisch dominieren bei dem italienischen Klassiker die Kapern, hier in Form der Früchte bzw. Äpfelchen. Sie enthalten reichlich B-Vitamine und Kalium. Ersatzweise können Sie auch kleine Kapern(-blüten) verwenden

1. Den Backofen auf 140° (Umluft) vorheizen. Die Rote Bete putzen und in einem Topf in kochendem Salzwasser zugedeckt bei mittlerer Hitze in 20–25 Min. weich garen. In ein Sieb abgießen, kalt abschrecken und etwas abkühlen lassen.

2. Inzwischen den Fettrand vom Tafelspitz entfernen und das Fleisch rundum salzen und pfeffern. 1 EL Rapsöl und die Butter in einer Pfanne erhitzen und das Fleisch darin rundum scharf anbraten. Dann auf den Ofenrost legen, ein Abtropfblech darunterstellen und das Fleisch im Ofen (Mitte) in 15–20 Min. fertig garen. Danach herausnehmen, fest in Alufolie wickeln und abkühlen lassen.

3. In einer Salatschüssel Clementinensaft, Olivenöl, Essig und Rote-Bete-Apfelsaft mischen. Birne schälen, entkernen, fein würfeln und mit dem Dressing mischen. Rote Bete in dünne Scheiben schneiden (dabei am besten mit Handschuhen arbeiten!). Das Dressing mit Salz sowie Pfeffer würzen und die Rote Bete untermischen.

4. Ei, Senf, Zitronensaft und übriges Rapsöl in einem hohen Rührbecher mit dem Stabmixer cremig pürieren. Thunfisch und Sardellen abtropfen lassen, dazugeben und ebenfalls fein pürieren. Anschließend so viel Fond dazugeben, dass die Mischung eine cremige Konsistenz erhält. Die Creme salzen und pfeffern.

5. Zum Servieren das Fleisch in sehr dünne Scheiben schneiden und auf Tellern überlappend anrichten. Mit der Sauce übergießen und mit den Kapernäpfeln garnieren. Den Rote-Bete-Salat dazu reichen.

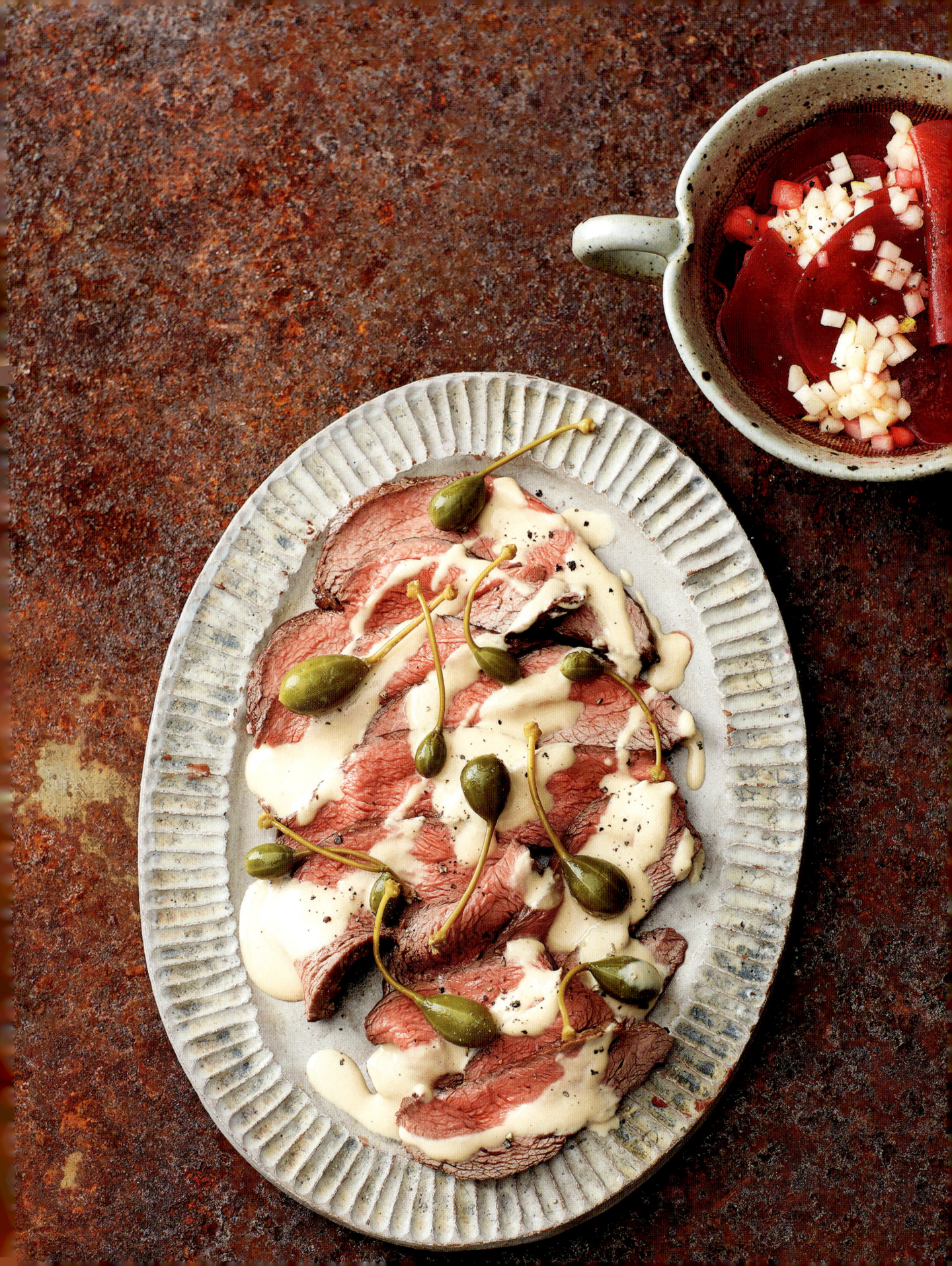

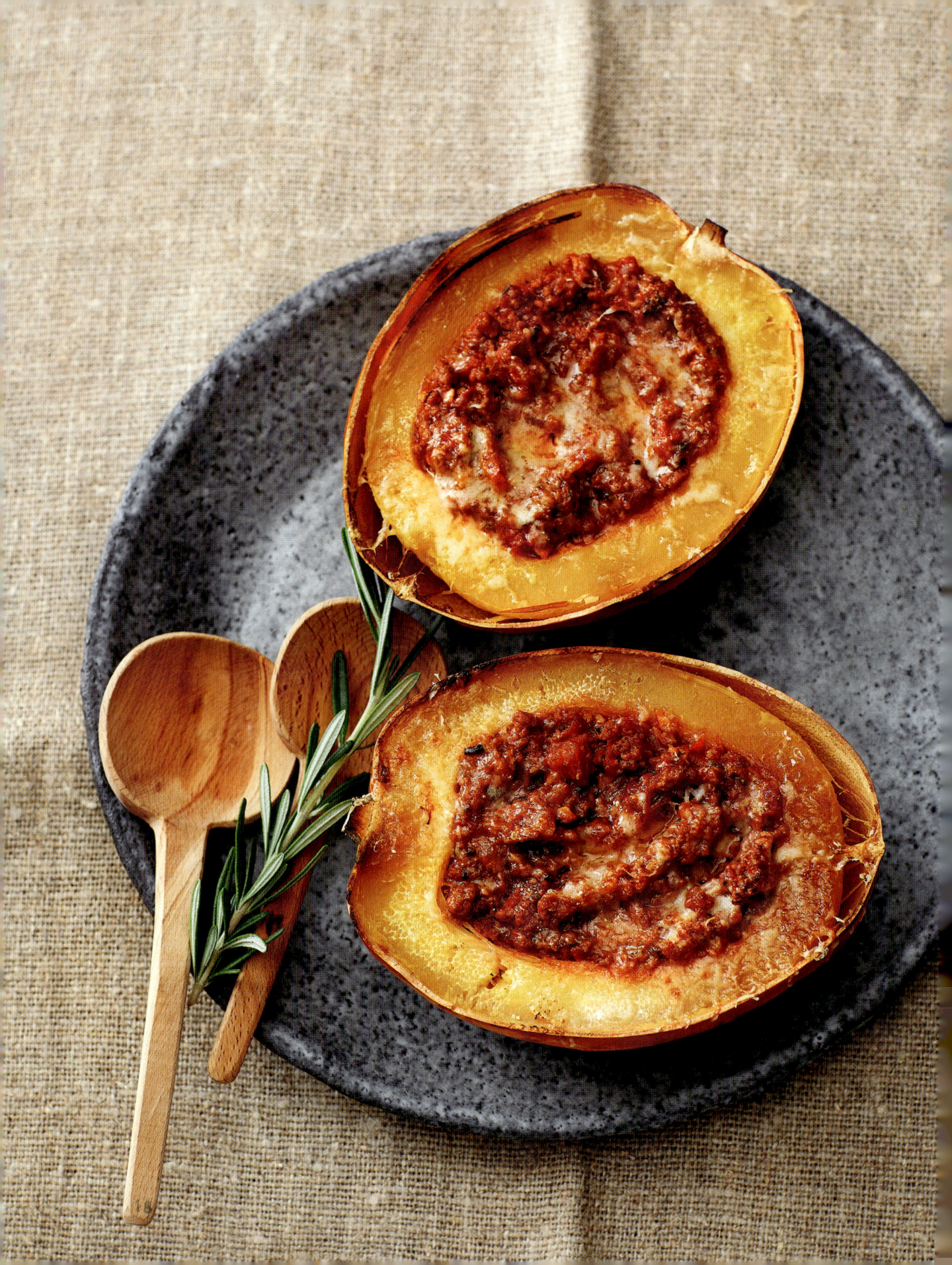

Gefüllter Kürbis mit Hackfleisch

Dank ihrer Form sind Kürbisse ideal zum Füllen. Dabei müssen die empfohlenen Sorten (Hokkaido und Spaghetti-Kürbis) nicht geschält werden, gründliches Waschen reicht. Die äußere Schale wird im Ofen fest, das Fruchtfleisch innen weich und lecker.

1. Den Backofen auf 160° (Umluft) vorheizen. Ein Backblech mit Backpapier auslegen. Den Kürbis waschen, halbieren und Kerne sowie Fasern mit einem Löffel entfernen. Die Kürbishälften mit der Schnittfläche nach unten auf das Blech legen. Etwas Wasser auf das Backpapier geben und die Kürbishälften im Ofen (Mitte) 25–30 Min. garen.

2. Inzwischen Zwiebel und Knoblauch schälen und separat fein hacken. Die Chili waschen, längs halbieren, Kerne und Trennwände entfernen. Die Hälften in feine Streifen schneiden. Den Ingwer schälen und fein reiben. Die Kräuterzweige waschen und trocken tupfen.

3. Das Öl in einer Pfanne erhitzen und die Zwiebel darin anbraten. Das Hackfleisch hinzufügen und unter Rühren in 5–7 Min. krümelig braten. Tomaten, Essig, Worcester-Sauce, Knoblauch, Chili, Ingwer, Kräuterzweige und Oregano dazugeben und alles mit Salz und Pfeffer würzen. Die Hackfleischsauce offen bei mittlerer Hitze 5–7 Min. einkochen lassen. Danach die Kräuterzweige entfernen.

4. Die Kürbishälften aus dem Ofen nehmen und auf dem Blech umdrehen. Mit der Hackfleischsauce füllen und mit Parmesan bestreuen. Dann im Ofen in ca. 10 Min. fertig garen. Zum Servieren den gefüllten Kürbis aus dem Ofen nehmen und auf Tellern anrichten.

> augengesund

2 Personen
30 Min. zzgl.
  40 Min. Garen
690 kcal
43 g Eiweiß
29 g Fett
72 g Kohlenhydrate

---

1 Hokkaido- oder Spaghetti-Kürbis (ca. 800 g)
1 Zwiebel
2 Knoblauchzehen
1 Chilischote
1 Stück Ingwer (ca. 2 cm lang)
je 2 Zweige Rosmarin u. Thymian
1 EL natives Kokosöl
250 g Rinderhackfleisch
400 g stückige Tomaten (Dose)
1 EL Aceto balsamico
1 EL Worcester-Sauce
1 TL getrockneter Oregano
Salz, Pfeffer
3 EL geriebener Parmesan

WISSENSWERT

Kokosfett und -öl bestehen zu über 90 Prozent aus gesättigten Fettsäuren, und zwar vor allem aus kurz- und mittelkettigen gesättigten Fettsäuren. Diese werden im Stoffwechsel in sogenannte Ketone umgewandelt, die bei erhöhter Konzentration im Blut u. a. das Hungergefühl vermindern. Wählen Sie am besten native Bio-Produkte.

2 Personen
40 Min.
605 kcal
22 g Eiweiß
24 g Fett
71 g Kohlenhydrate

120 g Wildreis, Salz
1 rote Zwiebel
2 Frühlingszwiebeln
je 1 grüne und gelbe Paprika
2 große Tomaten
2 Knoblauchzehen
4 EL Rapsöl
250 g Schweinegeschnetzeltes
Pfeffer
400 ml stückige Tomaten
    (aus der Dose; nach Belieben mit
    Kräutern)
1 TL edelsüßes Paprikapulver
1 TL rosenscharfes Paprikapulver
Zucker
1 Msp. Chilipulver
1 Handvoll Petersilie

WISSENSWERT

Knoblauch enthält reichlich Allicin. Dieses Sulfid sorgt nicht nur für den typischen Geschmack und Geruch, sondern beugt auch Arterienverkalkung, Bluthochdruck und Krebs vor, senkt Cholesterin und Blutdruck und wirkt entzündungshemmend.

Letscho mit Wildreis

Das ungarische Schmorgericht wird hier mit Wildreis serviert, der sich eigentlich gar nicht Reis nennen dürfte: Die schwarzen, nussig schmeckenden Körner sind nämlich die Samen einer nordamerikanischen Wassergrasgattung.

1. Den Reis in einen Topf geben und ca. 250 ml leicht gesalzenes Wasser dazugießen. Alles zugedeckt aufkochen und bei niedriger Hitze ca. 25 Min. köcheln lassen, bis der Reis die Flüssigkeit aufgenommen hat.

2. Inzwischen die Zwiebel schälen und in dünne Streifen schneiden. Die Frühlingszwiebeln putzen, waschen und schräg in 2 cm große Stücke schneiden. Die Paprikaschoten waschen, halbieren, weiße Trennwände und Kerne entfernen, die Hälften in Würfel schneiden. Die Tomaten waschen und ebenfalls würfeln, dabei die Stielansätze entfernen. Den Knoblauch schälen und fein hacken.

3. In einer Pfanne 2 EL Öl erhitzen und das Fleisch darin 3–5 Min. scharf anbraten, mit Salz und Pfeffer würzen. Herausnehmen und beiseitestellen. In der Pfanne das übrige Öl erhitzen und Zwiebel, Frühlingszwiebeln, Paprikawürfel und Tomaten darin bei mittlerer Hitze 5–7 Min. andünsten. Tomatenstücke und Knoblauch unterrühren.

4. Das Geschnetzelte zum Gemüse geben und alles bei niedriger Hitze noch 8–10 Min. köcheln lassen, dabei öfter umrühren. Mit beiden Paprikapulvern, 1 Prise Zucker, Chili, Salz und Pfeffer abschmecken.

5. Zum Servieren die Petersilie waschen, trocken tupfen, die Blätter abzupfen und grob hacken. Das Letscho mit dem Wildreis auf Tellern anrichten und mit Petersilie garnieren.

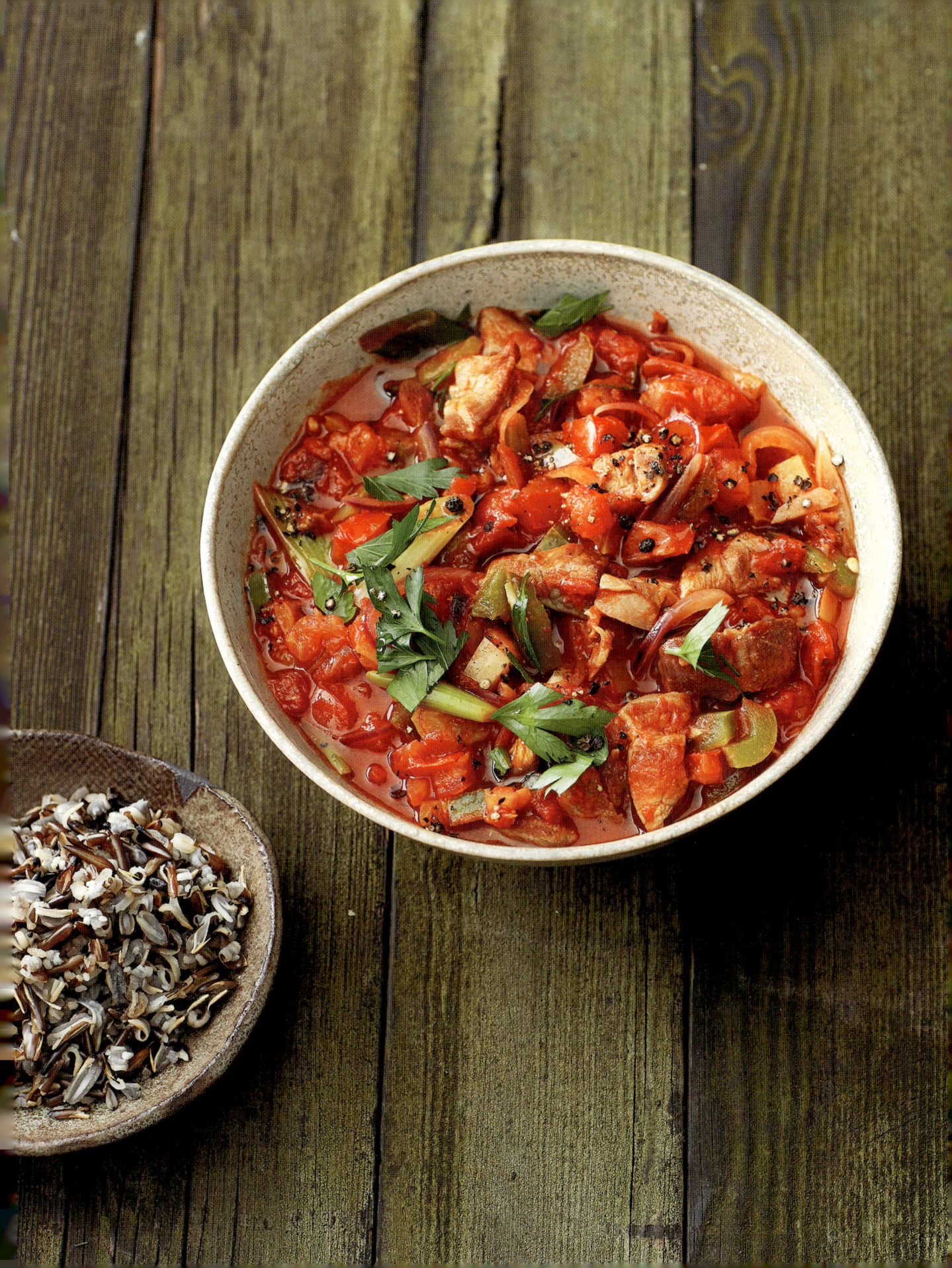

2 Personen
25 Min. zzgl.
25 Min. Garen
430 kcal
30 g Eiweiß
24 g Fett
24 g Kohlenhydrate

200 g mehligkochende Kartoffeln
Salz
1 Zwiebel, 2 Frühlingszwiebeln
50 g magerer Kochschinken
120 g vorgegartes Kasseler
50 g mittelalter Gouda (am Stück)
200 g Sauerkraut (aus der Dose)
1 EL Rapsöl
2 Eier (M), 200 ml Milch
je 1 Msp. gemahlener Kümmel u.
   frisch geriebene Muskatnuss
Pfeffer
1 TL Butter für die Form
1 Handvoll Petersilie

WISSENSWERT

Sauerkraut enthält durch die Fermentation reichlich Milchsäurebakterien, die sich positiv auf unsere Darmflora und Verdauung auswirken. Verwenden Sie möglichst rohes Frischkost-Sauerkraut (aus Reformhaus oder Bio-Laden). Das pasteurisierte oder abgepackte Sauerkraut in Dosen oder Gläsern wird erhitzt und enthält weniger von diesen Probiotika.

Sauerkrautauflauf mit Kasseler

Ein deftiger Auflauf für kühle Herbst- und Wintertage! Das Vitamin C in Kartoffeln und Sauerkraut kommt da wie gerufen, um unser Immunsystem zu stärken. Kasseler und Käse versorgen uns mit Eiweiß und machen satt.

1. Den Backofen auf 180° (Umluft) vorheizen. Eine kleine Auflaufform (ca. 15 × 23 cm) mit Butter einfetten. Die Kartoffeln waschen, schälen und in einem Topf in leicht gesalzenem Wasser ca. 15 Min. vorgaren. Dann abgießen und ausdampfen lassen.

2. Zwiebel schälen und fein würfeln. Frühlingszwiebeln putzen, waschen und in ca. 2 cm lange Stücke schneiden. Schinken und Kasseler in ca. 2 cm große Würfel schneiden. Käse grob reiben. Sauerkraut in ein Sieb abgießen und mit den Händen leicht auspressen, etwas salzen.

3. Das Öl in einem Topf erhitzen und die Zwiebel darin in ca. 3 Min. glasig dünsten. Frühlingszwiebeln, Schinken- und Kasselerwürfel hinzufügen und kurz mitbraten, dann beiseitestellen. Die Kartoffeln in ca. 2 mm dünne Scheiben schneiden. Die Eier mit der Milch verquirlen und mit Kümmel, Muskat, Salz und Pfeffer würzen.

4. Sauerkraut und Kartoffeln abwechselnd in die Auflaufform schichten, dabei mit dem Kraut beginnen. Die Zwiebel-Kasseler-Mischung als letzte Schicht daraufgeben. Alles mit dem geriebenen Käse bestreuen und mit der Eiermilch übergießen. Den Auflauf im Ofen (Mitte) 20–25 Min. garen. Zum Servieren herausnehmen und kurz abkühlen lassen, dann auf Teller verteilen.

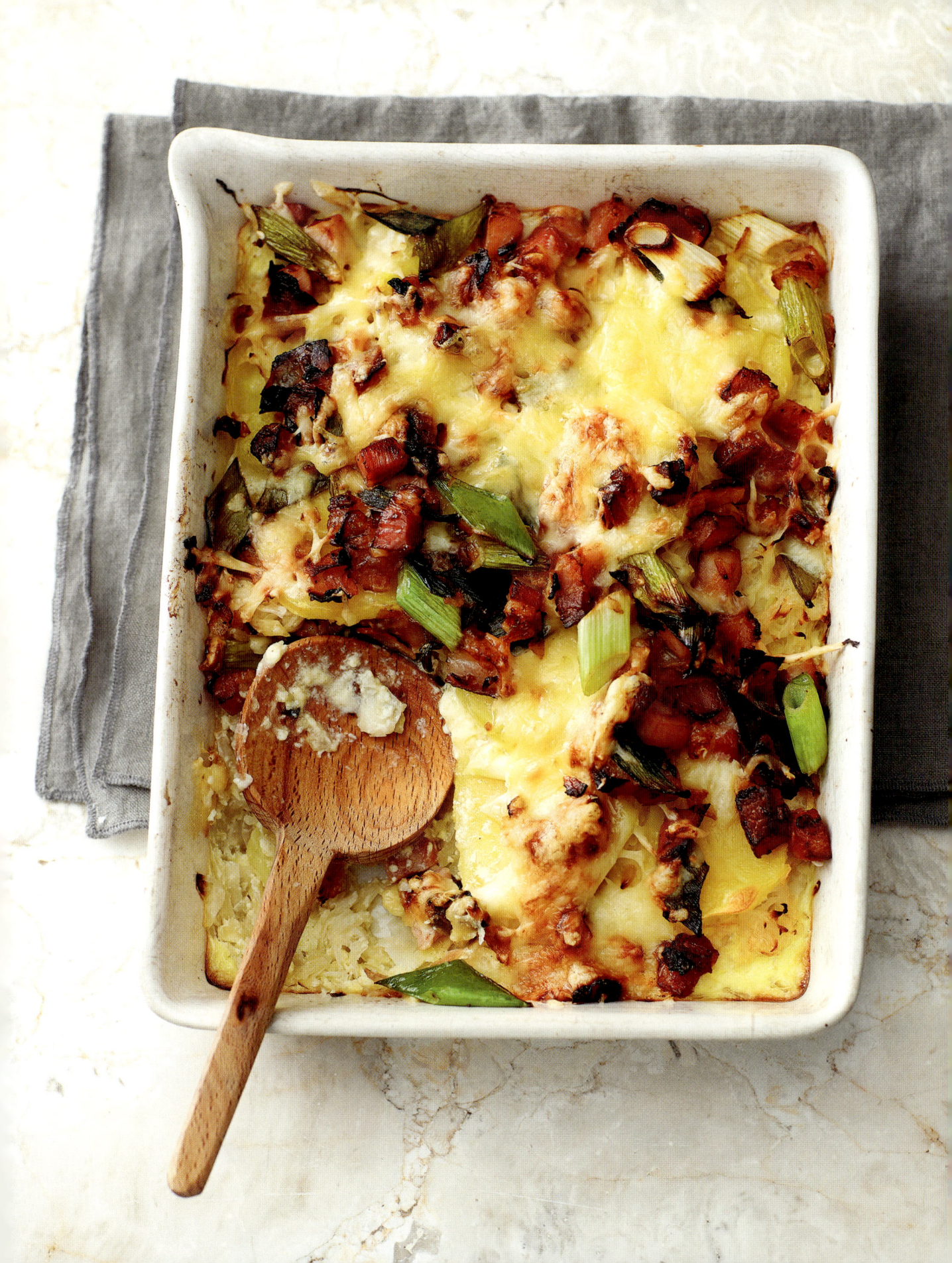

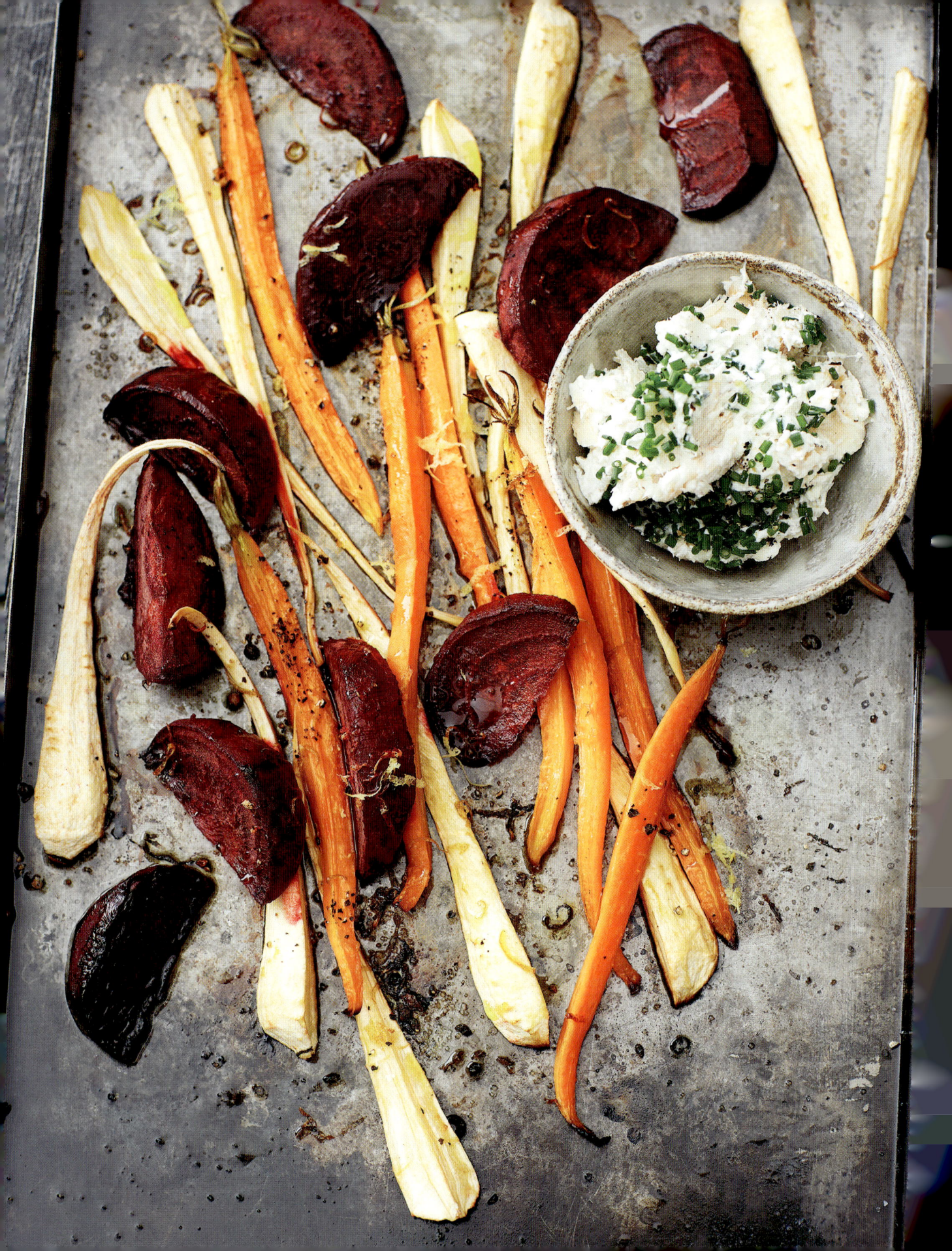

Wurzelgemüse mit Forellendip

Wer den Dip besonders würzig-scharf möchte, mischt frisch geriebene Meerrettichwurzel unter. Ihre scharfen Inhaltsstoffe verdankt die Wurzel übrigens auch gesundheitsfördernden Glucosinolaten, die das Risiko für einige Krebsarten senken können.

2 Personen
30 Min. zzgl.
   20 Min. Garen
370 kcal
18 g Eiweiß
21 g Fett
25 g Kohlenhydrate

2 Bundmöhren (mit Grün)
3 Pastinaken
1 Rote Bete
1 Bio-Zitrone
2 EL Olivenöl
Salz, Pfeffer
100 g geräuchertes Forellenfilet
½ Bund Schnittlauch
2 TL Meerrettich (aus dem Glas)
100 g Frischkäse (max. 16 % Fett)

1. Den Backofen auf 200° (Umluft) vorheizen. Ein Backblech mit Backpapier auslegen. Möhren und Pastinaken putzen, waschen und längs vierteln, dabei bei den Möhren das Grün bis auf ca. 4 cm entfernen. Die Rote Bete schälen, halbieren und in Spalten schneiden (dabei am besten mit Handschuhen arbeiten!). Die Zitrone heiß waschen, abtrocknen und etwas Zitronenschale abreiben. Dann die Zitrone halbieren und auspressen.

2. Das Gemüse mit Zitronenschale und Öl in einer Schüssel mischen, dann mit Salz und Pfeffer würzen. Anschließend gleichmäßig auf dem Blech verteilen und im Ofen (Mitte) ca. 20 Min. garen.

3. Inzwischen für den Dip das Forellenfilet mit zwei Gabeln in kleine Stücke zupfen. Den Schnittlauch waschen, trocken tupfen und in feine Röllchen schneiden. Forelle, Schnittlauch, Meerrettich, Frischkäse und Zitronensaft in einer kleinen Schüssel gründlich verrühren und den Dip mit Salz sowie Pfeffer abschmecken.

4. Zum Servieren das Wurzelgemüse aus dem Ofen nehmen und auf Teller verteilen. Den Forellendip dazu reichen.

WISSENSWERT

Forellen liefern uns neben leicht verdaulichem Eiweiß auch nennenswerte Mengen an Jod, einem Spurenelement, das an der Bildung des Schilddrüsenhormons beteiligt ist. Dafür, dass Forellen relativ fettarm sind, enthalten sie auch reichlich Omega-3-Fettsäuren – wobei die besten Quellen hierfür fette Seefische sind. Außerdem versorgen uns Forellen mit Vitamin B$_{12}$ sowie den Vitaminen A und D.

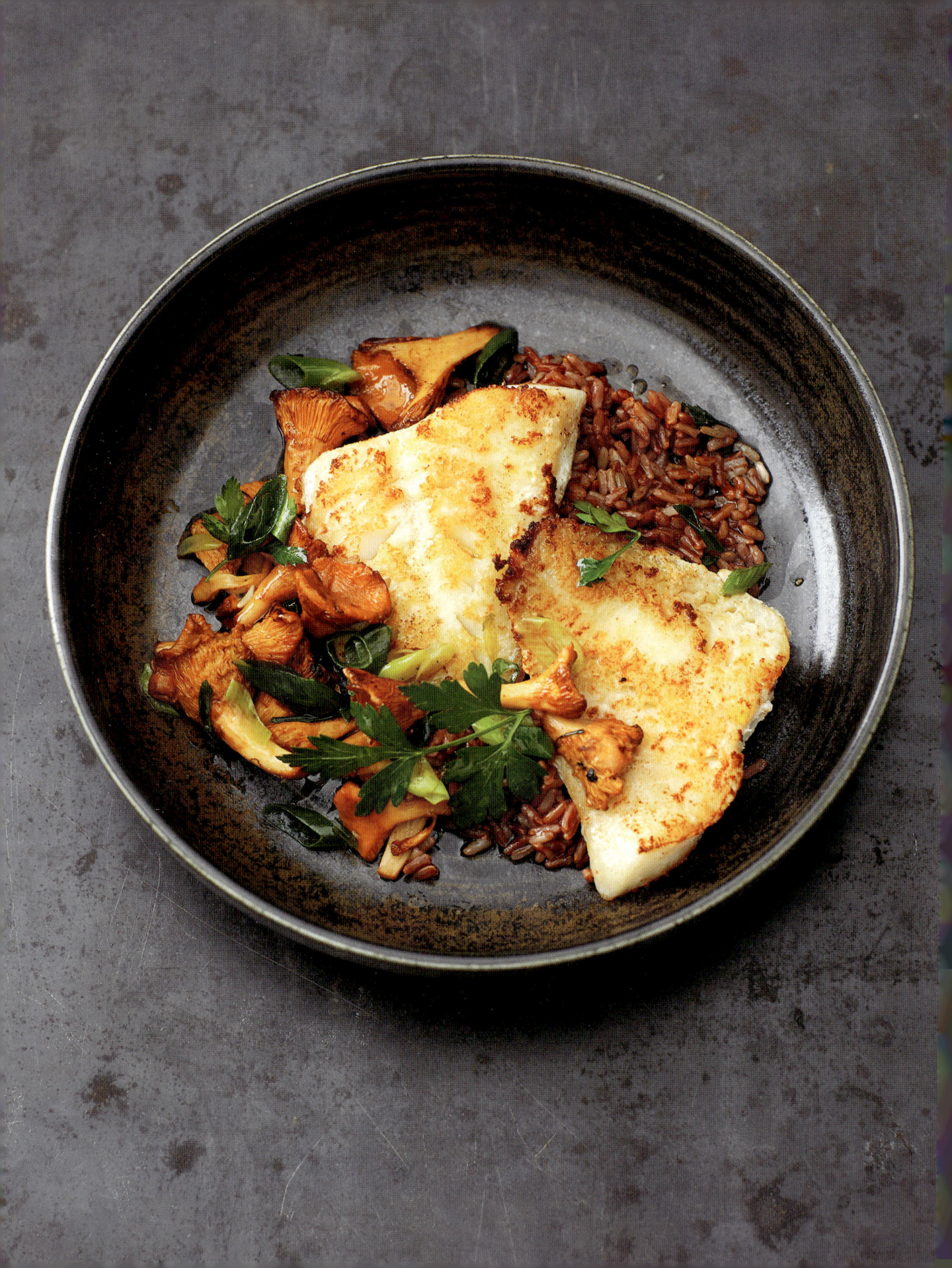

Rotbarsch auf Pfifferlingen

> hochwertiges Eiweiß

Nach diesem Rezept können Sie statt Rotbarsch auch andere Fischsorten wie Kabeljau, Schellfisch oder Seelachs zubereiten. Sie harmonieren alle gut mit rotem Reis und Pilzen.

2 Personen
25 Min.
455 kcal
35 g Eiweiß
17 g Fett
42 g Kohlenhydrate

100 g roter Jasminreis
Salz
300 g Pfifferlinge (frisch oder TK)
½ Bund Frühlingszwiebeln
2 Rotbarschfilets (à ca. 150 g)
1 EL Zitronensaft
2 EL natives Kokosöl
Pfeffer
2 Stängel Petersilie

1. Den Reis in einem Topf in 300 ml kochendem Salzwasser zugedeckt bei niedriger Hitze in ca. 20 Min. bissfest garen.

2. Inzwischen die Pfifferlinge putzen, bei Bedarf mit einem Tuch abreiben und große Exemplare ggf. halbieren. Die Frühlingszwiebeln putzen, waschen und schräg in dünne Ringe schneiden.

3. Die Fischfilets waschen, trocken tupfen, salzen und mit Zitronensaft beträufeln. In einer Pfanne 1 EL Öl erhitzen. Pfifferlinge und Frühlingszwiebeln darin ca. 5 Min. andünsten, mit Pfeffer würzen. Die Fischfilets in einer zweiten Pfanne im übrigen Öl auf beiden Seiten anbraten. (Vorsicht beim Wenden, der Fisch zerfällt leicht!)

4. Zum Servieren die Petersilie waschen, trocken tupfen, die Blätter abzupfen und fein hacken. Reis und Pilzmischung auf Tellern anrichten. Die Fischfilets mittig daraufsetzen und mit der Petersilie garnieren.

WISSENSWERT

Pfifferlinge enthalten ihrer Farben nach zu schließen reichlich Betacarotin (Pro-Vitamin A). Außerdem kommt in allen Pilzen Kalium vor, kaum Fett oder Kohlenhydrate, aber dafür viel Pflanzeneiweiß. Pfifferlinge erhalten Sie mittlerweile auch als TK-Ware. Außerhalb der Pilzsaison können Sie auch eine TK-Waldpilzmischung oder frische Zuchtchampignons verwenden.

> verdauungsfördernd

2 Personen
20 Min.
635 kcal
35 g Eiweiß
50 g Fett
9 g Kohlenhydrate

50 g Löwenzahnsalat
50 g Brunnenkresse
50 g Portulak
3 EL Haselnussöl (oder Olivenöl)
1 TL flüssiger Honig
2 EL Zitronensaft
Salz, Pfeffer
2 Thunfischsteaks (à ca. 150 g)
2 EL Rapsöl
1 Weinbergpfirsich
1 EL geschälte Hanfsamen

WISSENSWERT

Löwenzahn enthält wie andere Wildkräuter gesunde Bitterstoffe, die die Sekretion von Speichel und Magensäure anregen, Verdauungshormone und Enzyme freisetzen und die Gallentätigkeit fördern. Die Löwenzahnblätter enthalten Inulin und Cholin sowie antioxidative Flavonoide. Pflücken Sie die Blätter aufgrund der Schadstoffbelastung nie an stark befahrenen Straßenrändern.

Thunfischsteak mit Pfirsich und Wildkräutern

Beim Einkauf von Thunfisch am besten immer auf Sorte und Herkunft achten, da einige Bestände bereits überfischt sind. Der WWF gibt in seinem Fischratgeber eine Kaufempfehlung.

1. Löwenzahn, Brunnenkresse und Portulak verlesen, waschen und trocken tupfen. Für das Dressing Haselnussöl, Honig, Zitronensaft und etwas Salz sowie Pfeffer in einer kleinen Schüssel verrühren.

2. Die Thunfischsteaks waschen und trocken tupfen. In einer Grillpfanne das Rapsöl erhitzen und den Fisch darin auf jeder Seite je ca. 4 Min. scharf anbraten. Der Thunfisch sollte von innen noch leicht roh sein. Vom Herd nehmen und beiseitestellen. Den Thunfisch mit Salz und Pfeffer würzen.

3. Den Pfirsich waschen, halbieren und den Kern entfernen. Die Hälften ebenfalls in der Grillpfanne ohne Fett ca. 2 Min. garen. Herausnehmen und beiseitestellen.

4. Zum Servieren Salat, Steak und Pfirsich auf Tellern anrichten und mit dem Dressing beträufeln. Zuletzt mit den Hanfsamen bestreuen.

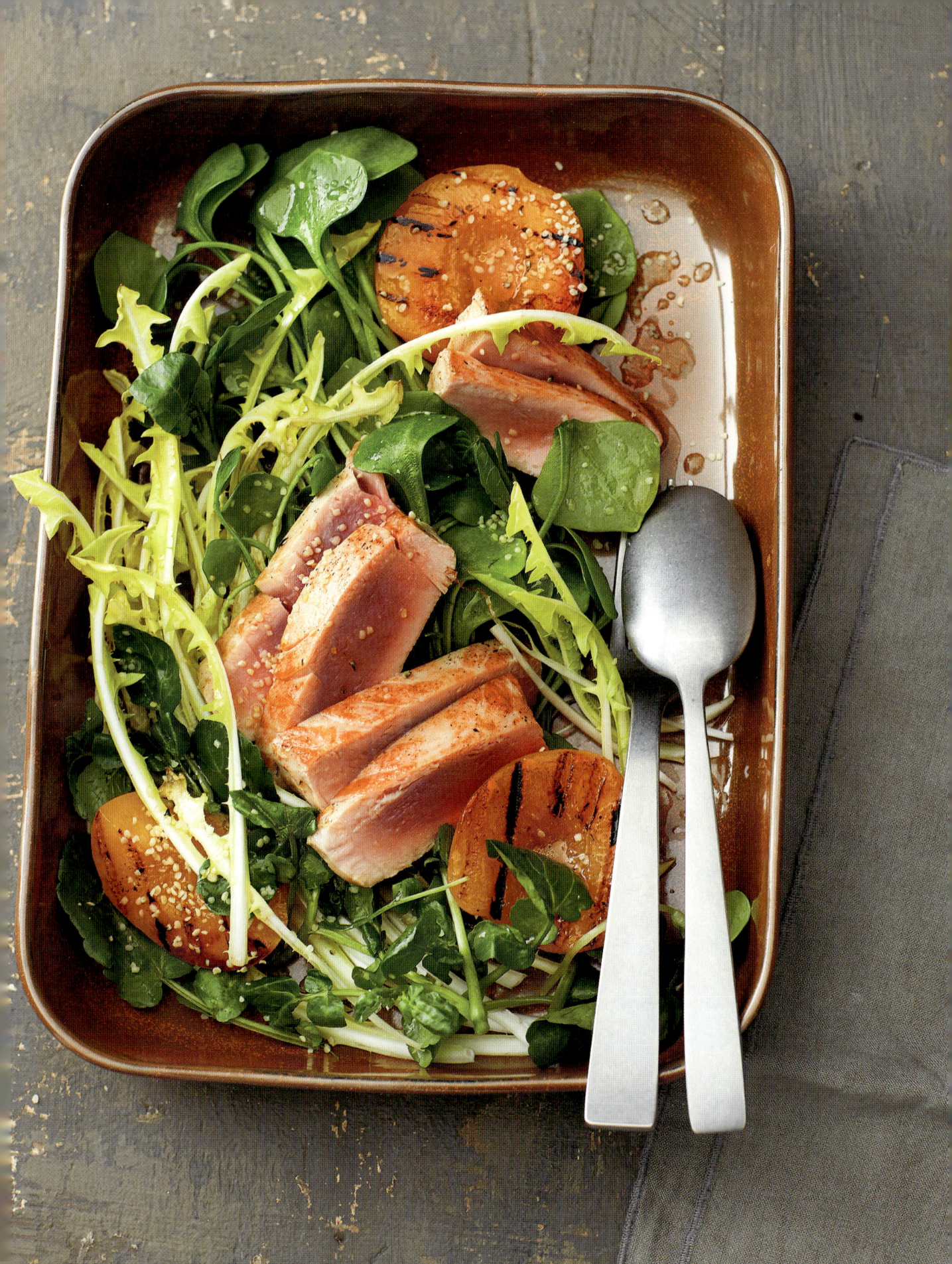

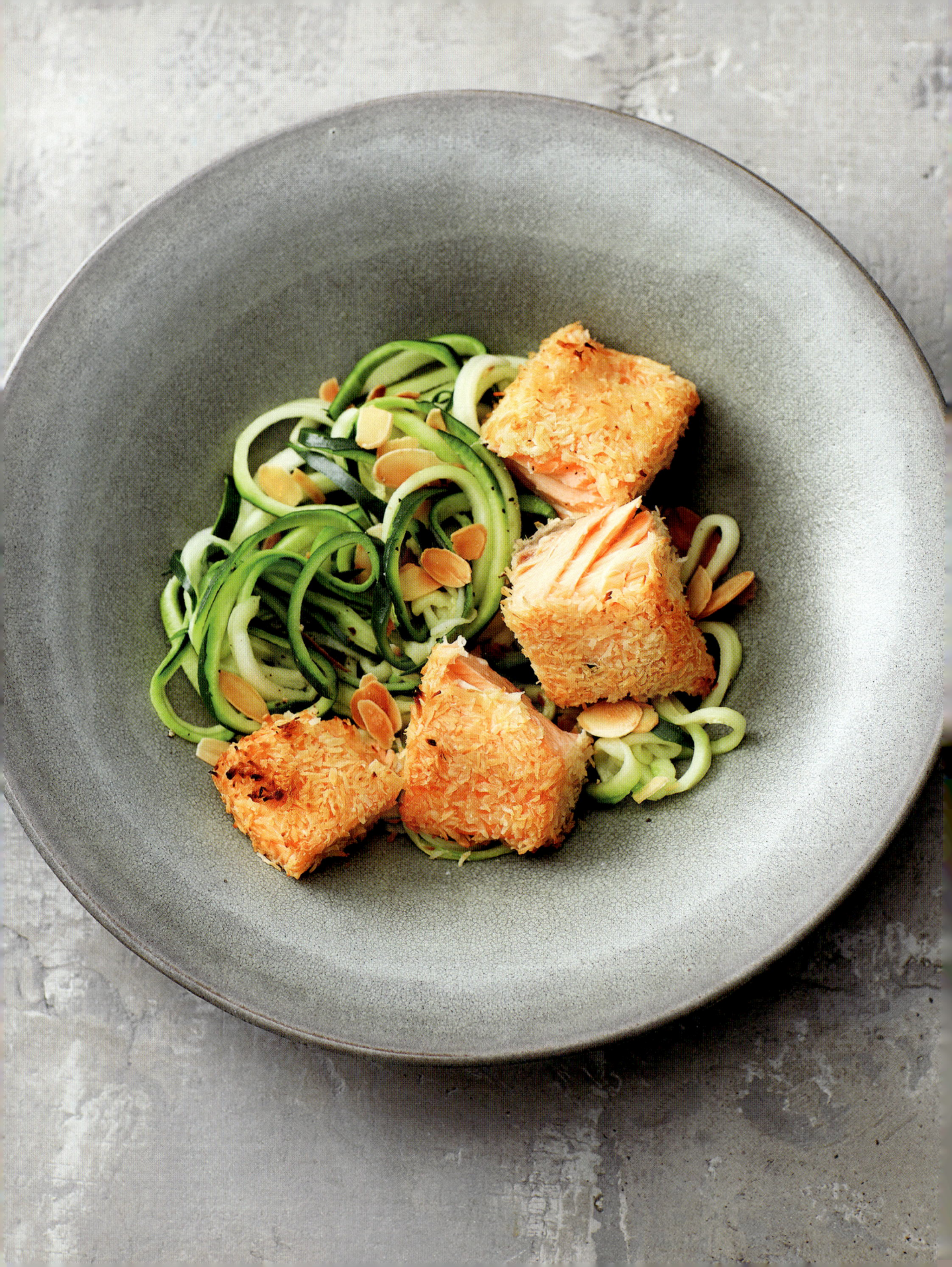

Lachs auf Zucchininudeln

Hier wird der Fisch zwar paniert, aber danach nicht in viel Fett in der Pfanne, sondern völlig fettfrei im Ofen gebacken. Das Ergebnis ist genauso knusprig wie aus der Fritteuse – aber viel gesünder.

1. Den Backofen auf 200° vorheizen. Ein Backblech mit Backpapier auslegen. Die Lachsfilets waschen und trocken tupfen. Das Dinkelmehl und die Kokosraspel jeweils auf einen Teller geben. Das Ei in einen weiteren tiefen Teller aufschlagen und mit Knoblauch, etwas Salz und Paprikapulver mit einer Gabel gründlich verquirlen.

2. Die Lachsfilets zuerst im Dinkelmehl wenden, dann durch die Eiermischung ziehen und zuletzt in den Kokosraspeln wälzen. Die panierten Fischfilets nebeneinander auf das Blech legen und im Ofen (Mitte) ca. 15 Min. garen.

3. Inzwischen die Zucchini putzen, waschen und durch einen Spiralschneider drehen, sodass Gemüsenudeln entstehen. Nach ca. 15 Min. Garzeit das Blech mit dem Fisch aus dem Ofen nehmen und die Zucchini ebenfalls darauflegen. Alles mit Mandelblättchen bestreuen und mit Salz und Pfeffer würzen.

4. Dann Zucchini und Fisch im Ofen in ca. 8 Min. fertig backen. Zum Servieren aus dem Ofen nehmen und sofort auf Teller verteilen.

> gefäßschützend

2 Personen
15 Min. zzgl. 23. Min. Garen
620 kcal
40 g Eiweiß
45 g Fett
13 g Kohlenhydrate

2 Lachsfilets (à ca. 150 g)
2 EL Dinkelmehl
4 EL Kokosraspel
1 Ei (M)
½ TL Knoblauchpulver
Salz
1 TL edelsüßes Paprikapulver
2 Zucchini
3 EL Mandelblättchen
Pfeffer

WISSENSWERT

Lachs zählt neben Hering und Makrele zu den fettreichen Seefischen, die uns mit reichlich Omega-3-Fettsäuren und Jod versorgen. Diese essenziellen Fettsäuren halten unsere Blutgefäße geschmeidig und schützen sie vor Entzündungen und Plaquebildung. Achten Sie beim Einkauf von Fischen auf nachhaltige Fischerei – hilfreich ist zum Beispiel der Einkaufsratgeber „Fisch" von Greenpeace (auf greenpeace.de, auch als App).

> antibakteriell

2 Personen
20 Min.
520 kcal
48 g Eiweiß
21 g Fett
33 g Kohlenhydrate

2 Heilbuttfilets (à ca. 150 g)
4 Schalotten
4 Salbeiblätter
1 ½ EL Butter
30 g Macadamianusskerne
1 Knoblauchzehe
450 g TK-Erbsen
Salz, Pfeffer
¼ Bio-Zitrone

Heilbutt auf Erbsenstampf

Statt auf einem Kartoffelpüree wird der Fisch hier auf einem Stampf aus Erbsen serviert: Dank der kleinen grünen Hülsenfrüchte enthält das Gericht wenig Kohlenhydrate und mehr Eiweiß, was der Gesundheit zugute kommt.

1. Den Fisch waschen und trocken tupfen. Die Schalotten schälen und in feine Ringe schneiden. Den Salbei waschen und trocken tupfen. Den Fisch in einer beschichteten Pfanne in 1 EL Butter auf jeder Seite kurz scharf anbraten. Dann Schalotten und Salbeiblätter hinzufügen und alles zugedeckt bei mittlerer Hitze ca. 8 Min. garen. Danach warm halten.

2. Inzwischen die Macadamianusskerne grob hacken und beiseitestellen. Den Knoblauch schälen und fein hacken. Die TK-Erbsen in einem Topf in 100 ml kochendem Salzwasser ca. 5 Min. garen, dabei ab und zu umrühren. Den Knoblauch hinzufügen und alles mit Salz sowie Pfeffer würzen. Dann die Erbsen im Topf mit übriger Butter mit dem Stabmixer grob pürieren.

3. Zum Servieren die Zitrone heiß waschen, abtrocknen und in 2 Spalten schneiden. Den Erbsenstampf auf Teller verteilen und Fisch sowie Schalotten darauf anrichten. Mit Macadamianuss bestreuen und die Zitronenspalten dazu reichen.

WISSENSWERT
Heilbutt ist ein sehr schmackhafter Seefisch, der uns mit der ungesättigten Fettsäure Ölsäure versorgt. Kaufen Sie ihn am besten aus dem Nordwestatlantik kommend, dort sind die Bestände noch intakt.

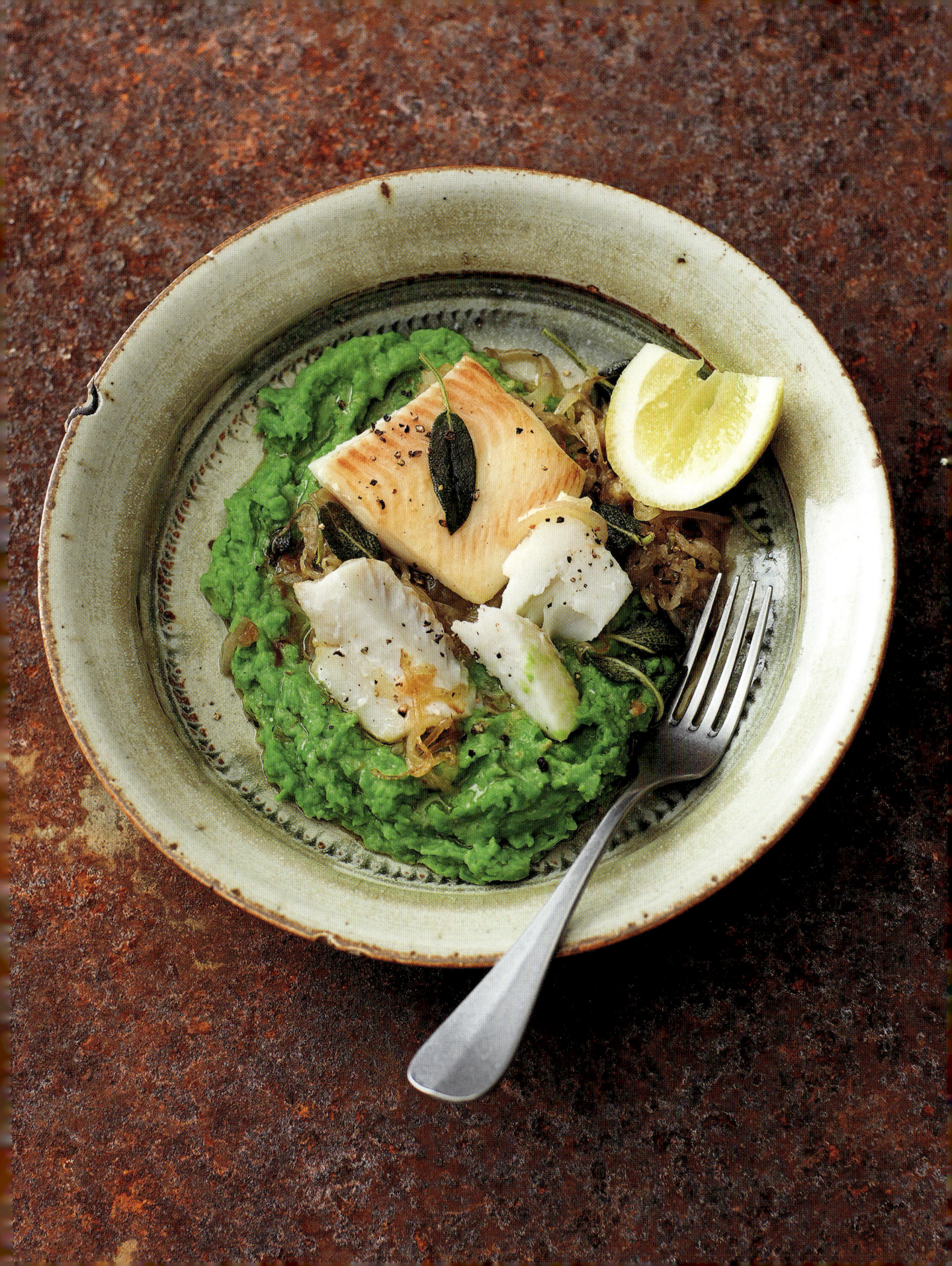

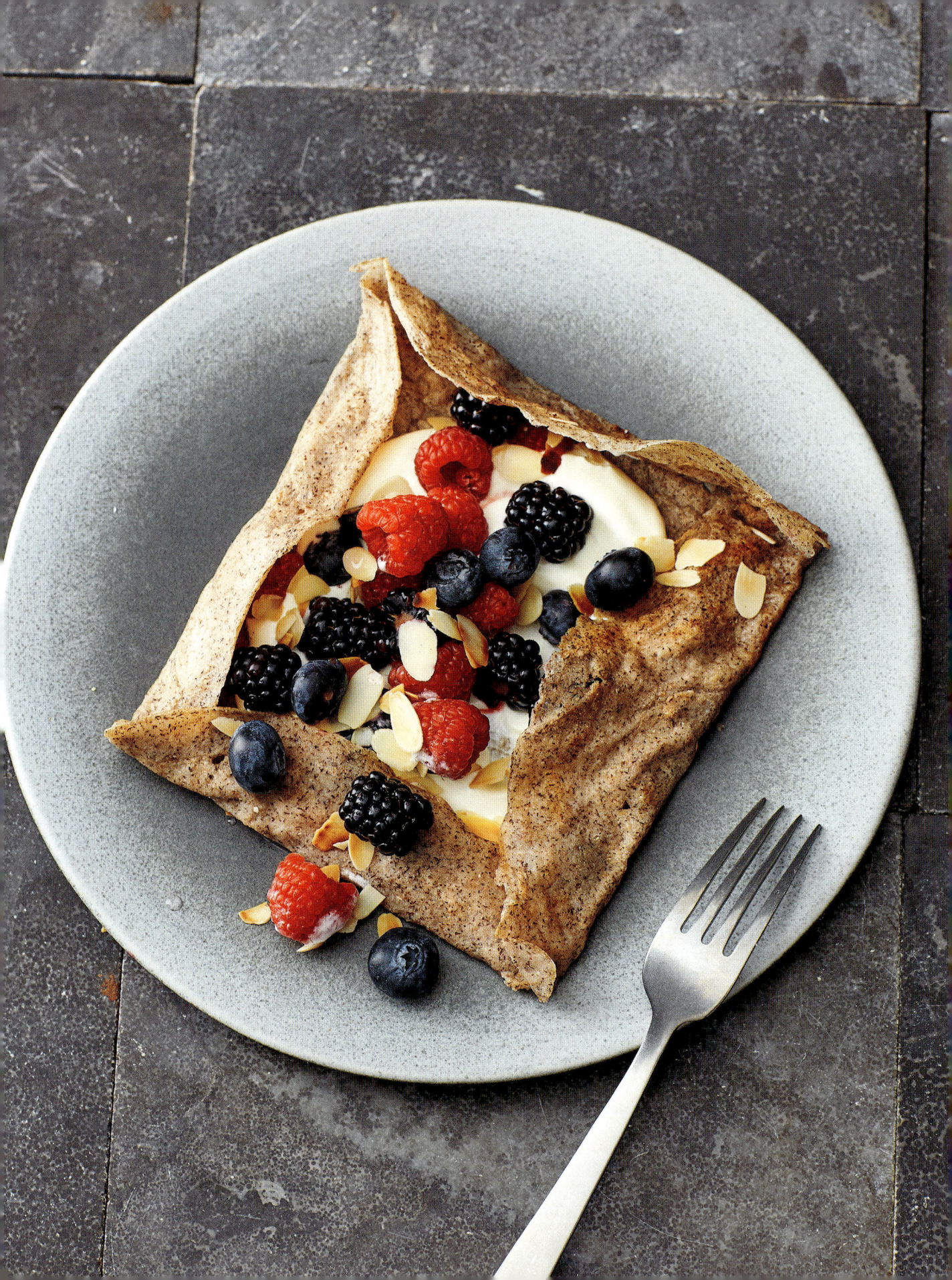

Buchweizen-Crêpes mit Beerenjoghurt

In Frankreich kennt man sie unter dem Namen Galettes, dünne Crêpes aus Buchweizenmehl. Der Vorteil: Sie sind im Gegensatz zu den normalen Pfannkuchen aus Weizen- oder Dinkelmehl glutenfrei – dank Buchweizen.

1. Den Buchweizen am Vorabend in einer Schüssel in reichlich Wasser ca. 12 Std., am besten über Nacht, einweichen.

2. Am nächsten Tag den Buchweizen in ein Sieb abgießen und abbrausen. Dann mit 150 ml Wasser in einen Hochleistungsmixer geben und zu einem glatten Teig mixen. (Alternativ das Buchweizenmehl und das Wasser mit einem Schneebesen zu einem glatten Teig verrühren.) Vanille und Zimt zum Teig geben.

3. In einer beschichteten Pfanne das Öl erhitzen, etwa die Hälfte des Teiges dünn in der Pfanne verteilen und auf jeder Seite bei mittlerer Hitze wenige Minuten zu einem Crêpe ausbacken. Der Teig sollte 2 Crêpes ergeben.

4. Inzwischen die Beeren verlesen, waschen und trocken tupfen, bei Bedarf kleiner schneiden (TK-Ware rechtzeitig auftauen lassen). Nach Belieben die Beeren mit dem Joghurt und dem Ahornsirup mischen, ansonsten alles separat auf den Pfannkuchen verteilen. Die Mandeln in einer beschichteten Pfanne ohne Fett leicht anrösten, dabei ab und zu wenden. Herausnehmen und abkühlen lassen.

5. Zum Servieren den Beerenjoghurt auf den Crêpes verteilen und die Mandeln darüberstreuen.

> **> enthält viel Magnesium**

2 Personen
20. Min. zzgl. 12 Std.
   Einweichen (über Nacht)
325 kcal
10 g Eiweiß
11 g Fett
48 g Kohlenhydrate

75 g Buchweizen (ersatzweise
   Buchweizenmehl)
1 Msp. gemahlene Vanille
½ TL Zimtpulver
1 TL natives Kokosöl
200 g gemischte Beeren
   (frisch oder TK)
200 g Joghurt (1,5 % Fett;
   ersatzweise Kokosjoghurt)
2 EL Ahornsirup
2 EL Mandelblättchen

WISSENSWERT

Die Ballaststoffe im Buchweizen fördern die Verdauung, binden Toxine im Darm und unterstützen deren Ausscheidung. Zudem wirkt Buchweizen nachweislich positiv auf den Blutzucker und den Insulinspiegel.

2 Personen
20 Min.
90 kcal
1 g Eiweiß
1 g Fett
16 g Kohlenhydrate

250 g Heidelbeeren
1 süßlicher Apfel (z. B. Elstar oder
   Jonagold)
1 TL abgeriebene Bio-Zitronenschale
1 Zimtstange
1 Msp. gemahlene Vanille
   (ersatzweise Mark von
   1 Vanilleschote)
1 TL Speisestärke
2 EL Dickmilch (3,5 % Fett; ersatzweise Skyr oder Joghurt)

Schwedische Heidelbeersuppe

Diese Suppe wird in Skandinavien gern als Zwischenmahlzeit gegessen. Das farbintensive süße Gericht besticht mit gesunden und zuckerarmen Beeren, die Ballaststoffe und Antioxidantien enthalten. Dazu kommt darmgesunde Dickmilch.

1. Die Heidelbeeren verlesen und waschen. 10 Beeren trocken tupfen und zum Garnieren beiseitelegen. Den Rest in einen Topf geben. Den Apfel waschen, vierteln und entkernen. Die Viertel in kleine Würfel schneiden und zu den Heidelbeeren geben. Dann Zitronenschale, Zimtstange, Vanille und 400 ml Wasser hinzufügen und alles einmal zum Kochen bringen.

2. Alles gut verrühren, dann vom Herd nehmen. Die Zimtstange entfernen und die Beeren-Apfel-Mischung im Topf mit dem Stabmixer cremig pürieren. Die Speisestärke mit 1 TL kaltem Wasser in einer Tasse gründlich verrühren. Die Suppe wieder auf den Herd stellen und bei niedriger Hitze erwärmen. Die angerührte Speisestärke dazugeben und alles unter Rühren so lange köcheln lassen, bis die Suppe andickt.

3. Die Suppe vom Herd nehmen und etwas abkühlen lassen. Zum Servieren auf Schalen verteilen, je 1 EL Dickmilch daraufsetzen und mit den beiseitegelegten Heidelbeeren garnieren.

WISSENSWERT

Versuchen Sie statt Dickmilch auch mal Naturjoghurt oder den isländischen Skyr! Letzerer findet sich mittlerweile im gut sortierten Supermarkt und zählt zu den Top Ten der gesunden Lebensmittel. Das kalziumreiche Milchprodukt ähnelt Magerquark bzw. einer Mischung aus Joghurt und Quark.

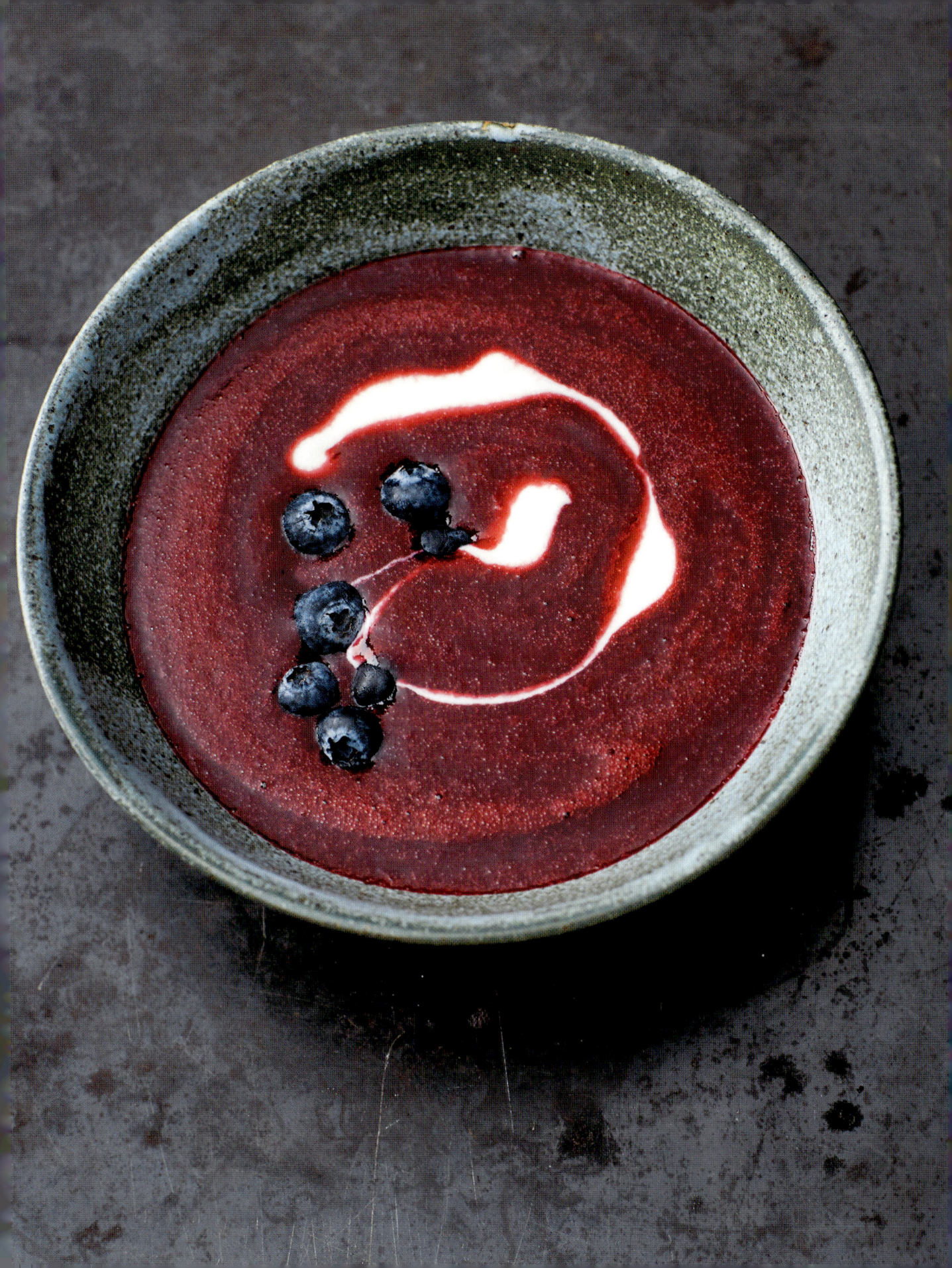

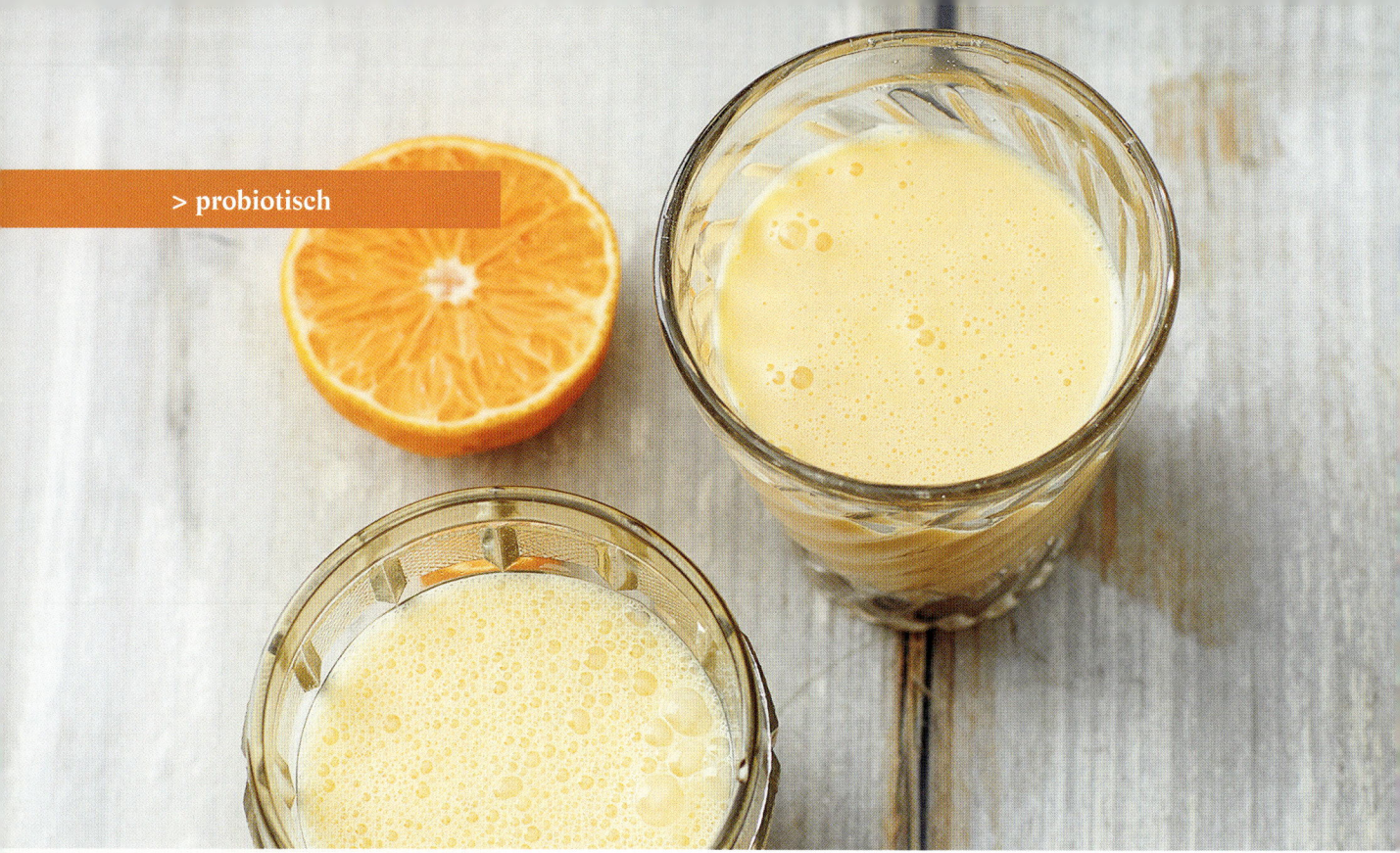

2 Personen
10 Min.
145 kcal
5 g Eiweiß
8 g Fett
14 g Kohlenhydrate

1 Orange
250 ml Buttermilch
80 ml Sanddornsaft
1 EL Leinöl
1 Stück Ingwer (ca. 1 cm lang)
1 TL flüssiger Honig
  (nach Belieben)

Fruchtbuttermilch

Nicht nur die Orange, auch der Sanddorn sorgt hier für Immunstärkung!

1. Die Orange so großzügig schälen, dass auch die weiße Haut mit entfernt wird. Anschließend die Filets zwischen den einzelnen Trennhäuten herausschneiden.

2. Buttermilch, Sanddornsaft, Leinöl und Orangenstücke in einen hohen Rührbecher geben. Den Ingwer schälen, klein hacken und zu den Orangenfilets geben.

3. Alle Zutaten mit dem Stabmixer schaumig pürieren. Nach Belieben mit Honig süßen. Zum Servieren die Fruchtbuttermilch in Gläser füllen.

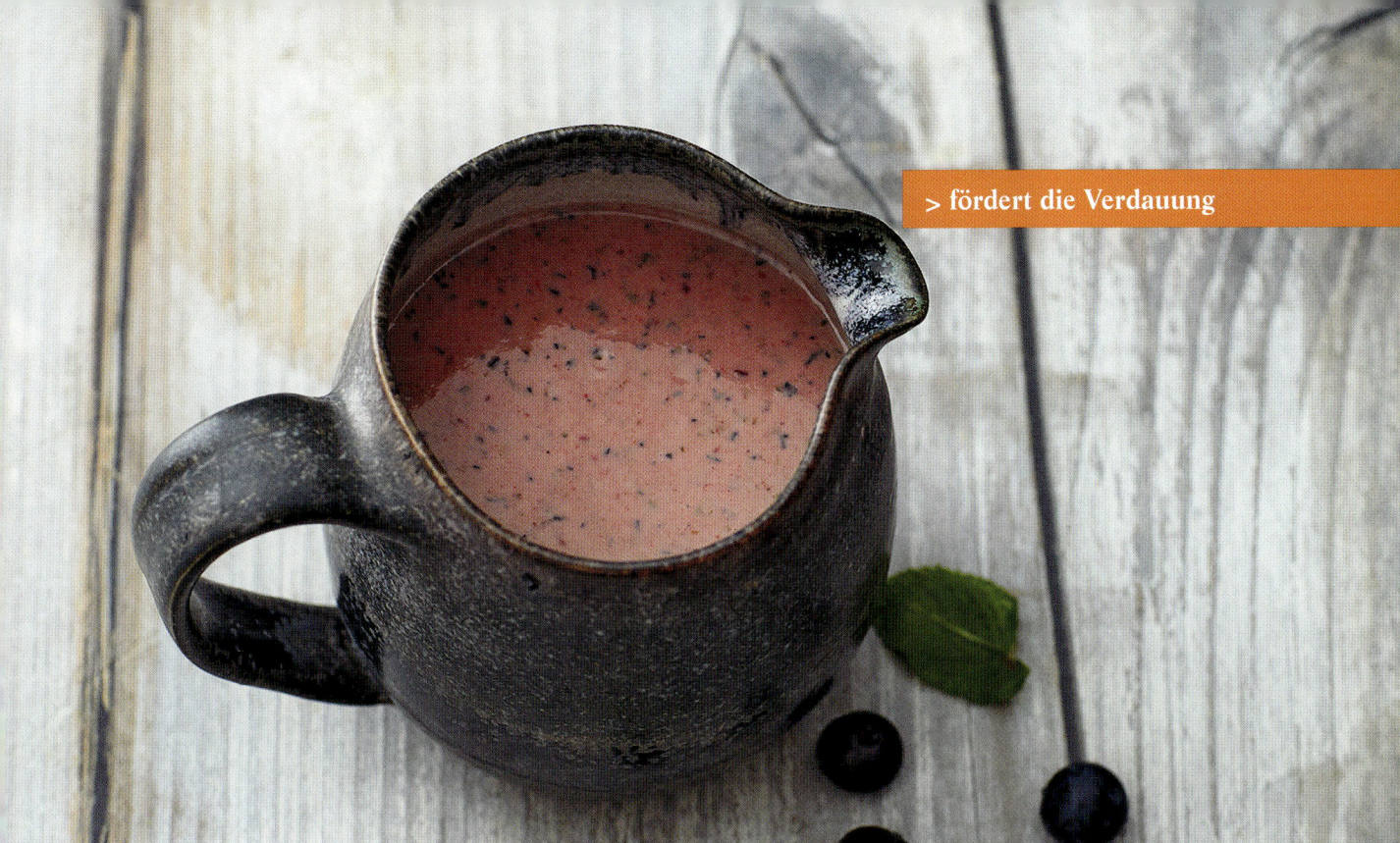

> **fördert die Verdauung**

Heidelbeer-Milchshake

Diesen Milchshake können Sie nach Belieben und in der Saison auch mit schwarzen Johannisbeeren herstellen.

1. Die Heidelbeeren verlesen, waschen und trocken tupfen. (TK-Ware rechtzeitig in einer Schüssel antauen lassen.) Die Minze waschen, trocken tupfen und die Blätter abzupfen. Einige Blätter zum Garnieren beiseitelegen.

2. Beeren, Pflaumen, Milch, Vanille und restliche Minzeblätter im Mixer oder in einem hohen Rührbecher mit dem Stabmixer fein pürieren. Zum Servieren den Shake in Gläser füllen und mit den beiseitegelegten Minzeblättern garnieren.

2 Personen
5 Min.
120 kcal
5 g Eiweiß
3 g Fett
17 g Kohlenhydrate

250 g Heidelbeeren
  (frisch oder TK)
5 Stängel Minze
2 getrocknete Pflaumen (entsteint)
250 ml fettarme Milch (1,5 % Fett)
1 Msp. gemahlene Vanille

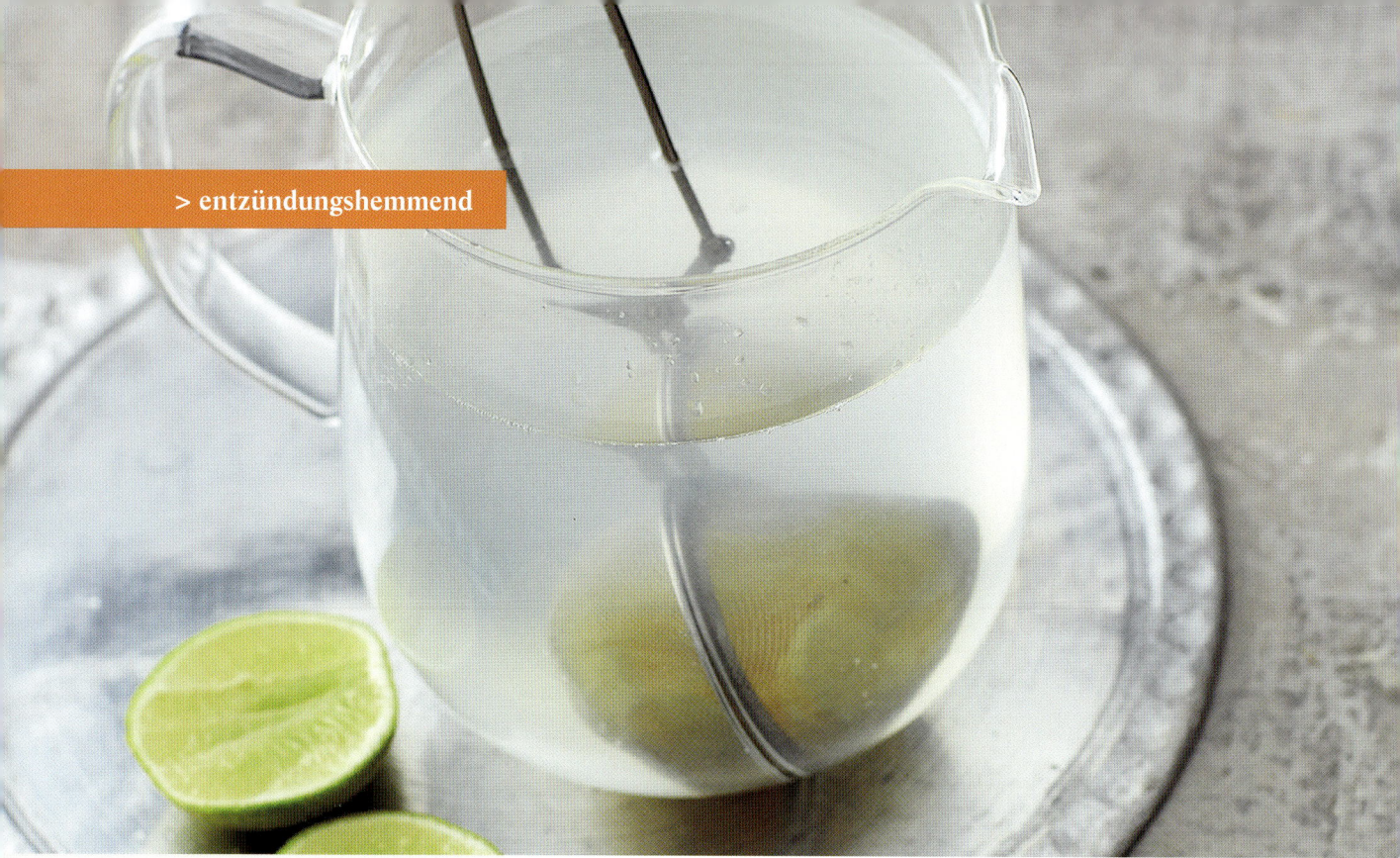

Limetten-Ingwer-Wasser

Sogenannte aromatisierte Wasser sind eine äußerst gesunde Alternative zu zuckerhaltigen Softdrinks und Limonaden.

2 Personen
5 Min. zzgl. 20 Min. Ziehen
5 kcal
0 g Eiweiß
0 g Fett
1 g Kohlenhydrate

1 Stück Ingwer (ca. 2 cm lang)
½ Limette
400 ml kochend heißes Wasser

1. Den Ingwer schälen und in kleine Stücke schneiden. In einem Teesieb in eine Teekanne geben, mit 400 ml kochendem Wasser aufgießen und zugedeckt ca. 20 Min. ziehen lassen.

2. Inzwischen die Limette auspressen. Das Teesieb entfernen und den Limettensaft zum Ingwerwasser geben. Das Getränk warm oder abgekühlt servieren, dazu in Gläser gießen.

Orangen-Rosmarin-Wasser

Das Rezept können Sie ganz einfach abwandeln:

Statt Orangenscheiben passen auch Zitrone oder Limette, statt Rosmarin aromatische Kräuter wie Basilikum oder Thymian.

1. Die Orangenhälfte heiß waschen und abtrocknen. Dann die Orange quer in dünne Scheiben schneiden. Die Rosmarinzweige waschen und trocken tupfen.

2. Die Orangenscheiben mit den Rosmarinzweigen in eine Glaskaraffe geben und mit dem Mineralwasser auffüllen. Alles zugedeckt ca. 30 Min. ziehen lassen. Zum Servieren die Eiswürfel hinzufügen und das aromatisierte Wasser auf Gläser verteilen.

> immunstärkend

2 Personen
5 Min. zzgl. 30 Min. Ziehen
0 kcal
0 g Eiweiß
0 g Fett
0 g Kohlenhydrate

½ Bio-Orange
3 Zweige Rosmarin
500 ml Mineralwasser
   (mit Kohlensäure)
6 Eiswürfel

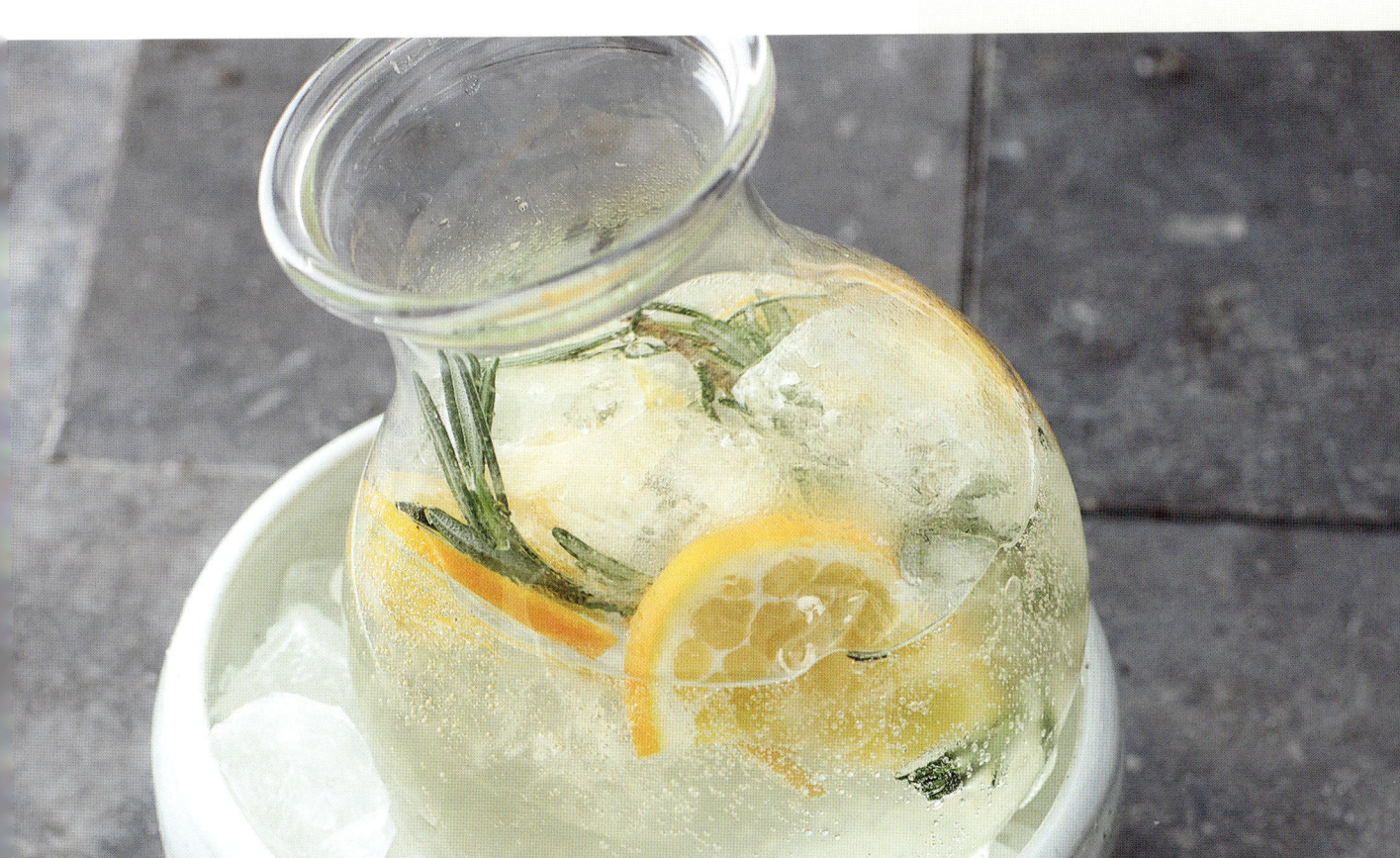

> krebshemmend

2 Personen
5 Min.
35 kcal
0 g Eiweiß
0 g Fett
8 g Kohlenhydrate

2 Beutel grüner Tee (ersatzweise
   Kräutertee)
½ Mango
einige Blätter Zitronenmelisse

Grüntee mit Mango

Sie können das Getränk warm wie einen süßen Tee oder gekühlt als Erfrischung genießen.

1. Den grünen Tee in einer Kanne mit 300 ml kochend heißem Wasser aufbrühen und zugedeckt 2–3 Min. ziehen lassen. Dann die Teebeutel entfernen und den Tee kurz abkühlen lassen.

2. Inzwischen die Mango schälen, das Fruchtfleisch erst auf den flachen Seiten vom Stein und dann in grobe Stücke schneiden. Die Mangostücke in einem hohen Rührbecher mit dem Stabmixer fein pürieren.

3. Zum Servieren die Zitronenmelisse waschen, trocken tupfen und die Blätter abzupfen. Das Mangopüree mit dem warmen Grüntee verrühren und in Gläser oder Tassen füllen, mit der Zitronenmelisse garnieren. Nach Belieben warm oder abgekühlt trinken.

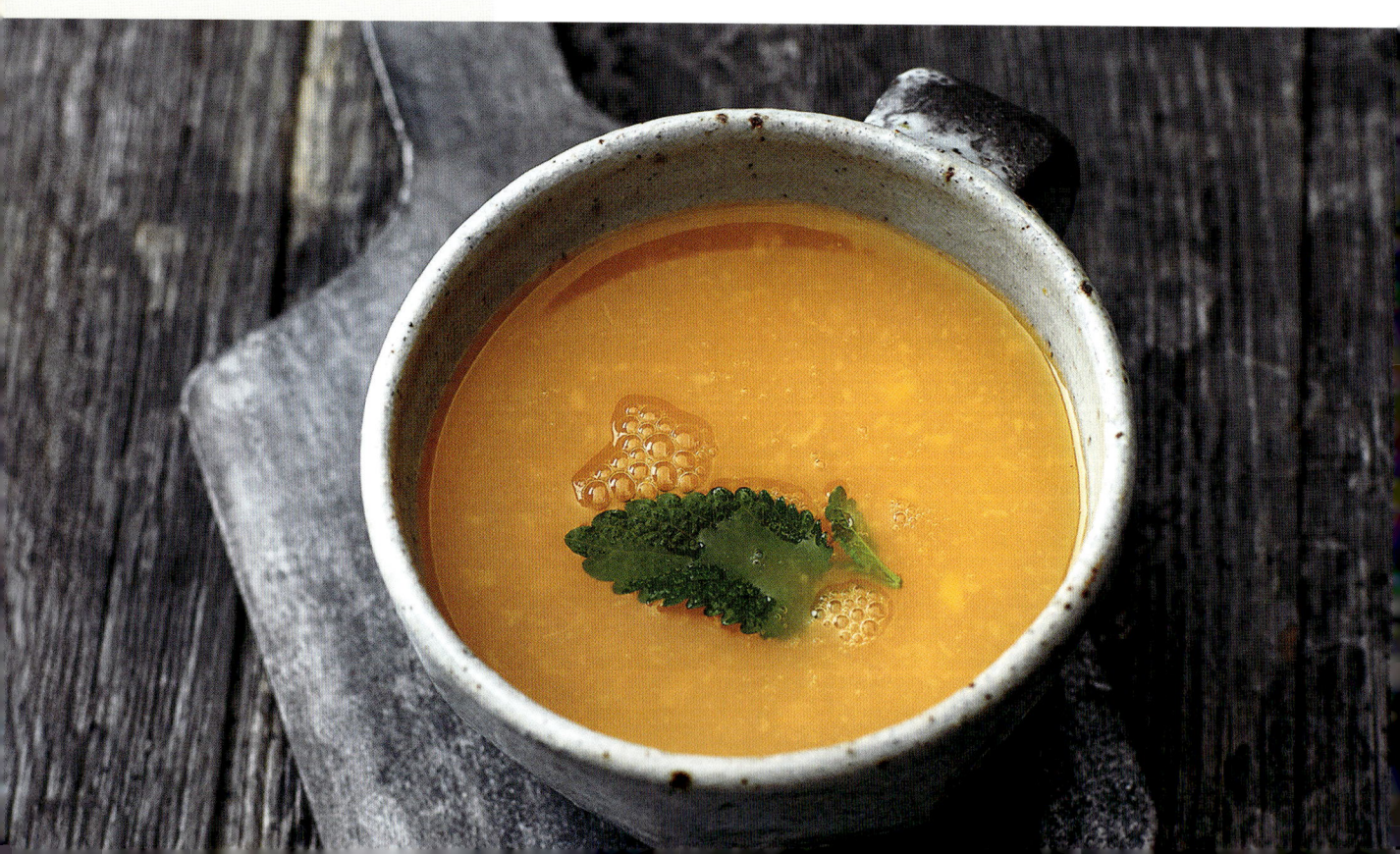

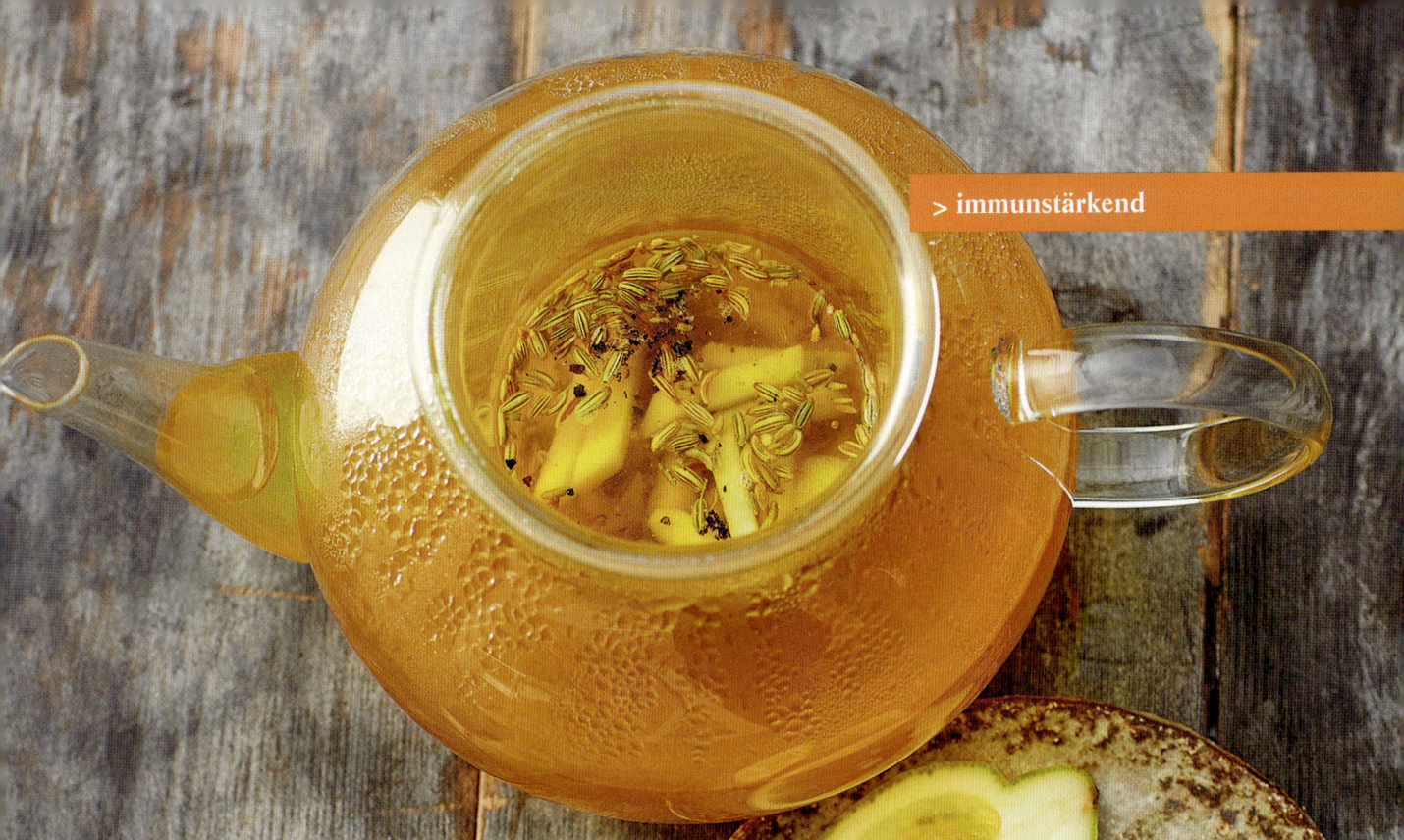

> immunstärkend

Winterlicher Gewürztee

Gewürze wärmen nicht nur, sondern wirken auch gesundheitsfördernd wie Kurkuma oder Zimt.

1. Den Ingwer schälen und in kleine Stücke schneiden. Den Ingwer mit den Gewürzen und Samen in einen Einwegteebeutel oder ein Teesieb geben. Den Teebeutel in eine Teekanne hängen und mit 400 ml kochend heißem Wasser übergießen. Den Tee zugedeckt 12–15 Min. ziehen lassen.

2. Anschließend jeweils 1 Zitronenscheibe in ein Teeglas legen und mit dem winterlichen Gewürztee aufgießen.

2 Personen
5 Min. zzgl. 12 Min. Ziehen
5 kcal
0 g Eiweiß
0 g Fett
1 g Kohlenhydrate

1 Stück Ingwer (ca. 2 cm lang)
1 Msp. Zimtpulver
1 Msp. schwarzer Pfeffer
1 Msp. gemahlene Kurkuma
2 Nelken
1 EL Fenchelsamen
400 ml kochend heißes Wasser
2 Scheiben Bio-Zitrone

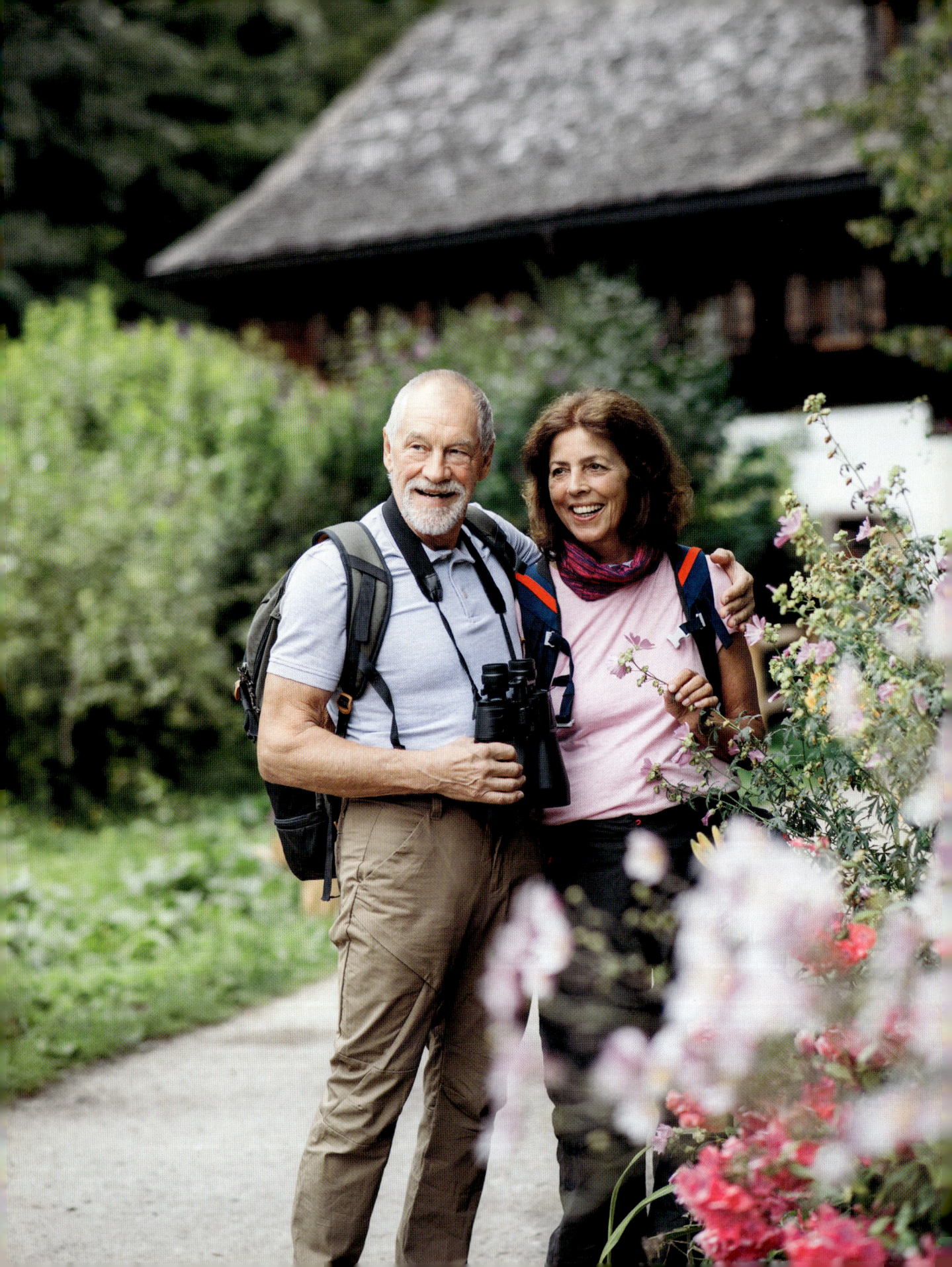

Die Balance finden – sich fordern und entspannen

Mit dem Eintritt ins Rentenalter beginnt ein neuer Lebensabschnitt. Nicht nur der Körper und seine Leistungsfähigkeit wollen und sollen weiter gefördert werden, auch Geist, Gehirn und Psyche brauchen Herausforderungen, um fit zu bleiben. Es gilt, den Alltag neu zu gestalten und abwechslungsreiche Aufgaben zu finden, die Geist, Körper und Seele in der richtigen Balance halten.

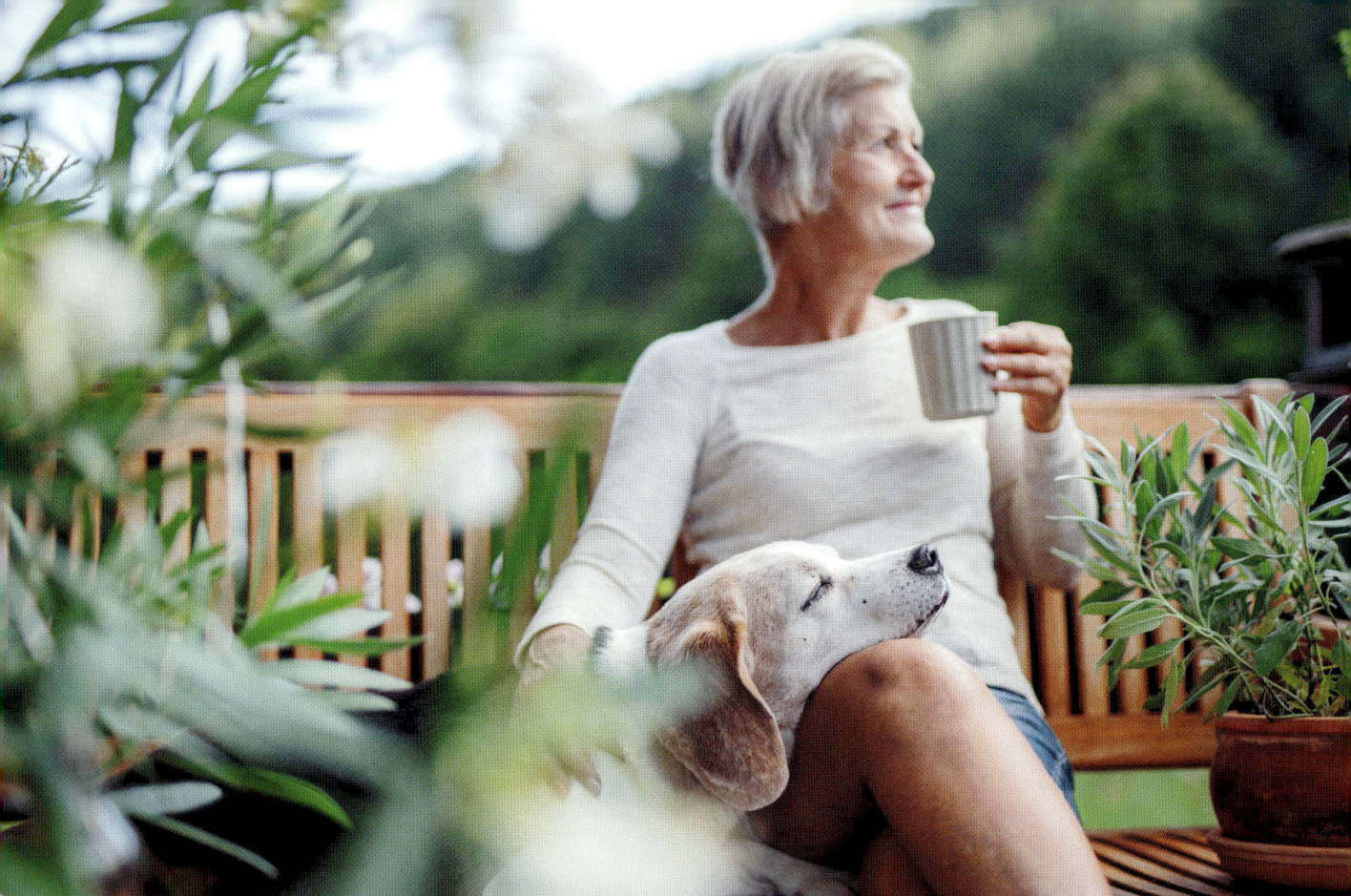

Zu einem genussvollen Leben gehört, sich bewusst Zeit fürs Entspannen zu gönnen.

Zeit haben, Zeit nehmen

Die Kinder stehen auf eigenen Beinen, der alltägliche Gang zur Arbeit fällt weg. Die Beendigung der Erwerbstätigkeit oder der Familienphase bietet die Chance, reich zu werden – reich an Zeit.

Viele von uns leben jedoch die Unruhe und Hektik, die wir aus dem Berufsleben oder als mehrköpfige Familie unter einem Dach kennen, auch später noch weiter. Wir stürzen uns meistens überschnell in Aktivitäten und machen uns unnötig Stress – sogar in der Freizeit. Wir sind gewohnt an diesen schnellen Trott und müssen erst wieder langsam lernen abzuschalten.

Wir setzen Ruhe mit Langeweile gleich oder mit Nicht-mehr-gebraucht-Werden und haben Angst, in ein Loch zu fallen. Oder wir haben ein Nachholbedürfnis, konnten wir doch jahrelang nicht das tun, wonach wir uns sehnten. Warum nicht gelassen abwarten, ruhig und voller Vertrauen, was sich als passend für diese Lebensphase finden wird? Hier könnte Entschleunigung helfen, bis wir den Zeitreichtum schätzen und nutzen lernen.

DAS LEBEN IST ENDLICH

Unsere Wahrnehmung von Zeit ändert sich im Lauf des Lebens. Als Kind können wir den nächsten Geburtstag, das nächste Weihnachtsfest oder die Einschulung kaum erwarten. Die Zeit erscheint uns unendlich lang, und wir hoffen, sie möge schnell vergehen. Auch als junger Erwachsener hatten wir noch das unbeschreibliche Hochgefühl, „alle Zeit der Welt" zu haben. Wir glaubten, uns stünde unermesslich viel Zeit zur Verfügung, um unsere Vorhaben und Pläne umzusetzen. Da wir dazu neigen, alles, was wir im Überfluss haben, nicht besonders zu schätzen, machten wir uns in der Jugend keine Gedanken über die Zeit. Unser Blick war in die Zukunft gerichtet.

Meist so um die vierzig herum stellten wir uns vielleicht zum ersten Mal die Frage: „Was habe ich schon erreicht und wie viel Zeit steht mir zur Verfügung, um die noch nicht erreichten Vorhaben auszuführen?"

Um die sechzig machen wir eine Bestandsaufnahme und stellen fest, nicht alles wurde in die Tat umgesetzt, nicht alle Pläne wurden realisiert. Das Leben war einfach dazwischengekommen. Wir bemerken, die Jahre, die vor uns liegen, werden weniger sein als die, die wir bereits verbracht haben, und wir blicken häufiger zurück. Manche reagieren darauf mit Gelassenheit, andere werden vielleicht ein wenig wehmütig und nehmen sich vor, mit der zur Verfügung stehenden Zeit bewusster umzugehen.

Es folgt die Erkenntnis, die verbliebene Zeit bestmöglich zu nutzen. Das jugendliche Gefühl, „alle Zeit der Welt" zu haben, wird nun ersetzt durch das Wissen, dass die Zeit endlich ist, aber dafür kann das Er-Leben wesentlich tiefer sein. Da wir nicht mehr so viel Zeit haben, lernen wir sie mehr zu schätzen, Zeit ist jetzt kostbar geworden.

EINEN NEUEN RHYTHMUS FINDEN

Wenn wir die Berufs- oder Familienphase hinter uns haben, entsteht anfangs tatsächlich oft ein Vakuum, und unweigerlich drängt sich die Frage auf, womit, wie und mit wem wir jetzt unsere kostbare Zeit verbringen wollen. Das Gewohnte, wie die tägliche Fahrt zum Büro, fällt weg, und etwas Neues ist noch nicht entstanden.

Da können lieb gewordene kleine Rituale und Gewohnheiten, wie feste Zeiten für Mahlzeiten, die Tasse Kaffee nach dem Mittagessen oder am Nachmittag, der tägliche Spaziergang mit dem Partner oder einer Freundin, Joggen oder der Besuch eines Sportkurses und dergleichen, helfen, den Tagen eine Struktur zu geben. Auch die großen Rituale, wie Feste, seien sie religiöser oder weltlicher Art, tragen dazu bei, wichtige Bezugspunkte im Leben zu setzen.

Nehmen Sie sich Zeit, eine neue, eigene Zeitstruktur zu entwickeln, einen eigenen Rhythmus zu finden. Auch „ungünstige" Gewohnheiten könnten unter dem Aspekt, dass sie eine zeitliche Struktur geben, noch für eine Weile beibehalten werden. Wir alle kennen ungünstige Gewohnheiten, die wir uns angewöhnt haben, weil sie uns einmal nützlich waren, wie beispielsweise bei Stress oder Langeweile zu oft zu Süßigkeiten oder zur Zigarette zu greifen.

Später spürten wir die eher schädlichen Folgen dieser Mechanismen, doch dann sind sie leider bereits zur Gewohnheit geworden und von heute auf morgen damit aufzuhören erweist sich als sehr schwierig. Normalerweise ist der beste Zeitpunkt, eine ungünstige Gewohnheit abzulegen, immer sofort. Doch in dieser Phase der Neustrukturierung könnten wir uns damit überfordern, und wir sollten einen späteren Zeitpunkt dafür wählen.

Dabei sollten wir besonders die Zeitqualität beachten, das heißt, einen guten, günstigen Zeitpunkt für ein Vorhaben oder eine Tätigkeit finden. Schon in der Bibel wird von der Zeitqualität gesprochen: „Alles hat seine Zeit, alles auf dieser Welt hat seine ihm gesetzte Frist: Geboren werden hat seine Zeit wie auch das Sterben. Pflanzen hat seine Zeit wie auch das Ausreißen des Gepflanzten. Töten hat seine Zeit wie auch das Heilen. Niederreißen hat seine Zeit wie auch das Aufbauen." (Prediger 3,1–8)

Vielleicht ist ein wenig Gelassenheit notwendig, man muss abwarten können, bis der richtige Zeitpunkt gekommen ist.

Manche bezeichnen diese Übergangszeit als „Karenzzeit", das bedeutet, sich Zeit lassen für das Finden neuer Strukturen und Rhythmen. Besonders Frauen um die sechzig sind erst nach dieser Auszeit, diesem freiwilligen Sich-Herausnehmen aus der Zeit, bereit, sich Neuem, Unbekanntem zu öffnen. Man muss zuerst „den Kopf freibekommen", das Alte loslassen, um das Neue annehmen zu können.

WELCHE ASSOZIATIONEN WECKT DER GEDANKE AN ZEIT BEI MIR?

Denken Sie einmal darüber nach, welche der folgenden Formulierungen Ihnen am geläufigsten sind, welche davon Sie am meisten verwenden:

- „Ich habe (keine) Zeit"
- „Die Zeit vergeht (nicht)"
- „Ich nehme mir (keine) Zeit"
- „Ich gewinne/verliere Zeit"
- „Ich schenke/stehle jemandem Zeit"
- „Die Zeit läuft mir davon".

In diesen Formulierungen drücken Sie nicht nur aus, wie Sie Zeit wahrnehmen und wie Sie mit ihr umgehen – (zu) wenig oder (zu) viel Zeit –, sondern Sie bewerten sie gleichzeitig positiv oder negativ.

WAS IST ZEIT?

Können wir Zeit sehen, hören, fühlen, riechen oder gar schmecken? Wir sprechen von Lebenszeit und sehen an allem, was lebt, die Spuren, die sie hinterlässt.

Haben wir Kinder längere Zeit nicht gesehen, rufen wir aus: „Bist du groß geworden, wie doch die Zeit vergeht!" Und bei einem Blick in den Spiegel entdecken wir die Spuren der Zeit an uns selbst. Mit Uhren messen wir die Zeit, und an ihrem Ticken hören wir ihre Vergänglichkeit. Wir können den Duft einer bestimmten Jahreszeit riechen, denn Bäume und Gräser riechen je nach Jahreszeit unterschiedlich, und je nach Jahreszeit blühen andere Blumen.

Geübte Menschen können an Tierlauten hören, welche Tages- oder Jahreszeit gerade ist, oder wir hören am Knirschen unserer Schritte im Schnee, dass es Winter ist. Wir erschmecken eine Jahreszeit an den Früchten, die in ihr reifen. Wir fühlen Wettererscheinungen wie Sonne, Wind, Regen und Schnee auf unserer Haut, und auch diese lassen uns eine Jahreszeit erahnen.

Gleiches gilt für Tageszeiten: Wir hören das Gezwitscher der Vögel und wissen, es ist früher Morgen. Wir fühlen die Sonne mittags stärker auf unserer Haut, und der Tag duftet morgens anders als abends. Diese Sinneswahrnehmungen lassen uns also wissen, welche Zeit gerade ist. Die Zeit selbst ist nicht nur lautlos, sondern auch farb-, geruch- und geschmacklos. Ihre Auswirkungen auf Mensch und Natur jedoch nehmen wir sinnlich wahr. Zeit ist Wandel. Zeit ist Leben.

DIE ZEIT ALS FEIND

Sollten Sie festgestellt haben, dass Sie häufig die negativen Formulierungen benutzen (siehe Kasten linke Seite), neigen Sie dazu, die Zeit eher als Feind wahrzunehmen. Einen solchen Blick auf die Zeit hatten schon die alten Griechen. In der griechischen Mythologie heißt der Urgott der Zeit Chronos, er ist ein grausamer Gott. Er verschlingt nicht nur seinen Vater, sondern frisst auch seine Kinder auf aus Angst, dass diese ihm die Herrschaft streitig machen könnten. Nur Zeus überlebt. Die alles verschlingende, uns auffressende Zeit, die Zeit als Feind. Auch wir kennen das, die Zeit als Feind.

Wenn wir zum Beispiel beim allzu kritischen Blick in den Spiegel jede neue Falte oder unser ergrautes Haar mit Missfallen registrieren. Wir könnten uns freuen über das, was wir immer schon als schön an uns empfunden haben und was sicher auch jetzt noch schön ist, doch das Augenmerk fällt genau auf das, worin die Zeit ihre Spuren hinterlassen hat.

Wechseln wir doch einmal unseren Blickwinkel: Statt des kritischen Blickes werfen wir einen liebevollen Blick auf uns, auf die sichtbaren Spuren, die dieses wertvolle, kostbare und vor allem einzigartige Leben hinterlassen hat. Ein liebevoller Blick trägt dazu bei, die Zeitspuren in einem anderen, milden Licht erscheinen zu lassen und die Schönheit des älter werdenden Gesichts zu erkennen.

Fast jeder von uns hat schon einmal Sätze geäußert wie: „Ich bin so im Stress" oder „Jetzt habe ich aber gar keine Zeit. Lass uns das später erledigen!" Wie schon erwähnt, verdeutlichen diese Sätze unseren Umgang mit der Zeit. Die Zeit als Feind! Wir empfinden die Hektik des Alltags und wissen oft nicht, wie wir uns aus ihr lösen können. Spricht man mit anderen über dieses Thema, kann sich schnell herausstellen, dass Sie nicht allein sind. Es kann tröstlich sein zu erfahren, dass auch andere ein gehetztes Leben haben. Der österreichische Schriftsteller Ernst Ferstl meint dazu: „Die modernste Form menschlicher Armut ist, keine Zeit zu haben."

Viele Menschen hetzen durch ihr Leben und besuchen Zeitmanagement- oder Life-Balance-Seminare, um all ihre Aufgaben und ihre von außen oder auch selbst auferlegten Pflichten bewältigen zu lernen. Wenn es Ihnen genauso geht, überlegen Sie: Könnte es sein, dass auch Sie sich in einer der seltenen stillen Stunden als arm empfunden haben wegen der immer zu knappen Zeit? Und obwohl wir alle über die Folgen von Stress informiert sind, können oder wollen wir oft wenig ändern, da Hetze und Hektik den anderen die vermeintliche eigene Wichtigkeit zeigen und uns ein Gefühl des Gebrauchtwerdens vermitteln können. Damit nehmen wir die Folgen von Stress billigend in Kauf, wie beispielsweise Herz-Kreislauf-Erkrankungen, Gewichtszunahme, Schlafstörungen oder Burn-out.

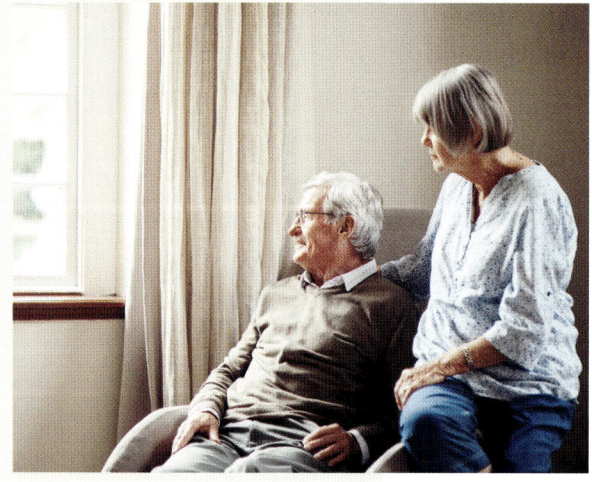

Das Alter bringt mehr Zeit – doch man muss sich überlegen, wie man diese Zeit (gemeinsam) gestalten möchte.

Zu viel Zeit?

Manchmal ist aber auch das Gegenteil der Fall, und wir hören uns sagen: „Die Zeit vergeht so langsam. Ich habe mich so gelangweilt." Nicht wenige unter uns spüren nach der Erwerbstätigkeit und mit erwachsenen Kindern Langeweile, hatten wir

tätigkeit und mit erwachsenen Kindern Langeweile, hatten wir doch neben unseren Pflichten selbst unsere Freizeit ganz und gar durchstrukturiert, die, statt Erholung zu bringen, ebenfalls wieder zu Stress führte. Die Zeit war immer knapp. Und plötzlich haben wir sehr viel davon, ja, das ganze restliche Leben scheint aus freier Zeit, aus Sonntagen zu bestehen.

Während des Arbeitslebens war der Sonntag kostbar, hatte er sich doch deutlich vom Alltagsleben abgehoben. Die meisten freuten sich sehr auf ihn, und er schien meistens viel zu kurz zu sein. Man schätzte ihn umso mehr, da man wusste, morgen nahte wieder der Alltag mit all seinen Aufgaben und Pflichten. Das wussten auch diejenigen, die den Sonntag fürchteten und sich wiederum auf den Montag freuten, damit sie endlich wieder anpacken konnten und einen durchstrukturierten Alltag vor Augen hatten.

ZEITUMSTELLUNG IM ALTER

Frau M., 59, erzählt über ihr neues Verhältnis zur Zeit: „Zwischen Ehe, Kindererziehung und Beruf hin- und hergerissen, reagierte mein Körper mit Schlafstörungen und Rückenschmerzen. Einmal fragte mich ein Arzt, ob ich denn eine Nachtigall oder Lerche sei, und ich wusste es nicht. Jeden Tag klingelte der Wecker um sechs, am Samstag um sieben Uhr wegen der anstehenden Erledigungen – und selbst am Sonntag wachte ich früh auf.

Als ich auf die Sechzig zuging und beschloss, vorzeitig in Rente zu gehen, freute ich mich auf die vor mir liegende Zeit. Aber mit der Freude schwang auch ein wenig Angst mit: Würde ich etwas mit dieser neuen Zeitfülle anzufangen wissen?

Meine Freundinnen sprachen davon, dass ich selbst dem Tag dann Struktur geben müsse. Doch das Wort Struktur hatte für mich einen harten Klang, es klang nach Arbeit. Dann, in einem Kurs, empfahl die Referentin, den eigenen Rhythmus zu finden. Da machte es klick in meinem Kopf, als würde ein Schalter umgestellt: Rhythmus, das klang nach Musik, Tanz und Freude. Und ich fing an, meinem eigenen Rhythmus nachzuspüren.

Dieser war im Sommer anders als im Winter. Im Sommer wachte ich früh auf, machte mir einen Kaffee, setzte mich auf die Terrasse und genoss die reine Luft. An heißen Tagen legte ich mich nachmittags ein Stündchen hin. Im Winter jedoch schlief ich länger, manchmal bis 8 Uhr, dafür brauchte ich keinen Mittagsschlaf. Ich freute mich, dass ich diese beiden so unterschiedlichen Rhythmen, nach denen sich mein Körper gesehnt hatte, nun leben konnte.

Ich beobachtete, womit ich meine Zeit verbrachte. Schnell erkannte ich, was in meinem jetzigen Leben die Zeitfresser waren, vor allem Internet und Fernsehen. Statt digital zu kommunizieren, entschied ich mich, mich im realen Leben zu verabreden, und statt fernzusehen, wollte ich öfter lesen. Außerdem versuchte ich mit meinem Mann mehr Ausflüge, Spaziergänge, Museumsbesuche zu unternehmen. Anfangs war die Umstellung nicht leicht, aber nach einiger Zeit klappte es. Und zur Zeit habe ich jetzt ein entspanntes Verhältnis."

WELCHES IST FÜR MICH DIE SCHÖNSTE ZEIT DES TAGES?

Sie können diese bestimmte Tageszeit einmal ganz bewusst erleben: Machen Sie etwas Besonderes oder zelebrieren Sie ein zu dieser Tageszeit lieb gewordenes Ritual mit noch mehr Aufmerksamkeit als sonst.

Und nun scheint das ganze restliche Leben aus Sonntagen zu bestehen. Diese Sonntage, diese Zeit will gefüllt werden, und oft wissen wir nichts mit ihr anzufangen. Einige überlegen sogar, wie sie ihre Zeit „totschlagen" könnten. Wenn wir bedenken, dass Zeit Leben ist, wird uns das Erschreckende dieser Redensart erst bewusst: Die Zeit totschlagen heißt das Leben totschlagen! Auch aus der Langeweile können Krankheiten entstehen, nicht zuletzt viele Suchtkrankheiten. Sucht kommt von „suchen". Diese Menschen suchen also etwas, und was sie finden, ist eine Sucht, eine Kompensation.

Edelsteinmomente sammeln

Doch ob wir nun eher Stress oder eher Langeweile empfinden – die Zeit ist immer die gleiche. Es ist die Art, wie wir die Zeit verbringen, die unsere Wahrnehmung von ihr bestimmt. Manchmal vergeht sie zu schnell, manchmal zu langsam, selten ist sie genau richtig. Erleben wir schöne, glückliche Momente, scheint sie wie im Flug zu vergehen. Sind wir hingegen traurig oder unglücklich oder gehen einer ungeliebten Beschäftigung nach, scheint sie sich ins Unendliche zu dehnen.

Und es ist ein Paradoxon, dass die Zeit in der Erinnerung genau umgekehrt verläuft: Erinnern wir uns an Zeiten, in denen wir uns langweilten, vergeht sie in der Erinnerung schnell, eben weil sie nicht angefüllt war. Erinnern wir uns jedoch an Zeiten des Glücks und schöner Erlebnisse, so ist die erinnerte Zeit länger, weil es eine erfüllte Zeit war. Wir könnten uns also entscheiden, unsere Zeit zu füllen mit wundervollen Erlebnissen, damit wir später in guten Erinnerungen schwelgen können und die erinnerte Zeit sich dehnt und lang erscheint.

Der Philosoph Wilhelm Schmid nennt solch ein Leben ein „Edelsteinleben", welches durch das Bewusstsein gefördert wird, dass unsere Zeit endlich ist. Edelsteine gibt es selten, und wir sollten sie sammeln, sodass erst Edelsteinmomente, dann Edelsteintage entstehen und im Rückblick das Leben als ein „Edelsteinleben" erstrahlt.

Wären wir uns der Endlichkeit des Lebens nicht bewusst, lebten wir ein „Kieselsteinleben", in dem ein grauer Moment sich an den anderen reihte, weil wir Wichtiges und Schönes immer auf später verschieben würden. In diesem Sinn versteht sich die Mehrdeutigkeit des Ausdrucks „endlich leben".

DIE ZEIT ALS FREUND

Die Zeit kann man als Freund erleben. Und auch hier gibt es eine Entsprechung in der griechischen Mythologie, denn die Geschichte mit Chronos geht noch weiter: Chronos Sohn Zeus überlebt die Grausamkeit seines Vaters. Sein jüngster Sohn Kairos, der Enkel von Chronos, wird der Gott des rechten Augenblicks. Bei ihm gibt es weder ein Zuwenig noch ein Zuviel, sondern immer die genau richtige, die angenehme, erfüllte Zeit. Doch was ist die richtige Zeit?

Die richtige Zeit kann immer nur die Gegenwart sein. Was wir als Gegenwart bezeichnen, hat ein Zeitfenster von 30 Millisekunden bis zu 3 Sekunden. Wenn wir diesen Moment verpassen, haben wir in dieser Zeit unser Leben verpasst. Diese Lebenszeit ist nun verloren.

Es gibt jedoch Methoden, wie wir die Gegenwart besser wahrnehmen und schätzen können, wie in der Meditation, bei der Achtsamkeit, im Flow-Erleben und in der Trance, zum Beispiel während einer Hypnose. Machen Sie dazu die Übung „Eintauchen in die Gegenwart" im Kasten unten auf dieser Seite. Sie werden feststellen, wie intensiv der gegenwärtige Moment sein kann. Weitere Aspekte und Übungen aus der Meditationspraxis finden Sie ab Seite 276.

EINTAUCHEN IN DIE GEGENWART UND BEWUSST WAHRNEHMEN

Nehmen Sie sich für diese Achtsamkeitsübung etwa 30 Minuten Zeit. Setzen Sie sich in den Garten oder in einen Park und nehmen Sie Ihre Umgebung mit allen Sinnen wahr. Betrachten Sie die spielenden Kinder, die vorübergehenden Menschen, die herumtollenden Hunde, die Vögel, die Schattierungen des Grases, die Blätter an den Bäumen. Alles, was Sie umgibt. Lassen Sie alle Gedanken los und schauen Sie nur.

Dann konzentrieren Sie sich auf das Hören. Schließen Sie Ihre Augen und lauschen Sie dem Lachen der Kinder, dem Gezwitscher der Vögel, dem Bellen der Hunde, den Gesprächen der Vorübergehenden, ohne zu versuchen, diese Gespräche zu verstehen.

Anschließend konzentrieren Sie sich ganz auf die Sie umgebenden Düfte. Dabei können Sie die Augen entweder geschlossen halten oder öffnen, ganz wie Sie möchten – Hauptsache, Sie fühlen sich wohl. Wie riechen die Menschen, die Hunde, wie die Bäume, das Gras oder wie riecht Wasser?

Sie können die Übung beenden, wann immer Sie wollen, wann immer Sie spüren: Jetzt ist es genug. Anschließend brauchen Sie vielleicht eine Weile, bis Sie aufstehen und weitergehen wollen. Atmen Sie ein paarmal tief durch und strecken Sie sich, schütteln Sie Ihre Arme und Hände, bis Sie merken, dass Sie wieder ganz und gar in Ihrem Körper angekommen sind.

213

ZAUBER DER ACHTSAMKEIT

Wie fühlten Sie sich bei dieser Übung? Fühlten Sie sich wohl, entspannt oder eher gelangweilt, ungeduldig oder gereizt? Kam Ihnen die Zeit lang vor? Wahrscheinlich sind Sie es nicht gewohnt, einfach so dazusitzen, nichts zu tun, außer zu sehen, zu hören, zu riechen und zu fühlen. Diese Übung gleicht einer Meditation, das heißt, je öfter Sie üben, desto ruhiger kann Ihr Geist werden.

Die Zeit scheint stillzustehen, es ist, als erahnte man die Ewigkeit. Ebenso kann ein Gefühl von Einssein mit allem, was Sie umgibt, entstehen. Sie können die Zeit um sich herum vergessen und nehmen sie doch gleichzeitig durch das tiefe Eintauchen in die Gegenwart umso bewusster wahr.

Dieses Eintauchen in die Gegenwart tut besonders gut, wenn Sie sich Zeiten wählen, die Sie selten oder schon lange nicht mehr bewusst genossen haben. Wann haben Sie das letzte Mal einen Sonnenaufgang erlebt? Stehen Sie doch einmal frühmorgens auf, gehen Sie hinaus und staunen Sie über das grandiose Farbspektrum, das ein Sonnenaufgang bietet. Wieder staunen können! Begrüßen Sie den Tag, freuen Sie sich über die Möglichkeiten, die er bieten wird. Freuen Sie sich, dass Sie diesen Tag

EIN TAG OHNE UHR

Das bedeutet, auf keine Uhr, auch nicht auf die Handyuhr zu schauen. Woran merken Sie in diesem Fall, wie die Zeit vergeht? Sind Sie im Freien, können Sie beobachten, wie tief die Sonne steht. Wenn Sie nicht im Freien sind, woran merken Sie dann, wie spät es ist? Sind es die Signale Ihres Körpers, wie Hunger oder Müdigkeit? Lauschen Sie den Glocken eines Kirchturms, um wenigstens einen kleinen Anhaltspunkt zu haben? Oder wollen Sie jemanden nach der Zeit fragen? Macht es Sie unruhig, nicht genau zu wissen, wie spät es ist? Sie könnten es auch als Befreiung empfinden, einen Tag lang nicht die genaue Uhrzeit zu kennen, sondern „zeitlos" zu sein und sich nach einer inneren Uhr zu richten.

Es lohnt sich, die eigenen Gefühle und Zustände dabei zu beobachten und sich damit auseinanderzusetzen. Sie können solch eine Übung auch während eines kürzeren Zeitraums machen. Die Philosophin Rebekka Reinhard jedoch empfiehlt diese Übung sogar für die Dauer eines ganzen Wochenendes. Sie nennt diese Übung „Chronos-Entzug" und schlägt vor, gleichzeitig auf Smartphone, Tablet und Ähnliches zu verzichten.

Es gibt übrigens auch Uhren ohne Ziffern. In der Mitte des Ziffernblatts steht „jetzt", sodass die Zeiger immer auf „jetzt" zeigen. Jedes Mal, wenn Sie auf die Uhr schauen, werden Sie daran erinnert, in der Gegenwart, im Augenblick zu leben, denn, wie ein chinesisches Sprichwort sagt: „Der Same des Glücks ist der Augenblick."

erleben dürfen. Am Abend können Sie den Tag Revue passieren lassen, sich an das Schöne erinnern, es vielleicht sogar aufschreiben. Gab es eine nicht so angenehme Situation, dann schauen Sie gelassen auf sie zurück und fragen Sie sich: Hat mich diese Situation etwas gelehrt, was könnte ich aus ihr lernen? Seien Sie auch für solche Situationen dankbar.

Achtsamkeitsübungen können immer und überall gemacht werden, Sie können achtsam spazieren gehen, achtsam essen, achtsam kommunizieren, achtsam sein im Umgang mit anderen Menschen, ja, Sie können selbst bei der Hausarbeit achtsam sein. Achtsam sein heißt nichts anderes, als ganz aufmerksam und bewusst und mit allen Sinnen Ihre Umgebung wahrzunehmen und ganz aufmerksam und bewusst bei dem zu sein, was Sie gerade tun. Wenn Sie achtsam durch Ihr Leben gehen, bekommt Ihr Leben eine andere Qualität.

RHYTHMUS DER NATUR

Wieder mehr mit und nach den Rhythmen der Natur leben. Auch ein Haustier, besonders ein Hund, kann helfen, sich mehr den Rhythmen der Natur anzupassen. Schaffen Sie sich einen Hund an, wenn Sie Hunde mögen. Da Sie mit ihm regelmäßig hinausgehen müssen, erleben Sie jede Witterung, jede Tages- und Jahreszeit sehr intensiv, ganz gleich, ob Sie sie als angenehm empfinden oder aber nicht. Wie oft zu beobachten, erleichtert ein Hund die Kontaktaufnahme zu anderen Hundebesitzern und manchmal auch zu Nicht-Hundebesitzern, was ganz besonders für Allein-stehende wichtig sein oder werden kann. Die Liebe und Sorge für ein anderes Lebewesen, der häufige Aufenthalt an der frischen Luft und die vermehrten Sozialkontakte wirken sich sowohl auf das physische wie auch psychische Wohl des Hundebesitzers positiv aus.

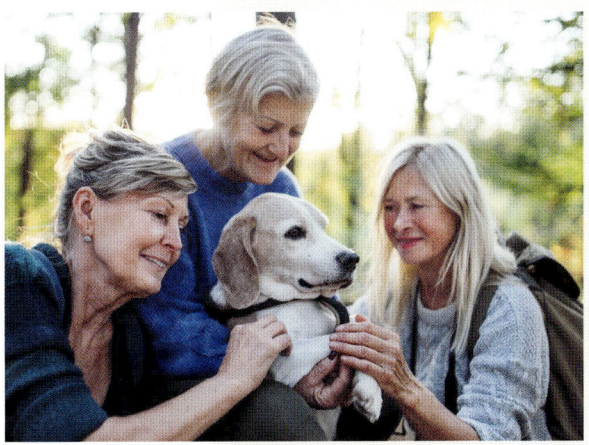

Eine alleinstehende Frau schaffte sich ganz spontan einen kleinen Hund an und berichtete später begeistert von ihren zwischenmensch-lichen Erfahrungen durch den Hund und den durch ihn entwickelten gesünderen Lebensstil: „Ich führe ihn regelmäßig an der Isar aus und kenne bereits viele andere Hundebesitzer. Ich weiß, zu welcher Tageszeit sie dort spazieren gehen, und verabrede mich manchmal sogar mit ihnen. Jeden Tag freue ich mich auf diese Treffen."

Ein Hund gibt dem Tag Struktur und ist eine Gelegenheit zur Kontaktaufnahme.

GIBT ES EINE JAHRESZEIT, DIE ICH NICHT MAG?

Welche Jahreszeit ist es? Halten Sie sich gerade in dieser Jahreszeit mehr im Freien auf und beobachten Sie, wie Sie sich dabei fühlen. Welche Besonderheiten, welche Schönheiten bietet eine ungeliebte Jahreszeit? Könnten Sie sich mit ihr anfreunden und nicht sagen: „Es ist zu kalt, zu heiß, zu nass, zu windig, zu ..."? Es ist, wie es ist! Akzeptieren Sie diesen Ist-Zustand und gewinnen Sie ihm etwas Schönes ab.

Wohltuend ist auch ein Garten und die damit verbundene Gartenarbeit. Sie halten sich im Freien auf, haben Bewegung und frische Luft und erleben den zyklischen Kreislauf der Natur sozusagen hautnah. Das sagt auch ein weiteres chinesisches Sprichwort: „Willst du ein Leben lang glücklich sein, dann leg dir einen Garten an." Auch wenn Sie in einer Mietwohnung in der Stadt leben, ist das möglich. Mieten Sie sich eine Parzelle in einem städtischen Garten. Viele Gärtner schätzen das Gefühl, die Hände in der Erde zu spüren und zu sehen, wie etwas wächst und gedeiht. Das kann das Gefühl geben, in den Kreislauf der Natur eingebunden zu sein, das man im Alltag – vor allem in der Großstadt – häufig vermisst oder sogar vollständig verliert.

Die Beschäftigung mit den Rhythmen der Natur, den verschiedenen Tages- oder Jahreszeiten mag ungewohnt sein, aber sie kann unser Erleben intensivieren und bereichern. Für manche ist es besonders reizvoll, bei schönem Wetter den frühen Morgen draußen zu verbringen. Der Morgen duftet ganz frisch, unverbraucht, in ihm liegen noch alle Erwartungen des kommenden Tages. Man kann sich nach draußen in den Garten oder auf den Balkon setzen und genussvoll einen Kaffee trinken: Noch ist es ganz ruhig, außer dem Gezwitscher der Vögel ist nichts zu hören, das Haus ist noch nicht erwacht.

Oder man geht in den Park, bestaunt den glitzernden Tau auf dem Gras und den Bäumen, atmet tief die kühle Luft ein. Außer Joggern und Hundebesitzern mit ihren Hunden sind um diese Zeit noch nicht viele Menschen da. Der Park gehört dann fast Ihnen ganz allein.

BIORHYTHMUS

Alles auf der Welt unterliegt bestimmten Rhythmen, auch wir Menschen. Gerade die Lebensphase um die sechzig bietet reichlich Möglichkeiten, einen veränderten Blick sowohl auf die Rhythmen der Natur als auch auf unseren eigenen Biorhythmus zu werfen. Wir alle kennen ihn, spüren ihn in uns oder haben zumindest von ihm gehört, aber nur wenige konnten oder wollten sich nach ihm richten, denn in unserem Alltag gab es höchstwahrscheinlich nicht oft Gelegenheit dazu. Wir waren mehr oder weniger gezwungen, uns den von Beruf oder Familie vorgegebenen Rhythmen anzupassen.

Die Chronobiologie ist die Wissenschaft, die sich mit den biologischen Rhythmen beschäftigt, deren bekannteste unser Schlaf-Wach-Rhythmus und der Fruchtbarkeitszyklus der Frau sind. Durch ihren monatlichen Zyklus sind Frauen stärker in zeitliche Rhythmen eingebunden als Männer. Während einer Schwangerschaft erleben sie neun Monate lang entstehendes Leben in ihrem Körper. Sie sind mehr mit der Endlichkeit des Lebens konfrontiert. Trotz des hohen Standards der medizinischen Wissenschaft und der daraus resultierenden guten medizinischen Versorgung ist jede Geburt immer noch eine mögliche Konfrontation mit dem Tod. In dieser Zeit der Erwartung, in der Frauen „guter Hoffnung" sind, erleben sie die Zeit und das Entstehen ganz intensiv.

Nun können wir uns fragen, was es uns nützt, die biologischen Rhythmen und auch unseren Biorhythmus besser zu kennen. Wir sollten diese Rhythmen beachten, damit wir uns wohler und gesünder fühlen. Leben wir nämlich mit und nicht gegen unsere innere Uhr, unseren inneren Rhythmus, tragen wir ganz entscheidend zu unserem Wohlbefinden und damit zu unserer Gesundheit bei. Leben wir nicht gemäß dem eigenen Rhythmus, können unter anderem Schlafstörungen, ungesundes Essverhalten oder auch Depressionen die Folge sein.

Der eigene Rhythmus

Wir haben jetzt im Alter die Zeit, nach unseren körperlichen und seelischen Bedürfnissen zu leben. Doch manchmal ist es nach Jahren der Pflichterfüllung und der Anpassung an vorgegebene

DIE SCHÖPFERISCHE MUSSE

Die ursprüngliche Definition von Muße war „Gelegenheit", „Möglichkeit", heute ist sie „die Zeit, die eine Person nach eigenem Wunsch nutzen kann". Synonyme sind Nichtstun, Dolcefarniente, aber auch Beschaulichkeit, Ruhe, Stille, Langsamkeit.

In der Antike galt Muße noch als Ideal: Der einflussreiche Philosoph Sokrates beschrieb die Muße als die „Schwester der Freiheit".

Und Aristoteles meinte sogar, dass Arbeit und Tugend sich ausschließen, zu seiner Zeit überließ man daher die Arbeit lieber den Sklaven. Der Luxus, faul sein zu dürfen, ganz nach ihrer „Muße" leben zu können, stand nur den Aristokraten zu. Sie waren frei, ihre Zeit nach eigenem Gutdünken zu gestalten.

Das Umdenken kam erst in der Neuzeit, als Fortschrittsglaube und Industrialisierung den Faulenzer schließlich zum ungeliebten Parasiten machte.

ZEIT FÜR MUSSE

Zuallererst sollten Sie sich von Ihren Schuldgefühlen und Ihrem schlechten Gewissen befreien. Sie dürfen faul sein, Sie dürfen sich der Muße hingeben, Sie dürfen tagträumen! Seien Sie in diesem Sinne wie die griechischen Aristokraten, schenken Sie sich Zeit und erleben Sie die aufbauende Kraft der Ruhe.

zeitliche Strukturen gar nicht so leicht, diese Bedürfnisse wahrzunehmen. Und selbst wenn wir unsere Bedürfnisse spüren, fragen wir uns: Darf ich mich zu einem Nickerchen hinlegen, wenn mein Körper mir Müdigkeit signalisiert, oder spazieren gehen oder auf der Terrasse sitzen, wenn ich mich nach Luft und Licht sehne? Wir dürfen nicht nur, wir sollen sogar! Da die Taktgeber des inneren Rhythmus durch das Tageslicht gestärkt werden, ist es wichtig, jeden Tag nach draußen zu gehen.

Wir haben Jahre damit verbracht, uns von außen auferlegten zeitlichen Rhythmen anzupassen, jetzt ist es an der Zeit, den eigenen Rhythmus zu leben. Hat unser Schlafrhythmus sich geändert, gehen wir zu der Zeit ins Bett, die unser Körper von uns fordert. Sind wir abends noch hellwach, bleiben wir länger auf, wir müssen am nächsten Tag nicht früh aufstehen. Oder doch? Dann halten wir eben mittags ein Nickerchen, das sogenannte Powernap, 10–20 Minuten reichen aus, und wir fühlen uns erfrischt.

Nehmen Sie sich die Bewohner der Mittelmeerländer zum Vorbild. Sie machen mittags Siesta, um ihr Mittagessen geruhsam einzunehmen und danach vielleicht ein wenig zu ruhen. Dies ist ein gelungenes Beispiel von Anpassung sowohl an den Biorhythmus als auch an die klimatischen Verhältnisse. Finden Sie nun selbst heraus, was genau zu Ihrem persönlichen Tagesablauf passt.

MANDALAS ENTSPANNEN

Eine gute Übung zur Entschleunigung ist für viele ein Mandala auszumalen. Im Buchhandel gibt es entsprechende Zeichenbücher und -blöcke, in denen Sie Mandalas vielfarbig ausmalen können: mit Buntstiften, Wasserfarben oder mit was Sie möchten. Vielleicht erleben Sie dabei ein Flow-Gefühl, gehen ganz in der Tätigkeit auf und vergessen dabei Zeit und Raum – wie die Kinder beim Spielen.

Es kann aber auch sein, dass Sie dabei an unangenehme Erlebnisse aus Ihrer Schulzeit erinnert werden, bei denen es hauptsächlich darum ging, möglichst „schön" zu malen: Sie setzen sich unter Druck und werden unruhig. Ist dies bei Ihnen der Fall, sollten Sie versuchen, nicht an das Ergebnis zu denken, sondern sich ganz dem Prozess des Malens zu überlassen. Welche Gefühle erleben Sie während des Malens? Wie ist Ihr Zeitempfinden bei dieser Übung? Stellen Sie fest, dass Ihnen diese Übung nicht gefällt – und auch nicht guttut –, wenden Sie sich lieber einer anderen Tätigkeit zu, bei der Sie ein Flow-Gefühl erleben können. Welche könnte das sein?

VOM LUXUS DES MÜSSIGGANGS

Gehören Sie zu den Menschen, die das Gefühl haben, etwas Verbotenes zu tun, wenn sie ihrem Bedürfnis nach Ruhe nachgeben, die sich fragen, ob sie überhaupt faul sein dürfen? Manche geben sich selbst nicht die Erlaubnis, faul sein zu dürfen, sie haben sogar Schuldgefühle, wenn sie nur daran denken.

Die meisten von uns sind so erzogen worden, dass nur Fleiß und Arbeit zählen, und empfinden Faulheit fast als Sünde. Früher zählte die Faulheit zu den sieben Hauptlastern; besonders im Protestantismus und ganz besonders im Calvinismus galten Fleiß und Arbeit als Zeichen eines gottgefälligen Lebens. Damals entstand auch der Spruch: „Müßiggang ist aller Laster Anfang." Dabei lässt sich Faulheit wertneutral definieren als „mangelnder Wille eines Menschen, aktiv zu sein".

Und wir sollten nicht vergessen, dass kreative Prozesse der Faulheit und der Muße bedürfen, um zu entstehen und zu wachsen. Man spricht auch von „schöpferischer Muße". Was wurde nicht alles erfunden, um uns die Arbeit abzunehmen oder wenigstens zu erleichtern: der Buchdruck, das Auto, der Taschenrechner, der Computer und vieles mehr. Damit wir mehr Zeit für schöpferische Muße haben? Leider ist eher das Gegenteil der Fall. Bekannt ist, dass durch die neuesten technischen Errungenschaften wie PC, Handy, Smartphone und dergleichen die Arbeit und auch der Stress durch die daraus resultierende immerwährend erwartete Erreichbarkeit eher noch zugenommen haben.

Wenn Faulheit bedeutet „mangelnder Wille eines Menschen, aktiv zu sein" und Muße „die Zeit, die eine Person nach eigenem Wunsch nutzen kann", dann sollten wir dem Willen zur Faulheit nachgeben, um die zur Verfügung stehende Zeit nach eigenem Wunsch des Öfteren zum Nichtstun, zum Dolcefarniente, auch zum Tagträumen zu nutzen.

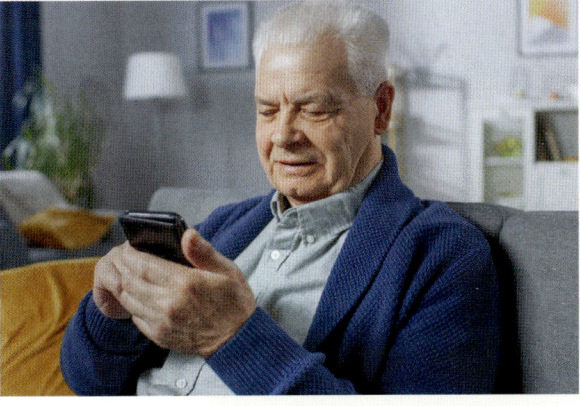

Mit dem Smartphone bleibt man mit jedem in Kontakt, doch die ständige Erreichbarkeit kann auch zu einer Belastung werden.

Tagträume sind bildhafte, mit Träumen vergleichbare Fantasievorstellungen, die bei wachem Bewusstsein erlebt werden. Die Aufmerksamkeit wendet sich dabei nach innen. Lange wurden sie als Versuch angesehen, der Realität zu entfliehen. Heute wissen wir, dass sie an unsere tiefsten Wünsche und Sehnsüchte rühren und wir durch sie unseren innersten Kern erfahren können. Wenn wir tagträumen, sind wir ganz bei uns. Tagträume können uns beruhigen, trösten und erfreuen. Damit sorgen sie für unsere emotionale Balance und unterstützen uns bei der Bewältigung des Alltags.

Nicht nur Tagträume können uns ein anderes Zeitgefühl geben, uns entschleunigen. Das gelingt auch durch künstlerische Aktivitäten, wie Malen, Zeichnen, Musizieren oder Musikhören, alles, was uns in einen „Flow" bringt. Unter Flow versteht man das als beglückend erlebte Gefühl eines mentalen Zustands völliger Vertiefung, des restlosen Aufgehens in einer Tätigkeit. Gibt es ein Hobby oder eine Lieblingsbeschäftigung, die Sie in einen Flow bringt?

WOMIT WILL ICH MEINE ZEIT VERBRINGEN?

Haben Sie öfter das Gefühl, dass sich Ihr Umgang mit der Zeit für Sie nicht richtig anfühlt, dass Sie Zeit vergeuden, verschwenden oder sogar totschlagen?

Wenn Sie genau wissen wollen, mit wem, womit und wie lange Sie damit Ihre Zeit verbringen, und einen klaren Überblick haben wollen, was die Zeitfresser in Ihrem Leben sind, dann versuchen Sie die Übung „Zeittorte"(siehe Kasten unten). Diese Übung hilft Ihnen dabei, Ihre Tätigkeiten zu ordnen und sich bewusst zu machen, wie Sie Ihre Zeit verbringen wollen.

ZEITTORTE

Malen Sie eine Zeittorte. Das ist ein Kreis, den Sie wie eine Torte in einzelne Segmente unterteilen, also wie Torten- beziehungsweise Kuchenstücke. In diese Segmente tragen Sie dann ein, was Sie an einem durchschnittlichen Tag tun. Je nach Dauer der Tätigkeit sind die Kuchenstücke schmaler oder breiter. Sie sehen dann auf einen Blick, womit, wie lange und mit wem Sie täglich Ihre Zeit verbringen. Wie bewerten Sie die verschiedenen Zeiten? Welche Zeit ist Ihnen besonders wertvoll, welche können Sie genießen? Welche Zeit verschwenden Sie mit Unwichtigem? Sie wollen Ihre Zeit künftig anders verbringen und überlegen sich: Was würde ich stattdessen lieber tun? Was ist für mich wirklich wichtig und warum? Die Beantwortung dieser Fragen kann Entscheidungen erforderlich machen. Wenn Ihnen gleich mehrere Dinge einfallen, die Sie lieber tun würden, kann es bedeuten, Prioritäten zu setzen, eine Wertigkeit Ihrer Tätigkeiten erstellen zu müssen: Was ist das Wichtigste, was kommt an zweiter Stelle, was an dritter? Wie viel Zeit will ich jeweils dafür aufbringen?
Wenn Sie sich entscheiden, das eine zu lassen und dafür mehr vom anderen zu tun, kann es manchmal schwerfallen, diesen neuen Entschluss gleich in die Tat umzusetzen. Es braucht auch hier seine Zeit, das Gewohnte loszulassen und Neues aufzunehmen. Geben Sie sich diese Zeit, seien Sie geduldig mit sich.

MIT WEM WILL ICH MEINE ZEIT VERBRINGEN?

Es kann sein, dass Sie bei dieser Frage herausfinden, dass Sie lieber mehr mit anderen Menschen zusammen sein und Dinge unternehmen möchten als mit denen, mit denen Sie bisher Ihre Zeit verbrachten. Der Grund kann vielfältiger Art sein: Sie fühlen sich von Freunden ausgenutzt, die Beziehung kommt Ihnen zu einseitig vor, oder Sie haben einfach das Gefühl, Sie fühlen sich in deren Nähe nicht mehr wohl. Gründe gibt es viele, eine Bekanntschaft oder Freundschaft zu reduzieren oder gar zu beenden. Es macht traurig zu sehen, wie alte Paare oder Freunde sich manchmal das Leben schwer machen, statt die kostbare Zeit zur gegenseitigen Bereicherung zu nutzen. Im Alter um die sechzig wollen wir unbefriedigende Beziehungen nicht mehr leben. Menschen, die negativ sind, kritisieren, nörgeln oder streiten, möchten wir nicht mehr um uns haben.

Vielleicht entdecken Sie auch, dass Sie mehr Zeit für sich allein haben, mehr allein sein wollen. All-ein-sein bedeutet ursprünglich, mit allem eins zu sein und nicht zwangsläufig, sich einsam zu fühlen. Sicher haben viele von Ihnen schon die Erfahrung gemacht, dass man sich auch zu zweit oder in einer Gruppe einsam fühlen kann.

Gehen Sie einmal allein spazieren und Sie werden merken, dass Sie Ihre Umgebung viel intensiver wahrnehmen als zu zweit, da wir uns bei einem Spaziergang zu zweit eher auf das Gespräch konzentrieren. Nicht nur die Wahrnehmung der Umgebung ist intensiver, auch Ihre Gedanken können besser umherschweifen, und unter Umständen entwickeln Sie sogar sehr kreative Ideen. Schon Christian Morgenstern wusste: „Gedanken wollen oft, wie Kinder und Hunde, dass man im Freien mit ihnen spazieren geht." Probieren Sie es aus und nehmen Sie sich die Auszeit für sich allein, wenn Ihnen danach ist.

MIT UND IN DER ZEIT LEBEN

Wenn wir uns um die sechzig Gedanken über die Zeit machen, dann nur, wenn diese Gedanken dazu beitragen, die Zeit intensiver zu erleben und sie besser zu nutzen, was auch immer besser heißen mag. Für den einen oder die eine mag es Entschleunigung, mehr Muße und Entspannung, auch das Beibehalten des Ist-Zustands bedeuten, weil er oder sie feststellt, dass alles gut ist, so wie es ist. Für den anderen oder die andere kann es mehr Aktion, Bewegung, Veränderung bedeuten. Es ist jedoch unnötig,

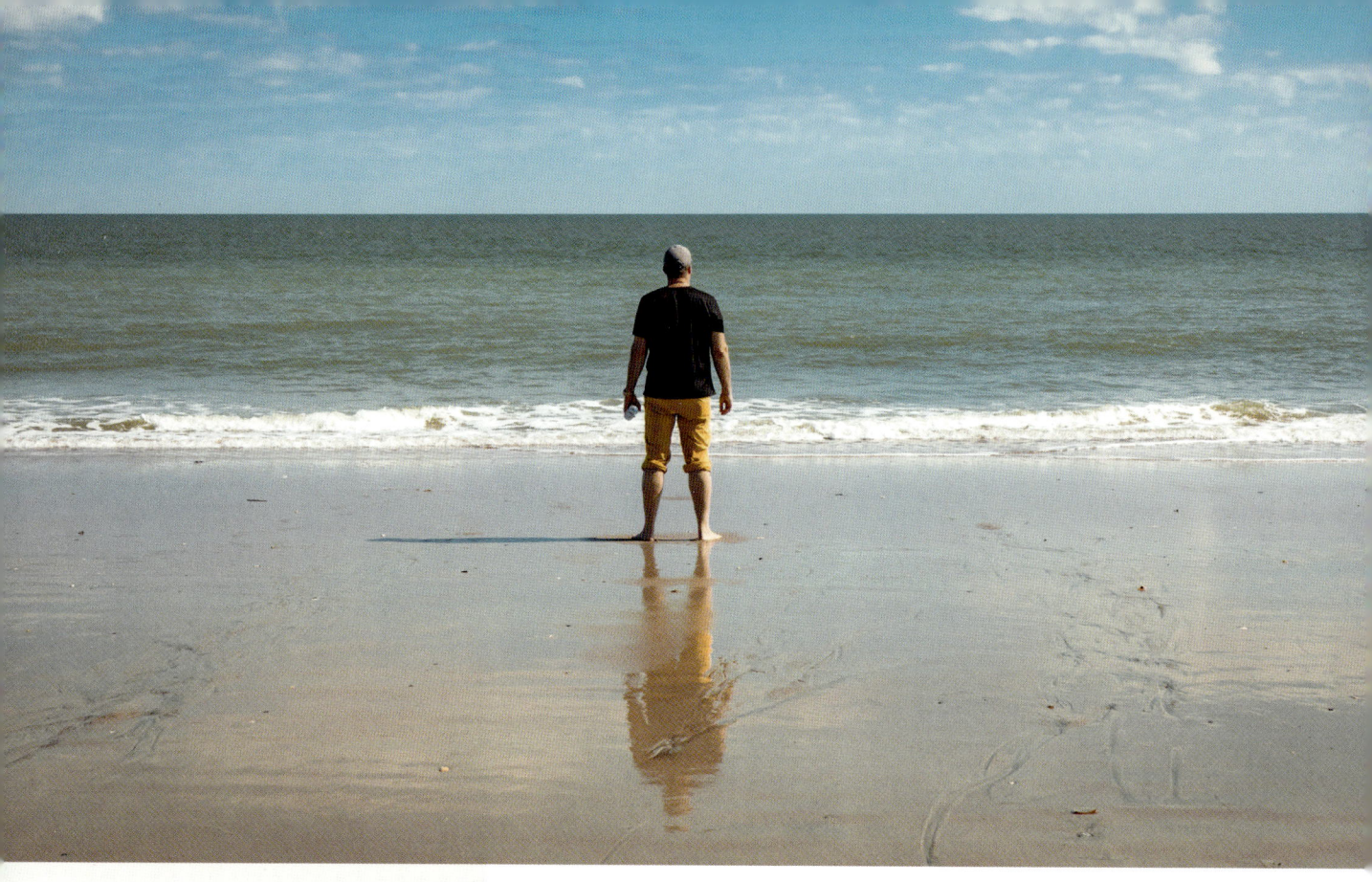

Auf einem Spaziergang allein können die Gedanken umherschweifen, und man kann zu sich selbst finden.

sich Gedanken über die Zeit zu machen, wenn diese Gedanken schaden, Ängste erzeugen oder unproduktiv sind. Wobei unproduktiv bedeutet, dass die Gedanken sich ständig im Kreis drehen und zu keiner wie immer gearteten Einsicht führen. Solche Gedanken bringen einen nicht weiter und hemmen nur.

Wir können nicht auf Dauer gegen die Zeit leben, nur in ihr und mit ihr. Und das so gut wie möglich. Wir sollten die Zeit als Freund erleben, sie akzeptieren und annehmen – auch und gerade in den späteren Jahren. Dazu ein Zitat von Antoine de Saint-Exupéry: „Es ist gut, wenn uns die verrinnende Zeit nicht als etwas erscheint, das uns verbraucht oder zerstört, sondern als etwas, das uns vollendet."

Auch der Blick zurück in die eigene Vergangenheit kann wie eine Reise in der Zeit sein – in die eigene Lebenszeit. Eine Reise, die eventuell zu verschütteten Talenten und Ressourcen führt, die wertvoll für unsere dritte Lebensphase sein können (siehe „Die eigene Biografie schreiben" Seite 228–229). Dabei sollte nicht im Vordergrund stehen, was alles „schief gelaufen" ist, sondern ganz neutral, wie der Lebensweg verlaufen ist und was uns in den zurückliegenden Jahren zu dem- oder derjenigen gemacht hat, die wir heute sind. Diese neue Perspektive kann sehr bereichernde Erkenntnisse mit sich bringen.

Übung:
Loslassen und öffnen für Neues

Welche alten Verhaltensweisen oder überflüssigen Dinge brauchen Sie nicht mehr? Machen Sie sich frei von geistigem und materiellem Ballast. Dann überlegen Sie, wofür Sie frei werden wollen, was Sie gewinnen können.

FREI WERDEN VON …

Welche Eigenschaften und Verhaltensweisen will ich loslassen? Muss ich mich immer für alles verantwortlich fühlen? Muss ich immer zurückhaltend und nett sein? Nehmen Sie sich etwas Zeit und überlegen Sie. Decken Sie die Vorschläge mit einem Blatt Papier ab, um erst den eigenen Gedanken zu folgen. Anschließend können Sie sich die Vorschläge ansehen:
Ich brauche nicht mehr:
- es allen recht machen.
- mich um alles kümmern.
- tausend Dinge auf einmal tun.
- die Welt verbessern.
- mich bewähren, ständig mit anderen messen.
- Erfolg und Leistung nachjagen.
- perfekt sein.
- die Schönste sein.
- mich fremdbestimmen lassen.
- mit Menschen zusammen sein, die mir nicht (mehr) guttun.
- mit meiner Vergangenheit hadern.

Neben dem Verhalten gibt es auch noch den ganz praktischen Bereich: Wäre es nicht an der Zeit, sich von einigen Dingen, die sich im Laufe Ihres Lebens angehäuft haben, zu trennen? Kleidung, die Sie seit Jahren nicht mehr tragen, Küchenutensilien, die Sie nicht mehr benötigen … Und dann ist da noch das Gerümpel im Keller und auf dem Speicher. Oft ergänzt das eine (Loslassen im geistigen Bereich) das andere (Loslassen im praktischen Bereich).

FREI WERDEN FÜR …

Wofür will ich frei werden? Was will ich jetzt? Decken Sie die Vorschläge wieder mit einem Blatt Papier ab, um eigene Gedanken zu entwickeln. Anschließend sehen Sie sich die Vorschläge an. Eine kleine Auswahl an Beispielen: Ich bin jetzt frei um/für …
- eine Aufgabe, für die ich mich mit ganzem Herzen engagieren kann.
- mein kreatives Potenzial zu entfalten.
- die Aufmerksamkeit nach innen zu richten.
- spirituelle Wege zu suchen.
- das für mich Wesentliche zu leben.
- als Ratgebende und Sinnstiftende zu wirken, wenn es gefragt ist.
- die größeren Zusammenhänge meines Lebens zu begreifen.
- das, was mich bisher getragen hat, zu erkennen und zu schätzen.
- mich mit meinem bisherigen Leben zu versöhnen – es anzunehmen.
- abschiedlich leben einzuüben.
- noch mehr zu lachen.
- auf die innere Stimme zu hören.
- bisher nicht Beachtetes und nicht Gelebtes in mir zu entdecken, zu entfalten.
- meine größere Narrenfreiheit, meinen „Oma-Opa-Bonus" zu nutzen.
- in die Stille zu gehen.

Erstellen Sie Ihre persönliche Liste und finden Sie heraus, was Ihnen ganz besonders wichtig ist. Schreiben Sie es zur Erinnerung auf.

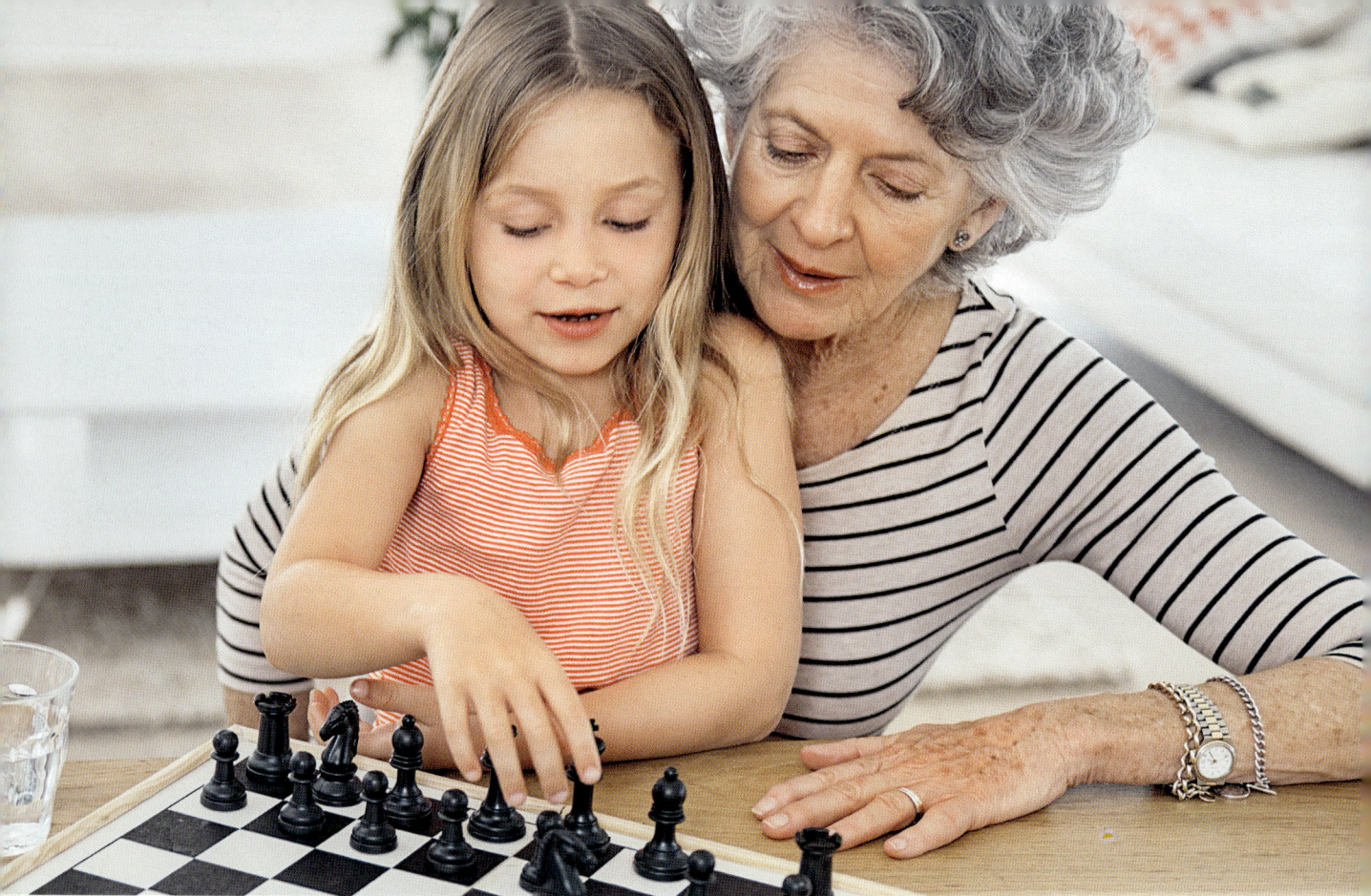

Schach hält das Gehirn auf Trab und fördert die Konzentration bei Jung und Alt.

Was Sie für Ihr Gehirn tun können

Auch in fortgeschrittenem Alter können viele Wege und Methoden dabei helfen, die Konzentration zu fördern, mit mehr Leichtigkeit zu lernen und das Erinnerungsvermögen zu erhalten, darunter auch ganzheitliche Methoden wie Meditation. Zugleich beugen Sie so aktiv der Demenz vor.

SO BLEIBEN SIE FIT IM KOPF

Der Mensch lebt nicht vom Brot allein, heißt es schon im Neuen Testament. Wurde dieser Satz ursprünglich von Jesus geprägt, um die Bedeutung des Glaubens für das Menschsein hervorzuheben, so ist er heute zu einem gefügelten Wort geworden, das uns daran erinnert, dass wir nicht nur einen Körper, sondern auch eine Seele und einen Geist haben. Und die wollen umsorgt und gepflegt werden.

Geistiges und seelisches Wohlbefinden fördern

Denn so wichtig es ist, dass Sie Ihren Körper durch Bewegung und gute Ernährung fit halten, so unverzichtbar sind auch Aktivitäten, die Ihr geistiges und seelisches Wohlbefinden fördern. Und das Gute dabei ist: Geistig rege zu bleiben, gelassener zu werden und sich zu entspannen, aber auch wohltuende soziale Kontakte können Ihnen in zweifacher Weise nützen. Denn diese Bereiche tragen nicht nur zum persönlichen Glück und zur Lebensqualität bei, sondern sie fördern nachweislich auch Ihre Gehirnfitness und Ihre allgemeine Gesundheit.

Im Folgenden werden Ihnen einige bewährte Anregungen dazu gegeben. Diese Vorschläge sind nur eine kleine Auswahl und können Ihnen einen Anreiz geben, sich selbst geistige Herausforderungen zu suchen. Probieren Sie auch mal etwas Neues aus! Denn nur so können Sie herausfinden, was Ihnen wirklich guttut. Trauen Sie sich!

BESSER LERNEN UND ERINNERN

Folgt man Berichten in den Medien, so gewinnt man den Eindruck, als wäre Demenz ein Schicksal, auf das jeder Mensch über kurz oder lang zusteuert. Doch das stimmt keinesfalls. Sie können erwiesenermaßen vorbeugend etwas dafür tun, damit Sie bis ins hohe Alter geistig fit bleiben.

Die wirkungsvollsten Methoden stützen sich auf drei Säulen: Bewegung, Ernährung und geistige Aktivität. Die ersten zwei wurden in den vorangegangenen Kapiteln ausführlich vorgestellt. Dort lag der Fokus auf Fitness, Gesundheit und Wohlbefinden.

Das Hirn will benutzt werden

Die erwünschten Wirkungen von gesunder Ernährung und ausreichend körperlicher Aktivität gehen jedoch weit über das physische Wohlbefinden hinaus: Denn auch Psyche und Geist profitieren davon. Ja, das Gehirn ist unbedingt auf Bewegung und eine gute Ernährung angewiesen. Aber natürlich soll es auch direkt zum Einsatz kommen.

Möglichst viel Gehirnjogging?

Nun könnte man auf die Idee kommen, man müsste das Gehirn bloß möglichst viel beschäftigen, indem man dauernd Sudokus und Kreuzworträtsel löst oder über knifflige Denksportaufgaben grübelt – alles wunderbare Freizeitbeschäftigungen, die die grauen Zellen anregen, genauso wie bekanntermaßen Schach oder Bridge. Und dass das Lesen von Büchern und Zeitungen beziehungsweise Zeitschriften in der Hinsicht ebenfalls guttut, muss eigentlich gar nicht betont werden.

Aber es kommt nicht nur auf die Menge, sondern vor allem auf die Art der Aufgaben an. Denn was Ihrem Gehirn besonders förderlich ist, kann mit folgenden Worten zusammengefasst werden: Am effektivsten sind Tätigkeiten, bei denen neue Infos aktiv gesucht und verarbeitet werden.

Das sollten wir uns nun genauer ansehen! Zwei Bereiche, deren Nutzen fürs Gehirn sicher jedem sofort ersichtlich ist, sind zum Beispiel:

- Theater- und Museumsbesuche sowie Vorträge und Führungen,
- Exkursionen und Reisen.

Weniger bekannt ist die Gehirn stärkende Wirkung folgender Aktivitäten:

- Musizieren, vor allem, wenn neue Stücke eingeübt werden.
- Haushaltstätigkeiten, die über die alltäglich sich wiederholenden Dinge hinausgehen. Dort können sich ganz neue Betätigungsfelder ergeben: Ideen entwickeln, wie Routinearbeiten vereinfacht werden können; einen gesunden neuen Diätplan für alle erstellen; ein mehrgängiges Menü kreieren und kochen und so weiter.

GEHIRN UND GEIST – ZWEI SEITEN EINER MEDAILLE?

Das Gehirn beherbergt an die 100 Milliarden Nervenzellen, die über vielfältige Vernetzungen und Verbindungen zu anderen Zellen verfügen. Das deutet die überaus komplexe Struktur dieser „Schaltzentrale", wie das Gehirn häufig genannt wird, zumindest an. Geist ist dagegen ein philosophischer Begriff, der die subjektive Seite aller Denk-, Wahrnehmungs- und Gefühlsvorgänge umfasst. Er ist also nicht mit Verstand oder Intellekt gleichzusetzen, sondern geht darüber hinaus. Die Gehirnforschung weiß inzwischen bei vielen geistigen Vorgängen, wie und wo sie im Gehirn stattfinden. Einfache Rückschlüsse gelten hingegen nicht: So ist bekannt, dass die Tatsache, dass das Gehirn der Männer ein wenig größer ist als dasjenige der Frauen, nichts über unterschiedliche Intelligenz aussagt. Und – für unser Thema besonders wichtig – wenngleich mit zunehmendem Alter die Zahl der Gehirnzellen abnimmt, so beeinträchtigt dies nicht die Fähigkeit, Neues zu lernen, umzudenken und unbekanntes Wissensterrain zu erobern. Man muss nur etwas dafür tun! Viel wichtiger noch: Sie können etwas dafür tun! Übrigens ist auch die Angst, alles neu Erlernte schnell wieder zu vergessen, unbegründet. Ältere lernen zwar nicht mehr so schnell wie junge Menschen. Aber das Langzeitgedächtnis tut seine Dienste auch im hohen Alter noch sehr zuverlässig.

- Für handwerkliche Tätigkeiten gilt gleichermaßen, dass sie über Routinearbeiten hinausgehen sollten – erst dann fordern sie das Gehirn. Also beispielsweise, wenn Sie sich überlegen, wie Sie einen Raum umgestalten können, und dann die erforderlichen Maßnahmen planen.
- Entwickeln Sie selbst weitere Wege, den Geist zu schulen! Denken Sie zuerst darüber nach, in welchen Bereichen Sie etwas Neues entwickeln können, etwa neue Abläufe festlegen, Überholtes weglassen, einmal etwas ganz Unbekanntes wagen, zum Beispiel bei der Urlaubsplanung und -durchführung. Dann überlegen Sie sich dazu jeweils sinnvolle Vorgehensweisen und Tätigkeiten jenseits der Routine und genießen den Reiz des Neuen.
- Schließlich sind soziale Aktivitäten wichtig, bei denen es auch um den Austausch von Informationen geht. Andere Meinungen kennenlernen und so seinen Horizont erweitern, aber auch die eigenen Ansichten zum Ausdruck bringen.
- Nehmen Sie Kontakt zu Vereinen oder themengebundenen Zusammenkünften auf (Lesezirkel, Diskussionsrunden und so weiter). Parteien und Umweltverbände kennen keine Altersgrenze. Hier mitzumachen und miteinander zu diskutieren ist aktive Demenzvorbeugung.

EIN NEUER BLICK AUF IHR LEBEN

Wissen Sie, wo Sie im Leben aktuell stehen? Was hat Sie dorthin gebracht, wo Sie jetzt sind? Und wo wollen Sie noch hin? Klarheit darüber können Sie erhalten, wenn Sie sich mit Ihrer eigenen Biografie auseinandersetzen. Dabei stehen zwei Dinge im Vordergrund:

- Sie werden Ihr Leben aus einem oder mehreren ganz neuen Blickwinkeln betrachten und
- aufgrund der neu gewonnenen Erkenntnisse die Gegenwart aktiv gestalten, statt die Dinge einfach so geschehen beziehungsweise laufen zu lassen.

Negative Erfahrungen der Vergangenheit stehen hierbei nicht im Fokus, werden aber auch berücksichtigt. Denn bei der Biografiearbeit geht es in erster Linie um das, was Sie zu der Person gemacht hat, die Sie heute sind (Krisen gehören auch dazu).

Vielleicht entdecken Sie völlig neue Perspektiven. Die Auseinandersetzung mit der eigenen Biografie unter diesem Blickwinkel kann viele neue Erkenntnisse und bislang nicht bedachte Möglichkeiten bereithalten.

Die eigene Biografie schreiben – Was hat mich zu dieser Person gemacht?

Das Leben gleicht einem Berg, den man langsam und stetig erklimmt. Irgendwann ist eine gewisse Höhe erreicht, und von dort aus können wir uns umdrehen und einen Blick auf die Landschaft werfen. Die stellt sich dann meist ganz anders dar als beim Aufstieg.

Doch genau das macht die Rückschau auf das eigene Leben richtig spannend: Vielleicht haben Sie vor lauter schwierigen Anstiegen gar nicht bemerkt, wie weit Sie gekommen sind! Umwege und Durststrecken erscheinen im Nachhinein sinnvoll – denn nur ihnen ist es zu verdanken, dass Sie genau da sind, wo Sie hier und heute im Leben stehen.

Mit der neu gewonnenen Sichtweise auf Ihr Leben werden Sie vielleicht überrascht feststellen, dass die Pflänzchen, die es durch die Asphaltdecke geschafft haben, über eine besondere Stärke verfügen. Sie sind nicht verkümmert, sondern haben sich mit einem enormen Überlebenswillen an die Oberfläche gekämpft.

DEN ROTEN FADEN FINDEN

Die wichtigste Aufgabe bei der hier vorgestellten Biografiearbeit lautet: Finden Sie den roten Faden Ihres Lebens. Sie glauben, diesen Faden gibt es gar nicht? Dann werden Sie wahrscheinlich eine Überraschung erleben! Spätestens in der Mitte des Lebens tritt dieser Faden in den meisten Biografien zutage, auch wenn er sich nicht immer auf den ersten Blick gleich offenbart.

Es geht um Ihre ganz individuelle Persönlichkeit. Die ist so einzigartig wie Ihr Fingerabdruck. Vorbilder, die uns inspirieren, sind wichtig im Leben. Doch sie sollen nicht dazu verleiten, es ihnen möglichst gleichzutun. Nicht umsonst heißt es ja: Wer in die Fußstapfen anderer tritt, hinterlässt keine eigenen Spuren. Und eines ist schon mal gewiss: Jeder Mensch hinterlässt Spuren, auch wenn er zurückhaltend ist und bisher wenig gewagt hat.

Erfolg oder Misserfolg – nach diesen Kriterien sollten Sie Ihr Leben nicht bewerten, jedenfalls nicht nach der herkömmlichen Bedeutung dieser Kategorien. Bringen Sie sich Wertschätzung und Respekt entgegen.

DIE DINGE NEU UND ANDERS SEHEN

Legen Sie sich ein schönes Notizbuch zu. Gehen Sie Jahrzehnt für Jahrzehnt Ihres Lebens durch und schreiben Sie wichtige Dinge in Stichworten auf. Mit Beginn des Erwachsenseins, also ab dem dritten Lebensjahrzehnt, notieren Sie jeweils auch in einigen Sätzen, worum es in dieser Zeit im Wesentlichen ging, aus heutiger Perspektive betrachtet.

Die großen Wendepunkte des Lebens gehören natürlich hinein: Beziehungen, Hochzeit(en), Geburten, berufliche Entwicklungen, Umzüge … Behalten Sie aber immer die Frage im Blick, wozu das jeweils führte. Was hat sich geändert? Welche Eigenschaften traten in den Vordergrund? Was kristallisierte sich heraus? Krisen, Krankheiten und Todesfälle sind wichtige Eckpunkte. So schwer sie in der jeweiligen Situation auch gewesen sein mögen – jetzt heißt es: die Dinge von einer anderen Warte betrachten und den Sinn dahinter sehen.

Wenn Sie einiges zusammengetragen haben, tritt der rote Faden klarer hervor. Hilfreich sind Fragen wie: Wozu war das gut? Was habe ich dabei gelernt? Wie hat es mich weitergebracht? Was konnte ich dadurch hinter mir lassen?

WENDEPUNKT LEBENSMITTE

Das Annehmen und die Aussöhnung mit der eigenen Geschichte sind für sich schon überaus wertvoll. Doch es geht noch darüber hinaus: Sie gewinnen Klarheit über sich selbst. Nun haben Sie eine neue Basis. Vielleicht wollen weitere Gipfel erobert werden, oder es ist Zeit für eine Umkehr – dieses Mal allerdings mit all Ihren Erfahrungen und Ihrem Wissen im Gepäck.

Viele Menschen sehen das dritte Lebensalter tatsächlich als Abstieg, jedoch im schlechtesten Wortsinn. Dabei sollte es in dieser Lebensphase besser darum gehen, das, was man sich in den früheren Lebensphasen erarbeitet und aufgebaut hat, was man erlebt hat und welche Schlüsse man daraus gezogen hat, in das weitere Leben einzubringen, davon zu profitieren, eventuell Änderungen vorzunehmen. Ja zur eigenen Vergangenheit zu sagen, hilft dabei, Gegenwart und Zukunft zu gestalten.

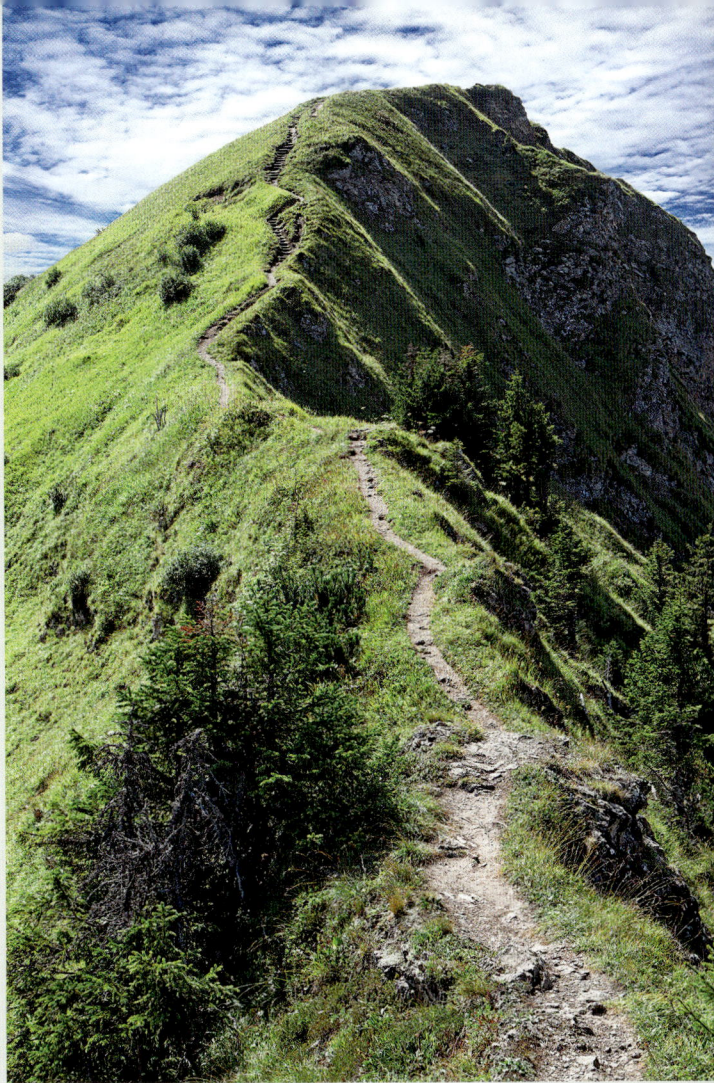

Ein Rückblick auf den eigenen Lebensweg zeigt auch neue Perspektiven für die Zukunft auf.

WORUM ES GEHT

- Die eigene Entwicklung zu erkennen.
- Den Sinn in dem Weg zu finden, den das Leben genommen hat.
- Sich über das, was man im Leben erreicht hat, zu freuen.
- Das Leben aus einer neuen Perspektive zu betrachen.
- Sich selbst unbedingt das Beste zu unterstellen.

WORUM ES NICHT GEHT

- Mit seinem Lebensweg zu hadern.
- Jede Kleinigkeit, jedes Detail aufzuschreiben.
- Anderen etwas vorzuwerfen und sich zum Opfer zu machen.
- Sich selbst zu verurteilen.
- Ganz wichtig: Es geht nicht um die Frage nach Erfolg und Misserfolg.

WANN WIRD VERGESSLICHKEIT PROBLEMATISCH?

Die Aufforderung, auch im Alter schöpferisch tätig zu sein und Hobbys nachzugehen, ist keineswegs eine nett gemeinte Plattitüde, mit der ältere Menschen dazu angehalten werden sollen, ihre Zeit sinnvoll zu nutzen. Tatsächlich konnte wissenschaftlich nachgewiesen werden, dass geistige Aktivität vor Demenz schützt, selbst wenn man erst im fortgeschrittenen Alter damit beginnt. Auch zu sogenannten leichten kognitiven Beeinträchtigungen kommt es seltener. Zu diesen Beeinträchtigungen gehören Erfahrungen wie beispielsweise:

- Man vergisst, wo man Gegenstände und Dinge hingelegt hat.
- Namen wollen einem einfach nicht mehr einfallen.
- Man kramt im Gedächtnis nach einer Erinnerung, bekommt sie aber nicht zu fassen.
- Man weiß nicht mehr, ob man etwas geträumt oder ob man es in einem Film gesehen hat.

Aber klar, auch ein 30-Jähriger kann in die Lage kommen, nicht mehr zu wissen, wo die Brille ist. Und dass man nicht gleich jeden Namen präsent hat, ist eigentlich ganz normal – besonders wenn es sich um jemanden handelt, den man nur selten sieht. Sie tun also gut daran, nicht jedes Mal, wenn Sie etwas vergessen haben, die Anzeichen einer beginnenden Alzheimerkrankheit zu wittern.

Bedeutsam wird es erst, wenn es sich auffällig mehrt und überdurchschnittlich häufig auftritt. Meistens reagiert dann auch das nähere Umfeld darauf und wird diese Auffälligkeiten ansprechen.

Generell aber gilt: Ständig darüber nachzugrübeln, was dem Gehirn im Alter alles zustoßen könnte, ist äußerst kontraproduktiv. Besser ist Folgendes: Auch wenn Sie bisher nicht allzu viel getan haben, um Ihren Geist auf Trab zu halten – fangen Sie damit so bald wie möglich an. Es lohnt sich in jedem Fall! Denn es ist nie zu spät, um geistig aktiv zu werden und mit Hobbys und kreativen Beschäftigungen zu beginnen. Sie werden schnell bemerken, wie sich Konzentrationsfähigkeit, Merkfähigkeit und auch Lebensfreude steigern.

WENN SIE BEUNRUHIGT SIND

Von kleinen Vergesslichkeiten sollten Sie sich nicht verunsichern lassen. Jedem liegt mal ein Wort auf der Zunge und es will einem nicht einfallen. Doch wenn sich die Fälle häufen, gelten zwei Grundregeln:

- Lassen Sie sich fachärztlich beraten – Ihre Hausärztin oder Ihr Hausarzt kann Ihnen sagen, an wen Sie sich wenden sollen.
- Ziehen Sie sich niemals aus Scham oder weil Sie die Reaktionen Ihrer Umgebung fürchten, zurück. Es ist ja keinesfalls gesagt, dass die Gedächtnisprobleme auf einer Krankheit beruhen. Und sollte es tatsächlich so sein, wäre ein solcher Rückzug genau das Falsche, weil ja auch das soziale Miteinander ein wichtiger Gehirnschutzfaktor ist (siehe auch Seite 286–295).

WAS SIE VERMEIDEN SOLLTEN

Bisher ging es um geistige Aufgaben, die das Gehirn anregen, die Gedächtnisleistungen fördern und der Demenz vorbeugen. Es gibt bekanntlich auch Tätigkeiten, die in die entgegengesetzte Richtung wirken. Leider gehört stundenlanges Fernsehen zu den beliebtesten Freizeitbeschäftigungen vieler Menschen. Doch das Risiko, an Alzheimer zu erkranken, wird durch den ausgiebigen Fernsehkonsum erhöht! Denn diese Zeit fehlt für Aktivitäten, die Ihr Gehirn tatsächlich fordern und fördern. Ein Grund mehr, für geistig abwechslungsreichere Beschäftigungen zu sorgen!

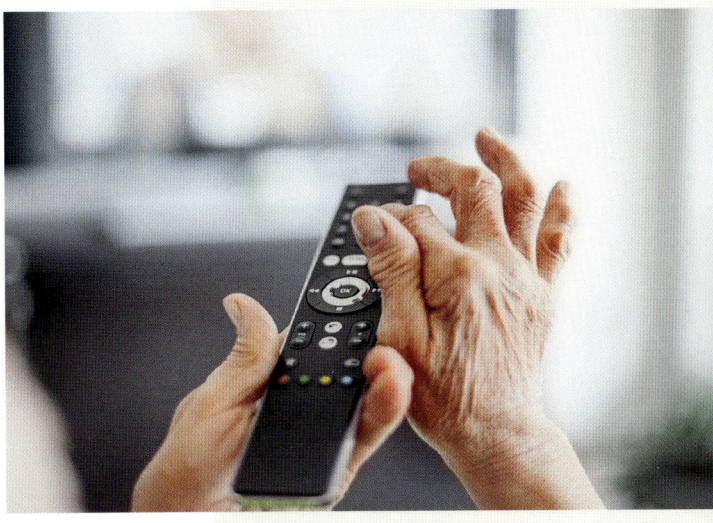

Nun leben ja viele Branchen davon, immer ausgeklügeltere und vor allem immer größere Fernseher auf den Markt zu bringen. Haben Sie schon einmal bemerkt, dass ein großer Flachbildschirm die Aufmerksamkeit geradezu magisch auf sich zieht? Man muss ihn einfach einschalten. Zwar spricht nichts dagegen, sich ab und zu gezielt eine Fernsehsendung anzusehen. Aber das Heimkino als Mittelpunkt des häuslichen Lebens – darauf sollten Sie dann doch mit Rücksicht auf Ihre geistige Gesundheit lieber verzichten. Nicht zuletzt geht das viele Fernsehen auch zulasten sozialer Kontakte beziehungsweise des Austauschs mit anderen Menschen. Denn die Zeit vor dem Fernseher fehlt letztendlich für diese wichtigen Begegnungen.

Wenn Sie täglich vor dem Fernseher sitzen, sollten Sie diese Gewohnheit einschränken und nur gezielte Sendungen wählen.

MACHEN SIE EINE BESTANDSAUFNAHME

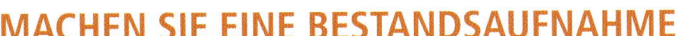

Auf den folgenden beiden Seiten finden Sie einen Test, der Ihnen aufzeigt, wo Sie persönlich derzeit in Bezug auf geistige Aktivität stehen. In welchem Maße stellen Sie sich geistigen Herausforderungen und wie aktiv nehmen Sie am sozialen Leben Ihrer Umgebung teil? Dabei geht es nicht nur um intellektuelle Beschäftigungen wie das Erlernen einer Sprache, das Lesen der Zeitung oder sogenanntes Gehirnjogging. Auch nach der Kreativität wird gefragt. Und nicht zuletzt nach kulturellen und sozialen Aktivitäten.

Denn all das spielt eine Rolle, wenn man die geistige Gesundheit in den Blick nimmt. Und denken Sie immer daran: Es ist nie zu spät, seinen Geist zu fordern. Sie werden mit Sicherheit in Zukunft davon profitieren.

Test:
Wie aktiv sind Sie geistig?

Lesen, am Computer arbeiten, stricken oder handwerken – all diese Tätigkeiten sind ein selbstverständlicher Teil des Alltags vieler Menschen. Aber wie groß ist dieser Anteil genau? Machen Sie hier eine Bestandsaufnahme.

	einmal im Jahr	mehrmals im Jahr	mehrmals im Monat	mehrmals pro Woche	(fast) täglich
Buch lesen					
Zeitung lesen					
Computerarbeit					
Weiterbildung (Sprachen, Universität usw.)					
Gehirnjogging (Sudoku usw.)					
Schreiben (Brief usw.)					
Musizieren					
Spiele spielen (Brett-, Karten-, PC-Spiele usw.)					
Haushaltsarbeiten					
handwerkliche/ kreative Tätigkeit					
Reisen, Theaterbesuche, Vorträge usw.					
Soziale Aktivitäten					

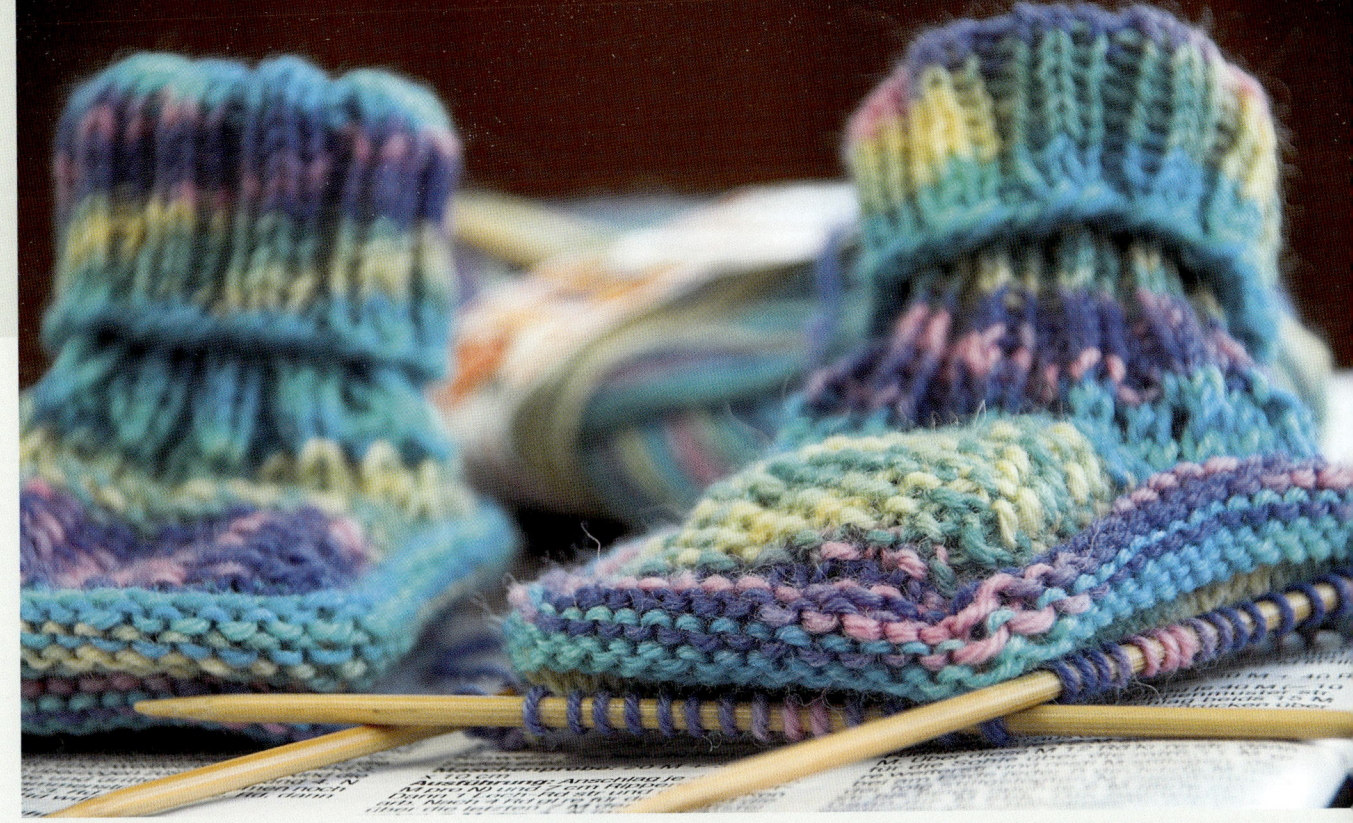

Suchen Sie sich immer neue Herausforderungen! Das können komplizierte Strickmuster sein, anspruchsvolle Zeitungsartikel oder jede Tätigkeit, bei der Sie sich geistig anstrengen müssen.

SO GEHEN SIE VOR

Kreuzen Sie bei jeder Tätigkeit in der Tabelle auf der linken Seite an, was auf Sie zutrifft. Wenn Sie etwas gar nicht gemacht haben, gibt es auch kein Kreuz. Nun vergeben Sie je nach angekreuzter Häufigkeit Punkte und zählen Sie diese zusammen: Einmal im Jahr gibt einen Punkt, mehrmals im Jahr zwei Punkte, mehrmals im Monat drei Punkte, mehrmals pro Woche vier Punkte und (fast) täglich fünf Punkte.

Würden Sie alle zwölf Tätigkeiten mit jeweils fünf Punkten bewerten, kämen Sie auf 60 Punkte, den Höchstwert. Teilen Sie nun Ihre Punktzahl durch zwölf, um so den Durchschnittswert zu ermitteln. Das ist Ihr persönlicher kognitiver Aktivitätswert (KAW). Der Begriff „kognitiv" umfasst Wahrnehmen, Denken, Fühlen und Urteilen. Das entspricht dem, was auf Seite 262 (Kasten) über den Geist gesagt wurde und beschränkt sich nicht nur auf reine Gehirnleistungen.

AUSWERTUNG

Ein KAW in Höhe von fünf beschreibt also rege geistige Aktivität, während es mit einem KAW in Höhe von eins um diese nicht so gut bestellt ist. Im Rahmen einer US-amerikanischen Studie fand man heraus, dass der KAW eines durchschnittlichen etwa 80-jährigen Rentners bei drei liegt.

Um in den Genuss der Schutzwirkung solcher Tätigkeiten zu kommen, sollten Sie darauf hinarbeiten, dass Sie auf einen Wert in Höhe von mindestens vier kommen. Das muss nicht von heute auf morgen sein, gehen Sie in kleinen, für Sie machbaren Schritten vor und machen Sie es mit Freude!

JE ANSPRUCHSVOLLER, UMSO GRÖSSER DIE WIRKUNG

„Was Hänschen nicht lernt, lernt Hans nimmermehr!" Es gibt kaum jemanden, der dieses Sprichwort nicht kennt: ein Vorurteil, das sich hartnäckig hält. Vielleicht einfach nur, weil dieser Spruch so eingängig ist … Wahrer wird er dadurch aber nicht! Das zeigen wissenschaftliche Erkenntnisse eindeutig.

Wenn Sie Ihr Gehirn beim Erlernen von etwas Neuem mit bislang unbekannten Informationen füttern, stimulieren Sie vor allem diejenigen Hirnregionen, in denen der altersbedingte Verlust von Nervenzellen vergleichsweise groß ist.

So bringen Sie es zur Meisterschaft

Man ist nie zu alt, um etwas Neues zu lernen. Die folgenden Tätigkeiten können durchaus besondere Herausforderungen darstellen, sind daher aber auch umso ergiebiger für die kleinen grauen Zellen:

- Musik bringt Sie zum Mitschwingen? Dann lernen Sie ein Instrument (siehe Seite 235).
- Sie fahren öfters nach Italien, können aber außer ein paar Worten immer noch kein Italienisch? Dann wird es höchste Zeit. Erlernen Sie die Sprache des Landes, für dessen Kultur Sie sich interessieren.
- Sie wollten schon immer Ihrem Enkel imponieren und haben außerdem ein Faible für Computer? Dann befassen Sie sich doch näher mit einer Programmiersprache oder einem Softwareprogramm.
- Ihr Forscherdrang lag bisher brach oder beschränkte sich darauf, die optimale Route zum Urlaubsort herauszufinden? Welches Thema interessiert Sie außerdem? Ob Bibliotheken oder das Internet – hier wartet das gesamte Wissen der Welt nur darauf, entdeckt zu werden. Recherchieren Sie und verfassen Sie ein kurzes Referat, das Sie im Klub oder im Verein vortragen können.
- Einen Artikel oder auch ein Buch zu schreiben bietet sich an, wenn Ihnen ein Thema besonders am Herzen liegt und Sie Ihre Erkenntnisse auch anderen mitteilen wollen. Von Vereinsmagazinen bis zum Selbstverlag stehen zahlreiche Publikationsmöglichkeiten zur Verfügung.
- Sie spielen gern und gut Schach? Haben Sie sich schon mal überlegt, es im Rahmen eines Turniers zu versuchen? Ein Turnier können Sie natürlich auch selber ins Leben rufen.

- Damit wären wir beim Projektmanagement. Auch hier ist das Angebot groß. Ehrenamtliche und karitative Einrichtungen sind dankbar, wenn es jemanden gibt, der sich einer solchen Aufgabe annimmt.

Dies sind nur ein paar Vorschläge für diejenigen, die ihr Gehirn zu Spitzenleistungen bringen wollen. Einer davon wird im Folgenden näher vorgestellt.

Musizieren fürs Gehirn

Ein Instrument können Sie auch mit 70 Jahren noch lernen, selbst wenn es das erste Mal in Ihrem Leben ist und Sie keine Noten lesen können. Es ist nie zu spät, und Erfolgserlebnisse sind schön! Natürlich geht es nicht darum, dass Sie Konzertreife erlangen, sondern darum, dass Sie etwas für Ihr Gehirn tun – und übrigens auch ganz einfach Freude haben.

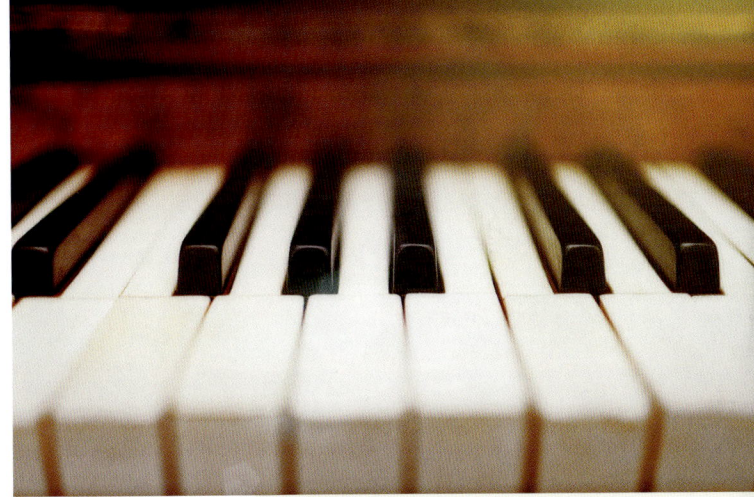

Sollten Sie schon mit einem Instrument Erfahrung gesammelt haben, dann bleiben Sie dran und üben Sie regelmäßig weiter. Und probieren Sie auch neue Stücke aus. Es ist wissenschaftlich erwiesen: Gegenüber Menschen, die kein Instrument spielen, weisen Musiker in bestimmten Hirnregionen ein größeres Volumen auf, was mit höherer Aufmerksamkeit und einem besseren Arbeitsgedächtnis einhergeht.

Für den Fall, dass Sie jetzt erst mit dem Musizieren loslegen wollen, nur zu! Veränderungen in der Hirnaktivität lassen sich schon relativ kurz, nachdem man begonnen hat, nachweisen: So arbeiten etwa die Hirnrindengebiete, die für die Bewegung der Hände zuständig sind, bereits nach einer Woche Klavierüben effizienter als vorher.

Wer Klavier spielt, sorgt dafür, dass viele Informationen zwischen beiden Gehirnhälften ausgetauscht werden.

Kann ich gleich zum Studieren an die Uni?

Ein Seniorenstudium ist heute institutionalisiert, und man fällt nicht mehr als Sonderling auf. Die Vorzüge liegen auf der Hand:
- Sie erarbeiten sich ein neues Wissensgebiet oder vertiefen Ihre Kenntnisse, wenn Sie beispielsweise an ein früher einmal begonnenes Studium anknüpfen.
- Sie betreiben durch die geistige Auseinandersetzung mit dem Studienfach die beste Demenzvorbeugung (siehe Seite 230).

Wenn Sie etwas Größeres angehen wollen, aber die Universität und ein Seniorenstudium nicht Ihr Ding ist – Fortbildungen aller Art gibt es heute zuhauf: Und dass sich beispielsweise im Bereich alternativer Gesundheitsmethoden über 60-Jährige beruflich aus- oder fortbilden, ist längst keine Seltenheit mehr.

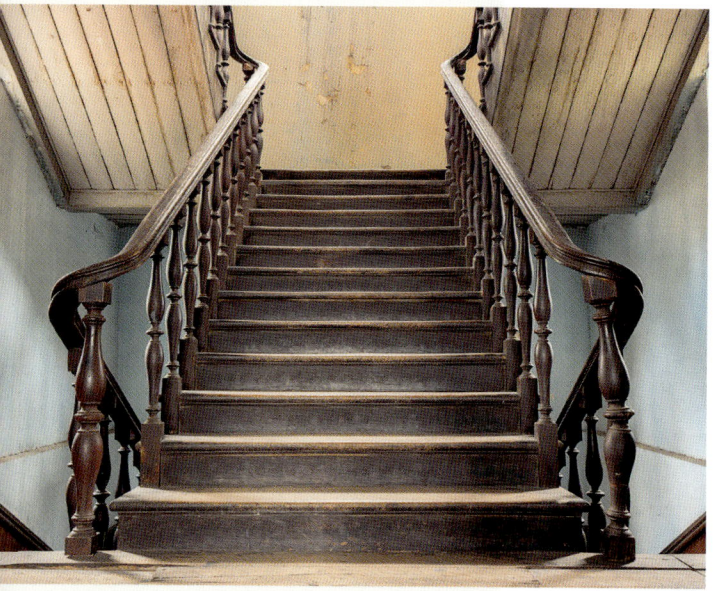

Der Weg ist das Ziel: Geben Sie also nicht vorschnell auf, sondern bleiben Sie dran!

LEICHTER GESAGT ALS GETAN

Der Weg zur Hölle ist bekanntlich gepflastert mit guten Vorsätzen. Vielleicht haben Sie ja in Ihrem Leben auch schon die Erfahrung gemacht, dass die tollsten Pläne an der praktischen Umsetzung scheiterten.

Hinzu kommt, dass viele Menschen, je älter sie werden, davor zurückschrecken, etwas Neues zu beginnen. Das ist durchaus verständlich, denn es verleiht auch Sicherheit, das zu tun, was man schon immer getan hat. Aber es bringt einen eben auch nicht weiter. Oft stehen einem Zweifel und Ängste im Weg, etwas Neues anzupacken. „Kann ich das?" „Was wohl die anderen dazu sagen werden?" „Bei mir hat sowas doch noch nie geklappt!"

Solche oder ähnliche Gedanken mögen auftreten – lassen Sie sich davon nicht beirren. Bleiben Sie bei dem, was Sie inspiriert! Es gibt ein paar Kniffe, die Sie dabei unterstützen, Ihre Wünsche auch wirklich in die Tat umzusetzen:

- Schreiben Sie sich Ihr Vorhaben auf und unterteilen Sie es in kleinere Etappen. Eltern scheitern bei ihren Sprösslingen ja meist mit der Ansage „Bitte räum dein Zimmer auf". Erfolgversprechender ist es, dem Kind zu sagen, es möge doch den Tisch aufräumen, als Nächstes dann die Spielecke und so weiter. Dieses Vorgehen in überschaubaren Schritten funktioniert auch bei Erwachsenen. Probieren Sie es aus! Erstellen Sie für sich einen realistischen Stufenplan und halten Sie diesen auch wirklich auf Papier fest.

- Werden Sie sich über Ihre Motivationen und Ziele klar, zum Beispiel: Freude erfahren, ein gutes Körpergefühl entwickeln, gesünder leben, etwas fürs Gehirn tun, sehen, wie man mit einer Herausforderung umgeht, sich einen Kindheitswunsch erfüllen (zum Beispiel ein Instrument spielen oder Schach lernen), neue Freunde gewinnen, Abwechslung in den Alltag bringen und so weiter.

- Die Anerkennung von anderen kann auch ein Ziel sein, es sollte jedoch nicht im Vordergrund stehen.
- Zwischendurch eine Belohnung für ein erreichtes Etappenziel darf schon sein.
- Identifizieren Sie Motivationskiller („Zu müde!", „Hilft ja doch nichts" …) und denken Sie sich wirkungsvolle Strategien dagegen aus.

DIE WELT MIT ALLEN FÜNF SINNEN ERLEBEN

Auch wenn Sie Ihre sinnlichen Wahrnehmungen schulen, tun Sie Ihrem Gehirn etwas Gutes. Ist das nicht eine wunderbare Nachricht? Das klingt nach einer Menge Spaß und kaum nach Anstrengung!

Fünf Sinne stehen uns zur Verfügung, und zwar das ganze Leben lang: Sehen, Hören, Riechen, Schmecken und Tasten. Mit ihnen ergeht es vielen Menschen ähnlich wie mit dem Atmen: Sie machen es ständig – weil es ja auch gar nicht ohne geht –, aber nicht bewusst. Und ebenso wie das bewusste Atmen (siehe Seite 278) kann auch das bewusste Einsetzen der Sinnesorgane Ihre Lebensqualität erheblich steigern. Und das gilt natürlich für jedes Lebensalter!

Allerdings können sich im Alter Hindernisse für die Freude am sinnlichen Erleben häufen. So verschlechtert sich die Funktion der Sinnesorgane mit den Jahren, und das oft schon um den 40. Geburtstag herum: Alterweitsichtigkeit stellt sich langsam ein, das Hörvermögen nimmt ab, und der Geschmackssinn lässt ein wenig nach …

Grund genug zu lernen, die Sinne nicht nur ganz bewusst einzusetzen, sondern sie darüber hinaus zu schulen und so dafür zu sorgen, dass sie weiterhin Freude bereiten. Eine Art Achtsamkeitstraining sozusagen.

Übrigens besitzt jeder Mensch seine ganz individuellen Stärken im Zusammenhang mit den Sinnesorganen – nicht umsonst gibt es beispielsweise die Unterscheidung von visuellen, auditiven, kinästhetischen und haptischen Lerntypen. Beim visuellen Lerntyp bleibt vor allem haften, was er sieht, beim auditiven Lerntyp das, was er hört, und die kinästhetischen und haptischen Lerntypen erinnern am besten, was sie berühren, ertasten und über Bewegen erfahren konnten. Zu wissen, welcher Typ man ist, ist selbstverständlich für den eigenen Lernerfolg äußerst hilfreich. Doch unabhängig von Ihrer bevorzugten Wahrnehmungsweise sollten Sie auch die anderen Sinne einsetzen und fördern.

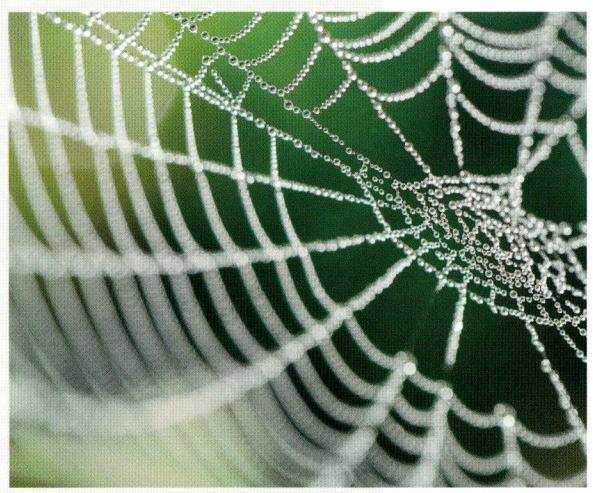

Fokussieren Sie ein Detail und entdecken Sie die Vielfalt, die im Einfachen liegt.

Die Augen – Tore zur Seele

Eine weitverbreitete Augenerkrankung im Alter ist der sogenannte graue Star (Katarakt): Dabei trüben sich die klaren Linsen in den Augen infolge des natürlichen Alterungsprozesses ein, was dazu führt, dass das Bunt der Welt immer mehr zum Grau in Grau wird. Inzwischen gibt es die Möglichkeit, eine künstliche Linse einzusetzen und so wieder für klare Sicht zu sorgen – heute ein Routineeingriff. Es braucht sich also niemand mehr vor dem grauen Star zu fürchten.

Die Welt mit dem Alter zunehmend Grau in Grau getaucht zu sehen, kann auch zu einer psychischen Belastung werden. Nichts macht mehr so recht Freude, Abwechslungen scheint es kaum mehr zu geben. Doch dagegen lässt sich manches unternehmen.

Sicherlich haben Sie eine Lieblingsfarbe. Und wenn nicht, dann versuchen Sie doch herauszufinden, welche das ist, auch den genauen Farbton. Blau ist nämlich nicht gleich Blau – da gibt es, wie übrigens bei jeder Farbe, unzählige Schattierungen. Der eine mag Hellblau und findet ein leuchtendes Königsblau gar nicht schön, für einen anderen ist Türkisblau das Nonplusultra.

Farben machen Freude, vielleicht ist Ihnen das schon einmal aufgefallen. Wenn etwas genau den Farbton trägt, den Sie bevorzugen, dann brauchen Sie es nur eine Weile anzusehen und Sie werden bemerken, dass es sich positiv auf Ihre Stimmung auswirkt. Das können Vorhänge sein, Blumen, die Wandfarben in Ihrem Wohnzimmer, das Meer, die Rinde eines Baumes und so weiter. Was könnten Sie sich in Ihrem Farbton zulegen? Ein Kleidungsstück? Eine Decke? Irgendeinen Gegenstand, zum Beispiel eine Kerze?

Experimentieren Sie aber auch mit Farben, die Ihnen weniger liegen. Blicken Sie eine Weile hin und beobachten Sie, wie sich das auf Sie auswirkt. Was für Gedanken kommen Ihnen dabei in den Sinn?

Sehen Sie sich in Ihrer Wohnung, Ihrem Haus um. Welche Farben herrschen bei der Einrichtung vor? Oder mögen Sie es nicht gern bunt? Dann wäre zu überlegen, ob Sie nicht etwas in Ihrer Lieblingsfarbe dazunehmen, etwa ein schönes Kissen als Blickfang im Wohnzimmer, oder wie wäre es mit einem neuen Bild oder Fotoposter an der Wand? Auch die Natur bietet sich dafür an, Ihren visuellen Sinn zu schulen. Alle Formen und

Farben sind dort vorhanden: der Vollmond mit seiner perfekten Kreisform, der Regenbogen als Halbkreis und ausgestattet mit dem kompletten Farbspektrum, die ungezählten Grüntöne von Pflanzen, Sträuchern und Bäumen, die Transparenz von Tautropfen, die unterschiedlichen Formen von Blättern, die Spiegelungen von Bäumen im Wasser … Finden Sie heraus, wo es in der Natur gerade Linien gibt!

Sie merken schon: Ihrem Forscher- und Entdeckergeist sind hierbei keine Grenzen gesetzt. Sie können Blätter im Herbst trocknen und daraus ein eigenes Bild entwerfen. Oder Sie streichen einen Balkonstuhl in Ihrer Lieblingsfarbe an. Werden Sie selbst kreativ!

Und noch eine Anregung: Auch Windspiele ziehen Augen und Ohren magisch an. Sie können eines auf dem Balkon, am Fenster oder im Garten anbringen – beobachten Sie, wie es Ihre Aufmerksamkeit – und vielleicht diejenige anderer – auf sich lenkt.

Hören Sie genau hin!

Wie den Sehsinn, so kann man auch den Hörsinn auf vielerlei Arten anregen. Wenn Sie Tierliebhaber sind, können Sie lernen, Vogelstimmen zu unterscheiden und den verschiedenen Vogelarten zuzuordnen.

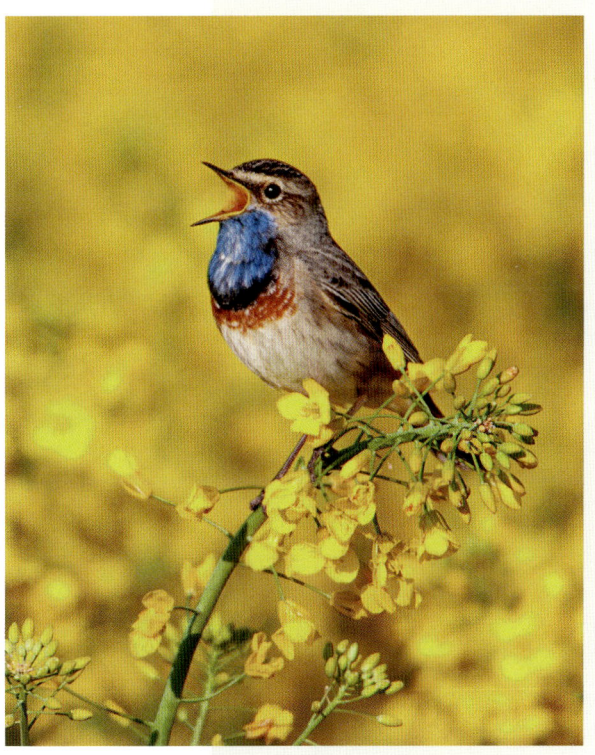

Oder Sie gehen mal wieder in ein Konzert. Auch zu Hause können Sie sich an Ihren musikalischen Vorlieben erfreuen: Hören Sie Radio oder Ihre alten Schallplatten und Tonbandaufnahmen. Eventuell haben Sie die alten Wiedergabegeräte ja noch. Sind Sie Liebhaber klassischer Musik? Wie wäre es, die Aufnahmen eines bestimmten Stücks unterschiedlicher Interpreten miteinander zu vergleichen? Welche gefällt Ihnen davon besser? Und warum?

Vielleicht haben Sie aber auch Freude an Hörspielen, und es interessiert Sie, wie die diversen Sprecher ihren jeweiligen Part über die Stimme vermitteln.

Überhaupt – welche Stimmen Ihrer Freunde und Bekannten mögen Sie besonders gern? Und können Sie beschreiben, weshalb?

Oder Sie gehen es andersherum an: Sie machen eine der in diesem Buch vorgestellten Meditationsübungen (siehe Seite 276–281). Dazu sollten Sie sich ja in einer angenehm ruhigen

Vogelstimmen können Sie hören und erkennen lernen. Im Internet gibt es hervorragende Audio-Seiten.

Umgebung befinden. Wenn man ganz auf die Stille angewiesen ist, fallen einem auf einmal alle möglichen Geräusche auf. Ein tropfender Wasserhahn? In der Ferne das Martinshorn eines Rettungsfahrzeugs? Ein Windzug? Der Rasenmäher in Nachbars Garten? Ihr eigener Magen, der knurrt? Hören Sie in die Stille hinein. Und nehmen Sie auch einmal die Stille an sich wahr. Wie hört sie sich an? Können Sie die Stille räumlich erfassen?

Sie sehen, es gibt auch hier eine Vielzahl an Möglichkeiten. Und es macht obendrein Spaß, diese zu nutzen.

Werden Sie zum Gourmet

Fertiggerichte, Junkfood, Zusatzstoffe – mittlerweile sind bereits die Geschmackssinne von Kindern abgestumpft. Zu viel Zucker, zu viel Salz, zu viel Geschmacksverstärker stecken in vielen Fertigprodukten. Da schmeckt der Erdbeerjoghurt, in dem statt echten Erdbeeren nur künstliche Aromen verarbeitet wurden, vielleicht intensiver als die frisch gepflückte Erdbeere – aber dafür immer gleich.

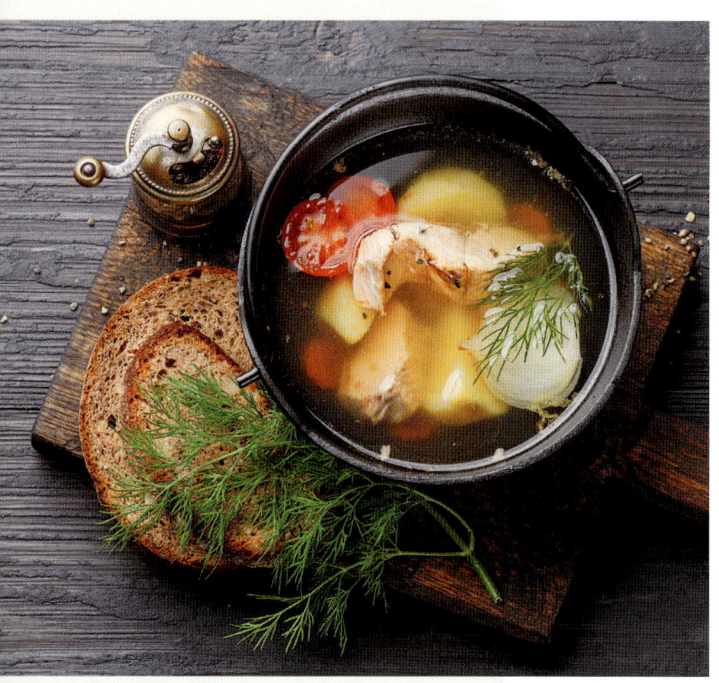

Und für viele Obst- und Gemüsesorten gilt leider mittlerweile, dass sie schlicht und ergreifend kaum mehr einen Eigengeschmack besitzen. Kaufen Sie daher saisonal und regional ein. Und möglichst auch biologisch. Solche Nahrungmittel sind von höherer Qualität und schmecken besser.

Können Sie den unterschiedlichen Geschmack verschiedener Apfelsorten erkennen? Was für Geschmacksrichtungen können Sie wahrnehmen? Es gibt ja nicht nur süß, salzig, bitter und sauer. In der ayurvedischen Küche etwa kennt man zwei weitere Geschmacksrichtungen: scharf und herb, die Japaner hingegen haben uns noch den Elementargeschmack „umami" (würzig/fleischig) nahegebracht.

Gerade beim Thema Geschmack sind die Möglichkeiten des Übens schier unendlich. Am besten nehmen Sie dabei Ihren Sehsinn zurück. Denn das kräftige Rot einer Tomate sagt leider nichts über deren Geschmack aus, auch wenn viele Menschen sie genau deswegen kaufen. Wenn Sie sich intensiv auf das Schmecken einlassen, werden Sie mit der Zeit zu einem echten Gourmet, einem „Feinschmecker".

Werden Sie zum Gourmet, essen Sie bewusst und bevorzugen Sie frisch zubereitete Speisen.

SINNLICH EINKAUFEN

Bewusst und mit allen Sinnen das Essen zuzubereiten, das fängt schon beim Einkaufen an.

Sehen: Natürlich orientieren wir uns beim Einkaufen auch an dem, was wir sehen. Die Formen und Farben von Obst und Gemüse spielen durchaus eine Rolle. Das Design des Weinetiketts natürlich ebenfalls.

Hören: Manche Früchte geben einen anderen Ton von sich, sobald sie reif sind: Klopfen Sie beispielsweise an eine Wassermelone – ist der Klang voll und dunkel, so ist sie reif.

Riechen: Suchen Sie zum Beispiel gezielt nach Karotten, die duften, im Gegensatz zu solchen ohne typischen Geruch.

Tasten: Der Reifegrad vieler Früchte lässt sich mit minimalem Fingerdruck erspüren. Das funktioniert, man muss nicht den Finger hineinbohren und die Frucht so beschädigen. Alles Übungssache.

Schmecken: Manche Händler erlauben eine Kostprobe – nutzen Sie die Möglichkeit dazu und erweitern Sie Ihren Geschmackshorizont. Zu Hause genießen Sie dann beim Kochen und Essen weiter.

Wie riecht der Winter?

Auch Gerüche und Düfte bieten ein riesiges Übungsfeld der Sinnesschulung. Machen Sie dabei bitte einen großen Bogen um Parfümerien (es sei denn, Sie möchten sich ein Parfüm kaufen). Die intensiven Düfte dort lassen Ihren Geruchssinn abstumpfen.

Es kann ruhig ein wenig subtiler sein. Nehmen Sie, wo Sie auch sind, den Geruch wahr: in Räumen, in der Natur, bei sich zu Hause … Und wie riechen eigentlich unterschiedliche Jahreszeiten? Sie können auch an das Thema Gourmet (siehe Seite 240) anknüpfen: Wie riecht eine Banane? Eine Birne? Können Sie riechen, wann Zwiebeln glasig gedünstet sind?

Tasten, berühren, massieren

Viele Menschen, die im Alter allein leben, können sich gar nicht mehr erinnern, wann sie das letzte Mal jemand in den Arm genommen hat. Das wird eine Massage nicht wettmachen, aber sie kann das wunderbare Gefühl vermitteln, gehalten zu werden, und die Berührungen können etwas zutiefst Beruhigendes haben. Sportmassagen sind nicht geeignet – die wären ohnehin zu gefährlich, denn für Menschen, die Osteoporose haben, könnte eine zu forsche Bewegung zu einem Rippenbruch führen. Doch es gibt heute viele Möglichkeiten, sich sanft massieren zu lassen. Der Gesundheit erweisen Sie damit obendrein einen Dienst.

Spüren Sie auch, wie es sich anfühlt, wenn die Hand für eine Weile irgendwo am Rücken liegen bleibt. Legen Sie die Hand auf eine Stelle. Lassen Sie die Wärme in den Körper strömen. Warten Sie ab, was geschieht.

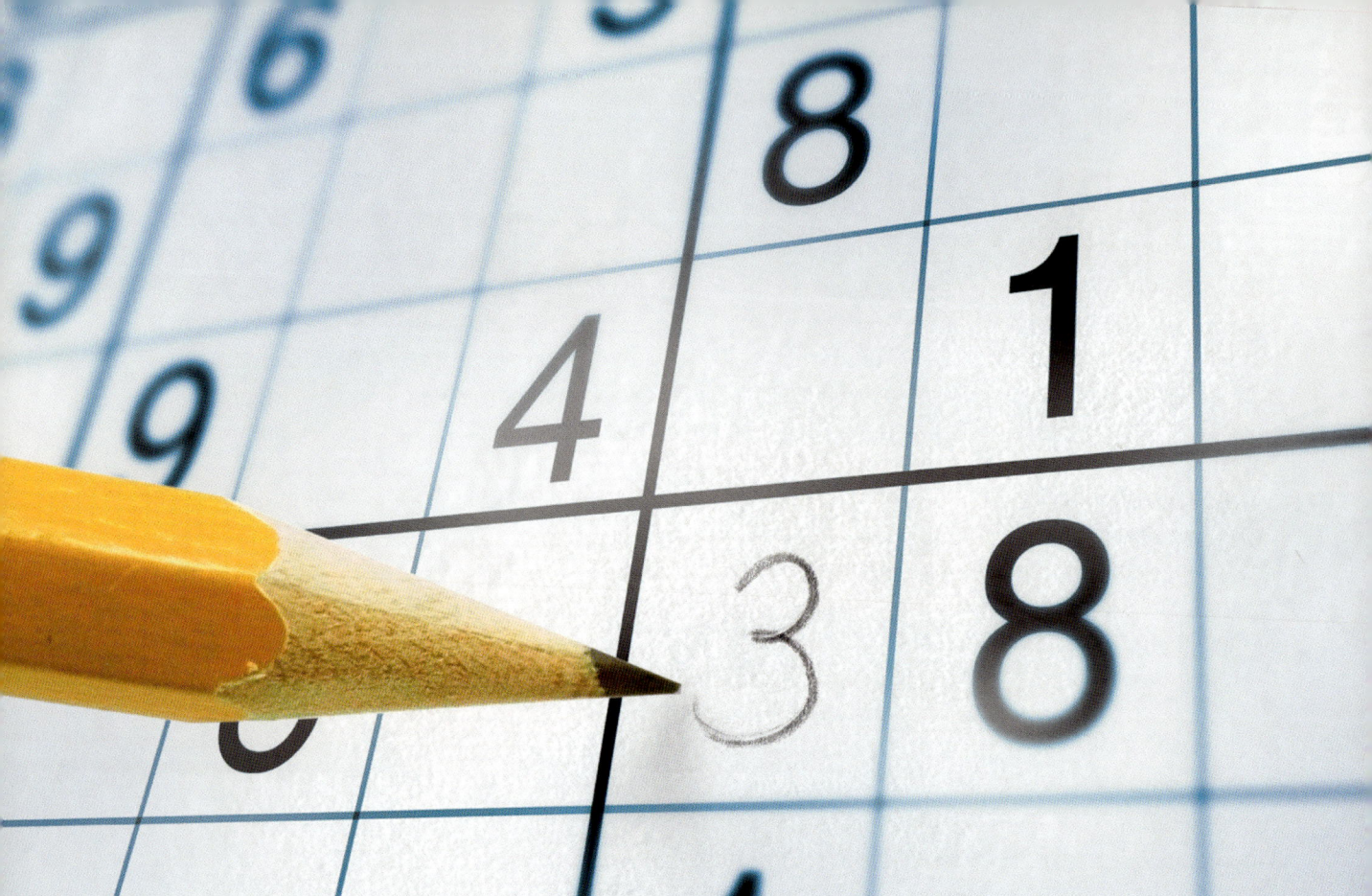

Denksportaufgaben wie Sudokus und anspruchsvolle Kreuzworträtsel fordern besonders die fluide Intelligenz (siehe Seite 243).

Training fürs Gehirn

Mit gezielten Übungen bringen Sie Ihre grauen Zellen auf Hochtouren und lassen Sie nicht einrosten. Gehirnjogging ist ein wirkungsvolles Mittel, um Demenz oder Alzheimer entgegenzuwirken.

DAS GEHIRN – EIN KOMPLEXES WUNDER

Es wiegt zwischen 1000 und 1500 Gramm, ein unscheinbares, grau-weißes Gebilde, kaum größer als zwei Fäuste, bestehend aus etwa 15 Milliarden Zellen: unser Gehirn. Es ist eines der kompliziertesten Gebilde, die wir kennen – unendlich viel komplexer als jeder noch so leistungsfähige Computer. Es steuert nicht nur alle unsere Lebensvorgänge, sondern es ist zugleich der Ort, an dem das größte aller Abenteuer stattfindet: das Denken.

Im Gehirn werden Erfahrungen verarbeitet. Hier findet das Lernen statt, und zwar zeitlebens – auch im Alter. Die sogenannte neuronale Plastizität gibt uns die Fähigkeit, uns in neuen Situationen zurechtzufinden. Wie schnell und erfolgreich wir dabei sind, hängt offenbar von unserer Intelligenz ab. Lange glaubte man, dass Intelligenz angeboren ist, doch heute weiß man, dass sie trainiert und verbessert werden kann – zum Beispiel mit den Übungen auf den folgenden Seiten. Dieses Gehirnjogging hält Ihr Gehirn fit, aber lässt Sie auch im Alltag besser mit neuen Situationen zurechtkommen.

R. B. Cattell unterschied 1971 die beiden Intelligenzfaktoren fluide und kristalline Intelligenz. Die fluide Komponente bezeichnet die Grundfähigkeit des Denkens, die als weitgehend angeboren gilt. Gemeint ist damit die Fähigkeit, „sich auf neue Probleme und Situationen einzustellen, ohne [...] frühere Lernerfahrungen" (David G. Myers). Nach Cattell ist dieser Intelligenzfaktor kulturübergreifend. Die kristalline Intelligenz ist hingegen stark von der jeweiligen Kultur und dem von ihr vermittelten „Weltwissen" geprägt, denn sie besteht aus den erlernten kognitiven Fähigkeiten, die auf erworbenem Wissen basieren.

EIN VIELFÄLTIGES ÜBUNGSPROGRAMM

Die Übungen auf den folgenden Seiten trainieren die Kernbereiche Sprache, Logik, Zahlen und Mathematik sowie visuelle Intelligenz. In Bereich 1 spielt die kristalline Komponente die größte Rolle, also das „Weltwissen". Die Bereiche 2 bis 4 betreffen – abgesehen von den Grundrechenarten – hauptsächlich die fluide Intelligenz.

In den beiden Übungsabschnitten finden Sie Aufgaben aus allen Bereichen, durchgemischt und nicht in einer starren Abfolge. Die Abwechslung hält Sie wach und flexibel. Der Abschnitt mit den einfacheren Übungen (Seite 244–255) ist zum „Aufwärmen", danach können Sie sich an die mittelschweren und schweren Aufgaben wagen (Seite 256–266).

Bei den Aufgaben finden Sie Zeitvorgaben in Minuten. Viele Aufgaben aber werden Sie vermutlich wesentlich rascher lösen. Nur da, wo Sie sich schwerer tun, können Sie die Zeitangabe als Anhaltspunkt nehmen, ob Sie noch in der „Norm" sind oder schon überdurchschnittlich lange brauchen. Denn manchmal ist man wie blockiert, was aber an der momentanen Verfassung liegen kann. Stellen Sie dann die Aufgabe zurück und versuchen Sie es später mit frischer Perspektive nochmals. Denn vor allem unter den schwierigeren Aufgaben gibt es einige harte Nüsse.

Kommen Sie endgültig nicht weiter, sehen Sie sich die Lösung an und vollziehen Sie den Gedankengang nach: Zumindest ein Aha-Effekt wird sich einstellen – und auch das ist ein Lernerfolg. Eine ähnliche Aufgabe lösen Sie in Zukunft sicherlich besser.

Leichte Aufgaben

> Sprache

01 Welcher der Begriffe a bis e fällt jeweils
aus der Reihe?

1. a: Karpfen
b: Thunfisch
c: Goldbarsch
d: Hering
e: Kabeljau

2. a: Paris
b: London
c: Kalkutta
d: Amsterdam
e: Berlin

3. a: Birke
b: Ahorn
c: Eiche
d: Buche
e: Eibe

4. a: Schrank
b: Kommode
c: Regal
d: Fernseher
e: Sessel

> Logik

02 Welche der Formen a bis e setzt die obere
Reihe folgerichtig fort?

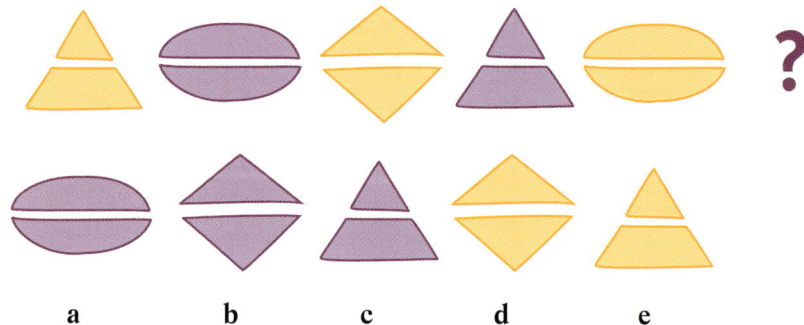

a b c d e

> Sprache

03 Buchstabensalat: Welche vier Tier-
bezeichnungen lassen sich aus diesen
vier Buchstabengruppen bilden?

1. SAMU **2.** GEIL **3.** FEAF **4.** MRUW

04 Welcher der Würfel a bis e gehört folgerichtig an die Stelle des Fragezeichens?

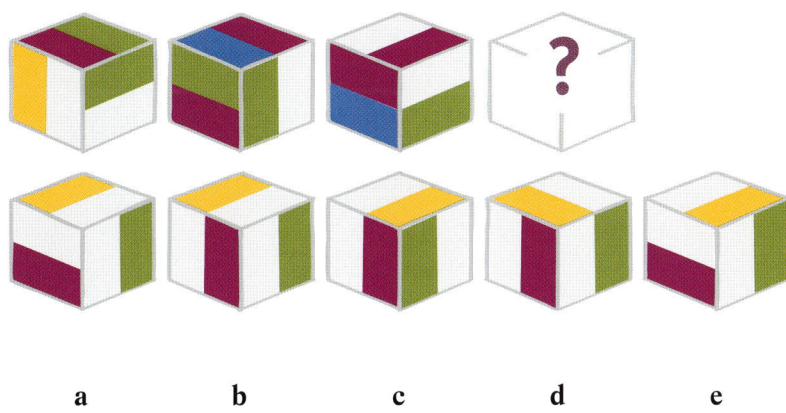

a   b   c   d   e

05 Welche Zahl müsste an der Stelle des Fragezeichens stehen?

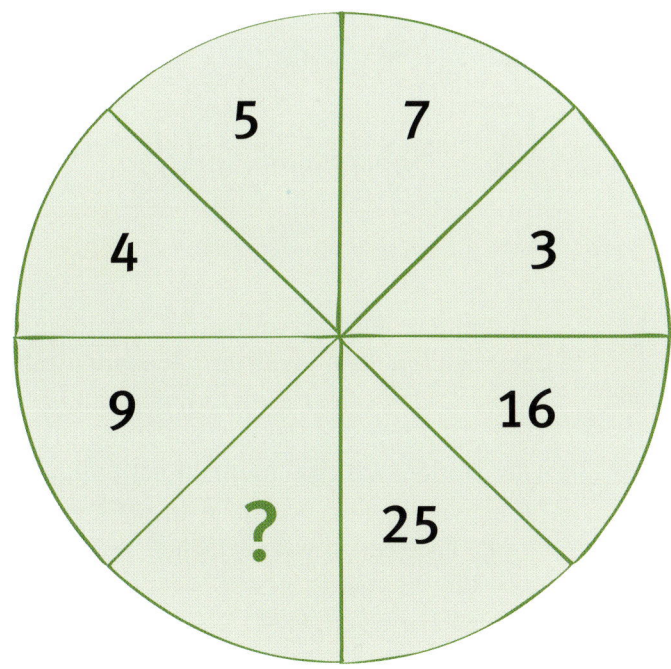

> **Mathematik**

06   **Welche Zahlen setzen die vier Reihen jeweils passend zu ihrem Bildungsprinzip fort?**

1.		2.		3.		4.	
	-4		1		1		1
	-3		1		4		3
	-1		2		9		5
	2		3		16		7
	3		5		25		9
	5		8		36		?
	?		?		?		

> **Logik**

07   **Welches der Symbole a bis e gehört nicht in seine Reihe und fällt aus dem Rahmen?**

	a	b	c	d	e

INTELLIGENZ UND KREATIVITÄT

Ein Bericht stellte 2009 die Ergebnisse zweier Studenten im sogenannten Ziegelsteintest vor. In diesem Test sollen möglichst viele Einsatzmöglichkeiten für einen Ziegelstein ausgedacht werden. Der eine Student hatte einen weit überdurchschnittlichen IQ, der andere zwar einen hohen, aber gegenüber dem ersten Studenten deutlich niedrigeren. Der intelligentere Student kam in der vorgegebenen Zeit auf wesentlich weniger Nutzungsmöglichkeiten, die außerdem alle ziemlich naheliegend waren, der Student mit dem geringeren IQ hingegen brachte sehr viele originelle Möglichkeiten zu Papier. Fazit: Intelligenz allein reicht nicht aus, um Kreativität zu erklären. Diese ist etwas Eigenes, Unersetzliches.

08 Welches der Quadrate a bis e gehört
folgerichtig an die Stelle des Fragezeichens?

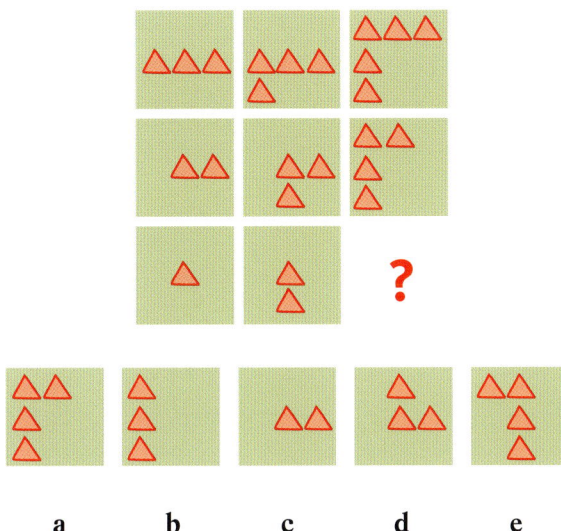

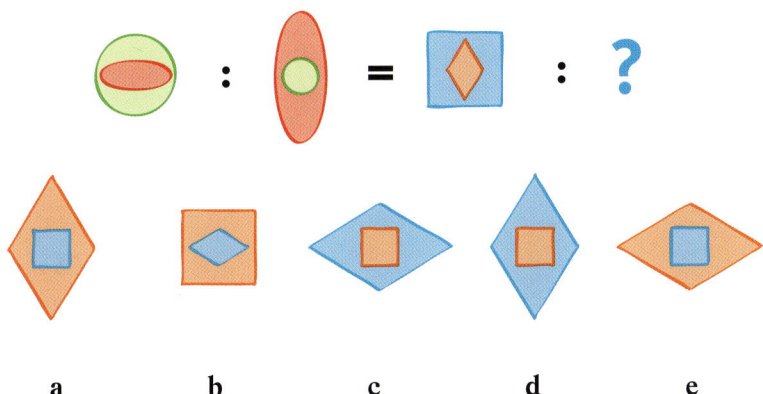

a   b   c   d   e

09 Welches der Symbole a bis e ersetzt
folgerichtig das Fragezeichen auf der
rechten Seite der Gleichung?

a   b   c   d   e

> Sprache

10 „Ehrlich währt am längsten."
Welches der Sprichwörter a bis e
kommt dem Sprichwort oben
inhaltlich am nächsten?

a: Der Schein trügt.

b: Ein Bild sagt mehr als tausend Worte.

c: Lügen haben kurze Beine.

d: Frechheit siegt.

e: Gut verpackt ist halb verkauft.

> Mathematik

11 Welche Zahlen sind als Spalten- bzw.
Reihensumme an die Stellen der Fragezeichen zu setzen?

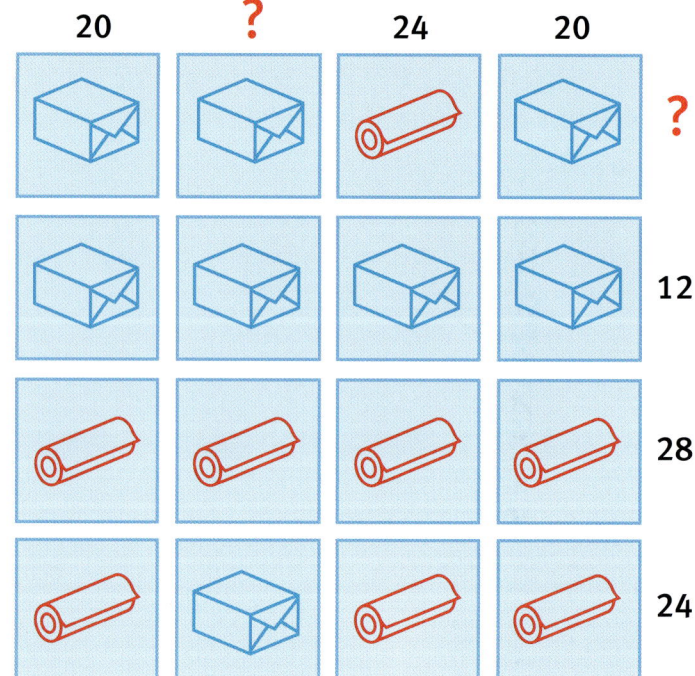

12 Welchem der Würfel a bis e liegt die Faltvorlage rechts zugrunde?

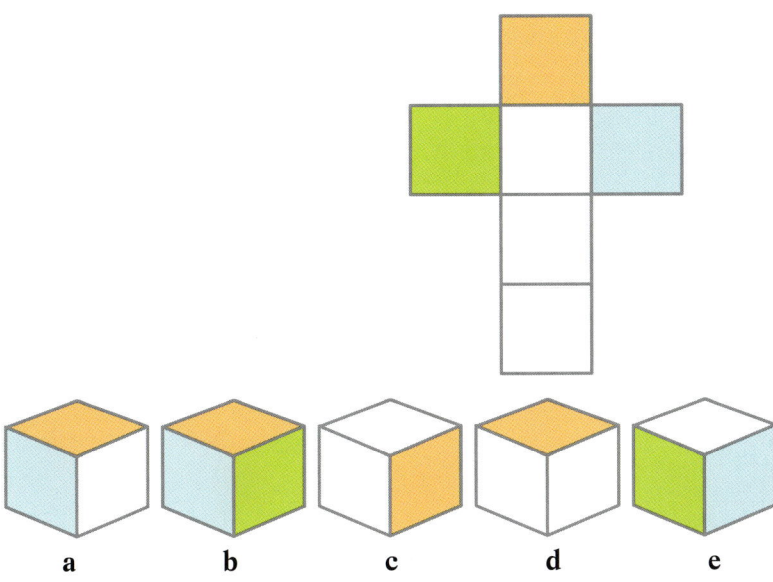

a   b   c   d   e

13 Welche der Figuren a bis e passt logisch am besten zur vorgegebenen oberen Figur?

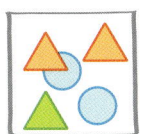 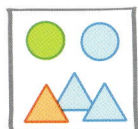 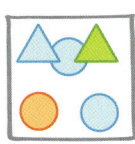 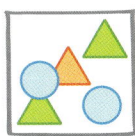 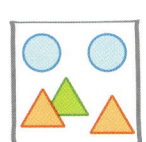

a   b   c   d   e

> **Sprache**

14 Welcher der Begriffe a bis e fällt jeweils aus der Reihe?

1.
a: Hass
b: Liebe
c: Gleichgültigkeit
d: Gewinn
e: Gelassenheit

2.
a: Salz
b: Pfeffer
c: Mehl
d: Thymian
e: Salbei

3.
a: Medizinball
b: Lastwagen
c: Haus
d: Berg
e: Diamant

4.
a: Bier
b: Wein
c: Wasser
d: Öl
e: Sekt

> **Mathematik**

15 Welches der „Zahlenkleeblätter" a bis e gehört an die Stelle des Fragezeichens auf der rechten Seite der Gleichung?

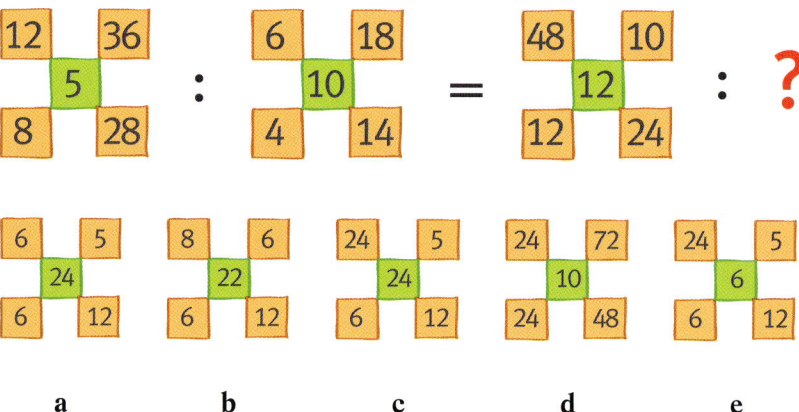

a   b   c   d   e

GEISTIG BEWEGLICH – BIS INS HOHE ALTER

Der Grad der Intelligenz des Einzelnen ist nicht ein für allemal festgelegt; das ist gewiss. Forschungen haben gezeigt, dass das Erwachsensein keineswegs Stillstand bedeuten muss. Die Entwicklung hängt natürlich jeweils vom Einzelnen ab, von seinem Interesse und seiner Bereitschaft, aktiv zu werden. Der amerikanische Psychologe John L. Horn (1928–2006) bestritt in seinen späteren Jahren die damals unter Wissenschaftlern verbreitete Vorstellung von einem übergeordneten Faktor „g", der als angeborene Konstante alles Denken prägen soll. Er spricht vielmehr von „multiplen Intelligenzen", also Intelligenz in verschiedenen Bereichen, die sich auch noch im Erwachsenenalter sehr individuell entwickeln. Horn verweist dabei auf die „Expertise", das Fachwissen, das ja nicht nur als Information abrufbar ist, sondern es überhaupt erst möglich macht, Neues zu erschließen, Neuland zu betreten oder in einem Bereich Kreativität zu entwickeln.

16 Welchem der Würfel a bis e liegt die Faltvorlage rechts zugrunde?

 5

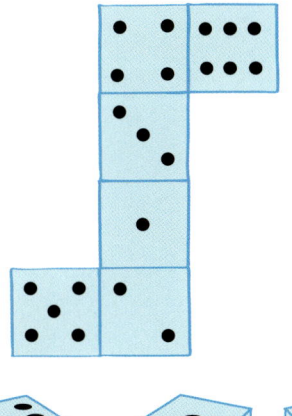

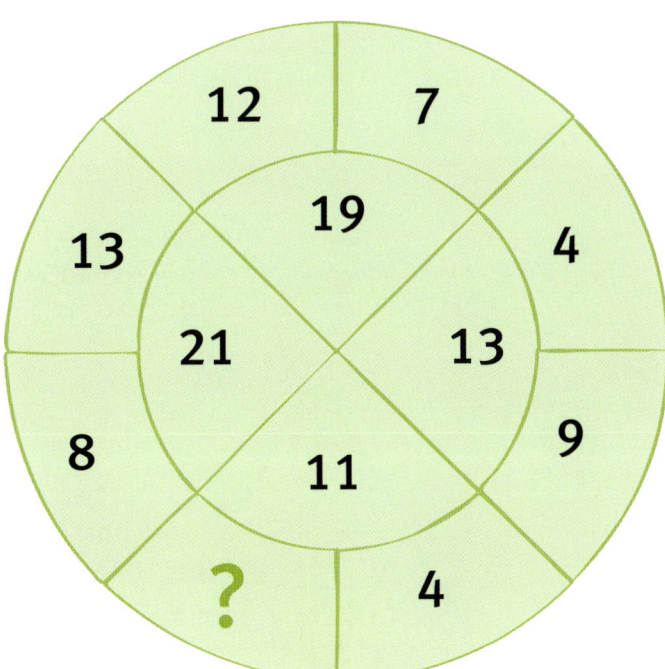

a   b   c   d   e

17 Welche Zahl müsste an der Stelle des Fragezeichens stehen?

 2

> Logik

18 Welche der Figuren a bis e setzt die Reihe an der Stelle des Fragezeichens logisch fort?

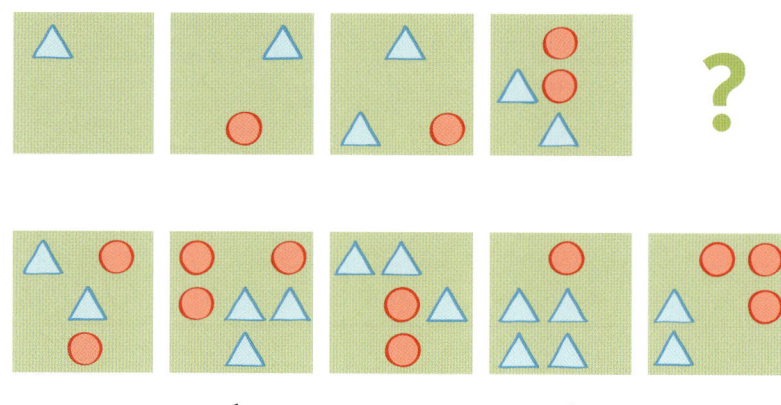

a   b   c   d   e

> Sprache

19 Welches der Wörter a bis e passt jeweils am besten zu dem fett gedruckten vorgegebenen Wort?

1. vorsichtig
a: sicher
b: maßvoll
c: höflich
d: behutsam
e: diskret

2. Geld
a: Vorteil
b: Menge
c: Rarität
d: Sinn
e: Preis

3. Schutz
a: Erziehung
b: Optimismus
c: Garantie
d: Geborgenheit
e: Hilfe

4. Wurst
a: Wien
b: Mannheim
c: Hamburg
d: Berlin
e: Dresden

> Mathematik

20 Wie viele einzelne Dreiecke zeigt die abgebildete Figur?

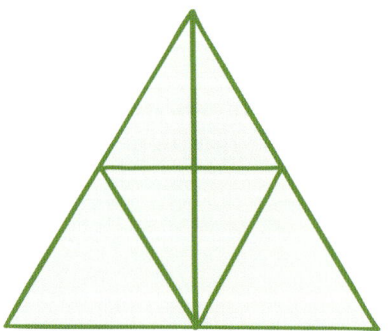

21 Welche Zahl müsste folgerichtig an der Stelle des Fragezeichens stehen?

> Mathematik

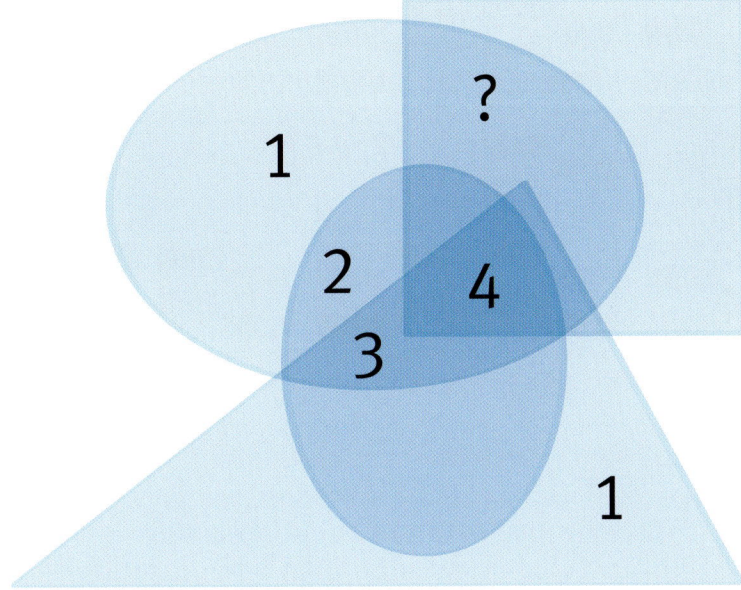

22 Welche der Draufsichten a bis e zeigt den rechts perspektivisch abgebildeten Körper?

> visuelle Intelligenz

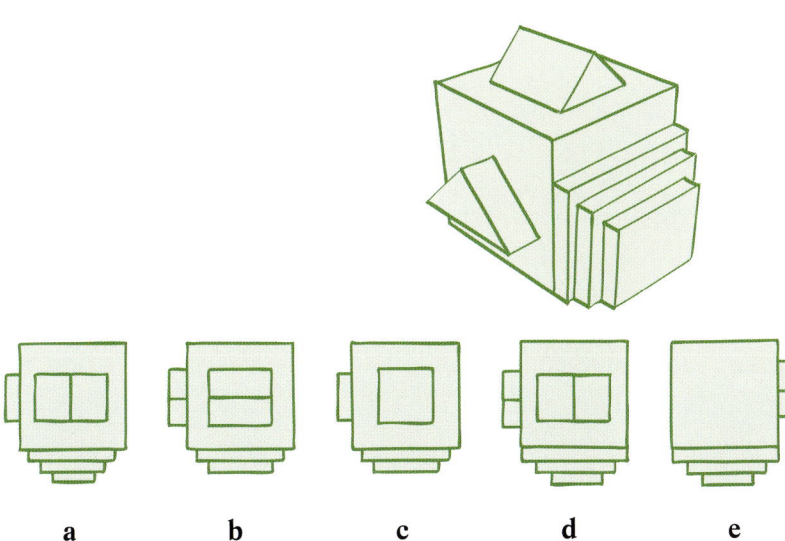

a   b   c   d   e

> Logik

23 Welches der Gebilde a bis e gehört logisch korrekt an die Stelle des Fragezeichens?

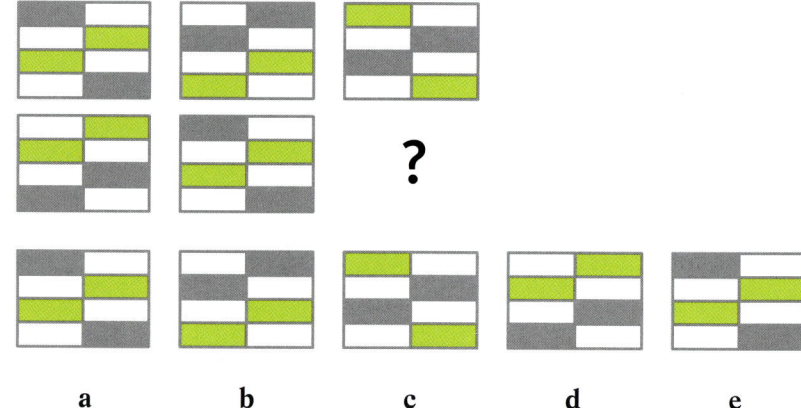

a   b   c   d   e

> Sprache

24 Welche Buchstaben verbergen sich hinter den Symbolen und wie lautet der entschlüsselte Text?

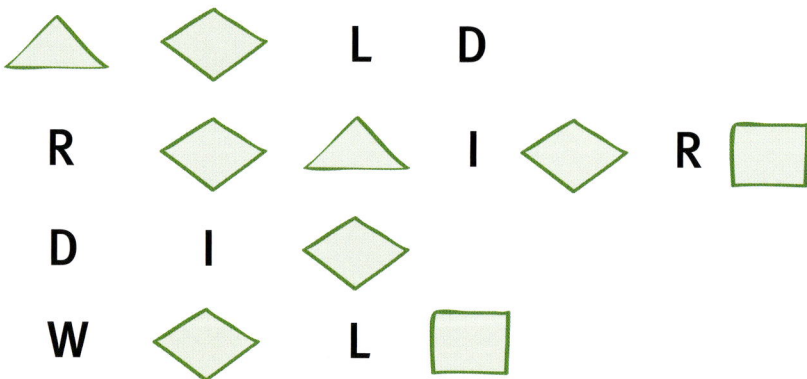

WAS KÖNNEN IQ-TESTS MESSEN?

IQ-Tests gelten als Messinstrument für Intelligenz. Allerdings gibt es nicht den einen, den absoluten Intelligenzquotienten (IQ). Intelligenz ist nicht exakt messbar wie die Körpergröße. Der Wert kann von Test zu Test durchaus variieren. Man geht davon aus, dass der gemessene Wert die gesuchte Eigenschaft immer nur annähernd abbildet. Was der jeweilige IQ bedeutet, hängt entscheidend von der Art des Tests ab. Wird nach abstrakt-logischem Denken gefragt oder wird eine gewisse Bildung vorausgesetzt? Kein Intelligenztest ist zudem in der Lage, alle Aspekte der Intelligenz gleichermaßen zu erfassen.

25 Welches der „Zahlenkleeblätter" a bis e ersetzt korrekt das Fragezeichen auf der rechten Seite der Gleichung?

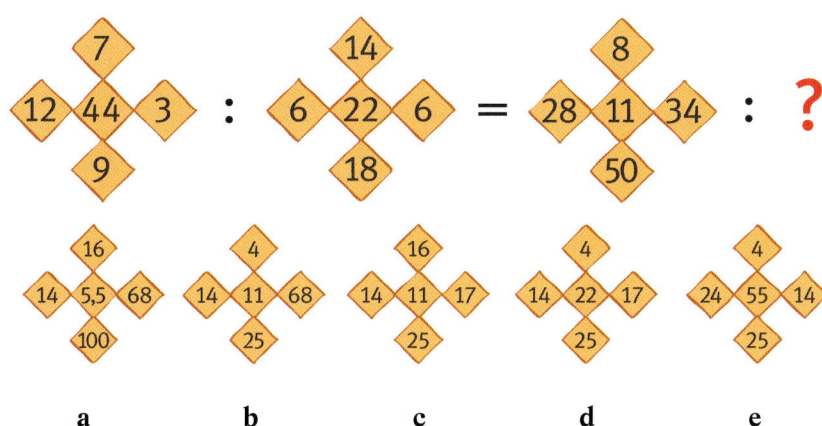

26 Oben sehen Sie die Draufsicht und die Vorderansicht eines Objekts. Welche der Ansichten a bis e zeigt denselben Gegenstand von rechts?

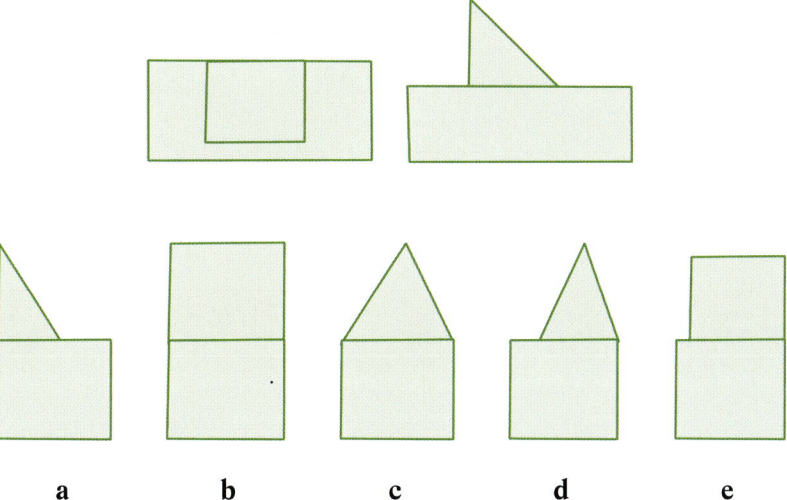

Mittelschwere bis schwere Aufgaben

> Logik

01 Welche der fünf Figuren a bis 3 fällt aus der Reihe?

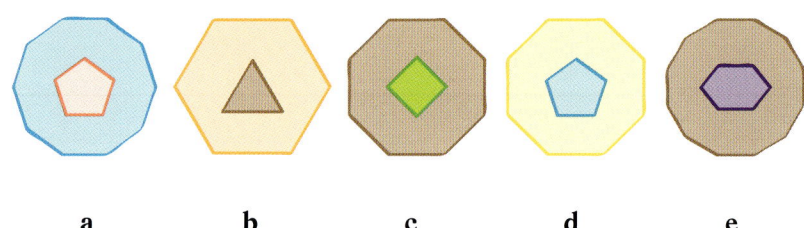

a b c d e

> Mathematik

02 Setzen Sie die vier Zahlenfolgen logisch fort. Welche Zahl gehört jeweils an die Stelle des Fragezeichens?

1. 1, 3, 6, 4, 6, 12, 10, ?
2. 1, 1, 2, 6, 24, 120, ?
3. 0, 1, 3, 6, 10, 15, 21, 28, ?
4. 100, 98, 94, 86, 70, ?

> Sprache

03 Vier Listen von je fünf Wörtern. Wählen Sie jeweils die beiden aus, die einen gemeinsamen Oberbegriff haben.

1. **a:** Eisen **b:** Holz **c:** Aluminium
d: Kunststoff **e:** Papier

2. **a:** Griechisch **b:** Deutsch **c:** Französisch
d: Russisch **e:** Italienisch

3. **a:** Fledermaus **b:** Löwe **c:** Schlange
d: Frosch **e:** Floh

4. **a:** Physik **b:** Psychologie **c:** Politik
d: Biologie **e:** Design

04 **Welcher der Würfel a bis e kann aus der Faltvorlage rechts hergestellt werden?**

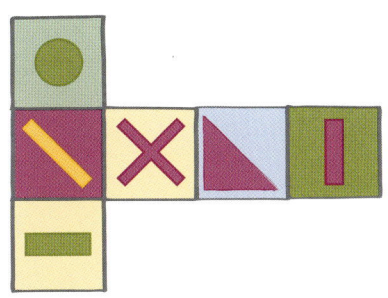

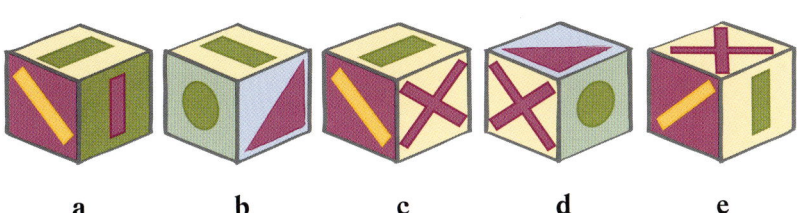

a	b	c	d	e

05 **Welches der Quadrate a bis e gehört logischerweise an die Stelle des Fragezeichens?**

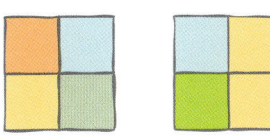 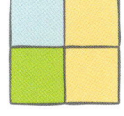 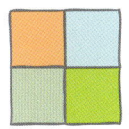 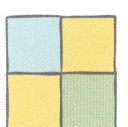

?

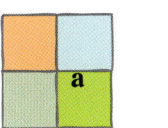 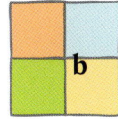 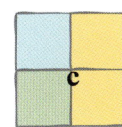 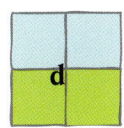 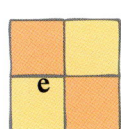

a   b   c   d   e

06 **Welches der Wörter a bis e drückt am ehesten das Gegenteil des vorgegebenen Worts aus?**

warten

a: weggehen **b:** verlassen **c:** verschwinden
d: bleiben **e:** aufhören

257

07 Vier der fünf Bruchstücke a bis e könnten (soweit man es beurteilen kann) von dem Würfel rechts stammen. Welches Teil aber nicht?

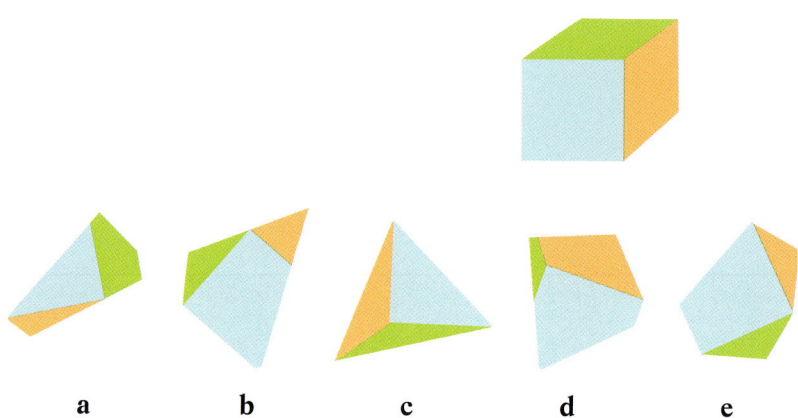

a   b   c   d   e

08 Welches der Quadrate a bis e ersetzt folgerichtig das Fragezeichen?

7	5	2	4
8	5	3	6
4	3	8	9
2	7	6	?

1	5	1	2	4
a	b	c	d	e

09 Vier Gruppen von je fünf versteckten Wörtern: Finden Sie jeweils den nicht in seine Reihe passenden Begriff.

1. **Welches dieser Wörter bezeichnet kein Tier?**
   a: DRELA **b:** ETATR **c:** IGTRE
   d: GLNAE **e:** ZTKAE

2. **Welches dieser Wörter ist kein Begriff aus der Musik?**
   a: ABET **b:** TARS **c:** REIB
   d: NOSG **e:** LOOS

3. **Welches dieser Wörter ist allgemeiner als die anderen?**
   a: SMNECH **b:** TRIERE **c:** TODKOR
   d: LEGSRE **e:** HAFRER

4. **Welches dieser Wörter hat nichts mit dem menschlichen Körper zu tun?**
   a: ERUMA **b:** SUBTR **c:** LABNE **d:** ERINE **e:** HUCAB

10 Welche der Figuren ersetzt das Fragezeichen in der Gleichung?

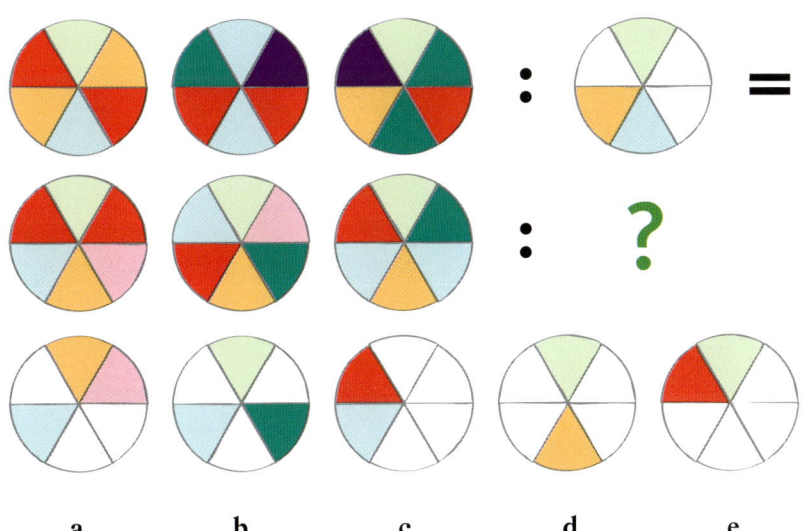

a b c d e

> Sprache

11 Welches Wort passt jeweils so zwischen die beiden vorgegebenen Wörter, dass es sowohl mit dem ersten als auch mit dem zweiten ein gebräuchliches Wort bildet?

1. SCHIFF _ _ _ _ _ LANDUNG
2. FREI _ _ _ _ VERTRAG
3. SATZ _ _ _ ARBEITER
4. FRISCH _ _ _ _ KISSEN

> Logik

12 Welches der Knäuel a bis e fällt aus der Reihe?

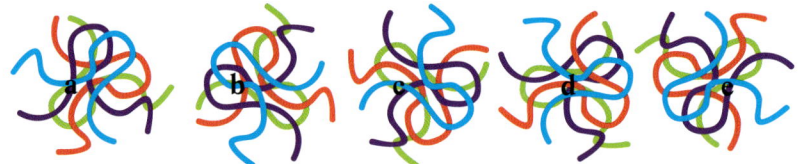

> Zahlen

13 Welche Zahl gehört logisch korrekt an die Stelle des Fragezeichens?

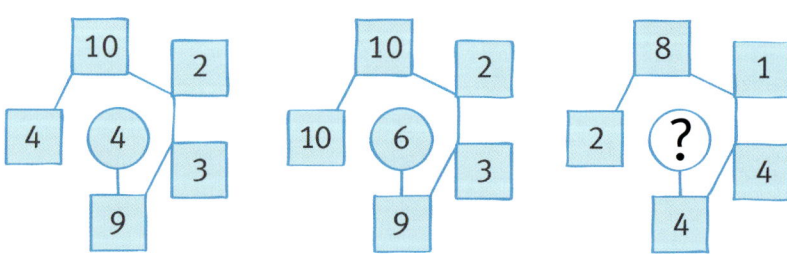

14 Welche Zahl gehört in den Sektor mit dem Fragezeichen?

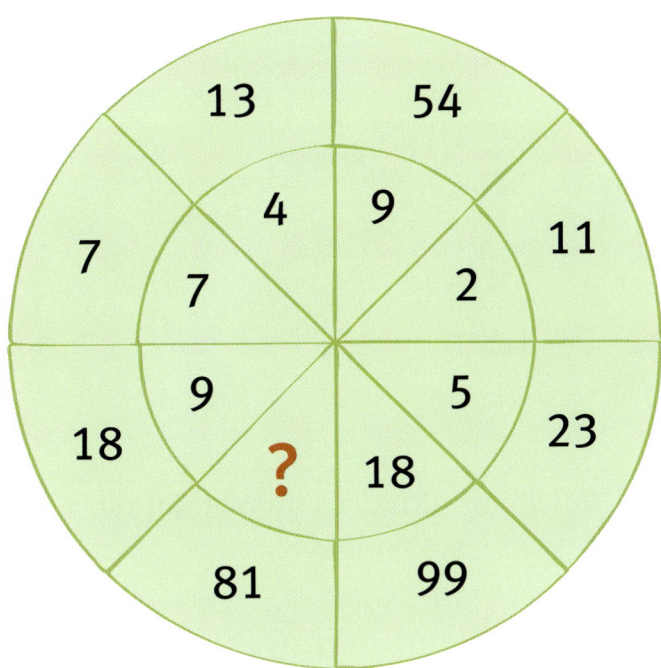

15 Welches Wort ergänzt alle Wortanfänge zu ganzen Wörtern?

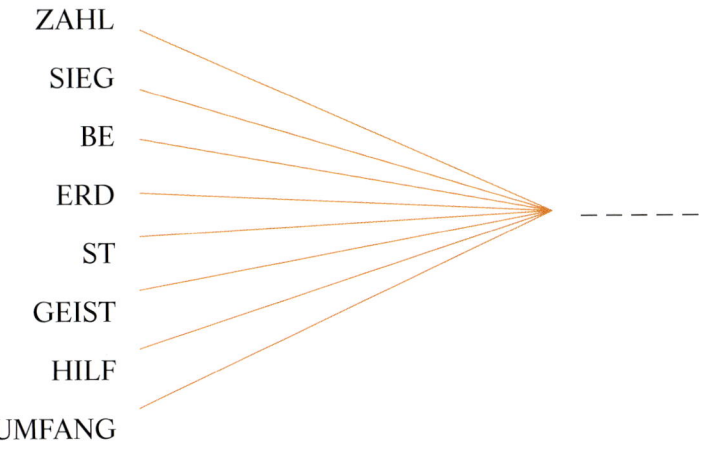

> visuelle Intelligenz

16 Aus welcher der Faltvorlagen a bis e kann der Würfel unten gebaut werden?

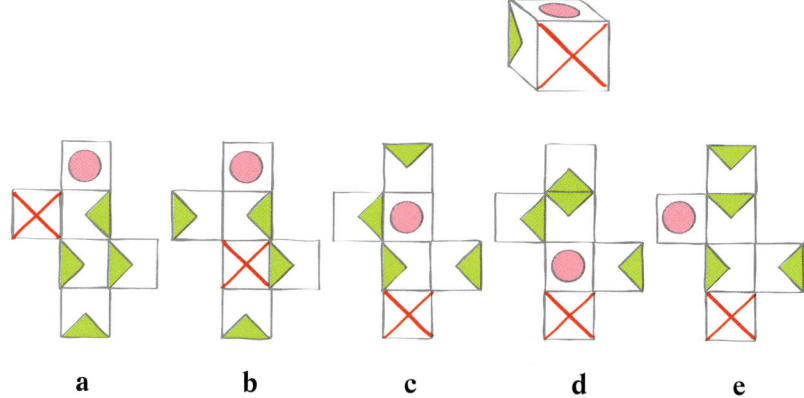

a   b   c   d   e

> Logik

17 Welche der Figuren gehört auf die rechte Seite der Gleichung?

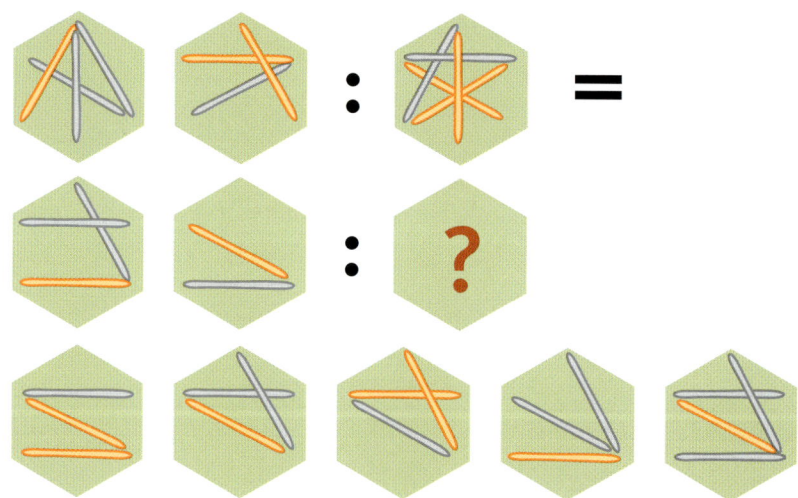

> Mathematik

18 In welcher der Zahlengruppen a bis e stehen die drei Zahlen im selben Verhältnis wie in der vorgegebenen Zahlengruppe?

$$18 : 162 : 1134$$

a: 24 : 216 : 1512
b: 2 : 18 : 99
c: 45 : 265 : 1876

d: 19 : 187 : 1456
e: 121 : 968 : 6776

19 Welche Zahl gehört an die Stelle des Fragezeichens?

> Mathematik

10	-3	44	22
18	5	8	-2
18	6	?	36
0	18	-4	17

20 Welches der Quadrate a bis e gehört folgerichtig an die Stelle des Fragezeichens?

> Logik

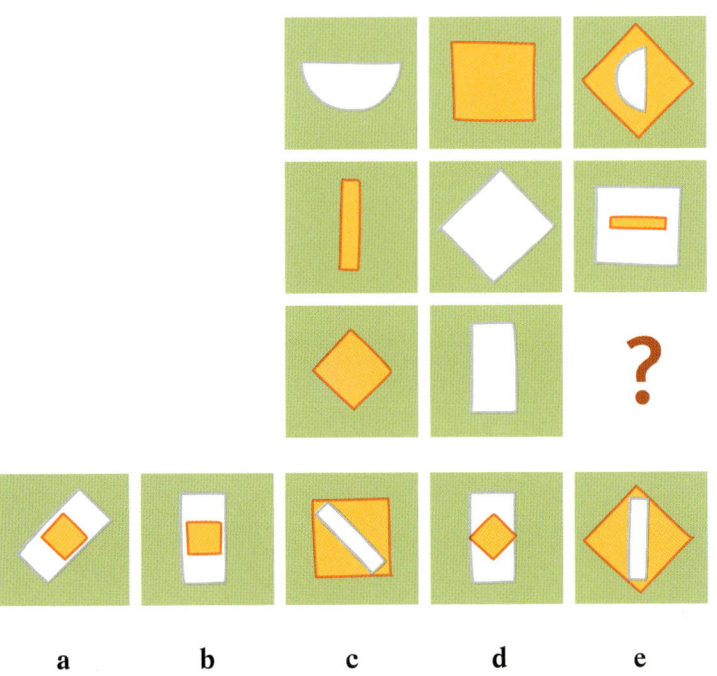

a   b   c   d   e

> visuelle Intelligenz

21 In der oberen Reihe sehen Sie links die Drauf-, rechts die Vorderansicht eines Objekts. Welche der Ansichten a bis e zeigt denselben Gegenstand von rechts?

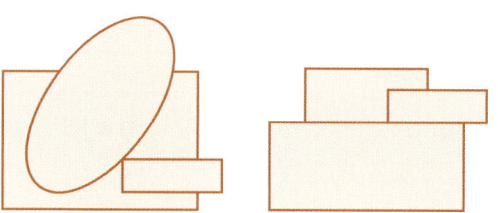

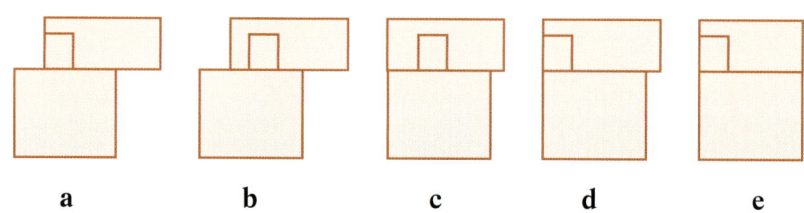

a b c d e

> Sprache

Im Kindesalter wächst die Intelligenz am schnellsten, ab 20 nur noch langsam.

22 „Eile mit Weile!" Welches Sprichwort kommt in seiner Bedeutung diesem Sprichwort am nächsten?

a: Die Zeit heilt alle Wunden.
b: Gut Ding will Weile haben.
c: Es wird nichts so heiß gegessen wie gekocht.
d: Kommt Zeit, kommt Rat.
e: Aller Anfang ist schwer.

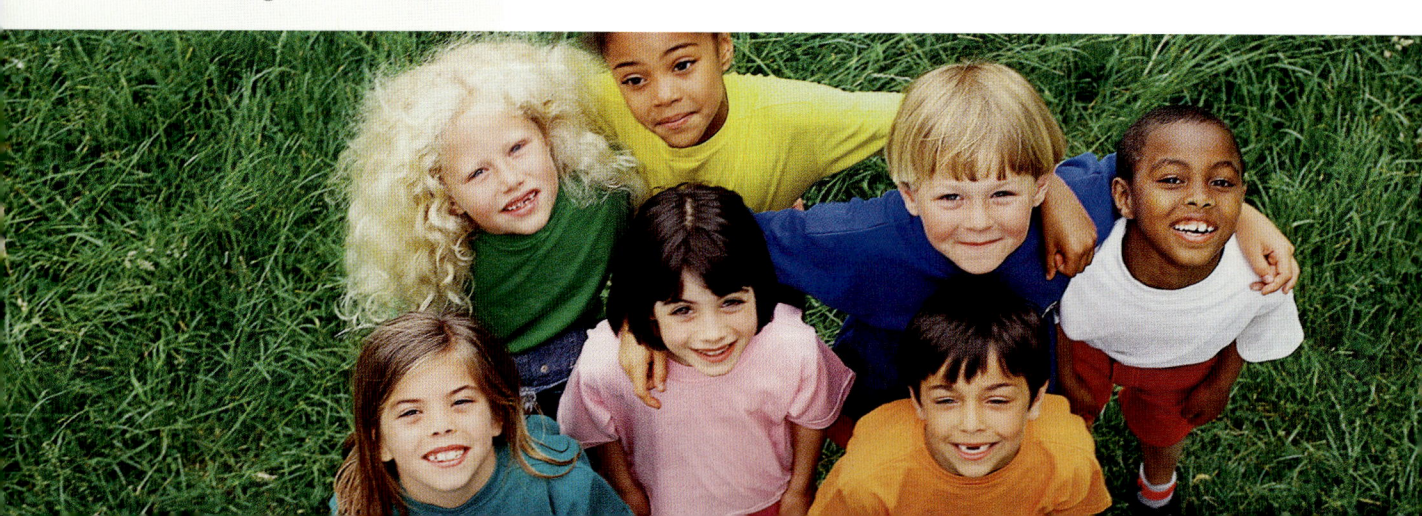

23 Welche der Uhren a bis e gehört der Logik
nach an die letzte Stelle der oberen Reihe?

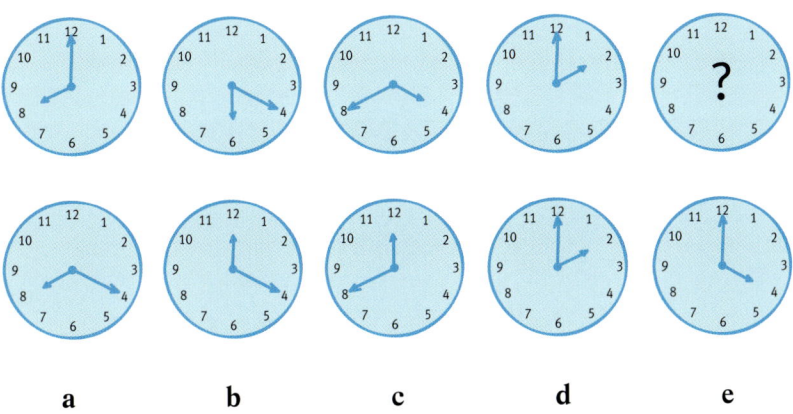

a   b   c   d   e

24 Welche der Figuren a bis e fällt aus dem
Rahmen?

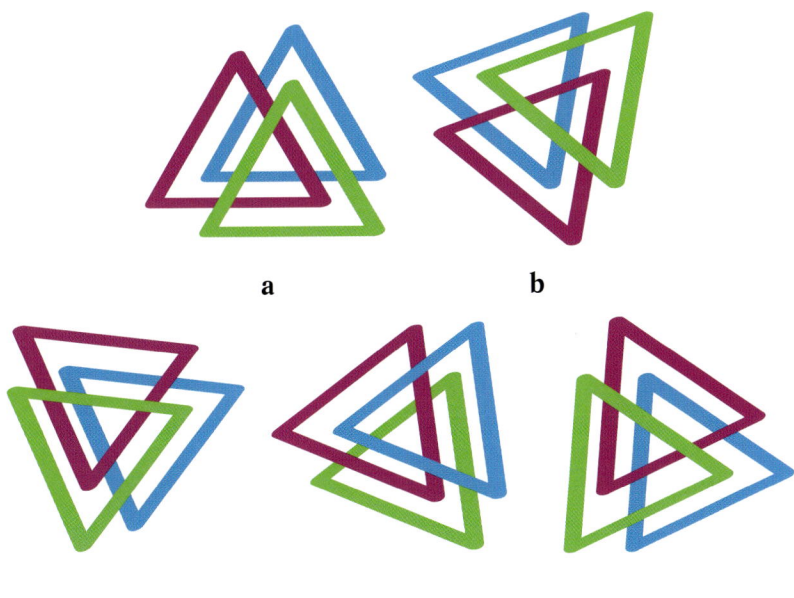

a   b

c   d   e

> Sprache

25 **Vier Gruppen von je fünf Wörtern: Finden Sie jeweils den nicht in seine Reihe passenden Begriff.**

1. **a:** Tasse   **b:** Teller   **c:** Schale   **d:** Schüssel   **e:** Pfanne

2. **a:** Regel   **b:** Ausnahme   **c:** Folgerung   **d:** Annahme **e:** Anwendung

3. **a:** Lösung   **b:** Geschäft   **c:** Büro   **d:** Arbeit   **e:** Team

4. **a:** Leiste   **b:** Quelle   **c:** Flug   **d:** Schule   **e:** Fracht

> Logik

26 **Welche Zahl gehört als Zeilensumme folgerichtig an die Stelle des Fragezeichens?**

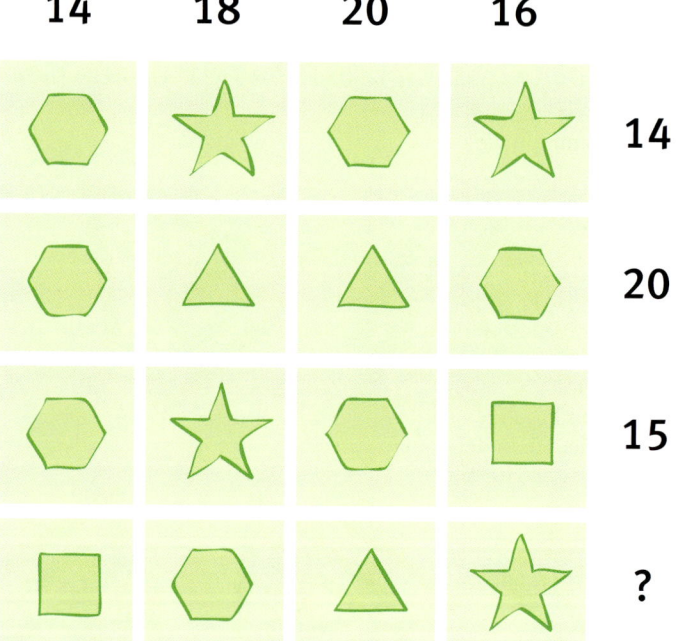

Lösungen
für die Übungen

EINFACHE AUFGABEN

01

1. a: Der Karpfen ist der einzige Süßwasserfisch in der Reihe; alle anderen schwimmen im Meer.
2. c: Kalkutta ist als einzige Stadt in Asien, alle anderen liegen in Europa. Oder: Kalkutta ist als einzige Stadt nicht zugleich die Hauptstadt des Landes. Das ist Delhi.
3. e: Die Eibe gehört zu den Nadelbäumen, alle anderen sind Laubbäume.
4. d: Das Fernsehgerät ist das einzige elektrische Gerät, alles andere sind Möbelstücke.

02

b: Farbe und Form wechseln durch: Nach den Kreissegmenten folgen die Dreiecke – nun in violett.

03

1. Maus, 2. Igel, 3. Affe, 4. Wurm

04

b: Der Würfel wird jeweils um 90° nach links vorne gekippt; die nachfolgende Position hat auf alle Fälle rechts einen grünen Streifen. Die vierte, oben liegende Seite ist dann wieder die, die in der ersten Position die Vorderseite bildet.

05

49: Zu den kleineren Zahlen steht im gegenüberliegenden Sektor deren Quadrat. Zu 7 gehört also 49.

06

1. 8: Das Prinzip ist +1, +2, +3, dann wieder +1, +2, +3; gesucht ist also die 8.
2. 13: Jede Zahl ist die Summe der jeweils zwei vorangegangenen Zahlen, also $5 + 8 = 13$. Diese Folge wurde von Leonardo Fibonacci 1202 entdeckt und ist nach ihm benannt. Sie beschreibt unter anderem das Wachstum einer Kaninchenpopulation. Die Folge hat noch viele andere mathematisch interessante Eigenschaften.
3. 49: Die Reihe besteht einfach aus den Quadratzahlen der natürlichen Zahlen ab 1. Die sechste ist 36, die siebte folglich 49.
4. 11: Das sind einfach die ungeraden Zahlen. Es steckt weiter kein Geheimnis dahinter.

07

1. b: Die Figur ist gespiegelt und entspricht so keinem S oder Dollarsymbol, sondern einem Fragezeichen.
2. d: Wenn man das F richtig dreht, zeigen die Querstriche nach links.
3. a: Die 9 oder 6 – je nach Wunsch – ist hier horizontal oder vertikal gespiegelt.
4 d: Der lange Strich liegt hier hinter, sonst immer vor dem Dreieck.

08

b: Von links nach rechts wird jeweils ein Dreieck unten angefügt. Waagerechte Dreiecksreihen wie in Zeile 1 und 2 rutschen nach oben und rücken in Spalte 3 nach links – wenn sie dort nicht bereits angekommen sind. Entsprechend kommt nur b als Lösung in Frage.

09

e: Die Innenfigur – die Raute – wird vergrößert und um 90° gedreht. Die ursprüngliche Außenfigur wird verkleinert und nun von der Raute umschlossen.

10

c: Dieses Sprichwort sagt mehr oder weniger dasselbe, nur vom inhaltlichen Gegenteil (logisch gesehen: der Verneinung) aus betrachtet, dem Nicht-Ehrlichsein, mithin dem Lügen.

11

16: Da sowohl in der zweiten als auch der dritten Reihe vier gleiche Symbole erscheinen, kann man die entsprechenden Summen einfach durch 4 teilen und hat dann die erste Zahl. Daraus ergibt sich: Paket = 3, Rolle = 7. Beide Fragezeichen stehen also für dieselbe Summe: $3 \times 3 + 7 = 16$.

12

a: Blau kann nur an Weiß und Orange grenzen, nicht aber an Grün. Blau kann nicht an Grün grenzen, deshalb gehen e und b nicht. Orange hat neben Weiß mindestens Blau oder Gelb zum Nachbarn, also funktionieren c und d nicht.

13

d: Es geht nur um dieselbe Zahl der Elemente mit der gleichen Farbe. Diese weist nur d auf.

14

1. d: Außer d sind alles Gefühle.
2. c: Nur Mehl ist kein Gewürz.
3. e: Alle aufgezählten Dinge sind relativ groß, nur der Diamant ist klein.
4. d: Öl ist kein Getränk.

15

c: Die Zahlen in den orangeroten Kästchen werden halbiert, die Zahl in den grünen Kästchen verdoppelt.

16

a: Die Seite mit den sechs Augen ist der Seite mit den vier Augen unmittelbar benachbart. Die Seite mit den zwei Augen schließt nach der Faltung direkt an die Seite mit den vier Augen an; da umgedreht, wird der Punkt rechts unten nun zum Punkt links oben. b geht nicht, weil die Eins niemals Nachbar der Vier sein kann. c geht nicht, weil die Sechs zur Drei falsch orientiert ist. Wenn die Eins oben liegt, verlaufen die Punkte der Drei von rechts oben nach links unten, also geht d auch nicht. Die Fünf und die Sechs liegen einander gegenüber und können deshalb keine Nachbarn sein, was e ausschließt.

17

7: Im inneren Sektor steht die Summe der beiden Zahlen des äußeren Kreises: 4 haben wir, zu 11 fehlt deshalb eine 7.

18

c: Von links nach rechts kommt jeweils eine Figur hinzu, Kreis und Dreieck im Wechsel; zuletzt war es ein Kreis, also ist es jetzt wieder ein Dreieck. Die Anordnung der Figuren spielt keine Rolle.

19

1. d: Wer etwas vorsichtig macht, der geht behutsam vor.
2. e: Dem Geld entspricht am ehesten der Preis einer Sache.
3. d: Wer Schutz genießt, fühlt sich geborgen.
4. a: Nur Wien hat auch eine eigene Wurst: das Wiener Würstchen – auch wenn dieses von den Österreichern Frankfurter genannt wird.

20

13: Leicht übersieht man die beiden großen rechtwinkligen Dreiecke, die durch die Mittelsenkrechte entstehen.

21

2: Die Zahl ergibt sich aus der Anzahl der an ihrer Stelle einander überlagernden Figuren. Im Feld mit dem Fragezeichen sind es zwei, also ist 2 korrekt – in der Figur auch durch die Farbe gut zu erkennen.

22

d: Der seitliche Dreiecksanbau und das Prisma auf dem Dach haben eine sichtbare Firstkante; deshalb

fallen b und c weg. Die innerste Schicht des Vorbaus hat die volle Breite des Kubus; deshalb funktionieren a, b und c nicht. Bei e fehlt der obere Aufsatz ganz.

23

d: Die grünen Balken rutschen immer um einen Streifen nach unten und sind in der rechten und linken Spalte stets um eine Position versetzt angeordnet. Man kann es sich auch so vorstellen: Die beiden jeweils unten sitzenden Kästchen werden unten weggenommen und oben neu angesetzt.

24

Dreieck = G, Quadrat = T, Raute = E. Der Spruch lautet folglich: „Geld regiert die Welt." Zum Vorgehen: Mit hoher Wahrscheinlichkeit wird sich ein Vokal hinter einem der Symbole verbergen – zweimal sogar derselbe vor einem „L". Wir können „O" versuchen; das ginge in der ersten Zeile, nicht aber in der vierten. Besser ist „E", der häufigste Vokal im Deutschen. Und dann ist es nicht mehr weit zu den anderen Buchstaben.

25

a: Im oberen Stern werden 12 und 44 halbiert, die drei anderen Zahlen hingegen verdoppelt. Folglich ist a die richtige Lösung (28 ÷ 2, 11 ÷ 2; 8 × 2, 50 × 2, 34 × 2).

26

e: Beachten Sie, dass die Dreiecksform nur von vorne sichtbar ist; von rechts ist das Prisma in der Projektion nicht von einem Würfel zu unterscheiden. Beachten Sie die kleine Einrückung links, die b ausschließt.

MITTELSCHWERE BIS SCHWERE AUFGABEN

01

d: Alle Außenfiguren haben doppelt so viele Ecken wie die Innenfiguren – außer d; das Fünfeck wird von einem Achteck umschlossen.

02

1. 12: Der Reihe nach werden die Operationen +2, ×2 und −2 auf die jeweils vorhergehende Zahl angewendet. $4 + 2 = 6$, $6 \times 2 = 12$, $12 - 2 = 10$, folglich $10 + 2 = 12$.
2. 720: Die Folge gehorcht dem Muster: $n!$ für $n = 0, 1, 2, 3$ etc. $0!$ (gelesen „Null Fakultät") ist 1, $1!$ ebenfalls, dann geht es weiter mit 1×2, $1 \times 2 \times 3 = 6$, $1 \times 2 \times 3 \times 4 = 24$, $1 \times 2 \times 3 \times 4 \times 5 = 120$, und folglich $120 \times 6 = 720$.
3. 36: Das Bildungsprinzip ist +1, +2, +3, +4 usw. Da $21 + 7 = 28$, folgt $28 + 8 = 36$. Die Zahlen heißen Dreieckszahlen.
4. 38: -2^n für $n > 0$. Fortlaufende Potenzen von 2 werden abgezogen: -2, -4, -8, -16, -32: also ist das Ergebnis 38.

03

1. a und c: Metalle
2. c und e: romanische Sprachen
3. a und b: Säugetiere
4. a und d: Naturwissenschaften

04

e: In a und b stimmt die Ausrichtung des grünen Balkens oben nicht, denn er müsste um 90° gedreht sein. Bei c müsste oben der grüne Kreis zu sehen sein. d ist falsch, weil rechts der grüne Balken erscheinen müsste, wenn links das Kreuz zu sehen ist.

05

b: Oben erscheinen Orange-Blau und Blau-Gelb im Wechsel. Also folgt wieder Orange-Blau. Unten wechseln die Farben im 3-er-Takt: Gelb–Grau–Grün, Gelb–Grau–Grün und so weiter. Also müssen die unteren Quadrate folglich grün und gelb sein.

06

a: „warten" ist ein neutraler Ausdruck ohne emotionalen Beiklang; dem „Nicht-warten" entspricht daher das neutrale „weggehen".

07

e: Teil e passt nicht auf den Würfel; Grün und Orange sind vertauscht.

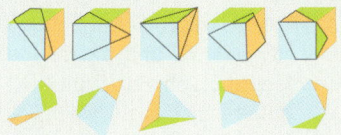

08

c: Die Summen der Zahlen in den blauen Feldern jeder Zeile sind gleich den Summen auf den beigen Feldern. Weil $2+6=8$, fehlt zur 7 auf Blau die 1 auf blauem Feld.

09

1. d: Nagel – a: Adler, b: Ratte, c: Tiger, e: Katze
2. c: Bier oder Brei – a: Beat, b: Star, d: Song, e: Solo
3. a: Mensch – b: Reiter, c: Doktor, d: Segler, e: Fahrer
4. a: Mauer – b: Brust, c: Nabel, d: Niere e: Bauch

10

c: Drei verschiedene Farben im gleichen Sektor oder dreimal dieselbe werden zu weiß; wenn zwei von drei Farben gleich sind, bleibt nur die dominante Farbe erhalten. Also: Nur wenn ein Sektor zwei von den drei Mal in der gleichen Farbe auftaucht, erscheint rechts die Farbe; sonst erscheint Weiß.

11

1. „BRUCH": Schiffbruch/Bruchlandung
2. „ZEIT": Freizeit/Zeitvertrag
3. „BAU": Satzbau/Bauarbeiter
4. „LUFT": Frischluft/Luftkissen

12

d: Farbabfolge ist von vorn nach hinten Blau, Lila, Rot, Grün. Nur in d sind Rot und Lila vertauscht.

13

9: Hier kommen nacheinander alle vier Grundrechenarten zum Einsatz:
$4+10-2=12$; $12 \times 3 \div 9=4$;
$10+10-2=18$; $18 \times 3 \div 9=6$; also
$2+8-1=9$; $9 \times 4 \div 4=9$.

14

9: Im Innensektor steht immer die Quersumme der Zahl im äußeren Bogensektor. Hinter dem Fragezeichen verbirgt sich also $8+1=9$.

15

„REICH": zahlreich, siegreich, Bereich, Erdreich, Streich, geistreich, hilfreich, umfangreich.

16

d: Bei a würde das grüne Dreieck links an der oberen Kante anliegen; bei e würde seine Basis zum Kreuz hin weisen. b und c gehen nicht, weil bei ihnen das Kreuz nicht in direkte Nachbarschaft zum roten Kreis kommt.

17

c: Die Zahl der gelben Stäbe ist im rechten Sechseck summiert, während sich die Anzahl der blauen reduziert. So stehen nur a oder c zur Wahl. Zwei gleichfarbige Stäbchen liegen stets über Kreuz, also c.

18

a: $162 \div 18=216 \div 24=9$ und $1134 \div 162=1512 \div 216=7$. Oder – gleichbedeutend – jeweils als Brüche von links nach rechts gelesen: $18 \div 162=24 \div 216=1/9$.

19

7: Die Summe der drei Eckzahlen ergibt das Quadrat der inneren Zahl:
$10-3+18=25$; $\sqrt{25}=5$,
$44+22-2=64$; $\sqrt{64}=8$.
Folglich $36-4+17=49$; $\sqrt{49}=7$.

20

a: Die Figur aus Spalte 2 erscheint in Spalte 3 um 45° im Uhrzeigersinn gedreht. Die Figur aus Spalte 1 wird um 90° gedreht und dazu verkleinert.

21

a: Der ovale Aufbau schließt vorne nicht bündig mit der Kante des großen Quaders ab, was c, d und e ausschließt. Das elliptische Teil und der kleine Quader haben laut Draufsicht gleich viel Abstand von der Vorderkante des großen Quaders. Dem widerspricht b.

22

b: Nicht nur, weil noch einmal „Weile" vorkommt, sondern weil es Ähnliches aussagt: Beide Aussagen empfehlen einen guten Umgang mit der Zeit. Für ein gutes Ergebnis ist genügend Zeit erforderlich. a, c, d und e haben damit nichts zu tun.

23

b: Der kleine Zeiger rückt jeweils um zwei Stunden zurück, der große Zeiger 20 Minuten vor.

24

d: Blau liegt nur in d ganz vorne, sonst immer ganz hinten.

25

1. e: Nur die Pfanne ist üblicherweise ein Küchengerät; alles andere kommt auch auf dem Esstisch vor.
2. e: Die Begriffe a bis d gehören zum Bereich Theorie, e zur Praxis.
3. a: Alle Begriffe außer Lösung haben mit der Arbeitswelt zu tun.
4. c: Alle Wörter außer c haben sechs Buchstaben.

26

19: Gesucht sind vier verschiedene Zahlen. Es bietet sich die erste Spalte an, da eine der Zahlen darin drei Mal vorkommt. Das Sechseck kann höchstens 4 sein. Probieren ergibt aber, dass die 3 passt: $3 \times 3=9$. Dann ist das Quadrat 5. Der doppelt vorkommende Stern in der ersten Zeile ist die 4, weil $14-2 \times 3=8$. Die zweite Spalte ergibt dann $2 \times 4+3=11$; Spaltensumme $18-11=7$, wofür also das Dreieck steht. Zeile 2 passt dann auch: $2 \times 7+2 \times 3=20$. Zeile 3 ist auch korrekt: $2 \times 3+4+5=15$. Folglich ist die gesuchte Summe: $5+3+7+4=19$.

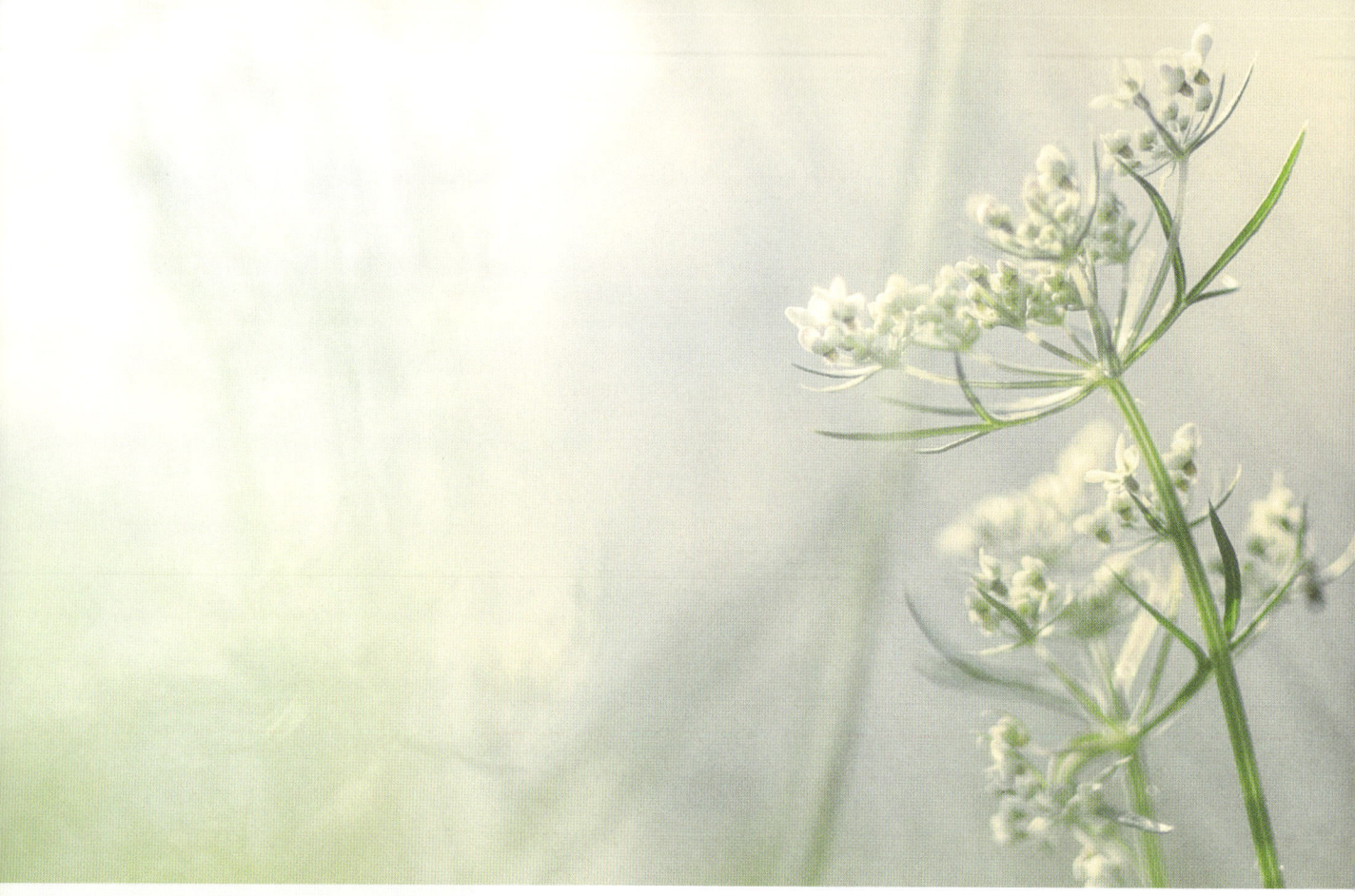

Sich ganz in den Augen-blick zu versenken ohne konkrete Gedanken an unsere Pläne und Absichten kann sehr heilsam sein.

Den Geist ganzheitlich schulen

Den Geist konzentriert auf eine Sache richten – das ist manchmal ganz schön schwer, denn an jeder Ecke lauern Ablenkungen. Doch diese Fähigkeit kann man üben.

NACHWEISLICHE EFFEKTE

Auf den folgenden Seiten finden Sie eine Reihe von einfachen Übungen, um Ihren Geist auf verschiedene Weise zu unterstützen. In den Genuss ihrer Wirkung kommen Sie allerdings erst, wenn Sie regelmäßig üben und eine Weile am Ball bleiben.

Dafür sind die Ergebnisse umso erstaunlicher. Mehr Ruhe und Gelassenheit, Achtsamkeit und Mitgefühl stellen sich etwa bei längerfristigem Meditieren ein, das Schmerzempfinden lässt nach. Sie sehen, nicht nur der Geist profitiert, sondern auch der Körper und das eigene Verhalten.

Nun legt eine Studie der Universität Gießen, in Zusammenarbeit mit verschiedenen US-amerikanischen Universitäten, außerdem die Vermutung nahe, dass Meditation die negativen Effekte von Alterung auf Intelligenz und Gehirn verringert. Sie sehen, es lohnt sich in vielerlei Hinsicht, sich mit den verschiedenen Formen von Meditation zu beschäftigen.

MT AUTOGENEM TRAINING STRESS LINDERN

Autogenes Training ist eine von dem Nervenarzt Prof. Johannes Heinrich Schultz (1884–1970) begründete Trainingsmethode, mit der sich jeder selbst in kürzester Zeit beruhigen und entspannen kann.

Stress als Krankheitsursache

Leider nehmen viele Menschen auch in den Ruhestand stressfördernde Verhaltensmuster mit, die sie über Jahrzehnte erworben haben. Längst ist dann bereits der Blutdruck erhöht, das Immunsystem in Mitleidenschaft gezogen oder andere stressbedingte Erkrankungen haben sich bemerkbar gemacht. Denn Stress gehört zu den größten Krankmachern.

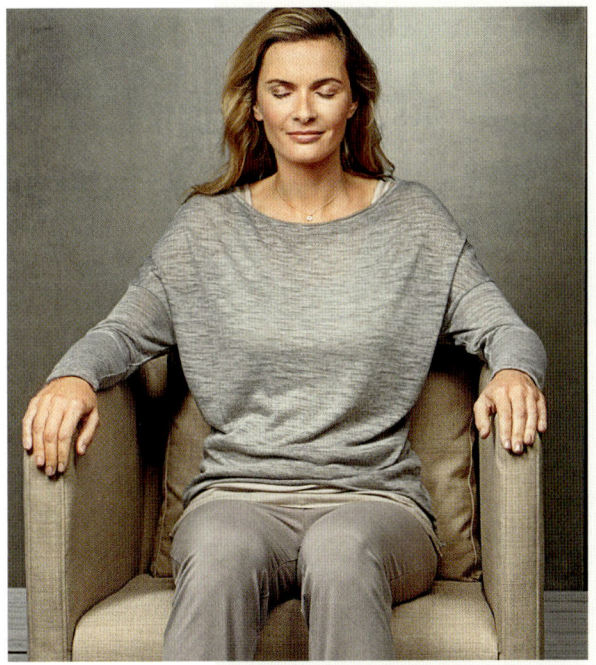

Auch das Leben als Seniorin oder Senior kann für manchen Stress mit sich bringen. In einer Welt, die nach wie vor der Jugend huldigt, kann das Älterwerden ziemlich anstrengend sein: nur nicht den Anschein erwecken, man würde etwas nicht schaffen – und natürlich jung und frisch aussehen.

Selbstverständlich sollte man auch jenseits der 60 unbedingt ein aktives Leben führen, aber bitte ohne Leistungs- und Konkurrenzdruck. Und gut und gesund auszusehen, wünschen wir uns alle. Aber das ist nicht dasselbe, wie jung auszusehen! Grund genug, in das autogene Training einzusteigen, das dazu beitragen kann, dem Leben und seinen Herausforderungen mit etwas mehr Gelassenheit und Ruhe entgegenzutreten.

Wissenschaftlich ist nicht eindeutig erwiesen, ob die physiologischen Stressreaktionen auch das Demenzrisiko erhöhen. Doch stressreduzierende Methoden fördern auf jeden Fall die Gesundheit, und mit gezieltem Stressmanagement können Sie auch Ihre geistige Leistungsfähigkeit unterstützen.

Für das autogene Training empfiehlt sich der Kutschersitz. So können Sie tief atmen und sehr leicht entspannen.

Stress und das autonome Nervensystem

Das autonome Nervensystem ist derjenige Teil unseres Nervensystems, der nicht dem bewussten Willen unterworfen ist – jedenfalls weitgehend. Es reguliert unsere Organsysteme, etwa das Atem- und das Herz-Kreislauf-System oder den Stoffwechsel. Diese Bereiche unseres Organismus können so völlig unabhängig von unserer geistigen Aufmerksamkeit ablaufen – dadurch haben wir ausreichend Kapazitäten für andere Aufgaben.

Neben Yoga (siehe Seite 51 und 56–75) ist das autogene Training eine verbreitete Methode, Einfluss auf das autonome Nervensystem zu nehmen. Doch warum sollten wir das überhaupt tun? Das autonome Nervensystem besteht aus dem Sympathikus, der dafür zuständig ist, unsere Organe zu aktivieren. „Flucht oder Kampf" lautet das Schlagwort, denn dazu war es ursprünglich gut: Wenn sich unsere Vorfahren bedroht sahen, mussten sie sich in Sekundenschnelle zwischen dem einen und dem anderen entscheiden. Heute hilft uns dieser Modus, in Gang zu kommen und herausfordernde Aufgaben zu meistern.

Gegenspieler des Sympathikus ist der Parasympathikus. Er tritt auf den Plan, wenn wir zum Beispiel einen Sonnenuntergang genießen, ist also für Ruhe und Entspannung zuständig.

Ein Wechsel von Entpsannungs- und Flucht-/Kampfphasen oder vorübergehender Stress ist völlig normal. Problematisch wird es nur, wenn das sympathische Nervensystem dauernd aktiviert ist. Und das ist in der modernen Berufswelt und durch den modernen Lebensstil eher die Norm als die Ausnahme. Das beginnt beim komplexer werdenden Straßenverkehr, über das ständig piepsende Smartphone bis hin zur Informationsflut in den Medien.

AUTOGENES TRAINING – ÜBUNGEN

Die beiden folgenden Übungen sind klassische Beispiele aus der Praxis des autogenen Trainings und einfach auszuführen.

Die Schwere-Wärme-Übung sorgt dafür, dass der Körper entspannt, kleiner Nebeneffekt: Kalte Hände und Füße werden aufgewärmt. Die andere Übung fördert die Kreativität und hilft guten Ideen auf die Sprünge.

WENN SIE MEHR WOLLEN

Wenn Sie tiefer in das autogene Training einsteigen wollen, empfiehlt es sich, einen Kurs zu besuchen – es bieten auch viele gesetzliche Krankenkassen solche Kurse an –, oder Sie üben mithilfe einer CD. Manchen Menschen fällt es leichter, autogenes Training unter Anleitung zu erlernen, da sie sich dann besser auf die Texte konzentrieren können. Sie können es sich beim autogenen Training im Sessel bequem machen und sich zurücklehnen.

Oder Sie praktizieren die Kutscherhaltung: Dazu sitzen Sie locker nach vorn gebeugt, die Unterarme auf den Oberschenkeln, und lassen den Kopf herunterhängen (siehe Seite 271). Oder Sie legen sich hin und üben vor dem Einschlafen.

Schwere-Wärme-Übung

Diese Übung wirkt entspannend und baut Stress ab. Sie werden gleichsam in einen warmen Mantel eingehüllt. Bitte achten Sie auf das Wörtchen „angenehm" – es soll Ihnen nicht zu warm sein, und das Schweregefühl soll nicht unangenehm oder belastend werden.

- Nehmen Sie eine Haltung ein, in der Sie sich wohlfühlen (siehe Kasten Seite 272), schließen Sie die Augen.
- Nehmen Sie wahr, wie sich nach und nach eine wunderbare Ruhe in Ihrem Körper ausbreitet. Genießen Sie das Gefühl.
- Wandern Sie mit der Aufmerksamkeit im Körper umher, beginnend bei einem Arm.
- Spüren Sie, wie dieser Arm angenehm schwer wird. Wie fühlt sich dieser Arm jetzt an? Nehmen Sie es einfach wahr.
- Auch der andere Arm wird schwer.
- Das Schweregefühl wandert nun über die Schultern zum Kopf und über den Brustraum hinab zum Bauch und von dort zu Beinen und Füßen.
- Lassen Sie zu dem Gefühl der Schwere, das den ganzen Körper erfasst hat, ein Gefühl der Wärme entstehen: von den Armen über die Schultern in den Kopf und über Oberkörper und Bauch bis zu Beinen und Füßen. Der Körper ist nun angenehm schwer und warm. Der Atem fließt ruhig weiter, Sie werden immer entspannter.
- Wenn Sie wollen, können Sie sich in dieser Tiefenentspannung vorstellen, dass Sie sich auf einer sommerlichen Wiese befinden und die Vögel zwitschern hören. Sie stehen an einem Teich, benässen sich die Hände und lassen diese von der Sonne trocknen. Dann legen Sie sich noch für eine kleine Weile am Ufer hin und ruhen sich ein wenig aus. Genießen Sie die vollständige Entspannung.
- Für die Rücknahme zählen Sie rückwärts von 6 bis 1. Bei 6 werden die Beine wieder frei und beweglich, Müdigkeit und Schwere verschwinden.
- Bei 5 wird der Bauch wieder frei, Müdigkeit und Schwere verschwinden.
- Bei 4 wird der Oberkörper wieder frei, Müdigkeit und Schwere verschwinden.
- Bei 3 werden die Arme wieder frei und beweglich, Müdigkeit und Schwere verschwinden.
- Bei 2 wird der Kopf frisch und frei, Müdigkeit und Schwere verschwinden.
- Bei 1 öffnen Sie die Augen.

Übung: Die Kreativität fördern

Jeder Mensch hat ein kreatives Potenzial, aber es ist nicht jedem leicht zugänglich. Mit dieser Übung können Sie zu Ihrer Kreativität gelangen, egal ob Sie bereits ein Thema vor Augen haben oder nicht. Wie in der vorangehenden Übung sorgen Sie zunächst für ein angenehmes Gefühl der Schwere und Wärme.

- Nehmen Sie eine Haltung ein, in der Sie sich wohlfühlen (siehe Kasten Seite 272), schließen Sie die Augen.
- Nehmen Sie wahr, wie sich nach und nach eine wunderbare Ruhe in Ihrem Körper ausbreitet. Genießen Sie das Gefühl.
- Wandern Sie mit der Aufmerksamkeit im Körper umher, beginnend bei einem Arm.
- Spüren Sie, wie dieser Arm angenehm schwer wird. Wie fühlt sich dieser Arm jetzt an? Nehmen Sie es einfach wahr.
- Auch der andere Arm wird schwer.
- Das Schweregefühl wandert nun über die Schultern zum Kopf, über den Brustraum zum Bauch, schließlich in die Beine und Füße.
- Lassen Sie zu dem Gefühl der Schwere, das mittlerweile den ganzen Körper erfasst hat, ein Gefühl der Wärme entstehen: von den Armen über die Schultern in den Kopf und über Oberkörper und Bauch bis zu Beinen und Füßen. Der Körper ist nun angenehm schwer und warm.
- Der Atem fließt ruhig weiter, Sie werden immer entspannter.
- Lassen Sie nun ein inneres Bild aufsteigen und, wenn es in Ihnen angenehme Gefühle auslöst, lassen Sie es auf sich wirken. Was will es Ihnen sagen? Was offenbart es Ihnen? Wenn es schon ein Thema für Sie gab, in das Sie tiefer einsteigen wollen – wie könnte das Bild damit zusammenhängen? Geben Sie sich ein wenig Zeit für diesen Teil der Übung.
- Für die Rücknahme zählen Sie wieder von 6 bis 1 (mit etwas Erfahrung fassen Sie 6, 5 und 4 zusammen):
- Bei 6 werden die Beine wieder beweglich, Müdigkeit und Schwere verschwinden.
- Bei 5 wird der Bauch wieder locker, Müdigkeit und Schwere verschwinden.
- Bei 4 wird der Oberkörper wieder frei, Müdigkeit und Schwere verschwinden.
- Bei 3 werden die Arme wieder frei und beweglich, Müdigkeit und Schwere verschwinden.
- Bei 2 wird der Kopf frisch und frei, Müdigkeit und Schwere verschwinden.
- Bei 1 öffnen Sie die Augen.

TIPP MACHEN SIE SICH NOTIZEN

Legen Sie Stift und Zettel bereit und schreiben Sie gleich, nachdem Sie die Übung beendet haben, Ihre Assoziationen, Ideen und Gedanken auf.

Schlafen Sie gut!
Hilfe bei Schlafproblemen

Viele Menschen über 65 klagen über Schlafmangel. Haben auch Sie Einschlafprobleme, wachen Sie schon nach wenigen Stunden wieder auf oder sind Sie um fünf Uhr früh hellwach? Lesen Sie hier, was helfen kann.

FRÜHER KONNTE ICH 8 STUNDEN AM STÜCK SCHLAFEN.

Die hilfreichste Einsicht lautet: Die Veränderung der Schlafstruktur im Alter ist normal. Die meisten Menschen brauchen weniger Schlaf.

IST REGELMÄSSIGER MITTAGS-SCHLAF IN ORDNUNG?

Nichts spricht gegen ein Nickerchen. Wenn es aber zu einer zweistündigen Siesta wird, bringen Sie sich um die wohlverdiente Nachtruhe. Ihr Körper hat sich den Schlaf geholt, den er erst in der Nacht bekommen sollte, und Sie sind um drei Uhr morgens putzmunter.

ICH KANN NICHT EINSCHLAFEN.

Ein aktiver Lebensstil und regelmäßige Bewegung helfen, damit Sie ausgelastet sind und die notwendige körperliche Müdigkeit fühlen.

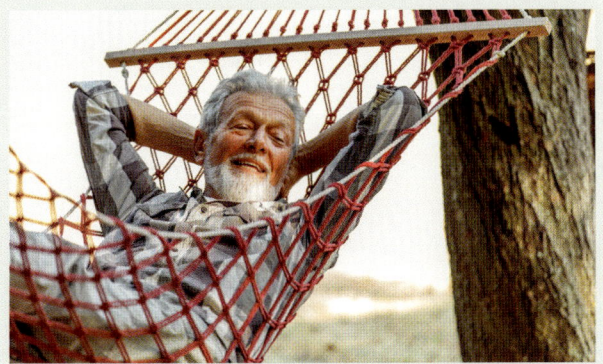

Entspannungsmethoden wie Yoga, Meditation, autogenes Training und Qigong sind Gold wert für die Unterstützung beim Einschlafen und die Qualität des Schlafs.

NACHTS MUSS ICH MINDESTENS ZWEIMAL AUF DIE TOILETTE UND KANN NICHT MEHR EINSCHLAFEN.

Häufiges nächtliches Wasserlassen kann ein Hinweis auf eine körperliche Erkrankung oder die (Neben-)Wirkung von Medikamenten sein. Dies sollten Sie gegebenenfalls vom Hausarzt abklären lassen. Ansonsten ist es ratsam, einige Stunden vor dem Schlafengehen keine harntreibenden Genussmittel (wie beispielsweise Schwarztee, Kaffee, Nikotin oder größere Mengen Alkohol) mehr zu konsumieren.

ICH KANN NIE LÄNGER ALS DREI STUNDEN SCHLAFEN UND FÜHLE MICH MORGENS WIE GERÄDERT.

Sprechen Sie mit Ihrem Hausarzt über Ihre Schlafprobleme. Schlafmangel kann auch krankheitsbedingt sein. Tabletten sollten nur im äußersten Notfall und unter ärztlicher Aufsicht für kurze Zeit genommen werden. Auch frei käufliche Schlafmittel haben Nebenwirkungen.

Eine kurze Schlafphase von 10 bis 20 Minuten am Tag ist optimal zum Kraftschöpfen.

MEDITATION FÜR GELASSENHEIT UND RUHE

Meditation scheint auf den ersten Blick denkbar einfach zu sein, aber man muss schon ein wenig Geduld aufbringen. Doch wenn Sie regelmäßig üben, merken Sie schnell Fortschritte. Und dranbleiben zahlt sich aus!

Je selbstverständlicher Sie eine kleine Meditationseinheit in den Alltag integrieren (10 Minuten reichen für den Anfang), desto mehr können Sie davon profitieren. Zu meditieren bringt Ruhe und Gelassenheit sowie Klarheit der Gedanken und fördert das Konzentrationsvermögen.

Machen Sie kleine Schritte

Am Anfang kann es schon ein Erfolg sein, wenn man 10 oder 20 Sekunden ohne Ablenkung bei einer Sache bleiben kann – etwa dem eigenen Atem, dem Bild einer Kerzenflamme, einem Kunstwerk oder Musik. Mit regelmäßiger Übung dehnt sich dieser Zeitraum dann immer weiter aus.

Am Anfang steht die Achtsamkeit

Aufmerksamkeitsmangel ist heute keineswegs nur ein Problem der jüngeren Generation. Multitasking, Ablenkungen, wo man nur hinsieht, und die Geschwindigkeit, mit der ein Trend den anderen ablöst … da fällt es den meisten Menschen schwer, mit den Gedanken bei einer Sache zu bleiben.

Einer der Aufmerksamkeitsräuber ist sicherlich das Smartphone, und es ist ein schöner Einstieg in einen achtsameren Umgang mit der Welt, das Ding immer wieder mal auf „stumm" zu schalten und für ein paar Stunden wegzulegen. Die Aufmerksamkeit für andere Dinge, die Sie in diesem Zeitraum machen, wird dann bestimmt steigen.

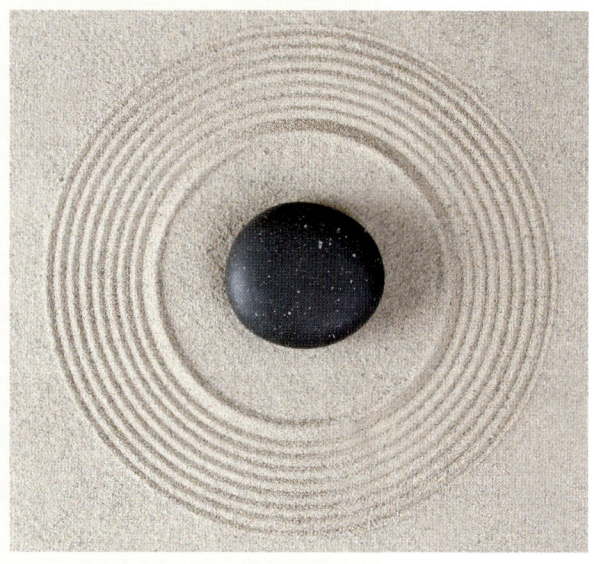

Die Weisheit des Zen muss nicht gesucht werden, sie ist immer schon da. Man muss sich nur dafür öffnen.

Immer nur eine Sache

Haben Sie schon mal probiert, wie es ist, sich ganz auf das einzulassen, was Sie im Augenblick machen? Beim Essen ganz bei der Sache zu bleiben: das Geschmackserlebnis, das Kauen, auch das achtsame Betrachten des Essens? Oder sich in einem Gespräch ganz dem zu widmen, was der andere sagt, und dann auch wirklich darauf einzugehen, anstatt vom Hundertsten ins

Tausendste zu kommen? Oder einen Sachverhalt wirklich auf den Punkt zu bringen anstatt abzuschweifen? Das fällt manchen Zeitgenossen nicht unbedingt leicht.

Auch scheint es für viele Menschen eine Herausforderung zu sein – der sie sich unbedingt stellen sollten –, beim Telefonieren nicht gleichzeitig durchs Internet zu surfen. Es ist natürlich verlockend, wenn die Person am anderen Ende der Leitung gerade sehr ausschweift und man selbst nur kurz etwas nachschauen möchte. Wenn die Ablenkung Ihrem Gesprächspartner auffällt, könnten Sie sich in eine schwierige Lage bringen.

Und wenn Sie schon im Internet sind: Lesen Sie lieber wenige Artikel und vertiefen Sie sich in sie, statt ungezählte Überschriften zu überfliegen. Der Erkenntnisgewinn wird um vieles größer sein, die Freude am Lesen ebenfalls.

Selbst Putzen und Aufräumen können ein Übungsfeld für mehr Achtsamkeit werden, wenn man sich unabgelenkt dem widmet, was man gerade tut.

Das Schöne an solchen kleinen, einfachen Achtsamkeitsübungen ist, dass Sie sie jederzeit und überall durchführen können. Und ganz nebenbei wachsen Sie immer mehr in eine dauerhafte meditative Haltung und Lebenseinstellung hinein. Sie lernen eine wirksame Methode, um im Alltag herausfordernden Situationen ruhig und konzentriert zu begegnen und danach wirkungsvoll zu entspannen.

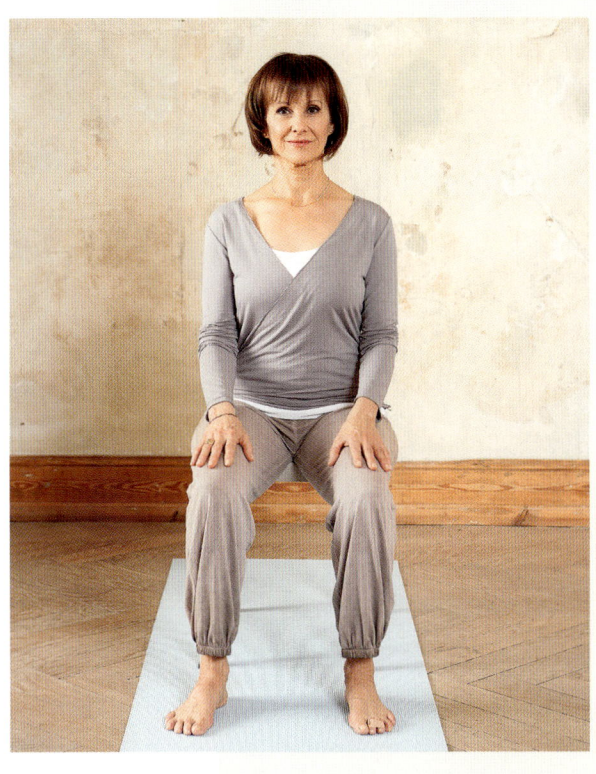

Der stabile Sitz hilft dabei, gut verwurzelt und rückenfreundlich zu meditieren.

RICHTIG SITZEN BEIM MEDITIEREN

- Das A und O ist ein aufgerichteter Rücken, der allerdings nicht angelehnt sein sollte.
- Auf dem Stuhl erreichen Sie das, indem Sie darauf achten, dass sich Ihr Becken etwas höher befindet als die Knie (diese sollen locker nach außen schwingen) – eventuell setzen Sie sich dazu auf eine zusammengefaltete Decke. Die Füße stehen fest auf dem Boden, der Nacken ist ganz leicht gedehnt,

als ob Ihr Kopf an einem Faden sanft nach oben gezogen würde. Die Schultern bleiben dabei locker.
- Auch auf dem Boden sitzend helfen ein hartes Kissen (Meditationskissen), eine zusammengerollte Decke oder ein Meditationsbänkchen, den Rücken ganz aufrecht zu halten.
- Die Hände liegen locker auf den Oberschenkeln.
- Bleiben Sie dabei immer entspannt.

Der Atem –
Tor zum Leben

Wie herrlich ist es, wenn Sie ausgeglichen und entspannt sind, sich vom Atem durchströmen lassen und sich von Kopf bis Fuß belebt fühlen! Das geht am besten, wenn Sie den Atem bewusst einsetzen. Denn erst dann kann er seine ganze Heilkraft entfalten.

Bewusst atmen heißt nicht verkrampft atmen. Atmen Sie also nicht intensiver. Vielmehr geht es zunächst darum, den Atemvorgang achtsam so wahrzunehmen, wie es in der Meditation „Den Atem beobachten" (siehe Seite 279) beschrieben wird.

Mit jeder Einatmung wird der ganze Körper über den Blutkreislauf mit dem lebensnotwendigen Sauerstoff versorgt – jedes einzelne Organ, sämtliche Körperzellen –, und mit jeder Ausatmung wird schädliches Kohlendioxid abtransportiert.

Einatmen ist ein aktiver Vorgang, der etwas initiiert. Und mit dem Ausatmen lassen Sie los. Das können Sie sich zunutze machen, wenn Sie entspannen wollen.

GRUNDREGELN

- Atmen Sie, wenn möglich, durch die Nase ein und aus.
- Die Einatmung sollte nie länger sein als die Ausatmung, stattdessen gleich lang oder ein wenig kürzer.

In der indischen Yogaphilosophie sind die Begriffe „Atem" und „Leben" eng miteinander verwoben. Zwischen Atem, Körper und Seele besteht hier eine sehr enge Beziehung. Daher versucht man bei der Yogaatmung, den Atem feiner und länger werden zu lassen. Mit der vorgestellten Meditation „Den Atem beobachten"(siehe Seite 279), aber auch mit den Yoga- und Qigongübungen in diesem Buch (siehe Seite 56–75 bzw. 282–285) können Sie lernen, ganz bewusst zu atmen und ihre Atmung zu kontrollieren.

BEWUSSTE ATMUNG ALS JUNGBRUNNEN NUTZEN

Dass zwischen Ihrem körperlichen, aber auch geistigen Leistungsvermögen und Ihrer Atmung ein Zusammenhang besteht, merken Sie schnell, wenn Sie außer Atem – also kurzatmig – sind oder sich nicht gut konzentrieren können.

Sie sollen beispielsweise eine Rede beim runden Geburtstag Ihres besten Freundes oder Ihrer besten Freundin halten, kurz vor Ihrem Auftritt werden Sie nervös und atmen flacher. Besser wäre es tief durchzuatmen, damit der Kreislauf stabil bleibt und die Stimme nicht wegbricht.

Aber auch in vielen anderen Alltagssituationen kann bewusstes Atmen helfen. Sie ärgern sich über einen verpassten Bus, und bevor Sie zu schimpfen beginnen, atmen Sie einfach ein paar Mal tief durch. Das erleichtert es Ihnen, die Situatiton gelassen anzunehmen und nach einer Lösung zu suchen.

Erwiesenermaßen ist es möglich, über eine bewusstere Atmung das Wohlbefinden insgesamt deutlich zu steigern. Probieren Sie es aus und entdecken Sie Ihre Atmung neu.

MEDITATION – ÜBUNGEN

„Was ist Alter? Alter ist flacher Atem. Wer tief atmet, fühlt sich nicht alt!", wusste schon Yogi Bhajan (1929–2004). Machen Sie sich Ihren Atem bewusst! Wie das geht, lernen Sie mit den folgenden Übungen.

Übung: Den Atem beobachten

Ihr eigener Atem mag Ihnen zwar von Kindesbeinen an vertraut sein, aber möglicherweise haben Sie ihn kaum jemals bewusst wahrgenommen. Doch viele Techniken und Methoden der Meditation basieren auf einer bewussten Atmung.

Beginnen Sie, die Meditation anfangs für einige Minuten durchzuführen und lassen Sie sie mit der Zeit länger werden.

- Sorgen Sie dafür, dass Sie beim Meditieren nicht gestört werden können.
- Nehmen Sie eine aufrechte Sitzhaltung ein (siehe Kasten Seite 277). Schließen Sie die Augen oder, wenn Sie bereits dazu in der Lage sind, halten Sie die Augenlider halb geöffnet und schauen Sie ohne Wimpernbewegung auf einen Punkt, der ungefähr einen Meter vor Ihnen liegt.
- Atmen Sie durch die Nase ein und aus.
- Stimmen Sie sich innerlich darauf ein, ganz an dem Ort, an dem Sie jetzt gerade sind, und in der Zeit, die in diesem Augenblick da ist, präsent zu sein.
- Nehmen Sie sich einige Atemzüge Zeit, den Atem zur Ruhe kommen zu lassen: Beobachten Sie, wie Ihre Atemzüge ein wenig länger werden.
- Verfolgen Sie den Fluss des Atems: einatmend und ausatmend. Die Bauchdecke hebt sich beim Einatmen und senkt sich beim Ausatmen.
- Bleiben Sie achtsam Atemzug für Atemzug dabei, um diesen Vorgang und die dadurch im Körper initiierten Bewegungen zu verfolgen.
- Wann immer Sie feststellen, dass die Aufmerksamkeit nachlässt und die Gedanken irgendwoanders hin spazieren, kehren Sie immer wieder zurück zu Ihrem Atemgeschehen. Dass alle möglichen Gedanken aufkommen, ist ganz natürlich – aber sie führen Sie in die Vergangenheit oder in die Zukunft, auf jeden Fall weg von der Gegenwart. Seien Sie mit sich selbst so geduldig wie mit einem kleinen Kind, das Sie immer wieder davon abhalten, auf die Straße zu rennen. Setzen Sie sich selbst nicht unter Druck.

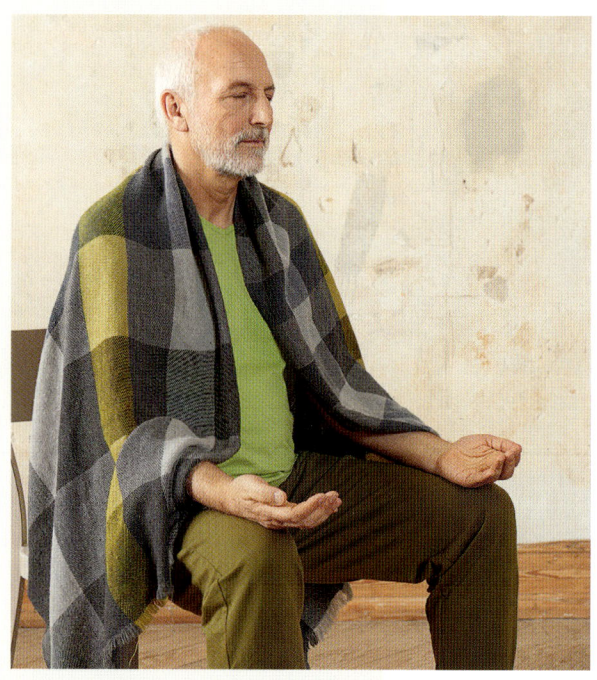

Unser Geist ist ständig in Bewegung. Durch Meditation kommen die Gedanken endlich zur Ruhe.

Beenden Sie die Meditation mit einem langen und tiefen Atemzug. Öffnen Sie die Augen und dehnen Sie sich, so lang und ausgiebig wie Sie mögen und wie es sich angenehm für Sie anfühlt.

Übung: Die Gedanken beobachten

Täglich gehen uns unzählige Gedanken durch den Kopf. Beobachten Sie einfach einmal selbst über einen Zeitraum von 10 Minuten, wie Ihre Gedanken fortschreiten. Sie stellen fest, dass man nicht immer bei einem Thema bleibt, vielmehr wechseln die Inhalte ganz plötzlich.

Mit der folgenden Meditation können Sie diesen Gedankenstrom zügeln, indem Sie zunächst einmal bewusst wahrnehmen, was Sie tatsächlich denken, und anschließend versuchen, die Pausen zwischen den Gedanken nach und nach ein wenig länger werden zu lassen.

Wenn Sie mit dieser Art der Meditation beginnen, nehmen Sie sich fürs Erste 10 Minuten Zeit, in denen Sie ungestört sind. Später, wenn Sie geübter sind, können Sie den Zeitraum ausweiten.

- Setzen Sie sich aufrecht und in Ihrer bevorzugten Meditationshaltung auf einen Stuhl oder auf ein Kissen (siehe Seite 277). Schließen Sie die Augen.
- Lassen Sie Ihren Atem zur Ruhe kommen und begeben Sie sich wieder ganz ins Hier und Jetzt.
- Benennen Sie den nächsten Gedanken, der Ihnen in den Sinn kommt. Das kann so geschehen, dass Sie sich innerlich sagen: „Aha, ich habe gerade ans Einkaufen gedacht." Oder indem Sie das, worum es geht, zweimal benennen: „Einkaufen, einkaufen", natürlich ohne es laut auszusprechen. Damit haben Sie sich Ihren Gedanken bewusster gemacht. Bald wird ein neuer Gedanke an seine Stelle treten. Vergegenwärtigen Sie sich diesen Gedanken wieder, so wie oben beschrieben, dann lassen Sie ihn weiterziehen. Setzen Sie diesen Vorgang weiter fort.
- Als Nächstes nehmen Sie zusätzlich jede Pause zwischen zwei Gedanken wahr. Bleiben Sie so lang in der Pause, wie es Ihnen möglich ist.
- Beobachten Sie, wie diese Pause von Mal zu Mal ein wenig länger wird.

- Beenden Sie die Meditation mit vertiefter Atmung. Dehnen Sie sich ausgiebig und öffnen Sie anschließend wieder langsam Ihre Augen.

Übung: Meditatives Gehen

Wenn Sie diese Übung öfters machen, kann sie auch Ihre Art, im Alltag zu gehen, verändern – mit einem wertvollen Vorteil: Sie werden achtsamer gehen und können dadurch das Risiko für einen Sturz vermindern. Selbstverständlich können Sie diese Übung im Freien durchführen, zum Beispiel auf einer Wiese oder im Sand. Am besten, Sie gehen barfuß.

- Stellen Sie sich aufrecht hin, die Knie locker, Füße hüftbreit geöffnet und, wenn möglich, stellen Sie die Füße parallel zueinander.
- Fühlen Sie sich in die Fußsohlen ein. Spüren Sie, wie sie auf dem Boden aufliegen.
- Nun heben Sie langsam den rechten Fuß ab – erst die Ferse („auf"), dann den Ballen und die Zehen („nieder") – und setzen Sie ihn dann in der gleichen Reihenfolge wieder auf (siehe Kasten unten).
- Beim Aufsetzen des rechten Fußes („Schritt") hebt der linke Fuß in gleicher Weise ab, und wenn Sie ihn wieder aufsetzen, bewegt sich erneut der rechte Fuß nach oben und immer so weiter.
- Was macht der Oberkörper, was machen die Arme? Schwingen sie ganz leicht mit? Oder bleiben sie unbewegt?
- Bleiben Sie ganz achtsam bei jedem Schritt – wann immer Sie merken, dass etwas ablenkt, richten Sie die Aufmerksamkeit wieder auf das Gehen.

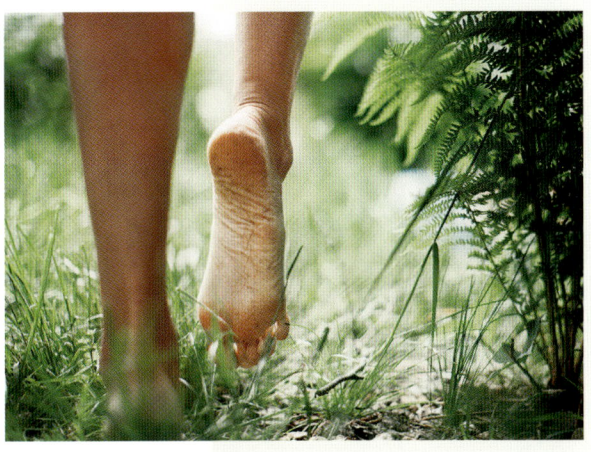

Beim Barfußgehen werden die vielen Nerven in den Fußsohlen wohltuend stimuliert.

EINE ANDERE ART ZU GEHEN

Führen Sie alle Bewegungen sehr langsam und bedächtig durch: das Abrollen der Füße, das Wechseln von einem Fuß zum anderen und die so initiierten Bewegungen von Oberkörper und Armen. Lassen Sie sich, wo immer Sie sind, nicht von Äußerlichkeiten ablenken. Bleiben Sie ganz bei sich. Es geht jetzt nicht um das, was Sie sehen oder hören, sondern allein um den Vorgang des Gehens.

Statt zuerst die Ferse aufzusetzen, können Sie auch zuerst den Ballen zum Boden bringen und dann die Ferse. Probieren Sie aus, welche Art, barfuß zu gehen, Ihnen am leichtesten fällt und sich am angenehmsten anfühlt.

QIGONG – DEN GEIST LENKEN

Eine der effektivsten Entspannungsmethoden, die zugleich Energie schenken, ist Qigong. Ursprünglich ist diese spirituelle Disziplin im alten China als Konzentrations- und Bewegungslehre entstanden und diente auch der Lenkung und Schulung des Geistes und generell der Stärkung der Gesundheit – ein willkommener „Nebeneffekt", den wir natürlich jederzeit gern mitnehmen. Und wer eine Weile Qigong übt, erfährt, wie es Kraft von innen heraus schenkt.

Qi: Die vitale Kraft hinter allem

Ein wenig Hintergrundwissen braucht es, wenn man von Qigong wirklich profitieren will. Wer nur rein mechanisch die Übungen mit seinem Körper durchführt, der hat den Sinn des Quigong nicht verstanden. Aus dem komplexen philosophischen Hintergrund wird hier das Konzept von Qi (sprich: Tschi) herausgegriffen und kurz skizziert. Dieses Konzept ist grundlegend für die Anwendung und gibt einen ersten Anhaltspunkt, worum es bei dieser asiatischen Lehre geht.

Das Wort Qi ist bereits im Begriff „Qigong" enthalten. Qi beschreibt die Lebensenergie, die wir mit jedem Atemzug aufnehmen. Es geht jedoch weit über die lebensnotwendige Atemluft hinaus. Qi steht in der Lehre des Qigong für das, was Pflanzen, Tiere, Menschen, die Natur und das Universum überhaupt am Leben erhält, die fließende Kraft, die allem den Atem einhaucht und dafür sorgt, dass alles miteinander in Verbindung und im Austausch ist.

Qi nehmen wir unter anderem mit der Nahrung auf. Ein gutes, gesundes Essen, leicht verdaulich, versorgt uns mit viel Qi. Sicherlich haben Sie schon die gegenteilige Erfahrung gemacht: Eine Mahlzeit, die schwer im Magen liegt, kann einem jegliche Energie rauben. Sie liefert kein Qi, und Sie fühlen sich dadurch alles andere als gut genährt.

Auch auf die geistige Nahrung soll man achten, denn mit ihr verhält es sich nicht anders. Wählen Sie daher sorgfältig aus, welche Informationen Sie aufnehmen und auf welche Sie lieber verzichten (etwa beim Fernsehen). Wie gut passt dazu diese 200 Jahre alte Feststellung:

„Man sollte alle Tage wenigstens ein kleines Lied hören, ein gutes Gedicht lesen, ein treffliches Gemälde sehen und, wenn es möglich zu machen wäre, einige vernünftige Worte sprechen." (Johann Wolfgang von Goethe)

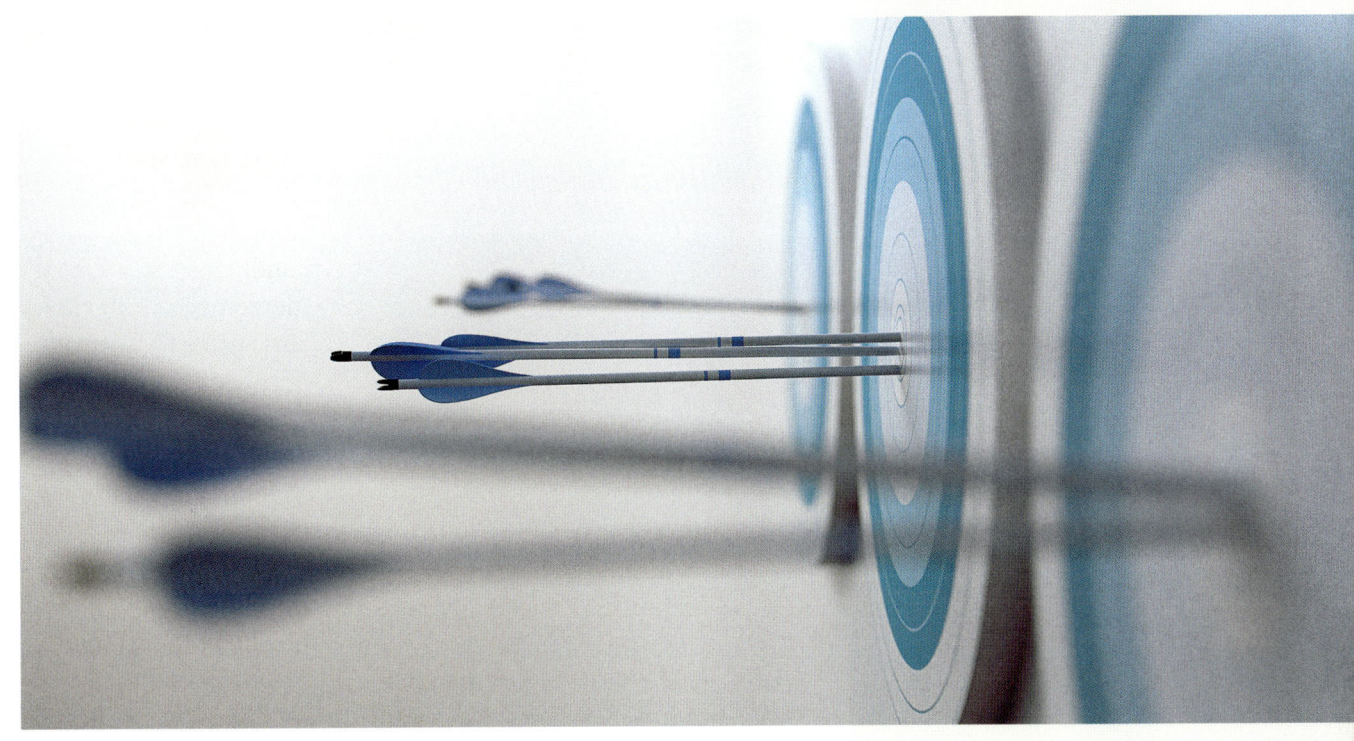

*Der Bogenschütze, dessen Pfeil durch Konzentration
sein Ziel findet, symbolisiert auf beispielhafte Weise
das Wesen des Qigong.*

Auch wenn wir einem Menschen eine Freude
machen, mag sie noch so klein sein, dann
sorgen wir dafür, dass sich sein Qi wenigstens
für kurze Zeit anhebt, und übrigens auch das
von uns selbst. Somit machen beide Seiten eine
positive Erfahrung.

Beim Qigong geht es darum, das Qi zu len-
ken und zugleich seine Wirkung zu erfahren.
Man versucht, in jedem Moment im Einklang
mit dem Fluss des Qi zu sein. Dabei hilft das
eigene Vorstellungsvermögen.

Zwei einstimmende, sanfte, aber nicht min-
der wirkungsvolle Übungen finden Sie auf den
folgenden beiden Seiten. Achten Sie darauf, in
jedem Übungsschritt, auch bei Seitenwechsel
oder Ähnlichem, im Bewegungsfluss zu bleiben. Es geht nicht um Schnelligkeit oder Intensität, sondern um die kontinuierliche, bewusste
Bewegung.

AUF DAS WIE KOMMT ES AN

- Tragen Sie bequeme Kleidung.
- Sie können Qigong praktizieren, wo
  immer Sie ein ruhiges Fleckchen finden
  und ein paar Minuten ungestört sind. Die
  Natur, beispielsweise der Garten und oder
  ein Park, bietet sich in besonderer Weise
  zum Üben an.
- Wenn Sie bei einer bestimmten Übung
  über einen längeren Zeitraum bleiben,
  erfahren Sie deren Wirkung erst richtig.
  Es braucht etwas Geduld.
- Aktives „Machen" ist nicht angesagt,
  dafür Offenheit für das, was mit einem
  geschieht, und das einfache Wahrnehmen
  der Wirkung.

Übung: Der Bewegung des Qi folgen

- Stehen Sie aufrecht, die Füße hüftbreit geöffnet. In den Beinen bleiben Sie locker, die Knie sind nicht durchgedrückt. Während der ganzen Übung bleibt der Oberkörper aufgerichtet.
- Stellen Sie sich im Unterbauch eine Schale vor, in der sich das sprichwörtliche „Meer der Energie" sammelt. Dies ist Ihr energetischer Schwerpunkt etwas unterhalb des Nabels.
- Nun gehen Sie einatmend ein wenig nach oben – die Beine kommen etwas mehr in die Dehnung, die Knie werden aber nicht durchgedrückt – und heben so die „Energieschale" an. Gleichzeitig heben Sie die Arme über vorn etwa auf Schulterhöhe an. Die Hände bleiben locker, die Handflächen zeigen nach unten. Stellen Sie sich in dieser Situation vor, Sie würden gen Himmel steigen. [1]
- Ausatmend sinken Sie wieder in die Ausgangshaltung zurück und bringen dabei die Arme auf Höhe Ihrer imaginierten „Energieschale". Sinken Sie in Ihrer Vorstellung beim Heruntergehen ein wenig in die Erde. [2]
- Wiederholen Sie diesen Bewegungsablauf anschließend 5-mal.
- Bleiben Sie während der gesamten Übung bei der Vorstellung, dass die Schale – und mit ihr die Energie in Ihrem Körper – nach oben steigt und sich dann wieder senkt, steigt und senkt und so weiter.

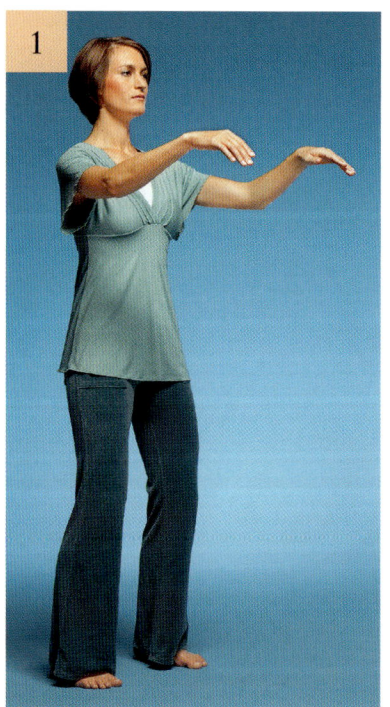 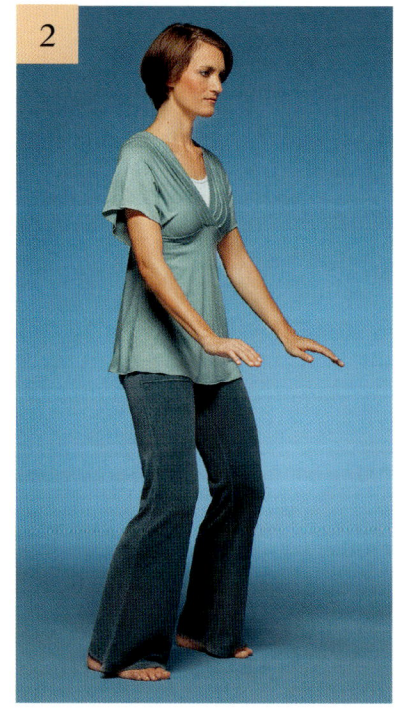

Übung: Imaginäres Bogenschießen

- Sie stehen aufrecht, die Beine sind mehr als hüftbreit geöffnet, die Knie gebeugt.
- Führen Sie die Arme über Kreuz vor die Brust – der rechte Arm ist außen, die Handflächen zeigen zum Körper. [1]
- Führen Sie dann den rechten Arm nach außen, bis er fast gestreckt ist. Bilden Sie dabei mit Zeige- und Mittelfinger eine Kimme. Drehen Sie den Kopf hin zur Kimme und peilen Sie Ihr Ziel auf einer imaginären Zielscheibe an.
- Mit der linken Hand spannen Sie den imaginären Bogen an. Nun befinden sich Arme und Schultern ungefähr in einer waagrechten Linie. Die Bewegung des linken Ellbogens nach hinten geschieht ohne Anstrengung, der Atem fließt dabei mit Leichtigkeit weiter. [2]
- Bei der Bewegung des Bogenspannens wird der Brustraum weit. Nehmen Sie dies ganz bewusst wahr und bleiben Sie dabei mit Ihrer Aufmerksamkeit im Brustraum.
- Lockern Sie dann die Arme und lassen Sie sie sinken. Kommen Sie zurück in die Ausgangshaltung, der Kopf kommt wieder in die Mitte.
- Machen Sie die Übung zur anderen Seite: Beim Überkreuzen ist der linke Arm außen, die rechte Hand spannt den Bogen.
- Wiederholen Sie den Ablauf noch einmal.

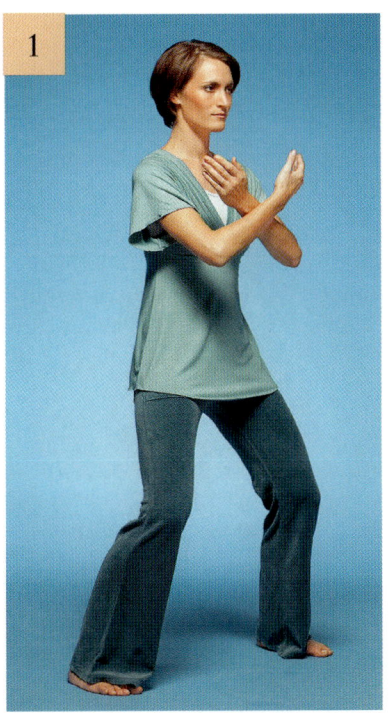
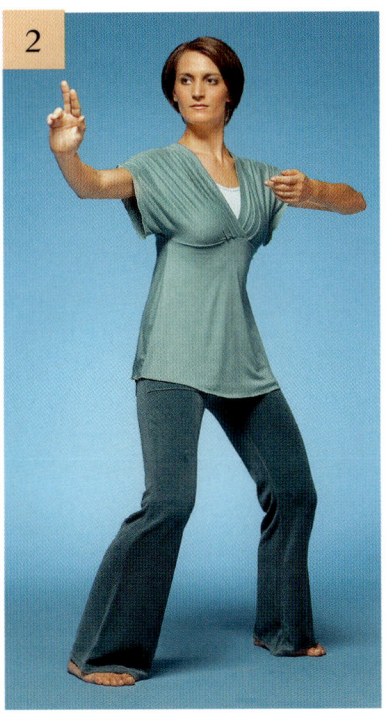

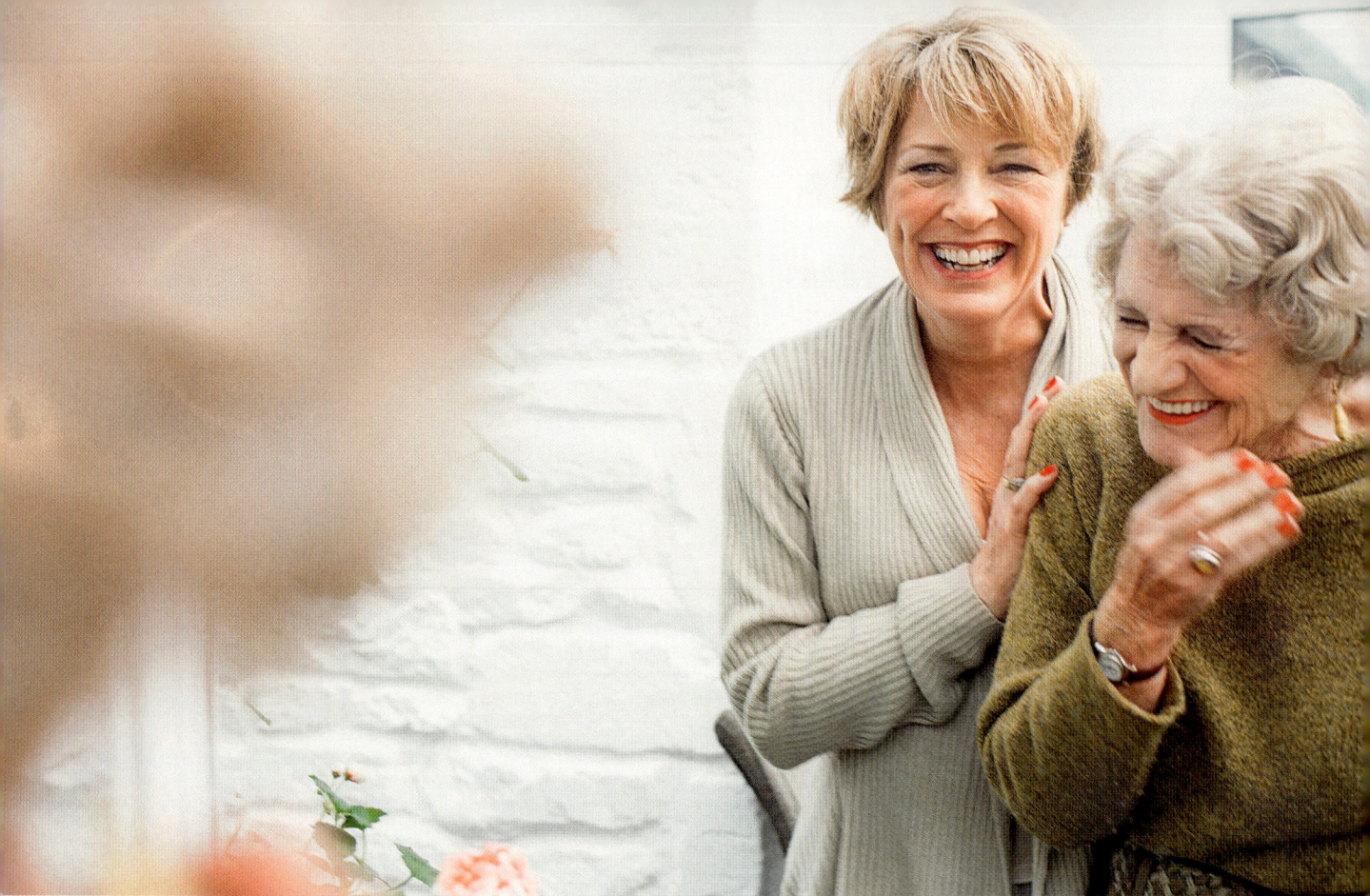

Gemeinsam lachen und etwas erleben stärkt eine positive Lebenseinstellung.

Miteinander statt allein

Soziale Kontakte leisten einen großen Beitrag zu unserem Wohlbefinden. Sie können an diesem Netz aktiv mitweben – und wenn Sie es brauchen, sich darin aufgefangen und geborgen fühlen.

Die meisten von uns sind gerne in guter Gesellschaft. Aber welche Kontakte wir pflegen und wie häufig, ist bei jedem verschieden. Die eine würde am liebsten jeden Nachmittag etwas unternehmen, mal ins Café, mal zum Sportkurs, dann zum Stricktreff. Und dazwischen noch den Geburtstag vom Schwager feiern. Einem anderen reicht es schon, einmal in der Woche seinen langjährigen Freund zum Schachspielen zu treffen.

Egal, wie häufig Sie soziale Kontakte pflegen: Es ist wissenschaftlich tatsächlich erwiesen, dass zwischenmenschliche Beziehungen von entscheidender Bedeutung für die Gesundheit sind – beziehungsweise für das Auftreten von Krankheiten, wenn warme, liebevolle Beziehungen nicht gegeben sind. Zu diesem Thema wurden einige Studien durchgeführt.

Eine an der University of Chicago durchgeführte Studie unterstrich darüber hinaus, wie sehr Einsamkeit die Arbeitweise des Gehirns und unser Verhalten beeinflussen kann. Ein Team unter der Leitung des Neurologen Professor John Cacioppo untersuchte mit MRT-Scans den Zusammenhang zwischen Einsamkeitsgefühl und Gehirnaktivität. Die Unterschiede zwischen Menschen, die sich selbst als einsam bezeichneten, und solchen, die das nicht taten, waren gravierend. Vermutlich führt ständiges Alleinsein allmählich zu einer allgemein schlechteren körperlichen und geistigen Verfassung.

Weitere Forschungen haben gezeigt, dass sozialer Umgang das Gehirn positiv beeinflussen kann. Die Wissenschaftler stellten fest, dass bei einsamen Menschen die Gefahr von Alzheimer doppelt so hoch war wie bei geselligen Zeitgenossen. Wer sich ständig einsam fühlt, könnte somit für entsprechende Veränderungen im Gehirn etwas anfälliger sein.

WIE VIEL NÄHE TUT MIR GUT?

Zwischenmenschliche Beziehungen umfassen Freundschaften und Bekanntschaften ebenso wie Liebe und Partnerschaft. Doch der eine genießt die Nähe, der andere fühlt sich dadurch eingeengt. Nicht jeder Mensch ist für eine Partnerschaft gemacht und nicht jeder ist glücklich damit. So gibt es ein selbst gewähltes Alleinsein, das denjenigen, die sich dafür entschieden haben, auch guttut. Sie können sich frei entfalten, eher tun, wonach ihnen der Sinn steht, und offener einen Wandel vollziehen. Nichts spricht gegen eine solche Lebensweise, und sie ist auch nicht der Gesundheit abträglich. Wenn Sie überzeugter und glücklicher Single sind, dann genießen Sie die Vorzüge dieser Lebensweise – heute sind, im Gegensatz zu früheren Zeiten, die unterschiedlichsten Lebensmodelle möglich.

Allerdings haben immer noch viele Menschen, die keinen Lebenspartner brauchen oder wollen, mit Vorurteilen zu kämpfen. In manchen Fällen wollen Paare nicht gern mit Singles ihre Zeit verbringen, oder man bekommt mitleidige Blicke oder muss sich Sätze anhören wie „Vielleicht kommt ja noch der / die Richtige". Dem kann man nur ein selbstbewusstes Auftreten entgegenhalten.

Ob das Leben, das man führt, für einen selbst stimmig ist oder nicht, das strahlt man letztlich auch nach außen aus – und insofern ist das beste Argument, um Kritiker zu überzeugen, die eigene Zufriedenheit.

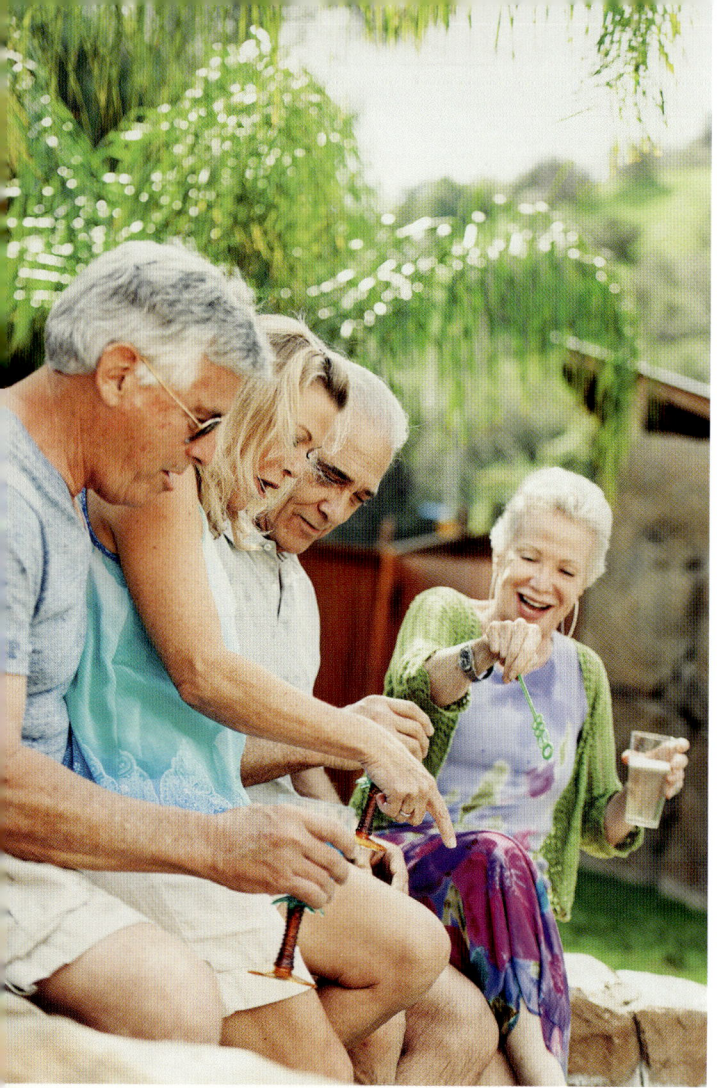

Sich mit Freunden zu treffen tut Körper und Geist gut!

Doch ob Sie allein oder zu zweit durchs Leben gehen – ein Netz von verlässlichen Beziehungen, Freunden und Menschen mit ähnlichen Interessen braucht jeder. Selbstverständlich kann auch ein Haustier ein liebevoller Gefährte sein. Aber lassen Sie es zu keiner Zeit zu, dass Ihre sozialen Kontakte verkümmern und abbrechen. Ein Haustier ersetzt keinen Austausch mit anderen Menschen. Ein Haustier kann jedoch eine Hilfe sein, um mit anderen Gleichgesinnten Kontakt aufzunehmen und zu vertiefen.

Einsamkeit als Krankheitsursache

Es ist erwiesenermaßen gesundheitsschädlich, wenn das Alleinsein nicht frei gewählt wurde und man sich wirklich einsam fühlt. Das kann sogar dazu führen, dass die Betroffenen früher sterben – genau aus diesem Grund. Sie sollten also keine Gelegenheit verschenken, Freunde zu treffen und Menschen kennzulernen – auch Ihrer Gesundheit zuliebe.

Denn in wissenschaftlichen Studien konnte gezeigt werden, dass Einsamkeit sogar gesundheitsschädliche Gewohnheiten wie Rauchen toppt! Umgekehrt gesagt: Wer liebevolle Beziehungen pflegt, ist besser vor Krankheiten und geistigem Leistungsabbau geschützt.

Eine über 12 Jahre durchgeführte Studie zu mehr als 1000 über 65-Jährigen stellte fest, dass bei jenen mit fünf oder sechs sozialen Kontakten die Gefahr eines kognitiven Abbaus nur halb so groß war wie bei denen ohne Kontakte. Die Analyse einer weiteren Studie mit 74 Seniorinnen (61–90 Jahre alt) zeigte eine Verbindung zwischen guten sozialen Kontakten und einem niedrigen Interleukin-6-Spiegel im Blut. Ein hoher Spiegel dieser Substanz, die Entzündungsreaktionen im Körper reguliert, wird mit diversen Krankheiten wie Alzheimer in Verbindung gebracht.

Richtig gut ist es, wenn Sie mit Ihren Freunden/Bekannten auch etwas unternehmen. Ob Schwimmen oder Tanzkurs – alles, was einen mit Menschen zusammenbringt und körperlich fordert, hilft, das Risiko einer Demenzerkrankung zu verringern.

Und noch ein wissenschaftlicher Beweis, dass menschlicher Kontakt gesund machen kann: Bei einer Studie zur Überlebensrate bei Herzinfarktpatienten kam heraus, dass diejenigen höhere

Überlebenschancen hatten, die auf verlässliche Freundschaften und ein intaktes soziales Umfeld zählen konnten. Bei dieser Studie wurde übrigens der Einfluss weiterer Faktoren wie Rauchen und Alkohol, Ernährung und Bewegung herausgerechnet.

Allerdings, und das ist für Sie sicher keine neue Erkenntnis, ist auch eine Ehe oder Partnerschaft kein Garant für Zufriedenheit – wenn einer dem anderen das Leben schwer macht oder beide sich einfach nicht vertragen, kann auch die Partnerschaft ins Gegenteil umschlagen und zum gesundheitsschädlichen Stress werden. Oder wenn der langjährige Freund sich im Alter plötzlich in eine völlig andere Richtung entwickelt, die man selbst nicht unterstützt, kann es besser sein, den Kontakt zumindest eine Zeit lang abzubrechen.

LIEBE KENNT KEIN ALTER

Es gibt sie, die Beziehungen, die die Jahrzehnte überdauern und auch im Alter noch tragen. Aber viele Partnerschaften zerbrechen, weil beide Partner keine gemeinsame Beziehungsgrundlage mehr finden oder sie haben sich im Laufe der Jahre in unterschiedliche Richtungen entwickelt. Doch es werden auch neue Partnerschaften im Alter geschlossen.

Denn wenn man mit 70 allein ist und eigentlich gern einen Partner hätte, ist der Zug noch nicht abgefahren. Von Seniorentreffs über Partnerschaftsportale – wer sich vor die Tür oder ins Internet begibt und ernsthaft eine bessere Hälfte sucht, hat wesentlich mehr Chancen auf Erfolg als in früheren Zeiten. Das gilt für beide Geschlechter.

WENN SIE SUCHEN UND NICHT FINDEN

Mögen Sie sich? Was empfinden Sie, wenn Sie in den Spiegel schauen? Freuen Sie sich über das, was Ihnen gefällt, und gehen Sie nicht so streng mit sich ins Gericht? Oder spenden Sie sich einfach mal selbst Trost, wenn es nicht so optimal läuft. Dass die Selbstliebe Voraussetzung für eine erfüllende Liebe ist, mag abgedroschen klingen, aber Sie können nur gewinnen, wenn Sie es versuchen.

Um sich selbst mehr zu lieben, kann es hilfreich sein, mit einer ehrlichen Auseinandersetzung mit sich zu beginnen und sich einfach mehr anzunehmen. Entwickeln Sie Selbstmitgefühl, indem Sie zum Beispiel damit aufhören, sich zu beschimpfen, wenn etwas schiefgegangen ist. Bringen Sie mehr Verständnis für sich auf und haben Sie Geduld mit sich! Machen Sie sich bewusst, wie Sie mit sich selbst umgehen. Und sagen Sie sich so oft wie möglich: „Ich bin okay so, wie ich bin!" Auch für die Selbstliebe gilt: Es ist nie zu spät, damit anzufangen.

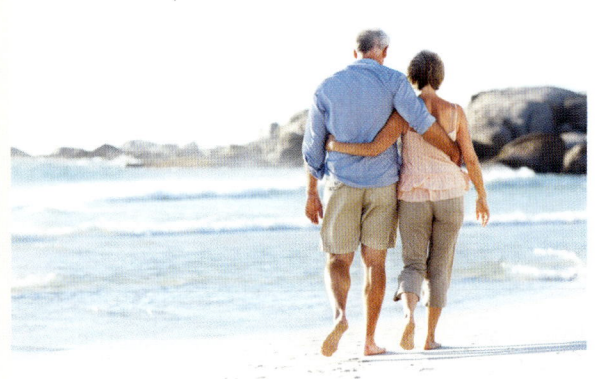

Eine Partnerschaft ändert sich im Laufe der Jahre natürlich, kann aber immer noch erfüllend sein.

Manche Menschen haben jedoch Probleme, einen neuen Partner zu finden. Wer sich selbst liebt, kann auch besser die Liebe eines anderen annehmen. Wenn Sie nicht allein bleiben wollen, fragen Sie sich, wie es eigentlich um Ihre Selbstliebe bestellt ist (siehe Kasten Seite 289).

60plus, 70plus, 80plus – Sex forever?

Schlagworte wie Silver Sex machen die Runde, und es ist längst kein Tabu mehr, dass Sex auch für ältere Menschen eine wichtige Rolle spielt. Es ist schon lange bekannt, dass viele Paare jenseits der 60 noch sexuell aktiv sind. Und auch bei den über 80-Jährigen sind noch einige lustvoll dabei.

Das Übermaß an Sexualisierung in unserer Gesellschaft sagt nicht das Geringste darüber aus, wie Sexualität tatsächlich gelebt wird. Was sich hinter verschlossenen Türen – auch bei jüngeren Menschen – abspielt, weicht mit Sicherheit ganz erheblich von dem ab, was die allgegenwärtige Werbung als angebliche Normalität darstellt. Darüber sollte man sich im Klaren sein. Lassen Sie sich also von solchen Bildern nicht verunsichern.

Endlich weiß man Bescheid

Für Sex im Alter ist das allerdings auch eine große Chance. Denn mit einigen Jahrzehnten an Lebenserfahrung ist man nicht mehr so anfällig für jede neue Mode, glaubt nicht unbedingt dem äußeren Schein und hat über die Zeit die Realität doch ganz gut kennengelernt. Das kann im besten Fall die Sexualität von äußerlichen Zwängen befreien, und man kann das Thema um einiges offener angehen.

Was aber kann Sexualität einem geben, wenn man nicht mehr diese heftige Leidenschaftlichkeit der jungen Jahre fühlt? Weniger Unsicherheit und Befangenheit, dafür mehr Innigkeit und Zärtlichkeit im Umgang miteinander. Den Leistungsdruck, der bewusst oder unbewusst in jungen Jahren das Thema Sexualität meistens begleitet hat, hat man mittlerweile hinter sich gelassen. Manchmal ist das Selbstbewusstsein bei diesem Thema größer, Ältere kennen ihre Wünsche und Bedürfnisse besser und möchten sich diese auch erfüllen.

Man ist nicht mehr so abhängig von Äußerlichkeiten, und es geht nicht um das perfekte Styling oder den perfekten Körper.

Doch trotzdem bleibt es wichtig, dafür zu sorgen, dass man äußerlich gepflegt ist, denn es bedarf in jedem Alter einer gewissen Attraktivität, damit sich zwei Menschen zueinander hingezogen fühlen.

Auch in der Sexualität gilt, was bereits zu Partnerschaften gesagt wurde: Es gibt kein Muss – wenn Sie in einer Lebensphase sind, in der Sie lieber darauf verzichten möchten und andere Dinge für Sie im Vordergrund stehen, dann ist das genauso in Ordnung. Lassen Sie sich von nichts und niemandem unter Druck setzen.

Momente, die uns über uns selbst hinausheben

Um die belebende Kraft der Sexualität auskosten zu können, bedarf es allerdings einer bejahenden Haltung zur Körperlichkeit, zu Berührungen, ja überhaupt zu Zärtlichkeit. Die gute Nachricht lautet: Diese scheint bei älteren Menschen in den letzten Jahrzehnten deutlich gestiegen zu sein.

Trotzdem fällt es dem ein oder anderen schwer, körperliche Nähe zuzulassen – vor allem, wenn man vielleicht schon längere Zeit keinen Partner mehr hatte oder man mit den körperlichen Unzulänglichkeiten hadert.

Hier gilt es am Anfang einer neuen Partnerschaft, zuerst eine Vertrauensbasis aufzubauen und sich Zeit zu lassen. Möglicherweise ergibt sich dann bald eine Gelegenheit, offen über die Ängste zu reden und so das Eis zu brechen. Hinderlich hingegen ist, sich selber unter Druck zu setzen und sich zu zwingen. Denn das Wichtigste ist ja eigentlich, dass Sie und Ihr Partner sich wohlfühlen.

WENN ES NICHT SO GEHT, WIE ES SOLLTE

Es kann sein, dass der Sex im Alter nicht so problemlos abläuft, wie Mann und Frau das gerne hätten.

Die körperlichen sexuellen Reaktionen verlangsamen sich – bei beiden Geschlechtern. Problematisch wird es für Männer, wenn sie Probleme mit der Erektion bekommen und die Potenz gestört ist, bei Frauen kommt es infolge des Östrogenmangels nach den Wechseljahren zu Scheidentrockenheit – um nur die am meisten verbreiteten Probleme zu nennen. In allen Fällen gilt: Diese Schwierigkeiten sollten kein Tabu sein. Fassen Sie sich ein Herz und sprechen Sie mit dem Arzt Ihres Vertrauens darüber: Bei Männern ist das die Urologin/der Urologe (oder vorab die Hausärztin/der Hausarzt), bei Frauen die Gynäkologin/der Gynäkologe. Mit großer Wahrscheinlichkeit können diese Ihnen weiterhelfen! Denn es gibt einfache Mittel und Wege, um wieder ein erfülltes Sexualleben zu erlangen.

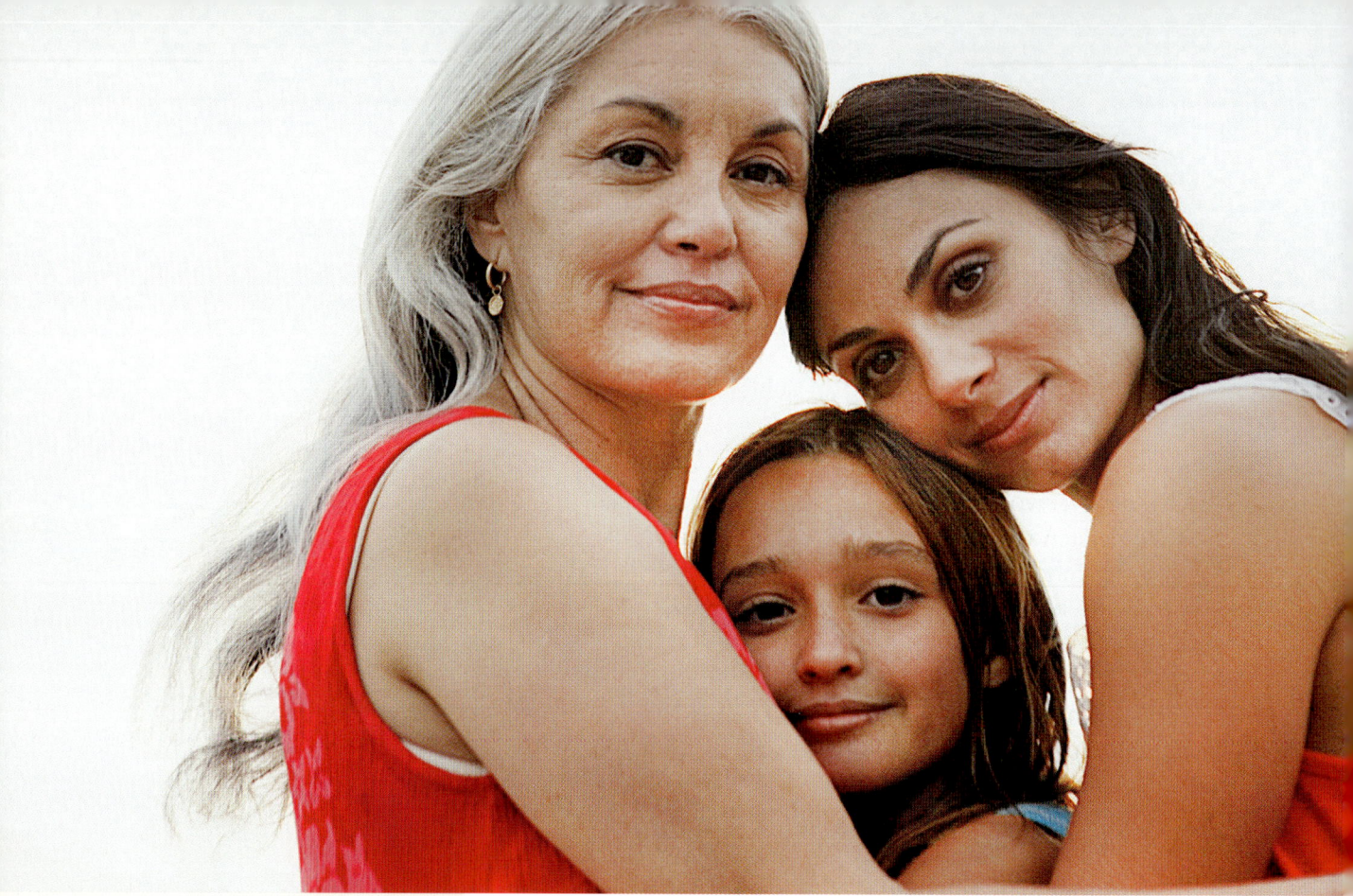

Die Generationen können sich gegenseitig unterstützen und voneinander lernen.

Für andere da sein

Natürlich ist es wichtig, für das Alter Vorkehrungen zu treffen und im Ernstfall gut versorgt zu sein. Doch viele Senioren sind aktiv und haben selbst noch Freude daran, für andere da zu sein und sich um Menschen zu kümmern, die Hilfe brauchen.

Den meisten Älteren ist es ausgesprochen wichtig, dass sie anderen Menschen nicht zur Last fallen, sie möchten jedoch darüber hinaus auch etwas geben und einen sinnvollen Beitrag in dieser Gesellschaft leisten. Schließlich hat man sich im Lauf des Lebens Wissen und Erfahrungen erworben, und was liegt da näher, als dies an nachkommende Generationen weiterzugeben?! So weit die Theorie.

Was über Jahrtausende die Norm war – dass die Alten für das geschätzt wurden, was sie den Jungen voraushatten, und dass die Jüngeren dieses Wissen auch abfragten und davon profitieren konnten –, wurde offensichtlich in der westlichen Gesellschaft lange Zeit verdrängt.

MEHR WERTSCHÄTZUNG

Lange hofierte man die Jugend und belächelte das Alter. Doch in den letzten Jahren hat sich hierzulande einiges geändert. Zwar gibt es immer noch eine deutliche Orientierung am Jungsein, aber in dem Maße, in dem die Menschen insgesamt älter werden, steigt auch die Zahl der Alten. Weil es also prozentual mehr Alte gibt, wächst auch die Wertschätzung ihnen gegenüber, denn sie machen einfach einen immer größeren Anteil an der Gesellschaft aus. Und der wertvolle Beitrag, den Ältere für Gesellschaft und Wirtschaft leisten (etwa in Ehrenämtern, bei der Kinderbetreuung oder als Kunden), kann nicht mehr länger übersehen und ignoriert werden.

Nicht zuletzt ist das Selbstbewusstsein der Älteren gestiegen. Viele machen heute Dinge, die frühere Generationen sich in diesem Alter gar nicht mehr zugetraut oder gewagt hätten wie weite Reisen oder einen Umzug in eine andere Stadt. Davon künden unter anderem Redewendungen wie „70 ist das neue 50".

Herausforderungen für jede Generation

Jede Generation muss sich Neues erkämpfen, sonst gäbe es keine Entwicklung auf diesem Planeten. Aber viele Herausforderungen sind im Prinzip für die meisten Menschen seit jeher gleich. Wie schön ist es da, jemanden zu haben, der einem bei den kleinen und großen Lebensangelegenheiten zur Seite steht, etwa wenn eine Mutter ihrer Tochter bei der Geburt der Enkel beisteht und ihr in der Zeit danach zur Hand geht. Oder wenn der Großvater seinen Enkeln bei den Hausaufgaben hilft. Von jedem Austausch zwischen den Generationen profitieren beide Seiten.

Großeltern spielen in der Familie eine wichtige Rolle.

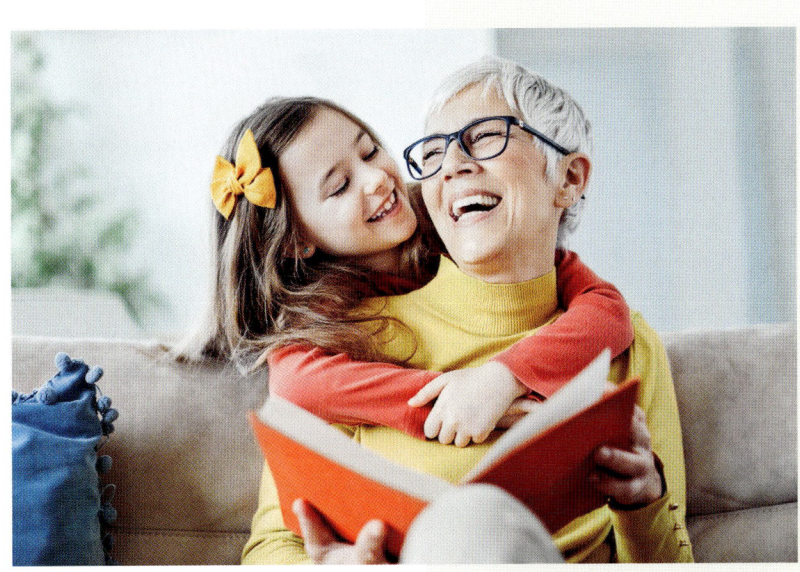

Eine klassische Win-win-Situation

Während sich die gerade genannten Beispiele vor allem im Privaten abspielen, gibt es viele Bereiche, in denen ältere Menschen ganz offiziell ihr Wissen und ihre Fähigkeiten zum Nutzen anderer einbringen können. Sei es bei der

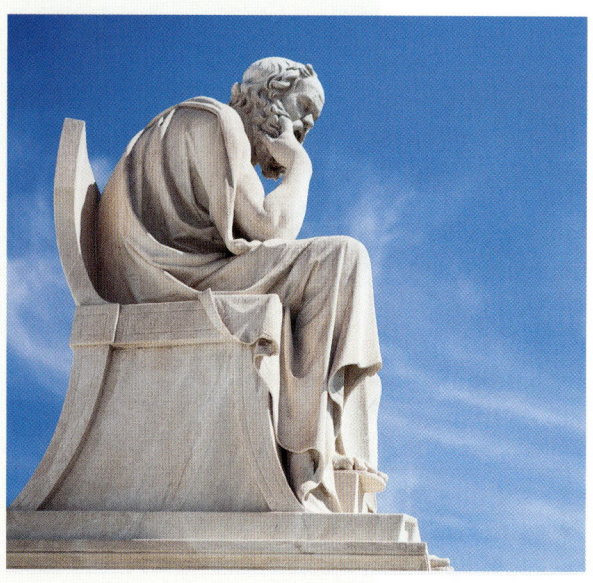

Als Mentor sein Wissen an einen anderen Menschen weitergeben, kann eine sehr bereichernde Erfahrung sein.

Umwelthilfe oder im Repair Café. Auch hiervon profitieren beide Seiten. Es heißt ja, wenn man etwas wirklich gut lernen will, dann muss man es lehren. Man bringt sich also noch selbst etwas bei, wenn man anderen etwas erklärt. Vielleicht wissen Sie schon, was Sie anderen beibringen wollen – vielleicht aber auch nicht. Dann kann Ihnen zum Beispiel die Biografiearbeit (siehe Seite 228–229) den Weg weisen.

Forschen Sie nach dem, was Sie anderen gern vermitteln würden, worin Sie sich kompetent fühlen. Das muss nicht immer der frühere Beruf sein. Vielleicht war das, was Sie jetzt beherrschen, etwas, was Sie früher überhaupt nicht konnten. Dann haben Sie die Erfahrung machen dürfen, dass Schwächen manchmal verborgene Stärken sind – und können mit diesem Wissen anderen den Rücken stärken. Oder Sie sind im Laufe der Jahre durch Ihr Hobby Experte auf einem Gebiet geworden. Auch daraus lässt sich viel machen.

ALS MENTOR WISSEN WEITERGEBEN

In Jahrzehnten des Berufslebens erworbenes Wissen an Jüngere weitergeben – das geht auch in Zeiten rasanter beruflicher Innovationen. So hat sich in den letzten Jahrzehnten das Mentoring immer mehr verbreitet. Dabei nimmt ein erfahrener Mensch sich eines Protegés oder Mentees, so die Fachbegriffe für die Geförderten, an. Der Mentor steht nicht mitten im Geschehen und ist

DAS RICHTIGE EHRENAMT

Um ein passendes Ehrenamt zu finden, gibt es mindestens zwei Möglichkeiten. Wenn Sie bereits konkret wissen, was Sie gerne tun würden, dann können Sie ganz gezielt nach Organisationen und Ansprechpartnern suchen, die infrage kommen, Bekannte ansprechen, die in dem Bereich tätig sind, und so weiter. Ein zweiter Weg wäre, sich von der Vielzahl an Möglichkeiten anregen zu lassen, die sich

in der Nähe Ihres Zuhauses ergeben. Sprechen Sie mit Nachbarn, erkundigen Sie sich in Ihrer Gemeinde, fragen Sie bei der Kirche nach oder recherchieren Sie im Internet. Was ist zeitlich für Sie machbar? Wo wollen Sie Verantwortung übernehmen? Was entspricht Ihren Fähigkeiten? Und was würde Ihnen Erfüllung bringen? Von der Leihoma über Schülerlotsen oder Flüchtlingsbetreuer bis zum Helfer beim nächsten Stadtteilfest – die Welt braucht Sie und Ihre Talente!

damit nicht direkt betroffen. So kann er als Vertrauensperson aus dieser Außenperspektive sehr gut beratend wirken und den Mentees neue Sichtweisen auf Situationen ermöglichen.

Hier gibt es alle denkbaren Spielarten. Man kann in offizieller Mission von der (ehemaligen) Firma beauftragt sein, eine Nachwuchskraft zu begleiten und zu fördern. Universitäten, Institutionen und Vereine aller Art, Fragen der Berufswahl und Karriereplanung – all das sind weitere Betätigungsfelder, die sich ergeben können. Und selbstverständlich bleibt es Ihnen unbenommen, inoffiziell jemanden in dieser Weise zu betreuen, der einen ähnlichen Weg einschlägt wie Sie. Vielleicht liegt Ihnen ja jemand am Herzen, dem Sie auf die Sprünge helfen wollen.

Anders als ein Coach, der sich beruflich auf das weite Spektrum zwischen Potenzialermittlung bis zur Konfliktlösung spezialisiert und es meistens weniger mit dem Nachwuchs, sondern mit den Führungskräften zu tun hat, gibt der Mentor seine über Jahre und Jahrzehnte gemachten Erfahrungen in seinem Gebiet weiter. Natürlich gibt es Überschneidungen zwischen Mentoring und Coaching. Denn auch ein Coach greift auf seine eigenen Erkenntnisse zurück. Doch als Mentor steht mehr die Persönlichkeit im Vordergrund, weniger die professionelle Seite.

Auf jeden Fall profitieren auch hier beide Seiten: Der Mentor bleibt ständig auf dem neuesten Wissenstand, bekommt aktuelle Entwicklungen und Veränderungen zeitnah mit und hält sich geistig fit. Der Mentee kann sämtliche Vorzüge der Betreuung durch einen älteren Menschen genießen und lernt eine andere Lebenswelt kennen. Und beide sind dadurch eingebunden in ein Netzwerk aus Beziehungen – und im besten Fall von gegenseitiger Wertschätzung.

RATSCHLÄGE KÖNNEN SCHLÄGE SEIN

Mentor sein erfordert Fingerspitzengefühl: Besserwisserei und Ratschläge von oben herab, mögen sie noch so gut gemeint sein, rufen eher Widerstände hervor.
Klugheit und die Einsicht, dass man Probleme eines anderen nicht lösen kann, wenn man nicht wirklich versucht, sich in dessen Lage hineinzuversetzen, sind wichtige Voraussetzungen auf dem Weg zum kompetenten Mentor.

Im Austausch lernen Jung und Alt die Perspektive des anderen kennen und schätzen.

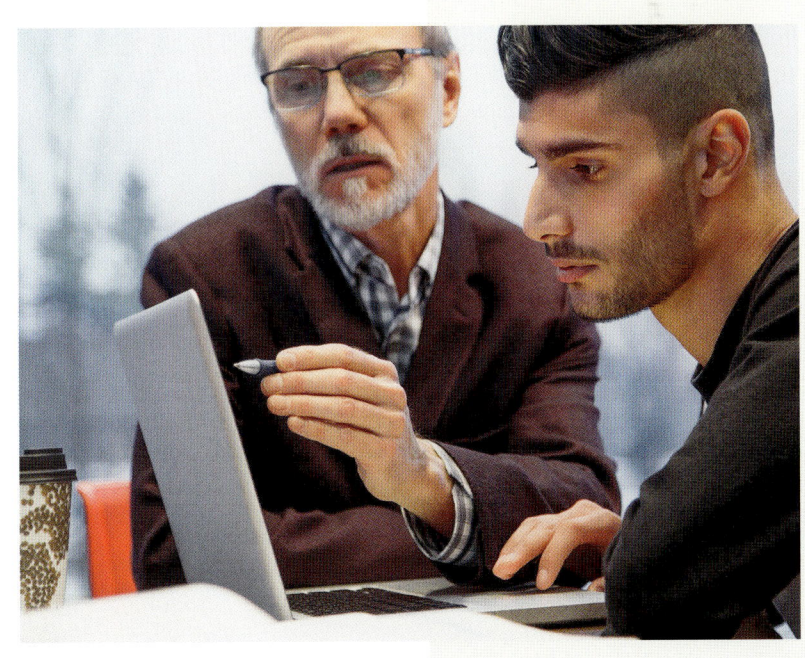

Optimisten leben tatsächlich länger!

Das konnten Wissenschaftler in verschiedenen Studien nachweisen.
Litten die Untersuchten an Herz-Kreislauf-Erkrankungen, lag das Sterberisiko optimistisch eingestellter Patienten sogar weit unter dem ihrer pessimistischen Zeitgenossen. Und das gilt nicht nur für Jüngere.

Denn für eine erhebliche Verlängerung des Lebens sorgt Optimismus insbesondere bei älteren Menschen.

Die Definition für Optimismus ist kurz und bündig: eine lebensbejahende Grundhaltung. Das bedeutet nicht, alles Mögliche schönzureden. Oder gefährliche Situationen mit der Bemerkung „Das wird schon gut gehen" herunterzuspielen und damit falsch einzuschätzen. Optimisten können – und sollen natürlich– durchaus realistisch sein.

OPTIMISMUS IST ANSICHTSSACHE

Bei den meisten Situationen des Lebens lassen sich die (objektiven) Tatsachen von der Bewertung dieser Tatsachen unterscheiden. Und dabei gibt es einen nicht unerheblichen Spielraum. Optimisten sind Menschen, die diesen Bewertungsspielraum in möglichst positiver Richtung ausreizen. Es geht also nicht um eine Verzerrung der Realität, sondern um eine Interpretation, die Mut macht. Ob man ein Glas eher als halb voll oder eher als halb leer betrachtet, ändert nicht das Geringste an dem Glas und seinem Inhalt, aber es hat Auswirkungen auf die eigene Stimmung.

Doch was hat das mit der Gesundheit zu tun? Negative Gedanken, Sorgen und Ängste verursachen Stress. Und Stress macht krank! Viele Menschen im Ruhestand, die es tatsächlich ruhiger angehen lassen, meinen, Stress

wäre kein Problem mehr für sie. Aber davon kann man nicht unbedingt ausgehen. Wenn alltägliche vermeintliche Kleinigkeiten für innere Anspannung sorgen oder wenn man sich grämt, weil die Enkel nach eigenem Empfinden zu wenig anrufen, dann erzeugt das Stress.

Übrigens, was dem einen Stress verursacht, lässt den anderen kalt. So reagieren einige Menschen schnell genervt, wenn zum Beispiel Nachbarn ein Grillfest veranstalten und es etwas lauter als sonst zugeht. Andere bleiben da völlig gelassen und freuen sich auf ihre nächste eigene Party. Auch hier ist es wieder die Sichtweise, die das eigene Gefühl beeinflusst – die Situation selbst kann man ja nicht ändern.

STRESS, ADE!

Wenn Sie etwas gegen Ihre eigene Stressempfindlichkeit unternehmen wollen, dann sollten Sie sich zum einen über Ihre Stressverursacher Klarheit verschaffen. Und zum anderen eine Anti-Stress-Methode wie beispielsweise das autogene Training erlernen (siehe Seite 271–273).

WIE WERDE ICH EIN OPTIMIST?

Optimistisch zu sein ist gar nicht so einfach in einer Kultur, in der wir tagtäglich von allen Seiten mit schlechten Nachrichten bombardiert werden. Und da sind wir schon beim ersten

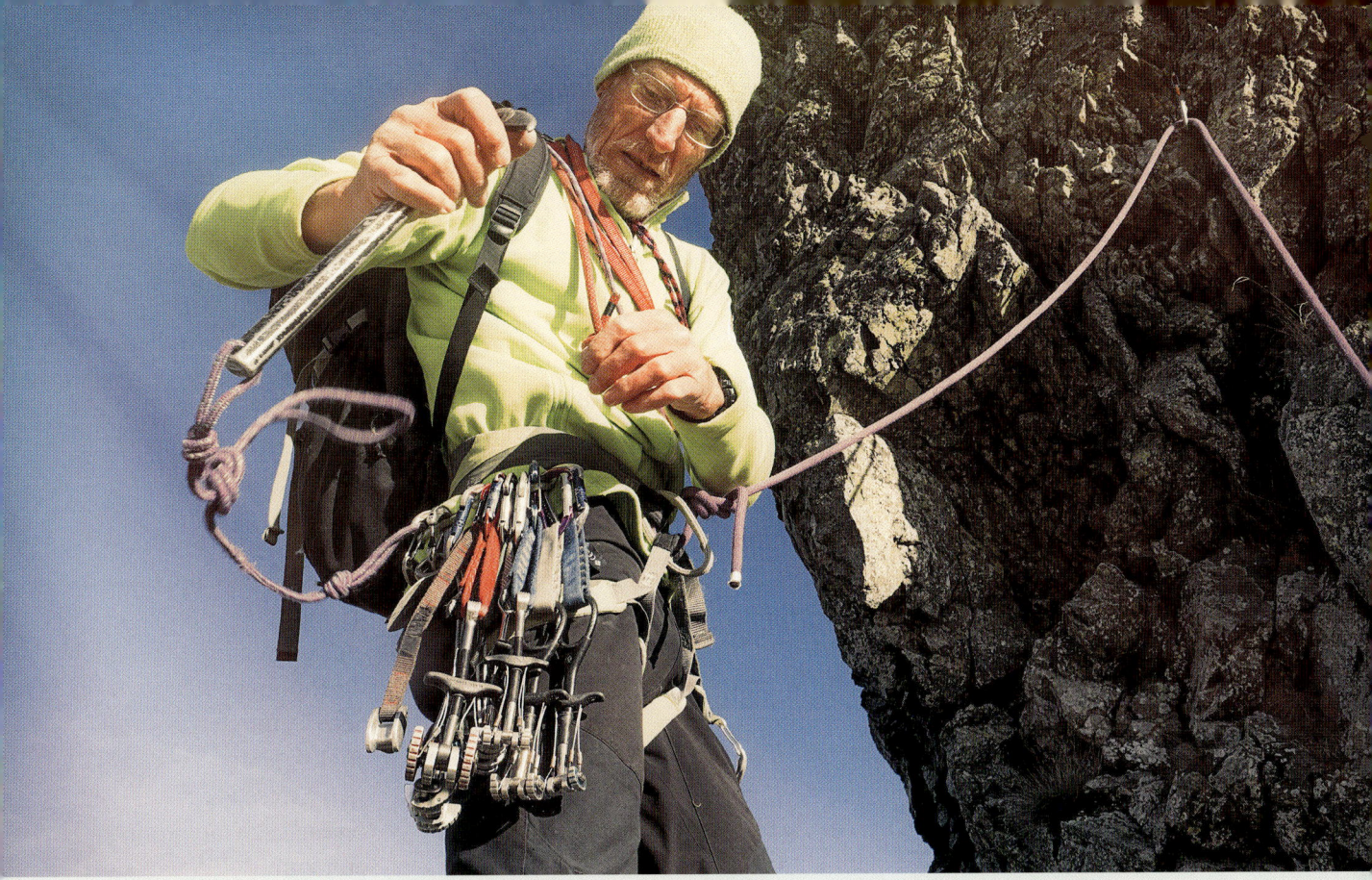

Punkt: Vergessen Sie nicht, dass auch die seriösen Medien häufig selektiv berichten. Bleiben Sie informiert über das, was los ist, aber bedenken Sie, dass die Nachrichtenkanäle über Katastrophen und Terroranschläge viel eher und ausführlicher berichten als über manch positives, aber vielleicht unspektakuläres Ereignis. Somit ist es bestensfalls ein Ausschnitt der Realität, der hier geboten wird.

Neben vielen Wegen, Optimist zu werden, hier die allerwichtigsten Punkte: Üben Sie sich darin, die objektiven Tatsachen und unveränderlichen Gegebenheiten von Ihren persönlichen Bewertungen zu trennen. Merken Sie, dass Sie eine Sache sehr negativ bewerten, suchen Sie die positiven Aspekte. Lassen Sie diese dann als zumindest gleichwertig gelten und beobachten Sie danach, wie sich Ihre Stimmung verbessert. Ein Beispiel: Ihre Freundin sagt wegen Krankheit den geplanten Ausflug ab. Sehr schade, aber Sie könnten stattdessen doch noch die Sonderausstellung im Museum besuchen.

Wer die Risiken objektiv einkalkuliert, kann etwas wagen und wird viel Positives erleben.

Noch ein Tipp: Führen Sie ein erfülltes Leben, sorgen Sie für möglichst viele schöne Momente und Erfolgserlebnisse, vor allem indem Sie die Dinge in Ihrem Sinne gestalten. Und freuen Sie sich mit anderen über deren Erfolge, das vervielfacht die Freude.

Von Mark Twain ist die Aussage überliefert: „Mein Leben war voller Unglücksfälle. Die meisten davon sind nie eingetreten." Viele schlimme Erfahrungen und Misserfolge finden vor allem in unserem Kopf statt – sind also Ansichtssache. Wir zermartern uns das Hirn darüber, was geschehen könnte – und dann kommt es gar nicht dazu. Sollte der Ernstfall dann doch einmal eintreten, dann haben die Optimisten wenigstens vorher eine bessere Zeit gehabt als die Schwarzseher.

Register

Haupteinträge sind **fett** gekennzeichnet.

Bildnachweis

Covervorder- und -rückseite:
Getty Images/bilderlounge/Alessandro Ventura
iStock: S. 3, 4, 6, 8, 9, 11, 12, 15, 16, 23, 28, 42, 46, 48, 49, 94, 105, 110, 116, 136, 150, 151, 204, 206, 210, 215, 219, 222, 224, 229, 231, 233, 235, 236, 238, 239, 240, 270, 275, 276, 281, 283, 288, 290, 293, 294
Stocksy: 5, 96
Getty Images: 18, 40, 297
Maria Grossmann, Monika Schürle: 122, 152–203
GU-Archiv: 35, 36, 38, 43, 51, 271, 277, 280, 284, 285, 286, 295, 292

Johannes Rodach: 53, 54, 77–93
Nicolas Olonetzky: 56–75
Thomas Frister: 242
Eising Foodphotography: 100
Shutterstock.com: 108
Reader's Digest: 138, 141, 142, 144, 145
Helga Lade Fotoagentur: 264

Illustrationen:
Christian Weiß: 244–266

Impressum

Sonderausgabe für Reader's Digest Deutschland, Schweiz, Österreich
© 2021 Gräfe und Unzer GmbH, München
© 2021 Reader's Digest Deutschland, Schweiz, Österreich
Verlag Das Beste GmbH, Stuttgart, Appenzell, Wien

Unter Verwendung von Texten folgender Autorinnen und Autoren:
Aruna Meike Siewert, Konstanze Schmidt, Prof. Dr. Ingo Froböse, Dr. med. Matthias Riedl,
Prof. Dr. med. Johannes Pantel, Anna Cavelius, Willem Wittstamm, Michaela Bimbi-Dresp,
Prof. Dr. Jens Holger Lorenz, Dr. Reinhard Pietsch

Producing
bookwise GmbH, München

Grafik und Umschlaggestaltung
Peter Waitschies, Reader's Digest

Produktion
Arvato Supply Chain Solutions SE
Thomas Kurz

Druck und Binden
Mohn Media Mohndruck GmbH, Gütersloh

Die in diesem Buch enthaltenen medizinischen Informationen sind kein Ersatz für eine ärztliche Diagnose und Behandlung. Der Verlag empfiehlt allen Patienten mit Krankheits- bzw. Schmerzsymptomen, sich an einen Arzt zu wenden. Das vorliegende Buch ist sorgfältig erarbeitet worden. Dennoch erfolgen alle Angaben ohne Gewähr. Weder Autoren noch Verlag übernehmen eine Haftung für eventuelle Nachteile oder Schäden, die aus den im Buch enthaltenen praktischen Hinweisen resultieren.

Das Werk einschließlich aller seiner Teile ist urheberrechtlich geschützt. Jede Verwendung außerhalb der engen Grenzen des Urheberrechtsgesetzes ist ohne Zustimmung des Verlags unzulässig und strafbar. Das gilt insbesondere für Vervielfältigungen, Übersetzungen, Mikroverfilmungen und die Verarbeitung in elektronischen Systemen.

Printed in Germany

ISBN 978-3-95619-453-5

Besuchen Sie uns im Internet
readersdigest-verlag.de
readersdigest-verlag.ch
readersdigest-verlag.at